# ドイツ病院のマネージメント

上武健造 著

八千代出版

は　じ　め　に

　ドイツの（神経医学を提供しない）一般の病院は、公共・宗教・人道主義などによる病院を除いて、1990年までは個人経営の病院はごく少数であったが、利得経済を目標とした私立の病院が1990年からは顕著に増加した。

　ドイツの保健衛生経済は、経済不況において安定的な要素として示されている。2020年までの予測では13％に成長する国民総生産高の10％を担い、そして26億ユーロ以上の経済効果によって、保健衛生経済は経済の安定化に価値ある貢献をするとされている。全体経済が5％収縮する一方、保健衛生経済は67％成長している。2010年4月、ベルリンにおける「保健衛生経済未来会議」の際、アンゲラ・メルケル首相は、保健衛生経済は不況における"灯台"であると強調した。連邦保健省も保健衛生経済の大きな経済効果を認めている。「保健衛生経済は一層成長し、そしてジョブモーターとしてさらに重要になる」、と連邦保健衛生大臣フィリップ・レスラー博士は述べている。ドイツにおいて2083の病院は本質的に経済成長に貢献している。ひとつの経済分野が就業を支えているのである。このテーマを本書で取り上げることによって、病院の特殊な見通しから状況が把握されるだろう。

　2003年におけるDRG報酬システムの採用以来、病院は方針を変えた。"眠れる姫（童話）"ないし管理の代わりに、現代化、給付志向そして推進力が中心になっている。

　2003年、病院の資金調達は、診断に関連するグループ（DRG）症例一括概算額に切り替えられ、さらに基本看護料金、特別報酬および症例一括概算額からの新しい混合システムに切り替え（マネージメント機能に費用決済と条件に係わる社会化任務を付与）が行われた。さらに数年後には、法的疾病保険（GKV）保健衛生改革法2000によって、DRGシステムの基礎に包括的な症例一括概算額システムの切り替えが国際的に決議された。これによってすべての報酬は、国を越えて単一の概算額が適用される。治療記録や処方箋などの個人の健康・医療情報「EHR（電子健康手帳）」によって、患者の病名や検査データ、

i

服薬状況が事前にわかれば、患者の治療に必要な最適な処置ができる。

　ドイツでは患者個人に合わせて最適な治療法を選ぶ「個の医療」であるのに対して、わが国では国の方針を受け、患者個体の疾病後に対応する診断、治療法は都道府県の医療計画（医療費の適正な水準を見直す）に従う（日本経済新聞、2012年8月27日）。入院できる患者数が限られる現状を踏まえて、病院から医療や介護のサービスを在宅医療や介護に移す計画だ。入院の機能はあくまで個別症状による医師と患者との合意による病院の任務である（入院前・後の病院治療）。病気になると、自分や家族で病院を探し、専門の医師がいるか、またどこにより良い治療をしてくれる医院があるかを調べなければならない。各地に拠点病院があり専門病院として設立されてある。しかし、そこに行けば安心して治療に専念できる状況があるだろうか。同じ拠点病院でも得意な分野の違いや実績に大きな差があり、地域によっても違うことがわかる（日本経済新聞、2011年12月22日）。医師個人の潜在能力に期待を寄せざるを得ない。専門医・最新医療機器による診断・治療、患者に安心を与える医療、これを遮る根拠はいったいどこに存在するのだろうか。

　一方、日本での医療機関の経営環境は厳しく、年間100以上の病院が閉鎖に追い込まれている。一部の中小病院などでは、収支の悪化で設備投資などに回す資金が不足し、結果として患者が新設の大病院に流れ出すという悪循環に陥っている（日本経済新聞、2012年4月20日）。

　医療介護分野で、規制緩和—医薬品や医療機器の簡素化など利用者の安全確保—に伴って医療の質が向上する。また看護師の活躍の場が広がる。医師の大まかな指示があれば、特別な教育を受けたベテラン看護師が、必要な検査や医療行為の一部を行えるようにする。患者が期待する医療を実現するには、例えば急性期医療、初診の患者に心電図や血液などの必要な検査を指示、効率的でスムーズな医療ができれば患者の苦痛も減らせる。医師に聞けないことも特定の看護師には気軽に聞ける。このようなことが医療の品質の向上につながる。

　厚生労働省ではチーム医療推進検討会での議論で「より良い医療を提供するには専門家の連携が欠かせない」（日本経済新聞、2012年6月20日）とした。

ドイツにおける医療扶養センター (MVZ) はこれらを吸収したモデルである。

　医療に関する豊富かつ確かな実務から、新しい思考・理念が生まれる。実務から理論的構築が進み、またそれによって再び実務が確かなものとなり、高い医療給付が施される。
給付提供の担い手として、また医師の指導によって、医療はプロセスとしての経営経済的成果の品質をつくり出す。
　経験を理論的に検証しつつ、実務によってさらに高い医療が提供されるためには、医療の現実を経験によって論理的に把握した言語が必要となる。科学的証拠に基づく医療 (EbM) であっても、科学的方法や手続き、すなわち医療・治療に対する方法が違えば治療の枠組みが異なる。異なる手続きによって実践されることは、医療提供者の個人的な恣意の度量が大きいので、個人の"目に見えない資質・能力"品質に大きな相違が生じる。
　コンピュータ断層撮影装置 (CT)、磁場と電波を利用した磁気共鳴装置 (MRI)、がんの発見に適した陽電子放射断層撮影装置 (PET) など、高度な診断機器を用いての医師による診断は、医療・治療に当たる医師たちに直接に関わる仕組み・枠組みが給付プロセスの品質、効率性として患者と向き合っている。
　患者と医師との間で行われる診断だけで、治療プロセスに決定的に満足な (品質の) 医療給付が与えられるだろうか。
　証拠に基づく医療は、治療の仕方に関する知識を与えるばかりではない。治療を受ける患者にとっては、正しい科学的認識をすることで安全が確保される。もちろん専門医学の純粋な知識を統合することは、医師にとっても見通しのつかない情報が過剰に提供されている中では困難を極める。そのうえ新しい経済的・社会的関係の中で医療の啓蒙が行われる。患者の立場からも自らの安心・保証の医療への期待が込められる。
　医療の提供者は、様々な給付領域において外来の扶養を保証する目的で医療扶養センター (MVZ) を設立する。それは医療給付のため給付提供者グループを専門包括的に調整し、医師の指導をする。

消費者だけが顧客ではなく、その環境やコミュニティーを構成している一般の市民も企業にとっては顧客である。これはアメリカのコンシューマリズムに端を発し、利害関係者による期待の表れとして、消費者福祉社会の実現から患者主権のきっかけへの視点がつくられた。1970年代以降のことである。

　品質競争の利点は、品質資料の公開や品質に関連する報酬との刺激が強まることで成果やプロセスへの効率性が高められることである。

　医療は保健衛生制度から様々な要請を受け、意思決定を多くの人々に分担している。このため医療従事者の行動を共通の目標に合わせる必要性が生じる。制度化された指導任務の担い手が、最上位の業務管理者から最下位のグループ管理者までを様々な手段で指導する。これにより社会的影響のすべての行動と、これを実施するすべての人々を一緒に指導し、あるいはマネージメントシステムを形成する。マネージメントは、給付の産出（企画）はもちろん、プロセスの実施、統制による調整機能を担う。情報はコントロールの手段として、また指導のサブシステムとして品質の維持・向上に役立つ調整機能を持つ。

　実務から離れて医療の品質を高める提供者の専門包括的調整と指導が、医療の対象である患者に対する医師の立場の指針となる統一的な概念としての安心を形づくるものでもある。

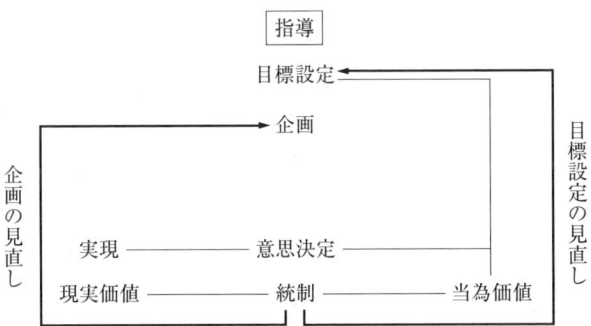

**図1** 指導、企画、意思決定、現実と統制の規則サークルモデルにおける企業指導

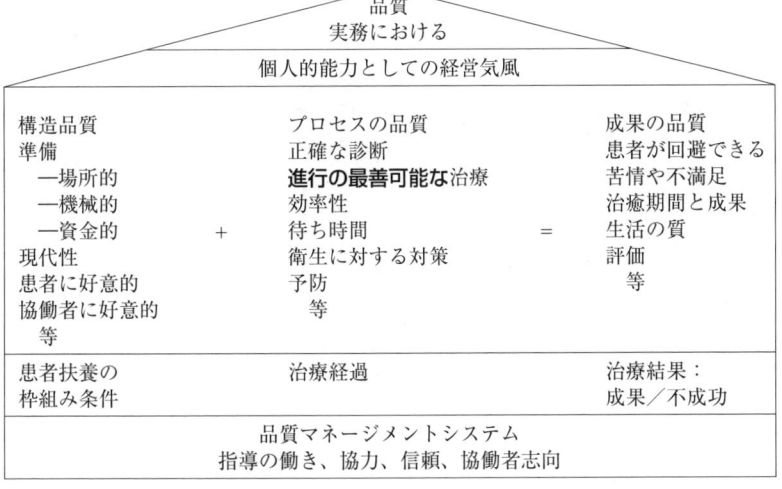

**図2** 「品質の家」（出典：Eberhard Knopp, Jan Knopp: *Qualitätsmanagement in der Arztpraxis*, 2010, S. 68）

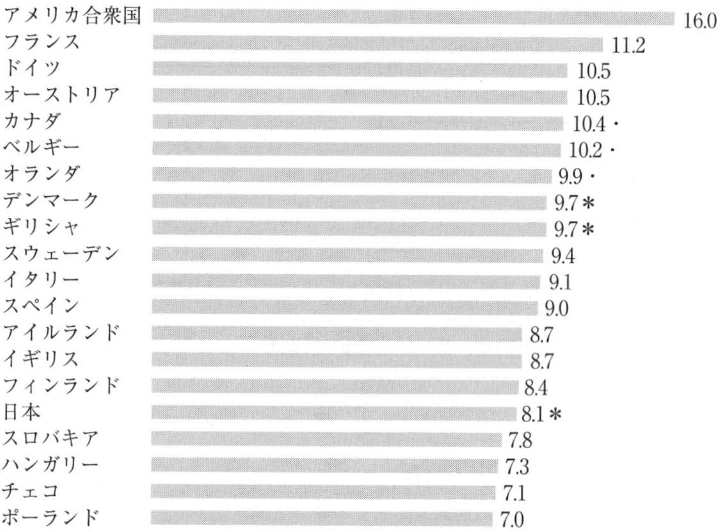

| 国 | 値 |
|---|---|
| アメリカ合衆国 | 16.0 |
| フランス | 11.2 |
| ドイツ | 10.5 |
| オーストリア | 10.5 |
| カナダ | 10.4・ |
| ベルギー | 10.2・ |
| オランダ | 9.9・ |
| デンマーク | 9.7＊ |
| ギリシャ | 9.7＊ |
| スウェーデン | 9.4 |
| イタリー | 9.1 |
| スペイン | 9.0 |
| アイルランド | 8.7 |
| イギリス | 8.7 |
| フィンランド | 8.4 |
| 日本 | 8.1＊ |
| スロバキア | 7.8 |
| ハンガリー | 7.3 |
| チェコ | 7.1 |
| ポーランド | 7.0 |

図3　高額な保健衛生経済給付2008（総国内生産高）に占める保健衛生の支出
　　（出典：DEUTSCHE KRANKENHAUSGESELLSCHAFT: *ZAHLEN DATEN FAKTEN*, 2010, S. 66）

注：・査定価値。
　　＊資料は2007年による。

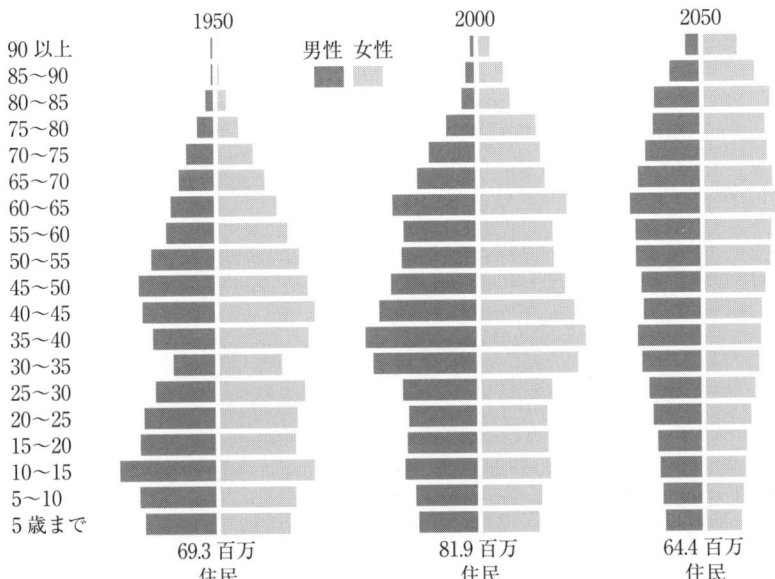

**図4　ドイツの世代ごとの年齢構成**（出典：DEUTCHE KRANKENHAUS-GESELLSCHAFT: *ZAHLEN DATEN FAKTEN*, 2010, S. 57 をもとに筆者作成）

注：2000 と 2050 は予想；受け入れ：1 年におよそ 10 万の移住者。

# 目　次

はじめに

## 総　論

1. 経営経済学の対象と部分領域　3
   1) 科学システムの経営経済学的分類　3　2) 経営経済学の部分領域　4
   3) 経営の類型学　5　4) 経営の配備諸要素　10
   5) ドイツとアメリカ経営学の動向　14
2. 病院と新しいマメージメント　16
   1) 病　院　16　2) 病院マネージメントの新しいディメンション　17

## 各　論

### I部　科学的証拠に基づく医療の基礎

#### 1章　科学的証拠に基づく理論的医療　21

1. EbM 入門と基礎　21
   1) 起源と方法論的前提　21　2) 定　義　23　3) 利用領域　26
   4) 方法論　29　5) 対象、研究類型と処置　32　6) 結　論　34
2. 方　法　論　36
   1) 臨床的効率性のための研究　36
   2) 診断の査定研究とふるい分け手順の査定のための研究　50
3. 科学的証拠に基づくヘルスケア（科学的証拠に基づく保健衛生扶養）　59
   1) はじめに　59　2) 定　義　61　3) 診察の対象　63　4) 方法論　68
   5) 革新移転における意義　72
4. 科学的証拠に基づく政策決定　76
   1) 保健衛生政策の定義、目標と範囲　76
   2) 経済政策としての保健衛生政策　78
   3) 国家の意思決定問題としての保健衛生政策　82
   4) 社会的プロセスとしての保健衛生政策　93　5) 見通し　98
   6) 結　論　101

7）補論：QALY コンセプト：特殊な倫理的および方法論的問題　102

## 2章　ドイツの報酬システム（DRG 症例一括概算額システム）……… 109
1. ドイツ DRG 症例一括概算額システム　111
2. 症例グループシステム　115
3. 価格の2段階システム　120
4. 予算および看護金額交渉　121
5. 総括：入院による病院扶養の制御系　126

## 3章　病院のユーロ統一評価基準（EBM）……………………………… 131
1. 一般的なこと　131
2. EBM の構成　137
　　1）EBM　章Ⅰ：一般的規定　137
　　2）EBM　章Ⅱ：医師グループに包括的な一般的規定　138
　　3）EBM　章Ⅲ：医師グループに特殊な料金規定位置　138
　　4）EBM　章Ⅳ：医師グループに包括的な料金規定位置　142
　　5）EBM　章Ⅴ：費用一括概算額　142　　6）EBM　章Ⅵ：付録　143
　　7）別々に決算できない給付の目録（付録1.）　144
　　8）手術の手順の分類（付録2.）　145
　　9）給付産出にとって必要な時間消費の申し立て（付録3.）　145
　　10）目録に従って計算できない給付あるいはもはや計算できない給付の目録
　　　　（付録4.）　146
3. EBM の適用　147
　　1）EBM に対する正しい料金規定　147
　　2）いずれの数の領域が決算しうるのか？　147　3）基本一括概算額　148
　　4）権限を与えられる医師、病院および研究所にとっての基本一括概算額　151
　　5）緊急外来における基本一括概算額　153
　　6）完全な給付調達　155　7）EBM における症例定義　155
4. 健康保険医連邦協会（KBV）の改革と決定　159
　　1）公　示　159　2）多幸症と現実にもどされること　159
　　3）例の新規受け入れ GOP 16220　159　4）変更の種類　160
5. 通常の給付量（RLV）　161
　　1）通常の給付量　161　2）RLV の計算　163　3）RLV の段階づけ　164
　　4）段階づけについての例外の申請　165
　　5）RLV は病院において誰に適用されるか　166
6. 品質の付加量（QZV）　172
　　1）QZV－基礎の通例の給付量症例　173　2）QZV－基礎給付症例　173
　　3）QZV－基礎の計算 2008　175

## II部　病院経営のマネージメント

### 1章　医療問題の概況 …………………………………… 179

1. 病院の扶養　179
   1) 一般的説明　179　2) 外来医にとっての扶養の基礎資料　187
   3) 入院前・後の病院治療　196
2. 保健衛生システムにおける扶養の品質と構造　200
3. 品質に関連するパフォーマンスへの支払い　206
4. 第3段階の品質安全とマネージメント　210
   1) 基礎的な規定　212　2) 管　轄　213　3) 給付提供者の義務　215
   4) 品質競争　217
5. MVZ（医療扶養センター）の概況　218
   1) 概　説　218
6. 商　標　医　学　222
   1) 競争による変化　223　2) 市場としての保健衛生分野　224
   3) 定　義　224　4) 患者―顧客　225　5) 市場透明性の諸目標　226
   6) 複雑給付は自分のものと理解　227　7) 給付契約による治療の解釈　228
   8) 商標市場による品質　229
7. 資料と患者保護　231
   1) 資料保護　231　2) 資料保護の組織　232　3) 患者の書類　233

### 2章　組織理論と指導のコンセプト …………………………… 237

1. 組織論と構築組織　237
2. 保健衛生制度における変換　244
   1) 統合履行を強化する方法論　246
   2) エキスパート組織としての病院　249　3) 複雑な組織　249
3. 病院における指導　251
4. 病院のコントローリングおよび資金調達　256
   1) 病院のコントローリングの基礎　256
   2) ドイツにおける病院の資金調達　258　3) コントローリング用具　262

### 3章　保健衛生制度における品質概念 ………………………… 287

1. 基本的理解　287
2. 品質マネージメント　303

3. 品質の解説　308

## 4章　保健衛生制度の施設における品質マネージメント　319
1. マネージメント用具としての品質マネージメント　319
2. 任務の姿勢　325
3. 組織上の変化　328
4. 結　　論　331

## 5章　医療扶養センター　333
1. MVZ の傾向と展開　333
2. 概念の定義　337
　1）専門包括的な制度　337　2）医師による指導　342
　3）雇用される医師および契約医　345
3. MVZ 設立者の視点からの企業説明　350
　1）契約医による設立（医師あるいは企業者としての活動）　350
　2）契約医と病院による設立　353
　3）契約医と他の給付提供者（病院を除く）による設立　355
　4）契約医の設立参加しない MVZ の設立　357
4. MVZ 契約の設計　358
　1）契約設計の諸原則　358　2）相談の進行計画　360
　3）契約協定　362

## 6章　業務モデル病院の MVZ　383
1. 設立のための予備的考察　383
　1）医療扶養センターの類型　383　2）対決戦略　393　3）活動医の選抜　396
　4）医療提供の選択　399
2. MVZ の外部への接点　402
　顧客接点：患者、医師、健康保険金庫、保険医協会、病院とその他　402
3. 収益ロジック　406

## 7章　組織と品質についてのマネージメント　413
1. MVZ の品質マネージメント　413
　1）企画の段階　414　2）変換と検査段階　418
2. 人　　事　418
　1）指導の 2、3 の要素　420　2）経　歴　426　3）非医師の人事　426

## 8章　顧客接触における労働の特殊な状況 ………………………… 431

1. 給付サービスの特殊性　431
2. サービス給付コントローリングの出発点としてのサービス給付成果の鎖　432
3. サービス給付にとってのコントローリング重点とその領域　434
4. 協働者履行の測定と操縦のための手掛かり　436
    1) PPM（Partizipatives Produktivitätsmanagement）の基礎　436
5. 保健衛生領域における個人的双方向性のサービス給付の例でのPPM　439
6. サービス給付にとっての結論　442
    1) コントローリング用具としてのPPM　442
    2) 参画的生産性マネージメントによる医療給付サービスの制約　444
    3) 他のコントローリング用具との連携によるPPM　446
7. 結　　論　447

## 9章　保健衛生システムのパートナーシャフト ………………………… 449

1. 成果モデルシステムパートナーシャフト　449
    1) 患者主権は重要性を獲得する　449　2) 医学の計数型の産業化　450
    3) 政策は転換しなければならない　452
2. 様々な病院戦略の手掛かり　453
    1) 3つの上位の戦略　454　2) 重要な戦略領域と投入されるツール　454
    3) 病院における戦略プロセス　457
3. 実務例としての3つの戦略領域　459
    1) 医学上のポートフォリオ戦略　459
    2) プロセス志向と成長―1つのメダルの2つの側面　461
    3) 商標医学への（広い）道？　462
4. 保健衛生センターはシステムパートナーシャフトを可能にする　465

参 考 文 献　469

総論

## 1. 経営経済学の対象と部分領域

　病院経営を論じるにあたって、経営とは何かを明確にしなければならない。経営の意味には人間の主体的行動のほかに、継続的な目的行為と、行為者がその目的実現に向けて他の人々に働きかける社会的行為が併有される。すなわち、経営の持つ主体的行動と経営の統一体としての営みが認められる。

### 1）科学システムの経営経済学的分類

　ドイツ経営学では、経営経済学は科学システムの分類において、それは医学のようにひとつの現実科学であり、両者は現実的に、世の中で見ることができまた体験できる現象を取扱う。それとは反対に観念あるいは形式科学は純粋に精神的人間活動の潜在的成果であり、それはしかし同時に現実科学にとって高い実践的意義がある（例えば数学）。経営経済学は応用志向的に学際的に強く方向づけられた科学である。他の社会ないし精神科学なども人間の

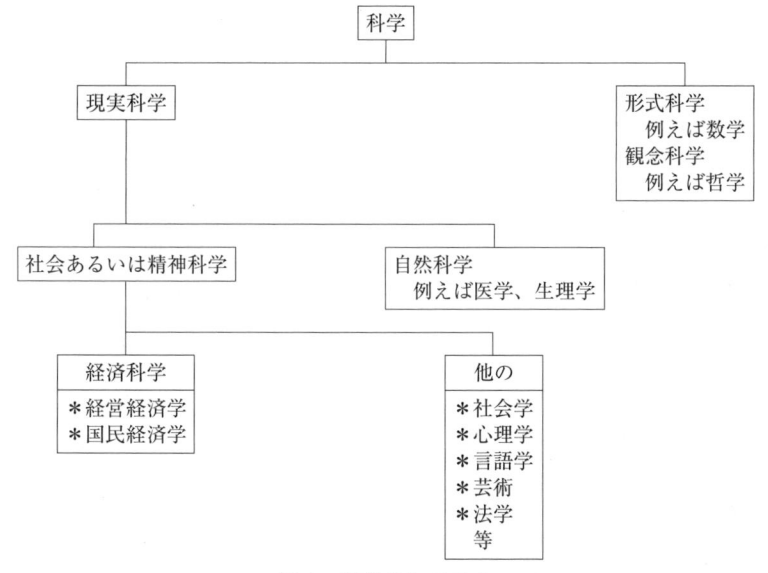

図1　科学のシステム

態度や行動結果に携わる。一方、自然科学は、人間とこの世の自然並びに地上以外の現象を観察し、研究する。経営経済学の特殊な対象は、私的あるいは公的に、利潤意図によってあるいは利潤意図なしに、経営ないし企業が仕事をするかに左右されない。このことから保健衛生企業も経営経済学の中核対象であり、また逆に経営経済学は（もちろん）保健衛生企業にとって非常に重要である。しかし両者において、利益はこれまで過度には強く表れていなかった。これは近年において一層肯定的に変わるに違いない。

### 2）経営経済学の部分領域

経営経済学の領域は大まかに一般経営経済学と特殊経営経済学に分けられる。

一般経営経済学（ABWL）には、内容上の概念的な区別による導入の基礎、並びにすべての企業にとって重要である基礎機能、および計算制度、財務あるいは人事経済中心の課題領域が属している。特殊経営経済学は、典型的な産業経営論、銀行経営論あるいは商業経営論が個々の分野の特殊な問題設定に取り組む経済分野論である。企業としての保健衛生領域からの特殊な経

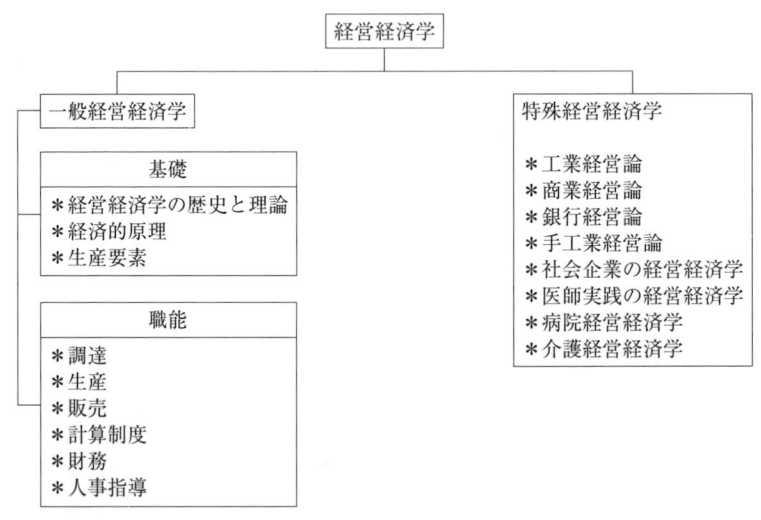

図2　経営経済学の部分領域

営経済論には、特に病院経営論が主であったが、開業医あるいは介護経営にとっての特殊な経営経済論も最近含まれるようになった。この保健衛生企業の数、広さ、そして深さに基づいた公表は比べるにはわずかなものである。おもに最初の手掛かりのみが公表されている。公表されている仕事は両者の領域を、すべての原則的かつ重要な経営経済的なテーマで引き合わせ(ABWL)、これらが常に保健衛生企業の展望から反映され、そしてこのサービス分野の特殊性が顧慮される限り、組み入れを試みる。ある病院の実践から組み入れられた症例は、この専門分野および適用関連を示し、そしてここで議論されるテーマの実施の重要性を示す。

### 3) 経営の類型学

経営の類型学を何と考えるかは、経営経済学において非統一的な経営、企業それに事業の基礎概念の境界に対する議論が深化されるべきでない。それは読者の大多数にとって関心がなく、またさらなる理解のためにも重要でない。たいてい"経営"をもって技術的なあるいは経済的な視界また"企業／事業"をもって法的な、あるいは財務的視界が考えられる。ここで類型は、保健衛生サービス（病院、介護施設、開業医）の様々な提供者にとっての集合概念としての"保健衛生企業"の概念が適用される。

経営についての**組立て可能性**によって多様な経営類型学が区別される。例えば、
・規模（大企業、中企業、小企業）に従って。
・法形式（個人企業、人的会社、資本会社、混合形式）に従って。
・部門（産業、銀行、商業、手工業、病院、介護施設等）に従って。

実践的に高い意義があるのは経済分野に従う統計連邦局の組み合わせである。大まかに、
・農および林業（＝第1次分野）。
・生産業（＝第2次分野）。
・サービス業（＝第3次分野）。

総価値創造のような重要な指標、経営数、就業者数、賃金や俸給額あるい

は費用指数は、この体系で証明され、また例えば経済政策的な議論において、賃金論争あるいは標準価格もしくは個人経営の意思決定にとっての比較値としてもひとつの重要な情報基礎を形成する。直近の連邦統計局の値は、2005年のものである。それによれば、およそ3800万社ある国内企業のうち、およそ2800万社がサービス領域に従事していた（表1参照）。第1次そして第2次分野は10年比較において減少したが、サービス領域における従事者の割合は64.5％から71.9％に上昇した。

　保健衛生制度は第3次分野のサービス業であり、ドイツの主要な部分で最も強力な個別部門である（サービス領域には例えば薬剤産業や医薬品技術産業は含めない）。保健衛生制度はGDP（国内総生産）のおよそ11％を占め、またおよそ10の被用者（医師をはじめ診療助手、理学療法士、マッサージ師など）が従事している。

　表2は時期の比較による保健衛生制度のサービス領域の職員数を表したも

**表1　経済分野の就業者（1000人の申告）**（出典：連邦統計局、2007、71頁）

| 経済分野による就業者 | 1995 | | 2005 | |
|---|---|---|---|---|
| 農および林業、漁業 | 1,079 | (2.9％) | 850 | (2.2％) |
| 生産業 | 12,241 | (32.6％) | 10,048 | (25.9％) |
| サービス業 | 24,281 | (64.5％) | 27,925 | (71.9％) |
| 合計 | 37,601 | (100％) | 38,823 | (100％) |

**表2　保健衛生制度**（出典：連邦統計局、2011、240頁）

| 時期の比較における指標対象 | 1995 | 2005 | 2009 |
|---|---|---|---|
| 医師／女医[1] | 273,880 | 307,577 | 325,945 |
| 歯科／女性歯科医[1] | 60,616 | 65,157 | 67,157 |
| 薬剤師／女性薬剤師[1] | 49,429 | 54,508 | 57,832 |
| 病院 | 2,325 | 2,139 | 2,084 |
| 　ベッド数 | 609,123 | 523,824 | 503,341 |
| 　職員数 | 1,153,200 | 1,063,154 | 1,096,520 |
| 　医師の仕事[2] | 116,346 | 131,115 | 143,967 |
| 　非医師の仕事[3] | 1,036,854 | 932,039 | 952,553 |
| 　介護の仕事 | 429,183 | 393,186 | 401,625 |

注：1）当局ないし専門組織の申告
　　2）医師／女医（勤務医／女医および歯科医／女医を除く）
　　3）非医師の病院職員（職業教育の職員を除く）

のだが、これによると医師／女医の数、病院の数、ベッドの数、医師以外の病院職員の数、介護任務に携わる職員の数などから、非医師の職員の職務割合が高まっているようだ。

表3によると、保健衛生および疾病介護者並びに助産婦が26.3%で保健衛生制度におけるおもな職業グループであり、次の診療助手、歯科診療専門従業員 (20.5%) に続いて、第3規模のグループは老齢介護者 (12.6%) となり、時代の状況を反映している。

したがって病院は、たとえそれらが私法上に導かれていないとはいえ、経営経済学の対象領域に数えられる。われわれは病院を経営モデルとして、少し詳細に考え、そしていくらかの中心的な構造特徴を以下に眺めよう。

女性協働者や男性協働者は2006年におよそ2万4000人の患者を看護した。そのうち7383人の患者が入院した。外来の手術患者は全体で1281人に実施された。また、8000人以上の患者が緊急外来で処置された。入院または外来患者の受け入れ状況は、次に表4、表5の通りである。

病院は2006年にニーダーザクセンの病院計画に基づき全体で196床以上のベッドの用立てをした。それぞれの専門部門への配分は図3の通りである。

表3 保健衛生職業における従事者（抽出、1000人の申告）（出典：連邦統計局、2011、261頁）

| 保健衛生職業 | 2005 | | 2007 | | 2009 | |
|---|---|---|---|---|---|---|
| 医師 | 308 | (10.8%) | 315 | (10.7%) | 326 | (10.5%) |
| 薬剤師 | 56 | (2%) | 58 | (2%) | 59 | (2%) |
| 歯科医 | 65 | (2.3%) | 66 | (2.2%) | 67 | (2.2%) |
| 診療助手、歯科診療専門従業員 | 617 | (21.7%) | 611 | (20.8%) | 633 | (20.5%) |
| 疾病介護における助力者 | 232 | (8.1%) | 239 | (8.1%) | 258 | (8.4%) |
| 保健衛生および疾病介護者、助産師 | 763 | (27%) | 780 | (26.5%) | 812 | (26.3%) |
| 理学療法士、マッサージ師、監視員 | 163 | (5.7%) | 180 | (6.1%) | 194 | (6.3%) |
| 医学の技術的助手 | 93 | (3.3%) | 94 | (3.2%) | 97 | (3.1%) |
| 薬学の技術的助手 | 55 | (1.9%) | 59 | (2%) | 63 | (2%) |
| 老齢介護者 | 311 | (10.9%) | 354 | (12.0%) | 388 | (12.6%) |
| 保健衛生職人 | 140 | (4.9%) | 139 | (4.7%) | 142 | (4.6%) |
| 薬剤営業担当従業員 | 46 | (1.6%) | 43 | (1.5%) | 46 | (1.5%) |
| 合計 | 2,849 | (100%) | 2,938 | (100%) | 3,085 | (100%) |
| …… | | | | | | |
| 総合計 | 4,420 | (100%) | 4,540 | (100%) | 4,735 | (100%) |

表4　外来と入院で示される病院の給付数

| 入院患者2006（DRG症例数） ||
|---|---|
| 組織単位 | 症例数 |
| 内科 | 3,755 |
| 外科 | 2,677 |
| 耳鼻咽喉科 | 951 |
| 合計 | 7,383 |

表5　表4の続き

| 入院患者2006 ||
|---|---|
| 組織単位 | 症例数 |
| 外来　　　　　　— | 54 |
| 外来（ドクター）— | 91 |
| 人工透析外来 | 257 |
| 胃腸病学的外来 | 118 |
| ネフローゼの外来 | 257 |
| 緊急外来　BG　内科 | 22 |
| 緊急外来　内科 | 1,665 |
| 外来手術 | 1,281 |
| 外来婦人科 | 4 |
| 外来耳鼻咽喉科 | 1,066 |
| 外科緊急外来 | 6,730 |
| 外科診察時間　　　　— | 1,909 |
| 外科診察時間（ドクター）— | 806 |
| 緊急外来　BG | 81 |
| 従業員診察 | 57 |
| 放射線医学　ラムペ／ミュンヒ | 2,241 |
| 1日の病院　ヴァーレンドルフ | 2 |

表6は2007年における協働者数303人の場合である。

　職務給付の特質を表すために以下の3つの手掛かりがパラレルに引き合いに出される。図4はある病院の例である。

　保健衛生企業にとって、病院あるいは介護施設の中から重要な一貫性が導き出される。

・潜在的品質：十分に資格を有する協働者は、内部の決定的な生産要素として自由に用立てられねばならない（生産準備が与えられていなければならない）。職務給付は疾病扶養と看護を在庫品で前もって生産できないので、原則的に計画性がなく、外部の生産要素である患者と内部の生産要素で

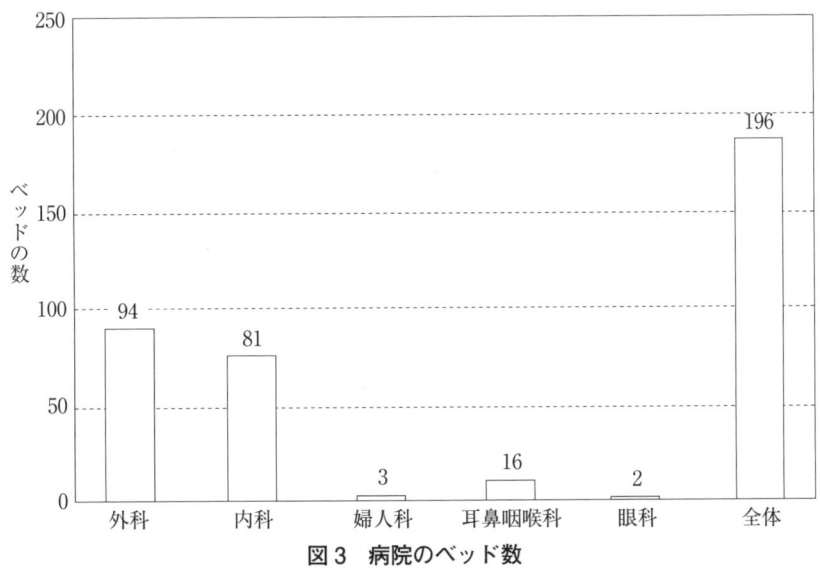

図3 病院のベッド数

表6 挙げられた病院の協働者数 2007（申告）

| 領域 | 協働者数 2007 |
|---|---|
| 医師の職務 | 40 |
| 介護職務 | 95 |
| 医－技、職務 | 35 |
| 機能職務 | 49 |
| 臨床部門での施設人 | 20 |
| 経－対－技術－職務 | 22 |
| 技術、職務 | 7 |
| 管理 | 28 |
| 臨時職務 | 3 |
| 職業訓練の場 | 4 |
| 合計 | 303 |

　ある協働者との間の最適な調整と結合のリスクは大きく、そして同時に、恒常的な生産準備にはコストが掛かるので経済的なリスクもある。少ない需要は悪い収容力回転と仕事のリスクを意味する。高い需要は患者の待ち時間と不満を意味する。適切な数量生産調整と並んで給付品質も産業経営とは異なって、一定に保つのは非常に難しい。なぜなら協働者の品質と患者のそれとは、多少なりとも関係するからである。

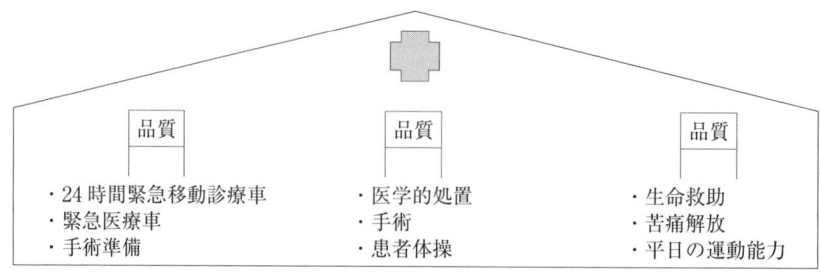

**図4　職務給付企業の品質容量**

- プロセスの品質：患者は関心の中心点に立っている。外部の生産要素として彼は生産プロセスの成果に決定的な影響を与える（彼は必要な薬剤を思っていたように受け取ったか？　彼は医療体操プログラムを活動的に行っているか？　彼は同居者や介護者との関係が良好か？）。
- 成果の品質：成果は調和しなければならない。その際の成果は、工業におけるものとは異なり、個人的に非常に異なる。成果とは、元気で、あらゆる病気から治癒した患者、痛みのない患者のことだが、例えばその腫瘍をもはや取り除くことはできない、あるいは脳卒中の発作患者、身体に障害がある状態だがリハビリ治療によって再び自立し、また外部の援助なしにうまくやっていく状態も含まれる（したがって成果の品質と患者の満足は相対的目標である）。

職務給付の品質はひとつの証明によって明らかにされ、また同時に外部にはよりわかりやすく文書で証明される。プロセスあるいは成果の品質双方の確証に集中する様々な証明システムや手掛かりがある。病院論では早期にこの方法が行われ、また2003年にDIN EN ISO 900 Ⅰ：2000によって適切に証明された。

## 4）経営の配備諸要素

給付を消費者、顧客あるいは患者に対して産出するためには、企業によって様々な配備諸要素が調達され、そしてできるだけ効率よく結合されなければならない（図5参照）。企業経営は経営経済学の基本であるので、この諸要

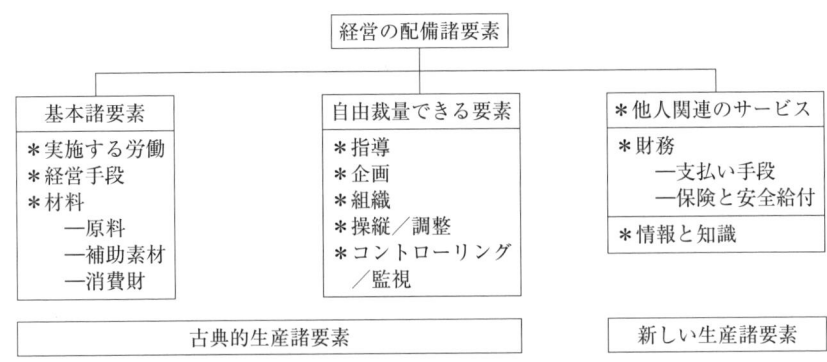

**図5　経営の配備諸要素**

素は古典的に生産諸要素と言われる。エーリヒ・グーテンベルクによる基礎組み合わせは、基本要素と配置要素間の区別である。治療する医師あるいは看護師の労働は、中心の基本要素の職務給付と特別の健康保険企業のためにある。経営の手段としては建物、保有車両、施設、所要設備そして医学的・技術的インフラ構造、病院におけるコンピュータ断層撮影法（CT）あるいは心臓機能の診断のためのエコー心拍動記録システムがある。

　材料としては原料（人工補装具の中で加工のための材料）、補助素材（ラッカーあるいは釘のような小さな消費財）および動力用燃料（電流あるいは燃料油のような消費財）がある。自由に裁量できる要素によって企業指導ないしマネージメントは、すべての経営事象への指導、企画、組織、操縦および監視も中心の課題になる。

　この古典的な生産諸要素の視界は弱い。それゆえに今日的視点が補足される。第一は他人関連のサービスが多くの保健衛生企業にとっても、およそ安全な場所に移される診断学研究、ITサービスあるいは掃除や監視活動という重要な役割となる。第二にはグーテンベルクの場合、現金や現金でなく、また補足的に保証や安全給付の形において、各々の企業にとって同様に、基本的で重要になる直接の財務的手段の証明が欠けている。第三には、情報と知識は重要な資産諸要素、つまり協働者と指導者のノウハウや、記録された知識も、およそ革新の診断あるいは処置のプロセスの詳細な記録である。文

書となった諸権利の保証の知識は、一部追加的な独立の生産要素として与えられる経営の許可あるいは公益的な権利となる。

この体系の知識は理論的な関心だけでなく、多くの実践による問題提起に役立つ。もし経営プロセスの誤診断法あるいは最適化が、その誤りの寄与あるいは費用集約性を体系的に分析するために、生産諸要素に従って詳細に組み立てられうるならば、である。

グーテンベルクの場合にもどると、要素論的あるいは生産性志向の手掛かりに、エドモンド・ハイネンによる経営経済学の意思決定志向の手掛かりが向かい合い、もしくはこれを補足する。重要なのは、ここでマネージャーがいかに意思決定するか、そして経営経済学がいかに具体的に、この意思決定を支える手助けができるかである（図6参照）。意思決定発見はその際、広く定義される。

・意思の形成（内部あるいは外部の動因から浮かび上がってきた問題に関する行動代替案への探索について、最適な解決代替案まで）
・意思の実施（選択された代替案の変換に続いて行われる変換結果の統制）

その際、重要なのは、マネージメントの（前に定義された）企業の目標に意思決定が並び、そしてこれらの諸目標の達成のために具体的な貢献を行うことである。残念だが、実践においてそれはしばしば事情が違う。個々の意思決定や現実性は必要なく、"セカンドベスト"あるいは企業目標に相反しても進んでいく。経営経済学はここで、この問題を取り除く手続きや方法、例えばバランスド・スコア・カードといったものを開発した。

ここでは詳細に挙げないが、グーテンベルクとハイネン両者の古典的経営

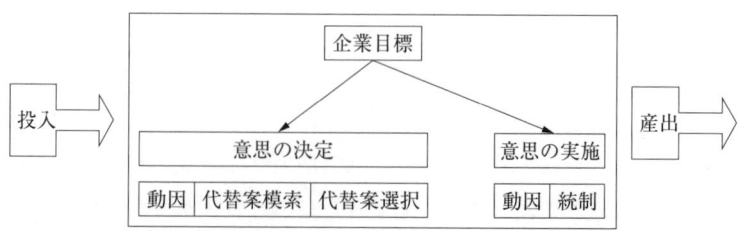

図6　経営経済学（BWL）の意思決定志向の手がかり

経済学（BWL）の手掛かりと並んで、多くの手掛かりが開発された。
・システム志向の／サイバネティックな手掛かり。
・行動思考の手掛かり。
・環境志向の手掛かり。
などである。

　企業の最も単純な経営プロセスの基礎モデルは、投入、加工および産出の3つの領域である。投入要素は、企業において、物質的商品（例えば薬品）あるいは単純で複雑なサービス（例えば血液検査・手術）が産出されうるため、できるだけ特殊な、そして効率的な方法で処理される経営的な領域である。この経営的事象はプロセスの枠組みにおいて起こる。それは同様に品質経済的な、名目的な情報によるプロセスに大まかに区別される（図7参照）。職業的なプロセスマネージメントの意義、そして同時に多様な資源と課題の詳細な調整は、今日の保健衛生企業にとっても重要であろう。

　一般的に、病院は本質的に次の部分から成り立つ。
・医学的ないし医師による診断。
・医学的ないし医師による治療。
・病人看護。
・社会的世話。
・精神保護の世話。
・薬品、薬、応急手段。

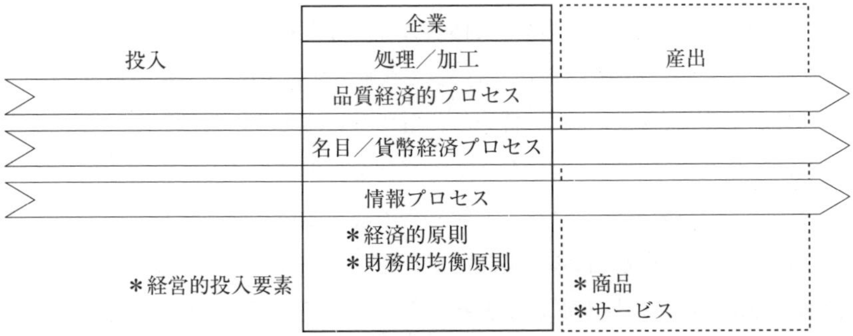

**図7　経営的プロセス**

・宿泊（ホテル給付）。
・賄い。
・理論と研究。
・その他のサービス（例えば図書室、娯楽、余暇療法の提供等々）。

　企業の経営においても専門分野、規模あるいは権利形式から独立に配慮され、たとえそれらが不履行の場合まったく異なる結果になるとはいえ、根本的な経営経済的形成原理が適用される。それは1つに経済原則、そして2つに財務均等の原理があるからである。

　病院の場合でも、外来、また入院・治療を行う場合、一貫してこの原理が同様に適用される。その中核事業のかたわら、多様なマネージメント諸機能によって分権的な診断を、高性能施設（患者ホテル、専門医療診療所、心理療法センターなど）に移して行う計画された保健衛生センターが存在する（予防あるいはリハビリテーション施設、ベッドや患者移動、および予防あるいはリハビリテーション施設の職員数など）。

## 5）ドイツとアメリカ経営学の動向

　ドイツ経営学において、経営とは実体としての経営であり、しかもそれは各種の社会的目的団体に認められるような経営体一般ではなく、むしろ目的を特殊化した経済の領域における経営体である。これは特殊化した経営体であっても、その内容は経営体一般を意味するものであり、概念の利用によって人事経済的要素の構成のプロセスの観点並びに協働者のマネージメントの観点が関連する。このことは、実体としての存在物を、諸要素が一定の目的を達成するために体系化されたものとして把握していることを意味する。

　経営が全体的に把握され、統一的に解明されるのであれば、その分析は総合的に行われなければ、全体としての経営を把握することはできない。そのためには、経営要素間に存在する対立物の統一という弁証法および、こうではないかという直観の思考が実践的である。こうして立てられた命題・仮説は論理的に首尾一貫性があるかどうかという論理演繹が問われ、さらに経験的事実によって検証されることが科学性を高めるうえで不可欠の要件である。

近年、コンピュータ・シミュレーション技法の発達は理論の計量化、数学的モデル化を容易にし、意味あるテストを可能にさせている。この社会科学の分野に見られる一般的な方法論的手続きは、自然科学のそれと異なるものではない。しかし後者には、実験によって仮説をテストすることができるという特徴がある。

経営学の研究方法とは、どのような枠組みのもとで経営が行われるかを考察することである。それゆえ研究対象が「病院の経営」に限定されることによって、病院の経営を統一的に研究し、具体的経営活動を総合的に把握し、そこで営まれる人間の生活に関する社会的要求に応えるものになる。これが経営学の科学としてのあり方である。

アメリカ経営学は、政府機関、学校、労働組合、病院などすべての組織体を経営主体として解釈する。ゆえに経営体の対象は企業も含めて、一般的に経営していく機能であり、管理過程であるという意味に解される。この考え方によって、それぞれの個別組織体から普遍的原理または理論の形成を目的にする一般経営学から特殊経営学が区別されて、経営が研究される。

アメリカ経営学は、企業を組織体の一形態として捉え、組織体の管理・運営の仕方を対象にしている。経営者は企業の開拓者であり、また支配者というよりは集団的行動の調整と統一のために選ばれた代表者であり、主体的活動が重視される。クーンツとオドンネルはマネージメントについて次のように述べている。「集団の目的を達成するうえで必要な組織的な努力のために、内部的環境をつくる仕事」。経営者は経営主体に潜んでいる総合力の発揮を方向づけるための指導者である。と同時に、それは個人的力の発揮よりは、全体の調和的力を引き出すための中枢の存在でなければならない。

言い換えればアメリカ経営学は、事業ないし活動を中心に展開されており、その研究は経営活動諸要素を結合させ、いかに有効に目標を達成するかという立場から行われている。経営管理学としてのアメリカ経営学はより本質的な経営活動論である。それぞれ企業組織においては異なる仕事が様々に存在して、多くの人々に分担されている。それらの仕事を効率よくまとめ上げるために調整することがマネージャーの仕事である。

企業の中の仕事には、同じ仕事を反復的に行うことによって一定の目的が果たされるものもある。ひとつの定まった仕方、手順によって生産を行い、品質を管理し、製品を販売するといった行動の連続性による事業活動が行われる。その一方で、新しい製品やサービスが提供されたり、新しい顧客に対応したり、また企業が既存の事業とは異なる分野に活路を見出したりした場合、企業の中の仕事は一定の、日常的反復的なものではなくなる。戦略的な変革の必要性から、許容できる変化を探り、企業が予測できる事業活動で進められる。

　マネージメントの仕事は、事業の確実性、継続性、規則性が中心の運営と、企業の諸活動が他企業との競争にどれだけ耐えられるか、戦略的な変革とのバランスをうまくとることである。ここで部門管理における管理者は、事業運営における部門的職能を遂行すれば足りるというものではない。部門的職能とは、戦略的対応とそれに矛盾する内容である事業の効率的なマネージメントを、ともに扱わなければならない。

　経営管理者の調整の役割とは、つまり部下の目的達成に向けられた努力を調和させることであり、これが管理者の中心の仕事である。その企業ないし組織の調整活動を究明しようというのがアメリカ経営学である。

　今日ドイツの経営学においては、企業の指導システムの企画、統制、情報管理など部分システムの改変・独立によって調整の必然性が高まり、指導システムにおける調整は企業管理によってのみ引き受けられる指導課題となっている。生産活動、サービス活動を問わず、全体として組織的な調整を進めるコントローリング論が展開されている。

## 2. 病院と新しいマネージメント

### 1) 病　　　院

　社会法（SGB V 107条1項参照）の定義に従うと、病院とは病気の治療あるいは出生の扶助に役立つ施設、常駐の医師による管理のもと、科学的に認められた方法で治療に相応の診断と治療の可能性を判断し、看護職員や医療・

技術的職員の援助行為によって患者の病気を診断、治癒し、その悪化を防ぎ、病気の苦痛を和らげたり、出生の援助を行う施設のことである。

　緊急病院とリハビリテーション診療所は区別される。緊急病院は、入院施設が医師の絶え間ない管理のもとで緊急救命のため、または緊急状態救命（病気あるいは事故）で患者の扶養や出生援助のために存在する。しばしば手術室また集中的な援助の可能性が存在することも緊急病院の指標と見なされる。

　リハビリテーションと予防の施設は一般的慣用語（一般専門分科）において病院あるいは診療所（リハビリテーション病院、レファー診療所、予防病院あるいは診療所）と呼ばれるが、緊急の保健衛生障害ないしは不慮の傷害による患者の医学的看護はできない。このようなリハビリテーション診療所は、数年前から、リハビリテーションのネガティブなイメージ概念を回避するため、専門診療所と呼ばれるようになっている。

　それに対する限定は、ひとつの専門分野あるいは特定の処置に専門化された専門病院である。これは緊急病院として理解されるが、緊急医療全体の選択の幅は、たとえそれが特別領域において緊急扶養に任せられているとはいえ、提供していない。

## 2) 病院マネージメントの新しいディメンション

　変化した枠組みや諸条件は、適応と変化を要求した。急速に成長する様々な分野、特に医療ではない領域に集中する多くの経済分野から効率性と品質は標準コンセプトとされた。それらには著しい価値があり、それによって大きな進歩が可能だった。第2の変化の波の中では、医学自体が問題である。病院、その構成および指導職員が経済的マネージメントを構築し、そして適用するように卓越した医療マネージメントをすることのみが、存続と生存に貢献するだろう。

　病院のマネージメントはいかにして未来志向であるべきか？

　将来的に力強い病院は保健衛生的扶養のため（ばかりでないが、しかし特に）非常に重要である。なぜなら最上の目標は、保証された品質の高い価値の患者扶養を保障することであるに相違ないからである。この関連で病院の特別

の意味は法的疾病保険支出のおよそ3分の1がそれに関与していることに現れている。その立場としての価値は、病院が主として重い病気を治療し、また特別に複雑な疾病を持つ患者が話しかけることができるパートナーであることにある。

　病院のマネージメントの本質は、外部（市場に向けられる）、内部（企業内部）への未来志向である。市場に向けられる志向は、関係者が融合、協力して水平的に広い分野の境界を乗り越え、プロセスチェーンに沿ってより密接になる。企業内部への志向では構造、プロセスおよび将来病院が乗り切らねばならない課題が吟味される。関係平面には潜在力の評価のような戦略的および合理的問題と並んで、このような融合プロセスの重要性がある。内部のコミュニケーション並びに患者や協働者オリエンテーションがよい例である。本質的であるのは、医師の役割（どんな医師であろうとも、彼は管理者的に活動するに違いない）およびマネージメントの変化である。大きく変わっていく環境諸条件をもとに、新しい戦略が解決のために生まれる。こうしてこれまで存在しなかったような医師不足の問題が現れる。保健衛生制度における様々に異なる段階での多様な発展に従って、市場パートナーの関係が変わり、保険法的問題はより重要になり、そしてロジスティックスや体系マネージメントの視点は高く（戦略的に）位置づけられる。

　病院のさらなる戦略は患者と病院協働者に関して、人口統計的展開を示す。増える高齢者とともに医療的扶養の需要は量的に、そして質的に高まる。患者の60パーセント以上が50歳以上である。この年齢の割合はますます強まるので、患者の数は増加する。そして同時に、連邦統計局が報告したように、2030年まで医療や看護の需要も高まる。協働者も同様に高齢になるが、彼らとの給付能力の維持による満足は、病院の未来のための本質的な要因である。

# 各論

## I 部

## 科学的証拠に基づく医療の基礎

# 1章

## 科学的証拠に基づく理論的医療

### 1. EbM 入門と基礎

#### 1）起源と方法論的前提

　科学的証拠に基づく医療（EbM）は、透明な叙述の方法、医療上の処置の仕方による知識ベースの評価と総合医療上の知識および保健衛生扶養の発展として、ここ20年の間に明らかに変化した。

　1992年の英国コクラン共同研究所の設立以来、EbM は国際的に、患者の処置および制度的あるいは保健衛生政策の枠組みにおける情報の利用に関するひとつの標準に発展した。しかしこれについては多数の意見が対立している。疫学者アーチバルト・コクラン（Cochrane, A. L. 1909-88）は、いち早く文献からの研究と実践間のますます大きくなるギャップを指摘した (1972)。そして多くの医学的な意思決定の際、医学的文献があまりに包括的そして複雑になったので、研究知識をしばしば度外視してしまったと観察していた。

　科学的証拠に基づく医療の根源は多様である。医療上の決定をする際、科学的な認識状態の正しい顧慮によってより安全を確保したいという欲求は、重要な役割を担う。逆説的方法で、問題はまず専門文献や科学的な研究成果が欠けていることではなく、エレクトロニクスのメディアによるほとんど見通しのつかない情報供給過剰にある。さらに個別研究はしばしば相違するかあるいはまったく矛盾する成果を指摘し、その結果透明な知識総合の方法が必要になった。かくて共感しつつ理解する勧めに至ることがガイドラインの発展にとって必要であった。知識水準が明白な関係を認識させることで、医療上の扶養において、科学的な認識を不足する変換によって後もどりした品

質不足が存在していた。専門家およびコンセンサス会議はしばしば開催されるが、しかしこれらも相反する助言になり、またしばしば外部の影響から十分に保護されなかった。科学的情報を医療生活に利用するという原則的転用可能性も、多くの場合、研究において、もし扶養における患者の特徴に相応しない包括基準が利用されたならばという疑念を抱かねばならなかった。

しかしEbMの発展は多数の新しい方法的技術なしには不可能であった(表I-1-1)。まず第一に体系的再調査とメタ分析の方法論が挙げられねばならない。そしてそれにより個別研究が正しいかどうか確かめることができる。文献の電子データバンクを体系的に把握することは、臨床的な研究を定義された問題に収集し、確認するためには放棄することのできない前提である。そしてメタ分析の実施にとっての技術的基礎は、大きなデータ量の処理によって表示できる。臨床的流行病学には、医学上の問題設定や複雑な扶養問題に対する流行病的および分析的原理を含む。扶養研究は実験的な条件のもとで得られる認識（有効性、絶対的効果）を臨床上の扶養生活に委譲する（効率性、相対的効果）。そしてこれによって今日的・科学的な認識の状態と扶養について証明できる不足との相違（いわゆる効率性ギャップ）をテーマにする。政策

表I-1-1　科学的証拠に基づく医療の根源と方法論的前提

| EbMの根源 |
|---|
| ・科学的情報の過多 |
| ・研究と相反する研究成果の不明瞭な信頼性 |
| ・明確な知識状態にもかかわらず品質不足 |
| ・問題の代表制による再調査とコンセンサス会議 |
| ・研究の高い方法論的要求―困難な判断性 |
| ・研究成果を医療生活上の問題への委託可能性 |

| EbMの発展にとっての方法論的前提 |
|---|
| ・体系的再調査の発展 |
| ・メタ分析の技術の発展 |
| ・文献探索のための電子文献データバンク |
| ・文献統合の前提としてのデータ処理 |
| ・臨床的流行病学の規律の造成 |
| ・政策の基準と要請としての合理的資源配分 |
| ・インターネットによる容易なコミュニケーション |
| ・包括的・国際的な協力 |

上の段階で、EbMによる資源の合理的配分と保健衛生システムの一層の発展のための議論の機会を獲得する（科学的証拠に基づくヘルスケアに関する）オプションが急速に認識された。結局、国際的な分業において学問的に信頼でき、かつ方法論的に確かめることのできる医療的科学の構築につながるビジョンの形式化に導いた国際的協力は大きな役割を演じている。

## 2）定　　義

"科学的証拠に基づく医療"（EbM）の概念は、最初の"証明"の意味において近接に理解されうる"証拠"概念から導き出される。EbMは、科学的研究に関する価値ならびにそれに対する技術に定義された基準を含み、実際の診療に委譲のため指摘を与え、そして患者の選好を顧慮する科学的認識の一方法である。その際"科学的証拠に基づく医療"の専門用語はもっぱら、直接の患者治療（科学的証拠に基づく実践）と同じ意味ではなく、科学の背景を構造化し、議論し、そして転換のための入り口をつくるという方法論を表す。ゆえに、該当する"科学的証拠に基づく意思決定"概念に医学への叱責が誤って"科学的証拠に基づく歯科"あるいは"科学的証拠に"基づく看護のような職業グループに特殊な解釈への誘因を与える。同様に、科学的証拠に基づくヘルスケアを"科学的証拠に支えられる保健衛生政策"と同一視しないで、ヘルス・テクノロジー・アセスメント（HTA）に利用された、マネージメントあるいは政策的意思決定にとっての知識の基礎を使い尽くす集積方法をあてがう。

科学的証拠に基づく医療は臨床上流行病学の意思決定発見のための方法である。

科学的証拠に基づく実践は、EbMに基礎をおく個人的患者あるいは患者グループの保健衛生扶養である。

EbMの定義に一層近づくために、まず"証拠"の概念が解明される。"プルーフ"（Proof）における"証拠"としての説明は関係を非常に狭くする。Jenicek（2006）によって次の2定義が提出される。

### "証拠" 概念の定義

(1) "証拠、信じることあるいは判断がベースの事実あるいは事実の体。証拠は確かさを意味しない。むしろ確かさの様々な程度に役立つプルーフを表す"。

(2) "堅固であるとか弱々しいとか、どんなデータや情報でも、経験、観察による調査、あるいは経験による作業（試み）によって得られる。このデータや情報は問題（ケース）の理解あるいは臨床上の決定において重要であらねばならない"。

　第二の定義は後に最初のものとして公にされた。"証拠"の概念は非常に広く、"証明"の代わりではなく、むしろ"様々な価値の情報基礎"によって変えられると把握する。この理解は今日的な議論において広く認められることを見出した。

　それと一線を画すのは、自然科学的に保全される認識より、むしろ直接に納得のいく明らかな立証を表現することである。したがって、特別の真実要求とともに現れる、直観的な洞察を意味する証拠の概念である（Brockhaus, 2000）。しかしドイツの言葉の慣用において"科学的証拠に基づく医療"の概念が確固たる地位を占めた結果、"証拠"の概念はここに同音同形異義語として真正の意義と並んで利用される。

　EbMの定義の場合にもある展開が予測される。それは一方では顧慮される証拠の多様化が関係し、また一方では患者の関与をその選好と張り合う。

(1) ローゼンベルクとドナルドの従来の定義は、特に体系的な情報収得と解釈に関係する。"科学的証拠に基づく医療は所見、査定、および臨床上の意思決定の基礎として同時に起こる調査結果を用いる体系的なプロセスである"。

(2) ザケット等の古典的定義においては、今日的な"最善"の証拠を自由に使えることが引き合いに出され、そのうえ臨床上の経験も取り入れられる。"科学的証拠に基づく医療は患者の個人的なケアについての意思決定において、通常の最善の証拠を入念に腹蔵なく利用する。科学的証

拠に基づく医療の実践は、体系的な調査から外部の臨床上の証拠を最善に利用しながら、個人的な臨床上の専門的知識を統合することを意味する"。

(3) より広い発展のため患者の選好も EbM の定義に統合された。

"科学的証拠に基づく医療、臨床上の専門的知識と患者にとっての価値とが最善の調査証拠をベースに統合された医学のひとつの実践である"。

かくて次の5つの定義上の要素が明らかになる。

・意思決定の基礎となる精確な叙述：科学的証拠に基づく医療は、医学的意思決定の基礎を、それが個人的な患者扶養と養成に役に立ち、また知らされるために公に認められるひとつの方法である。

・外部の情報を体系的に創造する：外部の情報は共感されつつ理解する種類や方法において包括的に意のままにできる知識から抽出される。その結果、このプロセスはいつでも繰り返される。自由に使える知識は絶対的でなく、ひとつの状況関連的範囲を受け入れる。

・意思決定状況にとっての信頼性と価値の評価（Appraisal）：外部の情報は同一化されるばかりでなく、科学的に作成される基準に従ってその内部および外部の信頼性に関して評価される（Rating）。そして助言に関して具体的な臨床上の方法、あるいは他の方法で意思決定状況の序列がつけられる（Grading）。

・外部の情報を臨床上の経験と組み合わせる：ザケット等による処置の仕方に類似した場合、最善かつ意のままになる外部の情報（例えば研究）と手元にある内部の情報（例えば臨床的経験）とが結合される。内部の情報は本質的である。というのは、外部の情報がその時々の治療の状況に左右されることを保証するからだ。外部の情報の場合、個々の研究もまた研究全体も同様に問題となりうる。そして後者の場合、体系的に作成される再検討（いわゆる体系的再検討）とメタ分析が区別される[1]。

・患者の選好を取り入れること：患者に共感・理解される情報の収得は、患者に意思決定の積極的な関与へのきっかけを与え、治療者と患者間の情報不均整の強化には導かないだろう。こうして相対的なリスク情

報は避けられ、絶対的なリスクの相違と交替される。取扱いナンバー数（NNT）—追加効果に対する取り扱われる数—によって治療法機会の表示は患者にそのオプションの評価を可能にする。

　伝統的な再検討は、方法論部分を求めながら素早く除外される。すなわち体系的再検討とメタ分析のみが、文献探索等が記述されているある方法論部分を自由に用いることができる。

　体系的再検討は、医学的文献における相対的に新しい公表の形を急増する意義とともに表すので、次いで良い品質と悪い品質をできるだけ早く区別することが必要になる。1999年に、メタ分析を公表するためのQUOROM Statementが提議された（QUOROM＝メタ分析の報告の品質；モヘル等、1999）。この中で、メタ分析はどんな方法的詳細を報告したらよいかが詳細に決められた。QUOROM Statementはメタ分析の適切な報告のみを取り扱い、方法論自体の正確さはそこで判断されない。そのためQUOROM Statementは著者や発行者がまず重要である（21.1, S.474、21.2, S.480）。

## 3）利用領域

　科学的証拠に基づく医療は、今日保健衛生扶養と教育の多くの領域において利用されている。それぞれの利用領域において特徴的な課題設定が存在し、そして方法が利用される[2]。

### a. 患者扶養

　患者扶養という職務を果たすことは、科学的証拠に基づく医療の歴史的本源である。このことは医療の状況に関係し、そして"最もよく利用できる"。したがって最もよく自由に用いられる患者の科学的治療に対する知識を捉えるための効果的方法として理解される。それは手元にある医学的経験（内部の情報）を自由に用立てうる外部の情報との総合として、無作為に"選ばれた"研究に使う接近様式としてではなく理解される。治療における特別の価値は以下のようなものがある。

・診断と治療上の意思決定のための問題提起の作成。
・その解答のための方法。

- 一体化される研究成果の内部の信頼性の判断。
- その際収得された治療状況に対する情報（外部の信頼性）の判断。

　このように収得された実践への知識の転換は、例えば証拠に基づいたガイドラインにまとめられる。このガイドラインは例えば、その体系的な手掛かりとともに効率の良い扶養に貢献するだろう疾病−マネージメント−プログラムにとっての医学的基礎を表す。

### b. 理論と教育

　現代の教育コンセプトにおいては、学生の教育（科学的証拠に基づく医療教育）の場合ばかりでなく、医師や他の保健衛生職業の教育の一層の継続教育の場合にも、もっぱら事実に裏づけられた知識の代わりに、整えられた知識のプロセスに関する知識の仲介が成り立つ。この接近の方法は、情報を探索するための出発点を形成する正確な問題設定を形式化する訓練で始まる。臨床上の研究の企画にとって基礎への優れた認識の前提となるのは、治療研究と並んで診断の手続きや予後への研究も含まれる。人はもちろん"早く簡単な答え"の願いに、この訓練のため信頼した臨床医および若年の協働者に理念を次々と伝える他の職業グループの所属者を見つける必要性に直面するだろう。

### c. 科学的発展

　科学的証拠に基づく医療と臨床の疫学そのものは、魅力的な科学的認識の今日的状態を記述し評価する一方、よく基礎づけられた科学的問題設定と、臨床上の実践において利用価値を見出すために自由に用立てられる証拠がいまだ十分ではない科学的問題設定を創造する。同時に、患者が事情によってはプラシーボ（気休めの薬）に無作為化されることを避けるため、たとえ手元に存在する研究の全体展望における問題設定がすでに解答されているとはいえ、統制され、特に無作為化する研究に常にあるシステム的な再検討が先行すべきだろう。その際、次に説明される要求が満たされねばならない。

- 知識状態の適切な再現：臨床上の実践への転移が可能であり、また新しい問題設定の作成を誤った結末に導かないために、利用される臨床上の研究の信頼性とその統合の方法が科学的認識の状態に相応しなければならない。

- 知識状態の完璧性：保健衛生政策的視点からばかりでなく、医療上の科学の倫理や内面的発展の理由からも、先に存在している知識状態の整理は新しい研究に着手する前に行われることが不可欠である。今日的に作成される知識は完全に、そして選択的でなく決定要因発見にともに持ち込まれなければならない。科学的発展にとってこれは、存在するすべての研究成果が新しい手掛かりとともに取り込まれていることである。信頼のおける成果は閉め出されることはない。
- 現代的であること：手元にある研究がテーマに確かな言明を認める時点とし、臨床上の実践への転換との間の受入れにくい大きな時間的隔たりに多くの問題がある。例えばコクラン合作のシンボルに表され、そこでコルチゾン[3]投薬のためのひとつのメタ分析が早期出生の場合、肺成熟の目標によって型通りに再現される時機を失しない、メタ分析がこの治療をおよそ9年、そして7つ無作為化するという前提で、最終的に行われるよりも早く統制した研究をルーチン治療に受け継ぐことになる。このことから次の3領域にとっての結論が明らかになる。
- 原則的に有効と識別された治療は患者に施されない。
- 患者はさらにプラシーボあるいは標準治療に対して、たとえ"実験に基づく"治療がすでにはるかに優れていると認識されるとはいえ、無作為化される。
- 科学的発展はためらわれる。というのは、資源はさらに、今日的知識状態の顧慮の場合、円熟したと言われるに違いない領域において消耗されるからだ。

　このような視点を背景として、科学的証拠に基づく医療は、科学の状態を信頼でき、現代に即して記述し、しかも最も重要な、最も多くの成果を約束する研究傾向を専門規律の発展において確認する方法として理解される。これは一面では重要な、倫理的な含意があり、他面ここから生じてすべてのスポンサーや研究者の義務、その研究を成果と独立に発展しなければならない。この議論において国家的な、この入口を容易にする研究登記簿は、ここでひとつの中心的機能を持っている。

d． 内部の品質マネージメント

　今日的立法は、保健衛生制度において深い影響を及ぼす構造変化に着手した。それは病院の分野ばかりでなく、外来の医療の領域にも明らかな変化を導いた。多くの診療所においてすでに内部のガイドラインあるいは治療の道の形で、特にDRG採用および費用や純益操縦に役立つコンセプトに手を加えた。科学的証拠に基づく医療は、内部のガイドラインを安全に確保するようつくり上げ、コンセンサス・プロセスを効果的に形成し、このガイドラインを広く受け入れさせる一手段である。しかし構造変化はそれを越えている。統合化した扶養および住民に関連した扶養コンセプトにおいて、専門に対する分野包括的標準および給付提供にも同様に共同での作成が前面にある。これが報酬につなぎ合わされるや、それは、今までより非常に高い結合性を示すだろう。

　e． 保健衛生政策と社会

　保健衛生政策の視点から、科学的コンセンサスに基礎を置く扶養にとっての基準や方針を、特に不足、誤りおよび過剰扶養が推測されるその領域に前もって定めることに大きな関心が成り立つ。一般に、今日的な知識状態に置かれている治療の形式は、ある批判的再検査に耐えられない臨床上の実践において持ちこたえることが知られる。近年の改革によって共同連邦委員会（GBA）に中心的に割り当てられた。ここで科学的証拠に基づくヘルスケア（EbHC）の概念がますます使われるようになった。またこの概念と同一視される方法に根拠づけられている、政策的な意思決定の基礎として技術や手続きを評価するヘルス・テクノロジー・アセスメント（HTA）の方法がある。

## 4） 方　法　論

　前述された任務を果たすために、その間に広く展開し、そして信頼される方法論が作成された。ここで要約してそれを取り上げる。さらなる詳細は次の章で述べる。

　a． 問 題 設 定

　科学的証拠に基づく医療の決定的要素は、ある適切な問題設定を、臨床上

の実践や科学においてもまた制度上の関連においても同一視することである。訓練におけるこの接近の方式は、文献探索や同一であると確認された知識ベースの評価に対する知識の仲介のための基本前提である。科学的公表の際の再検査手続きにおいても、正確な問題設定は相応の助言（例えばCONSORT Statement）において中心の役割をする。

b. 研究の重要度

研究について内部の信頼性を吟味するために、形式化した基準をまとめて記入し、一部スコアも形成する方法を創造した。この方法は、それが研究に関する信頼性調査の基準について統一性があり、より良く習得でき、また確かな比較可能性を保証するという利点を持っている。ある古い重要度方法は表Ⅰ-1-2に挙げられる。

もちろん2、3の例外が顧慮される。

・古い重要度用具はひとつの"最高限度効"を示す。それはもはや緩慢に改善する臨床上の研究の品質に十分に区別されない。
・重要度用具での実践的作業においてひとつの"変化"が観察される。すなわち人は個々の基準を同一視（時間比較において）しない、ないしは意見の一致（人の比較において）はせずに説明する。ゆえに、個々の基準がいかに説明されたかが、それぞれのテーマの場合に決められる。2人によって二重の助言を進める価値がある。例として、どこに8つの基準に挙げられた用具に操作した解釈が与えられるかが表Ⅰ-1-3で測られる。
・様々な重要度用具は絶対に同じ成果にならない。ゆえに、その都度の

表Ⅰ-1-2　8つの基準（スコア形式は見込んでいない）による古い重要度方法

1．目標の明確な定義。
2．反復を許す詳細な内容や構想の介在の記述。
3．社会文化的および結果の変化について実験的グループに等しい価値を示された、無作為に分けられたコントロールグループあるいは比較グループの説明。
4．実験グループに補充された多くの参加者およびコントロールグループのデータの準備。
5．実験およびコントロールグループにとっての前介入データの準備。
6．実験およびコントロールグループにとっての後介入データの準備。
7．実験およびコントロールグループに伝えられる摩擦の程度。
8．研究の目標に記述されたそれぞれの結果を測定して明らかになったこと。

テーマに適応するひとつの重要度用具を選ぶことが必要である。

c. **体系的な文献探索**

体系的な再検討において、あるいはひとつのメタ分析に流入する文献の一覧表は、特別の重要性がある。電子データバンクにはすべての文献が含まれているわけではない（特に英語でない文献は表示されない）ので、例えばハンドサーチングの方法で、すべての無作為抽出した研究を一地方に限定することを試みる。そのうえ電子データバンクにおける文献探索の技術により大きな

**表 I-1-3　表 I-1-2 の 8 つの基準のための"利用指示"**

1．"問題設定は明白に形成される"。
 a) 問題設定の内容：これについては、患者個体群の定義にも介入や末端の記述にも同様に顧慮される。この指示は関連性のある形式において説明される（例："介入 a の効率性が調査される"という言明は十分でない。というのは、なるほど介入が挙げられるが、しかし患者集団や、効率性がそれで測られる終点ではないからである）。
 b) 問題設定は典型的な場合、冒頭の終わりにあり、代わりに冒頭の内部で挙げられる。
2．"正確な反復"。
 研究介入や研究の組立はこのように記述されるので、より後者が反復される。この基準は外部の信頼性の視点を含み、そして介入の有用性ばかりでなく調査される患者集団の委託できることをも問い質す。
3．"患者分類"。
 二重の無分別をたずねるのでなく、実施した無作為抽出のみたずねられる、二者択一に無作為抽出されないコントロールグループが存在する。グループの比較可能性は社会人口統計調査の可変や複雑な状態・錯綜レヴェルの多様性 (Komorbiditätsvariablen)[4] の中から説明しなければならない。
4．"参加者の数"。
 より現代的な把握に従って貧しい治療患者の数ばかりでなく、広い特徴（性別等）も加えて挙げられるだろう。
5．"前介入資料"。
 研究問題の解答にとって重要なパラメーターは、それがいかに介入前に手元にあるかであり、それは報告されるべきである。
6．"後介入資料"。
 5．で述べたことは、また介入後の状態に適用される。
7．"研究中断者"。
 これは原則的に、無作為抽出後これ以上治療されず、また研究価値検討に加えられなかったすべての患者のことである。この対症療法への目的 (Intention to treat Prinzip) はそれを越えて閉じ込められた、無作為抽出され、治療され、そして結局価値検討された患者集団のひとつの正確な記述をすることである。
8．"調査結果と結論"。
 成果はすべて問題設定において挙げられた問題に解答すべきである。それを越えて、結論は成果から導かれることが求められる。

**表 I-1-4　診断や治療への助言に関する科学的保全の評価：品質マネージメントの用具としての科学的証拠に基づく医療**

> それぞれ推挙する強度のカテゴリー。
> キー　　カテゴリー
> A　　利用にとっての推挙を支える良い証拠。
> B　　利用にとっての推挙を支える適度の証拠。
> C　　賛成か反対か推挙を支える乏しい証拠。
> D　　利用に反して推挙を支える適度の証拠。
> E　　利用に反して推挙を支える良い証拠。
>
> 推挙される証拠の品質に対する AHCPR（Agency for Health Care Policy and Research）カテゴリー。
> キー　　証拠のタイプ
> Ia　　無作為抽出によって統制される試用のメタ分析から得られる証拠。
> Ib　　少なくとも無作為抽出による統制される試用から得られる証拠。
> IIa　　無作為抽出をせずに少なくとも良く設計され統制された研究から得られる証拠。
> IIb　　少なくとも他のタイプの良く設計された準実験的研究から得られる証拠。
> III　　良く設計された非実験的研究（比較的、関連性あるいはケース研究）から得られる証拠。
> IV　　専門家委員会報告あるいは尊重すべき著者の見解や、あるいは臨床上の経験から得られる証拠。

顧慮が注がれる。

### d.　意思決定基礎の精確な価値

　EbM方法論のひとつの支柱は、再調査や助言ないしガイドライン作成の際の意思決定基礎の価値である。このことは"評価"あるいは"等級づけ"と言われ、また手元にある科学的な意思決定基礎の精確な叙述を含む。それによって科学的証拠に基づく医療は、古典的な書籍あるいは専門家ないしはコンセンサス会議では含みのある手続きと対立している。多く利用される等級づけ用具は表 I-1-4 の通りである。

## 5）対象、研究類型と処置

　科学的証拠に基づく医療は歴史的に治療上の手続きの効率性に対する臨床上の個別研究に関係する。コクラン共同研究所も長くこの研究類型に限って研究していた。もちろん診断上手続きの評価に対する研究、観察研究、予防研究および費用効率性研究にとって同様の批判的方法論的検査への重要性シ

ステムが構成された。それらは再生産される内部の信頼性のひとつの評価を可能にする。この研究類型にとって特徴的である傾向諸形態は次の章で詳細に述べる。

　治療研究の際、この評価プロセスに収得された基礎的な認識は、研究の品質と（適切に処置するため一定期間病院での）観察が期待される。双方の治療の貧弱な相違の間に倒置される関連がある。より悪い方法論的な品質の研究は、観察される相違の大きさを過大評価することに傾き、一方より良い品質の研究は現実的な評価になる。この関連はこれまでもっぱら治療研究および診断上の研究、並びに治療上の評価研究のメタ分析によって作成された。

　研究成果の評価の際の実践的な処置は、様々な研究類型の場合と同じであり、次の4つの歩みになる。

　(1) 後述するように、評価の始めに設定された問題の解明がある。設定問題は、検査した患者個体群、実施された介入および、その介入の効率性が測られる最初の終点についての記載事項に含まれるだろう（表I-1-3）。この記載は関連性のある形式において何よりも冒頭の終わりに、読者がテキスト全体における記載を、現実の問題設定と確かに同一であったと疑わないで求めるのを避けうるために叙述されるだろう。

　(2) 内部の信頼性にとって、再検査が何のために適切な価値システムの利用を見るかにつながる。検査した研究個体群の包括基準とコントロールグループの形成はこの点で決定的な要素である。

　(3) この事象の終結後、研究の外部の信頼性が検査される。これによって研究構成を臨床上の現実にセットすることから委譲可能なことが考えられる。臨床上の実践への委譲の際、研究において見られた関連や成果が特徴を失うことが認められる。臨床的実践の必要にとって外部の信頼性は、検査した患者集団が治療した集団と同一視されるか、またどの程度同一かといった問題によって明らかにされる。

　(4) 結局、統計的作成および叙述の品質があくまで評価される。独立の統計的評価は治療上の領域における決定的な品質基準として認められる。研究方法論や成果の叙述の品質は、経験的に立証できる関連において研

究の方法論的な品質と共にある。この認識は、科学的証拠に基づく医療の実践において、研究の公表された状態が方法論上の品質の評価にとっての基礎を表現する限り重要である。

## 6）結　　論

　科学的証拠に基づく医療の採用の開始以来、これの締めくくりとして取り上げるだろうたくさんの批判的な見解が出されている。最も多い議論のひとつは、臨床的な意思決定の一部のみが、"科学的証拠に基づく医療"によって表されることを強調する。EbMによって保全される意思決定のパーセンテージについての陳述は20％から80％である。重要なのはこの関連において科学的証拠に基づく医療の定義に遡って取り上げることである。"最善の用立てうる外部の情報"の定義の要素によって、あるエリートの、絶対的な割合が設定されないで、EbMを通じての保全は科学的認識の状況や現存に応じて実施されるだろうことがはっきりする。

　医師の領域からの他の特別な議論は、科学的証拠に基づく医療と"これまでの良い扶養（医療）"とに何らの構造的な相違はないと述べている。誤解となるのは、科学的証拠に基づく医療は、方法論として、"最善の医学"の技術などを実際に使うことはこれまでの医学的な活動の目標ではなかったということを、決して包含しようとしないことにある。それはただ、意思決定の基礎をシステマティックな手続きに従ってわかりやすくするための用具が問題である。章の始めに詳述したように、意思決定基礎のこの精確な仲介は科学的証拠に基づく医療が本質的に規定する要素を表す。

　科学的証拠に基づく医療の場合"料理の本医療"が関係する。それはもっぱら、科学的証拠に基づく医療の品質向上による効果を顧慮することなしに、資金調達の資源の削減が肝要であるという懸念との関連においてしばしば非難される。将来は、個々の職業グループが用具としての科学的証拠に基づく医療を、理性的な給付提供の定式化と仲介の際、積極的に行い、またその意思決定基礎に確かな治療パートナーとして表現するために、どの程度理解するのを学ぶのかを示すだろう。

科学的証拠に基づく医療は革新プロセスを阻止するという議論で、本章の3節において科学的証拠に基づくヘルスケアを詳細に取り上げる。ここでまずいくつかの視点が指摘される。
・存在する認識は、科学的認識から臨床的ルーチンへの形質変換が長すぎて、これによって品質不足が生じることを気づかせる。
・有用性を患者のために証明する研究が手元にあり、保健衛生制度における品質と経済性研究所（IQWiG）の専門家によってこの判断が下されるならば、共同連邦委員会を越えて迅速に法的な疾病健康保険の給付の受け入れについて決定されねばならない。
・革新的な方法論の有効性が証明され、しかしいまだ契約が結ばれていない科学的研究であれば、研究の継続は、特に、証明されていない治療の方法論の利用から出発するリスクから患者を守るために切迫して進められる。
・許可された薬物が、許可に相応する（いわゆるオフラベルユース）それと異なる適応領域において利用されるならば、患者を未知のリスクから守るために同様の研究が行われねばならない。
・最も重要な視点は、新しい研究を起こす前に、今日的な知識の基礎的な専門的判断、すなわち何のために人はEbMの方法論を使わねばならないかが求められることにある。

　近年—EbMの採用後15年—において、議論はもちろんより高度の水準に達し、さらに深く受け入れられる方法で、再度、科学的証拠に基づく医療の理論的基礎を採択し、定義に疑問を投げかける。次の点が批判的に訴えられる（Jenicek, 2006）。
・実証主義的認識入口：EbMは治療状況に対する自然科学的接近を強調する。個人間のコミュニケーションの個人的要素は無視される。
・温情主義の法外なつり上げ：EbMは医師ないし治療者と患者間の平等な情報を拡大する。
・臨床上の実践に対する委譲性の不足：EbMの認識は選ばれた患者グループの利益を増すため、臨床上の日常実践では委譲されない（不足する外部

の信頼性)。

　すでに詳述したように、EbMのコンセプトと定義は、証拠の概念を広く把握し、そして率直に"より熟して"いない情報源を締め出し、患者にすぐにEbMを通してより良い知らせをして、外部の信頼性（委譲できること）を精確に討議させる。それにもかかわらず、翌年の討議における論拠を顧慮することが理に適っている。おそらく、臨床疫学にもどるEbMの方法論に扶養研究の領域から方法論の視点を通して補い、そして患者の選好、共同体および住民、要するに方法や手続きが適切であることを評価プロセスの中で一緒に取り入れることが必要になるだろう。

　病院EBMの取扱いにおける規則はEBMの章Ⅰ：一般的規定によって定義される。それは全体で7つの章に区分される。章Ⅰから Ⅳ は給付の控除範囲や産出処置、疾病、経営の場および医師事情の定義並びに料金規定位置（GOP）の控除範囲を扱う。章 Ⅴ、Ⅵ において、利用規定が経営の場、医療扶養センター（MVZ）および雇用される医師、並びに活動を多くの領域で制限される契約医のために、リストが作成される。章Ⅶではコストが規定される。

## 2. 方　法　論

### 1）臨床的効率性のための研究

　ひとつの臨床的研究の品質の評価に、もし人が成果をその患者のために活用するか、あるいは成果を多くの研究のシナジーに形成したいとするなら、ここに中心の意義が見出される。

　ある研究の品質の分析にとって、次の章において言及される研究企画および実施の方法論的知識が欠かせない。その際、医学的認識プロセスにおいてゴールドスタンダードとして、コクラン共同研究所によって評価された無作為の臨床的研究が考察の中心にある。この関連において特に研究成果に関して内部のまた外部の信頼性の概念に取り込まれる。それは、主体的および客体的システムの間に区別される評価システムの論議が接続される。

### a. 臨床的研究の方法論的研究

**問題設定**

ある研究の初めに、臨床的費用を正当化する医学的に重要な問題がある。目標基準をひとつの科学的仮説にして基礎にしつつ疑問に変えることが、研究企画の出発点となる。

**目標基準**

目標基準の正確な定義は、個別の評価をすることにも成果を多くの研究に結びつけることにも絶対に必要である。例えば、ある治療の効果を判断する目標基準は、患者にとっての重要性を適切な仕方で記述することがどう許容されるのか、医学的専門基準によって認められる特徴を示すべきだろう。いくつかの症候群に見られる、末梢の閉塞疾病を持つ患者の場合、およそどんな"無痛ルート"でも、このような基準の選択のための指針は文献においてはっきりする。それにもかかわらず多くの場合、本来の目標基準より簡単な、短時間の、あるいは費用的に都合のいい間に合わせ基準が選ばれる。このようにして、心筋梗塞の場合は脂肪を低下させる投薬法に従い、長い投薬後の観察期間を根底に置かねばならなくなる。それによって発生する高い研究費用並びに場合によっては研究実施の際、高確率の失敗例を避けるため、関心が持たれる臨床的目標基準の代わりに、コレステロール値のような実験パラメーターを考察することが提示される。このような間に合わせ基準による成果を、臨床的な状況に制限された転用性から脱出させねばならない。なぜなら脂肪沈下者研究の本来的目標は、心筋梗塞からの回避と、それに何が関係しているのかであり、薬の服用によって脂肪レベルを低下させることではないからである。

**仮説**

問題設定は選ばれた目標基準に基づいて、統計的有意テストの助力で吟味される科学的な仮説に移転される。この仮説は本来の研究の準備段階において形成され、そして審査計画においてしっかり把握されるであろう。このアプリオリな決定は、資料の知識による研究成果の統計的分析の際に生成される主観的影響を避けるために必要である。審査計画はその後、倫理委員会の

ような外部の審査職位の資料調査の前に提示される。審査される仮説は、形成化に関して2側面の問題設定間で区別される。国際的な指針に相応する通例であるだろう2側面の問題設定は、研究目標が、ある治療が他の治療よりはるかに優れていることを前もって排除することにあり、2治療間にある差異を立証しようとする時に存在する。例えば2種類の積極的な治療の比較あるいはヘルム製剤のプラシーボとの比較がある[5]。その場合、後者の例においてヘルム製剤の否定的効果は締め出され得ない。それに対して1側面の問題設定は、もし研究の目標がひとつの治療が他の治療に対して勝っているとの立証において成立するなら、存在する。このような形成化は臨床的研究の枠組みにおいて、勝っていることの立証は行為の結果を持つ時にのみ有意義となる。1側面の問題設定の例として、ある積極的な実体であるプラシーボと比較する場合、積極的な治療の有効性の立証の失敗がさらなる試みの態度を結果として伴うことが挙げられる。

表 I-1-5 高い重要性と品質を持つ項目を評価するための臨床医にとって必要な情報（出典：ホープウェル等、2008）

| 項目 | 記述 |
| --- | --- |
| タイトル | 研究の無作為化としての確認 |
| 責任者（会議から抜粋） | 該当する著者にとっての細い接点 |
| 試行設計 | 試行設計の記述（例えば類似、集団、非粗悪） |
| 方法 |  |
| 　参加者 | 参加者の適性基準とデータが集められた背景 |
| 　介入 | 各グループにとって予定された介入 |
| 　客体 | 特別の客体あるいは仮説 |
| 　結果 | 明らかに定義されたこの報告にとって最初の結果 |
| 　無作為抽出 | 参加者は介入にいかに割り当てられたか |
| 　目隠し（マスクをする） | 参加者、ケアをする人、およびこれらの結果を査定するかどうかはグループ研究に目隠しされている |
| 結果 |  |
| 　無作為抽出の数 | 各グループの無作為抽出参加者の数 |
| 　募集 | 試用資格 |
| 　検討される数 | 各グループに分けられる参加者の数 |
| 　結末 | 最初の結末について、各グループの結果や評価される効果の大きさ・正確さ |
| 　不都合 | 重要な不利な出来事あるいはサイド効果 |
| 結論 | 結果の一般的な解釈 |
| 試用登録 | 登録数と試用登録簿の名 |
| 資金 | 資金の源泉 |

**実施、分析と報告作成**

　研究についての科学的な公表として報告書を作成する際、ある著者の関心事は、研究成果が他のものを共感しつつ理解されるのかどうかということであろう。情報をできるだけ効率的にプレゼンテーションしてもらいたいという読者側の願望に対して、研究成果はほとんど統一的形式のない記述がされているという現実が向き合っている。ゆえに近年においてプレゼンテーションを統一化する努力が増してきている。研究報告への助言の際、形式的な視点と内容的な視点は区別される。

　形式的視点である報告書の構成（国際委員会、1982、1988）は、確かに適切な研究成果のプレゼンテーションとまったく同じように数え入れられる。それは統計的評価および統一的な表記法の利用である。この提案はいわゆる"構造抽象"の作成への要求においても反映される。構造化された対象に基づいて統一化された簡素な概要がまとめられ、研究効果が与えられる（表Ⅰ-1-5参照）。無作為化のコントロールの研究にとって標準化した報告書の形で公表する構造や種類の標準化は、ベッグ等（1996）によって提案され、また2001年、モヘル等によって手を加えられたCONSORT Statement（CONSORT = Consolidated Standards of Reporting Trials）がすぐ思いつく（表Ⅰ-1-6、図Ⅰ-1-1参照）。

**内部および外部の信頼性**

　研究成果に関する品質の評価に対する最初の手掛かりは、研究の内部の信頼性と外部の信頼性の分析に関わる。

　内部の信頼性は、ある研究の成果が調査状況によってどの程度規則に忠実であるかでわかる。それによって観察される、異なる処置に帰される治療の違いがいかに確かであるのかを言葉で表現する。それに対して外部の信頼性は、研究の結果がどの程度一般化にとって精確な基礎を形成し、そしてそれによって実践への転用性があるのかを記述する。高い内部の信頼性は、良い外部の信頼性のための前提条件である。

　研究成果の内部の信頼性は明らかに体系的欠陥の回避にかかっている。これは、ある選好偏見に導きうる患者の選択による処置が、その場合、パ

表 I-1-6 CONSORT Statement (出典:ツルプ等、2003)

| 公表の段階 | | 記述 |
|---|---|---|
| タイトルとまとめ | 1 | 治療グループの分類（例えば"無作為区分"、"無作為"あるいは"無作為割り当て"）。 |
| 導入背景 | 2 | 科学的な背景と研究の基礎。 |
| 方法論 | | |
| 　被験者／患者 | 3 | 被験者／患者、研究実施の組織や場所（例えば病院あるいは非入院）の包括基準。 |
| 　介入／治療 | 4 | 各グループや実施に計画された介入の精確な申告。 |
| 　目標 | 5 | 正確な目標、問題設定と仮説。 |
| 　成果 | 6 | 明白に定義された最初の目標基準、次の目標基準と、場合によって成果の質を最適化するすべての方法（例えば多数の観察、試験官の訓練）。 |
| 　症例数決定 | 7 | いかにして症例数は決められたか、また必要な場合、分析間やより早い研究中断に関する基準の記述。 |
| 　無作為抽出化 | 8 | 抽出の割り当て、すべての細目を含めた抽出のための方法（例えばブロック・無作為化、成層化）。 |
| 　・処置結果の算出 | | |
| 　・処置結果の秘密保持（割り当て隠蔽） | 9 | 割り当ての実施（例えば番号つきの容器；ファックス・テレフォンごとの中心の無作為化）；割り当てまでの秘密保持が保証されたかどうかの申告。 |
| 　・実施 | 10 | 誰が割り当てを実施したか、誰が被験者・患者を研究に受け入れたか、また誰が被験者・患者をグループに割り当てたか？ |
| 　・目隠しされる | 11 | 商品。<br>a）被験者／患者や、あるいは、<br>b）介入／治療を実施した人たち、あるいは、<br>c）目標規模が評価されて目隠しされ、あるいは目隠しされない人たちは？<br>目隠しの結果はいかに見積もられたか？ |
| 　・統計的方法 | 12 | 最初の目標基準の評価のための統計的方法；さらなる分析（例えば下位グループ分析や調整された分析）。 |
| 成果 | | |
| 　包含と排除 | 13 | 各治療グループの研究参加者の数、それは、<br>a）無作為化によって形成された。<br>b）実際に計画された介入／治療が保持した。<br>c）研究が記録に従って終了した。<br>d）最初の目標基準の分析において顧慮された（フローチャートにおける表示が勧められた）；理由の記載による記録逸脱についての記述。 |
| 　受け入れ／募集 | 14 | 被験者／患者の研究受け入れと後観察の期間についての詳細の記載。 |
| 　研究開始へ患者の特徴（基準データ） | 15 | あらゆるグループの人口動態についての記述と臨床の特徴。 |
| 　利用価値を検討された被験者／患者の数 | 16 | 相応の分析に入れられた各グループにおける被験者／患者の数と、その場合"治療目的"分析が扱われるかの表示、絶対数（例えば20のうち10や、50％という表現でない）における成果の表示。 |

| | | | |
|---|---|---|---|
| 成果と査定方法 | | 17 | 各グループや評価された効果の大きさ並びにその精密性（例えば 95%信頼間隔）にとって最初でまた次のすべての目標基準に成果をまとめる。 |
| 補足的分析 | | 18 | さらなるテスト、特に下位グループ分析や調整された分析の記載（それらが以前に計画されていたかあるいは後から実施されたかの説明による）。 |
| 予期されなかった効果 | | 19 | 各治療グループ内部ですべての重要な予期せぬ効果あるいは副次効果。 |
| 議論 | | | |
| | 解釈 | 20 | 研究仮説を顧慮しながらゆがみ（"偏り"）並びに多様なテストや目標基準による問題についての成果の解釈 |
| | 一般化可能性 | 21 | 研究結果（外部の信頼性）の一般化の可能性 |
| | 証拠の評価 | 22 | 今日的な研究状態や、調査した問題設定の他の公表を顧慮した一般的な成果の解釈 |

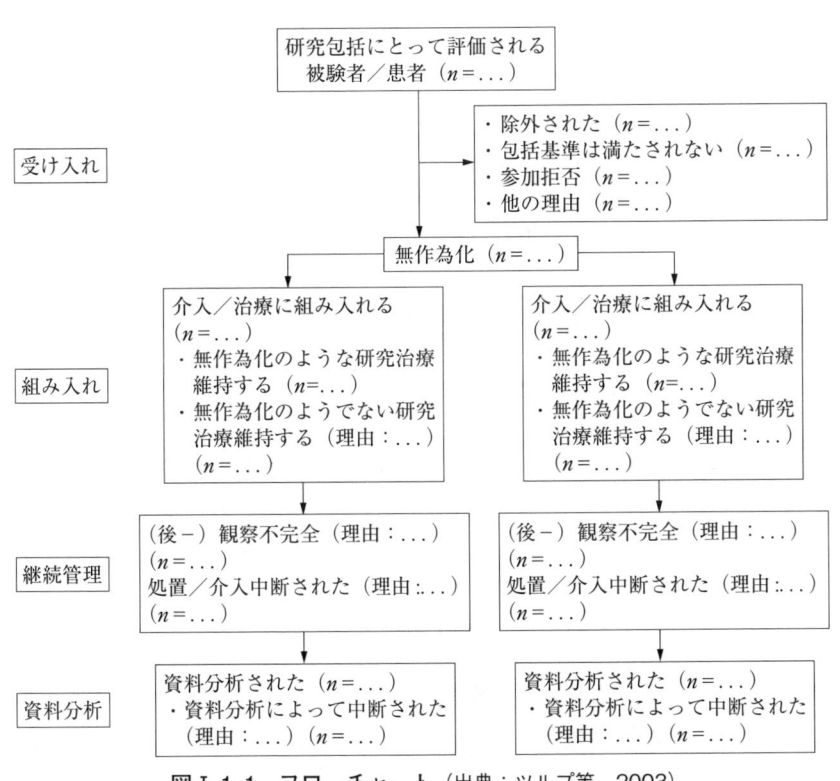

図 I-1-1　フローチャート（出典：ツルプ等、2003）

フォーマンス偏見に表れている。不完全な観察による原因や、何が属性偏見の中に表れているか、そして目標基準の測定の評価をする場合、ひとつの探知偏見が発生しうる。これら体系的欠陥の原因は次のように詳細に議論される。

患者選択のプロセスは、4個体群を想定する。まず、ある研究の成果が閉ざされた患者の全個体に適用される。閉ざされた患者は研究への参加が妥当な患者の下位グループを形成する。適切で、しかし研究に閉ざされない患者は研究への参加を拒否する。どの点で非参加者は取り扱いで関連があるのか自ずからわかるだろう。そして参加している患者の全個体間の相違は正しく調査される。というのは、ある研究の内部の信頼性も外部の信頼性も、それによって影響されるからである。数量化されるのはこの相違が、閉ざされた患者の数を妥当な患者の数で割った数値である参加レートに基づいているからである。

妥当な患者たちは取り出された個体群（抜き取り検査によってその中から導き出された個体群）の下位グループを表す。これは実践的熟慮によって定義され、そして診療所あるいは医師実践の患者から構成される。しかし研究成果は実践的な重要性を手に入れるために、他の患者にも、また、将来ルーチン的な条件のもとで処置されるすべての患者にも転用されねばならない。このグループは目標個体群と呼ばれる。

その際、顧慮されるのは、ルーチン的な条件への転用性が問題点をはらんでいることである。なぜなら適度の患者数の望みはしばしばその時々の限定的な閉じ込められる、または閉め出される基準によって、その中から均質な患者グループが結果として生ずるからである。しかしこれは抜き取り検査の典型調査に不利になる。一方、閉じ込め基準また締め出し基準は、研究個体群とともに、締め出し基準の形式で形成される実践的な検討に基づいて取り出された個体群を減らす場合に関連がある。図Ⅰ-1-2において4つの個体群が示されている。患者視点の選考のもとで、4つの個体群が互いに入り混じって含められた患者グループの、研究結果の適用という見地から4つの拡大された固体群が判明する。

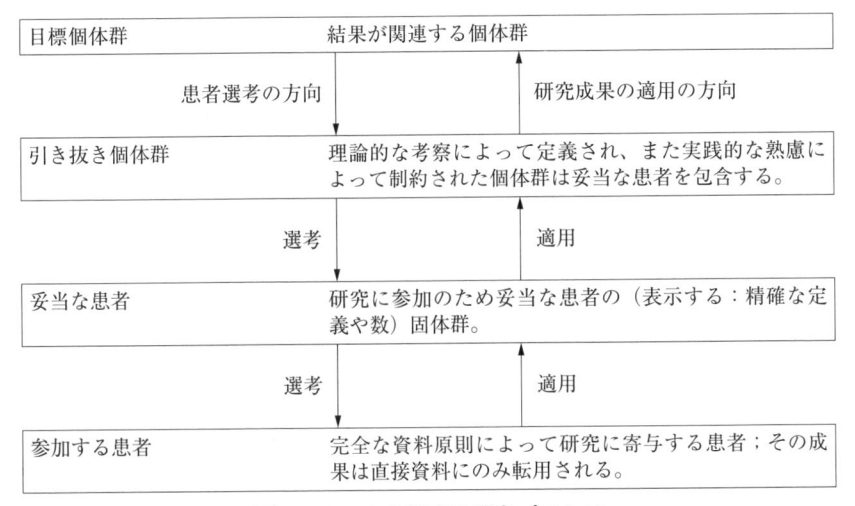

| 目標個体群 | 結果が関連する個体群 |
|---|---|
| 患者選考の方向 | 研究成果の適用の方向 |
| 引き抜き個体群 | 理論的な考察によって定義され、また実践的な熟慮によって制約された個体群は妥当な患者を包含する。 |
| 選考 | 適用 |
| 妥当な患者 | 研究に参加のため妥当な患者の（表示する：精確な定義や数）固体群。 |
| 選考 | 適用 |
| 参加する患者 | 完全な資料原則によって研究に寄与する患者；その成果は直接資料にのみ転用される。 |

図 I-1-2　ある研究の選考プロセス

　通例、研究の成果は個々の診療所の患者には適用されない。むしろ目標個体群は他の地理的な領域の患者からも成立しうる。実施の段階において目標個体群をより良くつくるために、研究は今日しばしば多数中心的に実施される。この研究方法の場合、患者は同じ検査計画に従って様々な診療所のたくさんの医師から同時に募られ、処置され、そして処置後に成果が注視される。このような研究構成の利点は、たくさんの医師や様々な地域から患者を算入させることによって、研究成果がより広い基礎において成立することにある。それ以上に、より多くの患者がより短い時間内で募られることが期待される。これはまさに稀な適応の場合に意味がある。それに対して、より大きな変動制、より難しい標準化、並びにより費用のかかるロジスティックは多数中心的に実施される研究の欠点として挙げられる。

　もし、参加している患者に基づいた研究成果が適切な患者に転用されないとしたら、その研究はわずかしか価値を持たないだろう。例えば多くの患者が研究への参加を拒否するならば、研究記録に残された除外基準とある理由により患者が除外される。あるいは多くの患者にとって研究開始に向かってのさらなる情報が何ら存在しないとすれば、両者の個体群は互いに強く反発

し合うだろう。国際的な指針の助言に相応した主要目標規模の統計学的評価は、常に閉ざされた患者の個体群に関係すべきであろう。

　非常に制限された、ないし非定型の患者グループに導く選考基準は、研究結果の普遍化を邪魔する。そしてその限りで外部の信頼性を損なう。しかし選考は、もし治療グループがその出発状況に関して、あるいは治療効果に影響を与える他の重要な要因において異なるならば、内部の信頼性にも影響する。その際、主観的影響に、およそ医師の決定に帰されるこのような選考結果が贈られる。内部の信頼性の維持は、最も重要なひとつの研究設計である。より良い研究設計は、その中で研究基準が同じ方法で利用され、また同じ効果を比較される各治療グループに対して持つような設計である。これは、まず患者が研究に受け入れられ、その次に研究参加のための適合が承認され、そして患者が研究参加の同意を表明したこと、それによって置き換えられる。この場合、選考は同時ないしは直接に治療割り当て前に行われる。参加が影響する諸要素は、この選考方法の場合、治療割り当て前に作用する。だから類似の治療グループの構造から出発する。選考方法が同じ性質における治療グループに作用するので、内部の信頼性は影響されないが、このような研究推移の外部の信頼性は、すでに言及したように、限定的な閉じ込めおよび排除基準による同意の要求によって治療割り当て前に損なわれることになる。

### 選考偏り

　統計的分析の結果に影響する研究参加者について、選考は選考偏りとして記述され、そして特に比較される患者グループの相違する出発状況について述べている。この相違は観察される変数または観察されない変数に現れる。この関連においてまず治療グループ間で相違する選択メカニズムが考えられる。こうして軽い症例を他の治療グループのための重い症例に割り当てることは研究成果のゆがみに導く。患者グループの非同質性の記述にとって、しばしば患者を一覧表にした統計的記述や既往症のデータが向かい合っている。この状態で体系的なゆがみを回避するための選択の方法論は無作為化であり、それは内部の信頼性にとっての品質保証と見られる。

**無作為化**

　無作為化として偶然のメカニズムをもとに患者に対する治療の配分を表す。したがってそれぞれ患者に適切な比較される治療が偶然に割り当てられる。それによって、一方にはそれぞれの研究患者を１つの治療グループに割り当てる機会が、他方には割り当てを治療グループに依存しないことが様々な患者のために存在する。

　無作為化の実施の場合、それは割り当てられる治療を割り当て、そのものにまで秘密にすることが本質的と判明した（隠されている状態）。なぜなら適切な機密保持なしに割り当て結果が暴かれうるからであり（隠されている状態偏り）、またそれによって相違する比較グループに導くからである（選考偏り）。そのひとつの例は、無作為封筒の予定より早い開封である。それゆえ研究成果の公表の場合、無作為手続きの仕方についてばかりでなく、事情によっては無作為化の実施の際、発生した逸脱や不規則性についても報告し、それによって発生した偏りが議論されるかもしれない。

　無作為化の実施のために一連の手続きが存在する。その場合、治療割り当ての完全に偶然な割り振りの原則はしばしば大きな治療グループに有利に制限される。無作為化の割り振りは、傾向的に、結論として出てくる治療グループが出発特徴の配分に関して同様であるということが期待される。しかし、2、3の場合において、実質的なグループ間の相違が観察される。多くはこのような場合、関心のある要因"治療グループ"の効果と目標基準に重ねる諸要因（詐欺師）が確認される。詐欺師は統計学的分析（例えばコバリアンツ〔共変の〕分析）の枠組みにおいて顧慮されるだろう。さらには適切な患者は前もって知られた最も強力な詐欺師のカテゴリーに分類され、そして無作為化はこのカテゴリーの内部で相応して行われる。重層化や無作為化に関する推論のコンセプトを、重層化した無作為化と呼ぶ。それはしばしば多層中心研究のところで適用され、そして中心に重層化要素を形成する。

**パフォーマンス偏り**

　世話あるいは治療の平等に関して違いが存在するなら、それはパフォーマンス偏りと呼べるだろう。こうして効果的な随伴薬物の利用は、プラシーボ

グループにおける治療効果の過大評価に導く。他面、この随伴薬物が治療グループの患者に使用されないならば、研究における真の治療の差は容易に見過ごされるだろう。すべての他の体系的欠陥のように公表されるパフォーマンス偏りも議論される。それは、このように変動する治療条件のもとで実施される研究の成果は、治療を勧めるのに単なる置き換えが難しいということである。

### 探知偏り

終点を測定する際の違いは誤った実証的分析結果になり、また分析の際に探知偏りとして現れる。明らかに終点は患者の死のように、探知偏りについてわずかしか降りかからない。というのは、測定成果は主体的に影響を受けにくいからである。医学においてはしばしば、主体的影響によって視力に波及するというような歪んだ結果を患者に与える目的地が選ばれる。もし患者の選んだ治療が認められるならば、その治療の成果は主体的影響をもとにより良くなるだろう。このような場合において診察者対診察者－変動性が判断され、そしてそれ以上に、観察されるこの流動的な治療の違いにはどんな関係があるか議論される。ザケット（1979）によって"正体を暴く（偏り）"と言われた探知偏りを避けるために選択される方法論は盲検法である。

もし治療を施している医師のみか、あるいは患者だけか、どちらかしか適用された治療を知らないならば、単純盲目の試みと言われる。二重盲目と言われるのは、医師と患者が適用された治療を知らない場合である。三重盲目の場合は、分析している統計学者も治療を知らないということになる。国際的指針は、薬剤研究によって最も早く現実化される二重盲目の試験装置を、二重－模型－技術の投入の前提で勧める。2種類の操作手続きの比較の際、二重盲目の試験装置は、ある中心の終点委員会か、あるいは目標基準の測定を優先的に扱う独立した監視装置によって、ほぼ現実化されることになる。

### 摩擦偏り

研究成果の分析の際に生じるゆがみは、記録合致においての差が生じる摩擦偏りを生成する可能性が大きい。このような差は、2、3の患者のところ

で無作為化に割り当てられた治療が適用され、あるいは患者が予定より早く研究から閉め出されたことによって引き起こされる。問題なのはこれが特に、異なる頻度による治療グループ間の記録合致に関して観察されることである。もしすべての患者が研究を記録通りに終えなかったなら、有効性の証明に関する枠組みにおいて、研究を記録通りに終結した患者の基礎の上に統計的分析を実施することは許されない。考えられるのは、効果のない治療を受けたプラシーボグループにおける2アームの治療研究の枠組みにおいて、良い成果が得られた患者のデータと、ヘルムグループにおいて悪い成果となった患者のデータが欠けていることであろう。これはプラシーボグループにおける治療成果の過小評価、ないしはヘルムグループにおける治療成果の過大評価、そして同時に全体で治療効果の過大評価に導く。これは、ゆがみの程度が公表時に不完全な観察の関与に依存して議論されることを明白にする。

### 分析個体群

適切な治療研究において、卓越した有効性があるという証明に対する統計学的分析は、差し当たり無作為化によって定義されるグループの治療成果に基礎を置いている（"フル分析セット"）。その際、比較グループは治療原則への意図に相応してすべての無作為化された患者から構成される。考察されるのは、非常にわずかの症例が、そこではフル分析セットから患者の排除が正当に行われていると思われること（つまり"重要な"閉じ込められる基準の違反、治療されない患者、無作為化に応じたすべての人のデータのないこと）である。しかしこのような成果に対する影響は、場合によっては神経の繊細さ分析の枠内で批判的に照らし出されるだろう。

また、"必要な規約をまとめたもの"（Per Protocol Set）が評価にとっての基礎として考察される。その際、記録通りに治療されたフル分析セットの患者が問題である。これは例えば目標基準あるいは正しく適用される治療の手元にある測定値とともにすべての患者にとって存在する問題である。両者の分析成果の対比は、フル分析セットと必要な規約をまとめたものをもとに、等しく向けられた内容を与えるだろう。適切な評価と全個体の選択は仮説の形式化と密接に結びついていることが指摘される。前述の実施はひとつの治療

が他の治療に対して卓越していることを証明している。2種の治療の等価値性（同値）が証明されるなら（2つの手術手順が手術後の結果〔LogMAR-Skala〕に関して最初の手術後1年もはや3行以上に違いはないことが証明されるようなら）、統計学的分析が必要な規約をまとめたものと全個体をもとに行われねばならない。他面、研究の枠組みにおいてある治療の劣っていないことが他の治療に対して証明されるようなら、"混成の評価個体群"は統計学的分析に適用される。

b. 評価システム

公表の用意をするため、助言と並んで研究に関する形式的な評価に対するシステムも発展した。たいていこのシステムは、少なくとも前もって話した時期における視点を含む要請カタログに基礎を置く。しかしその際、中心にあるのは問題設定の医学的重要性の評価ではなく、むしろ形式的な記述、研究の規格、実施および評価の方法論的品質の評価であることが述べられねばならない。それを越えて臨床的結果が評価に入り込む。

一般的であるのは、格づけあるいはスコアシステム評価上の欠点は、格づけシステムがただ特別な研究類型あるいは特別な医学的な専門規律に関係し、また特に内部の信頼性に集中する場合に限定されることに見られる。客観性を包含している評価の分類は、様々な問題に相応していないと思われる。だから、コクラン共同研究所でさえその臨床的研究の評価の根底に、これまで何らかのフォーマルなスコアシステムを基礎に置いていないことは驚くべきことではない。他面、フォーマルでも、また主観的な評価システムでも、同様に表れている質的に高価値の研究には、原則的な要求について幅広い同意が存在する。

原則的には主観的および客観的評価システムに区別される。主観的評価システムは、非システマティックでもまたシステマティックでもありうる。守られた質問カタログに基礎を置いていない非システマティックな評価の柔軟性は、確かに利点である。欠点は、評価を優先的に扱う様々な個人を通して行われる評価の高い変動性の中に見られる。だから自由な解答によって定められた質問カタログに基礎を置いているシステマティックな評価は、なるほど鑑定者の間でわずかの信頼性を示すが、非柔軟的である。もちろんこのシ

ステムの場合でも、可能な解答は2あるいは3段階の選択の形で差し出される時でさえも、全体評価に対する問いは未解決のままである。

客観的評価システムは確固たる質問カタログと共に主観的な評価システム

設計と行為

| | | |
|---|---|---|
| 見本は定義したか？ | 2 | |
| 除外は詳述されたか？ | 2 | |
| 知られるリスクは記録されたか？ | 3 | |
| 治療の養生法は定義したか？ | 5 | |
| 経験的養生法は評価したか？ | 5 | |
| 統制的養生法は評価したか？ | 5 | |
| 評価の調査は行われたか？ | 2 | |
| 終点のポイントは定義したか？ | 5 | |
| 終点のポイントは評価したか？ | 5 | |
| 要求される数は算定されたか？ | 2 | |
| 患者の同意は求められたか？ | 1 | |
| 無作為抽出は気づかれなかったか？ | 3 | |
| 査定は気づかれなかったか？ | 4 | |
| 追加の処置は記録したか？ | 4 | |
| 副作用は記録したか？ | 2 | |

分析

| | | |
|---|---|---|
| 撤回：リストされているか？ | 3 | |
| 　　　その理由は記録されたか？ | 4 | |
| 　　　その少なさは10%以下であるか？ | 4 | |
| 比較するテーブルはあるか？ | 3 | |
| リスク要因は形層化されるか？ | 3 | |
| 訂正割合の統計的分析はあるか？ | 3 | |
| 訂正数の統計的分析はあるか？ | 3 | |
| 信頼の程度は記録されたか？ | 2 | |
| 両方のテストの価値は統計的にまた確率的に与えられたか？ | 1 | |
| ネガティブテストでタイプIIエラーは考慮されたか？ | 4 | |

プレゼンテーション

| | | |
|---|---|---|
| タイトルに間違いはないか？ | 2 | |
| 観念的間違いと訂正はあるか？ | 3 | |
| 方法論は再現するか？ | 3 | |
| 分野は整っているか？ | 2 | |
| 未処理のデータは認識されうるか？ | 2 | |
| 成果は信用できるか？ | 3 | |
| 成果は結論を正当化するか？ | 3 | |
| 言及した事項は正しいか？ | 2 | |

図I-1-3　スコアシステム（出典：エヴァンスとポロック、1985）

を基礎にしている。その際、解答に点数が割り振られる。たいていこのようなスコアシステムは簡単で、そして広い使用可能性によって際立つ。しかしそれは特別の質問提起にとって特殊なだけである。利点として、異なってランクづけられた個別評価から出発して、全体評価は点の合計を基礎に行われうると思われるかもしれない。しかしこのやり方は批判的に見られるに違いない。例えば、点控除になる目には見えない方法的欠陥は、他の点（"良い顕示"）によって調整されうるか疑問視される。

しかしながらこのようなシステムは、ひとつの例として非常に簡単で、しかし納得のいくスコアでエヴァンスとポロック（1985）が提案した（図Ⅰ-1-3）。その内部で小箱の側の数はそれぞれの質問にとって単に相対的な価値を表す。

### c. 総 括

臨床的研究の企画、実施および評価の視点は、標準化、選考、無作為化、目に見えないこと並びに内部と外部の信頼性のように、本質的にある臨床的研究の品質に貢献する。ゆえにある研究評価の中心点には様々な欠陥を分析可能な源があり、その際、グループ間には特別の考察によって異質性が見出される。欠陥の源は、しばしば規則の厳守の甘さ、あるいは無作為化の記述において、測定規模および測定方法、測定方法の規格化の欠如、目には見えない技術の不十分な厳守、および様々な落伍者等級無視により不足した定義に存在する。資料の高品質な価値の統計的な処理はまた、神経の繊細さ分析の基礎に対する成果の評価を含む。

### 2）診断の査定研究とふるい分け手順の査定のための研究

診断の査定研究とふるい分け手順の査定のための研究の中心点は、最近になってやっとEbM議論に移った。治療研究の場合と同様に、人は個別研究の評価とメタ分析の査定を診断の手順で区別する。問題設定の検査は初めに、内部の信頼性、外部の信頼性、研究成果の記述および統計の検査が続く（統計的手順については統計的調査の成果は、推論に基づく統計が現実的、システマティックな基礎全体、ないしは研究成果の一般的能力を調査して、その効果に対して存在する無作為抽出の成果から推定する）。

標準手続きと比較される連続進行の査定

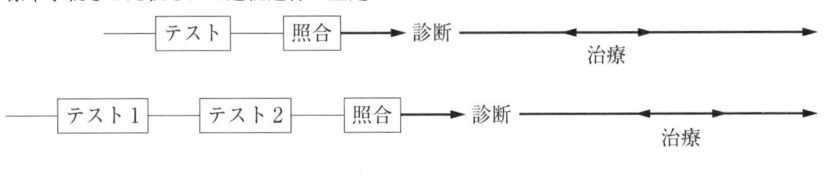

```
――――[テスト]―[照合]――→ 診断 ――――――――
                                 治療
――[テスト1]―[テスト2]―[照合]――→ 診断 ――――――――
                                    治療
```

結果に関する査定

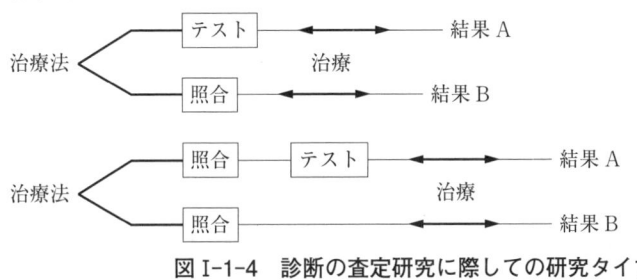

```
          ┌―[テスト]←――――――→ 結果A
治療法 ―――┤         治療
          └―[照合]←――――――→ 結果B

          ┌―[照合]―[テスト]←――――→ 結果A
治療法 ―――┤              治療
          └―[照合]←――――――→ 結果B
```

図 I-1-4　診断の査定研究に際しての研究タイプ

### a. 問題設定と研究タイプ

問題設定は、集団の形式において着手の終わりに調査した患者集団、実験に基づくテスト手順および照合テストを同じく最初の終点に挙げる。終点は選んだ研究タイプに依存する。人がひとつの実験に基づくテストや照合テストを連続して、ある研究集団において定義された診断の問題設定で彼らの神経の繊細さを比較するならば、診断は研究の終点を表す。治療の成果は研究対象ではない（図 I-1-4）。この研究タイプは最も頻繁な"新しい"テスト（例えばトロポニン[6] H、心筋梗塞の場合）は照合テストと、心筋梗塞を正しく診断すること（鋭敏さ）ないし正しく除外すること（特殊性；それについては次頁b.以下を参照）。多くの場合、実験に基づくテスト（例えば小細胞でない気管支がんの場合、真ん中にあるリンパ節転移の診断のための陽電子放出断層撮影法〔PET〕、図 I-1-4：テスト1）はこれまで広く行われている手順（2つの胸膜間にある空間：中間皮膚のCT診断、テスト2）を比較する。照合テスト（"ゴールドスタンダード"）は取り出されたリンパ節の組織学的調査による手術である。よくある方法論的誤りは、テスト2がゴールドスタンダードとして使用され、そして手続きがすべての患者の場合に実施されない（検証偏り）ことにある。

出された診断に従って達成される治療成果を終点として使用する研究が複

合的であるのは、並行に行われた設計とともに、臨床上の視界と患者の視界から重要な終点であるということである。ここでは無作為化した設計が可能であり、その際、実験に基づくテストの実施を照合テストの実施に対して無作為化する可能性も、ひとつのアームにおいて実験に基づくテストおよび、照合テストや他のアームにおける照合テストを実施する（図I-1-4）可能性も、同様に成立する。この仕方で、患者に追加で実施される"新しい"テストによって期待される治療の有用性が記述される。しかしまた、実験に基づくテストは、例えば以前診断が疾病経過においてなされ、しかし全体経過の期間は変化しないことを明らかにする。というのは、時間は診断の姿勢に従って延長される（54頁e.以下、指導時間偏り、を参照）からである。

### b. 診断による研究とふるい分け研究についての内部の信頼性

既述した偏りの諸形式の選考、摩擦偏りおよびパフォーマンス偏りは、診断による研究とふるい分け研究の場合、同様に顧慮される。患者の選択を記述する選考偏りは、連続による設計の場合、パラレルによる設計と同様に重要である。というのは、診断による研究の場合は、ゆがみは患者選択において、ないし研究力での分類の場合は、治療研究の場合と同じ仕方で可能であるからだ。連続的な研究の場合、特に患者の結果を表す補充が中心にある（表I-1-7）。また医師や患者に関する目に見えないこと、研究期間（隠されている）について盲検法の維持、また目に見えない統計的利用が顧慮される。

摩擦偏り（閉ざされている患者への不完全な観察）もまた診断による研究の場合しばしば過小評価につながる。この研究も特にパラレルによる設計の場合、

表I-1-7 診断による評価研究の等級システム（出典：リジメール等、1999）

(1) 重要な診療の研究個体　対　ケースコントロール研究。
(2) 患者の結果を示す閉じ込め。
(3) 検証偏り：照合テストは実施せず完全な検証偏り＞10％以下の場合、何らの照合テストなし、部分的（＜10％以上）および差異を示す検証偏り（双方のアームの中での様々な照合テスト）。
(4) 照合テストの成果に関して目に見えないテスト解釈。
(5) 未来に向けた研究設計　対　回顧的な研究設計。
(6) 指示された実験に基づくテストの詳細。
(7) 指示された照合テストの詳細。
(8) 指示された研究個体の詳細。

閉ざされている患者の完全な記述に注意が払われねばならない。パフォーマンス偏り（研究規約に定められていない随伴治療）は診断による研究の場合、治療研究の場合よりいくらか少ない意義を持つ。それはパラレル設計の場合、治療による終点によってひとつの役割を演ずる。

　診断による評価研究にとって、4つの広い偏り形式が特徴的である。最も重要な偏りは、照合テストの実施が実験に基づくテストの成果によって影響される時に存在する、検証偏りである。この偏りが存在するのは、上述したPET診断の例において小細胞でない気管支がんの場合、そのPETがすでにある肯定的な所見を誤ってもたらした否定的なPET所見がこの方法で出されないならば、手術によるリンパ節状態（照合テスト）が出される時のみであろう。人は完全な検証偏りを、照合テストが患者の10％よりわずかである部分的な検証偏りと区別する。さらに特別の形式として特殊化した検証偏りが、双方のアームの中でのパラレルの設計の場合、異なる証明テストが利用される時に所見と見なされる（例えばアームAでS状結腸を検視鏡で見ることや、アームBで大腸を検視鏡で見る場合である）。

　多様性偏りは、新しい診断による方法論の初めに患者集団について調査され、その中で疾病が非常に頻繁に起き、そしてそれゆえに、方法論が診断を正しく予測して行うことに蓋然性があるという観察に関係する（高い前テスト蓋然性）。しかしこの臨床的な状況は、その中に方法論が後に投入される状況と一致しない。チールネルゼン染色で陽性の喀痰製剤における結核MでのPCR（polymerase chain reaction）は、高い知覚能力と特殊性を示す。しかしそれはむしろ臨床的に、PCRが非常に多くよりわずかの精神の繊細さを有し、そしてほとんど診断姿勢に寄与しないチールネルゼン染色で陰性の素材で必要である。

　精密検診偏りは、込み入った所見の分類は―たいていの診断手順の場合、そこから出発しなければならない―、一義的に定められない。もしこの種の所見が検討において正しい肯定的な成果として評価されるならば、手順の知覚能力は次第に高まり、成果はそれに対して正しい否定的な成果として評価され、特殊性を高める。

第4の形式は検閲者偏りである。照合テストの知らせによって影響が与えられる時、テスト成果の評価あるいは判断の成果が語られる。ここで人は、実験に基づくテストの実施の際、照合テストの成果が、成果についての診断－検閲者偏りが、テスト成果の判断ないし診断位置の場合、そうした事情について知られるなら、存在するテスト－検閲者偏りを区別する。

### c. 研究品質と成果間との評価システムと関連

　診断手順への評価研究において、この研究の評価に対するスコアシステムが発展した。もちろんこの用具の評価はまだ、研究品質の特徴が治療研究の際の状況にならって、最も広範に研究品質と連想される。それが際立つほどには発展していない。

　ある方法論的再検討を基礎に診断の研究によってつくられる（例えばガイドラインに関する作成にとって）推奨の加重（等級づけ）に関して、マックアリスター等（1999）は提案した（表Ⅰ-1-8）。

### d. 研究についての報告

　無作為化の臨床的研究の成果の報告に対するCONSORT Statementにならって、診断によるテストを追体験しうる研究のための指針を含んでいるSTARD Statement（＝診断精確研究の報告標準；ボシュイト等、2007）が公表された。

### e. ふるい分け手順についての評価

　ふるい分け手順は、全個体の場合、定義されたある疾病リスクによって、個体の疾病の疑念なしに実施される診断による方法論である。ふるい分け手順の評価に対する研究は、この意味において診断による評価研究の特例である。ふるい分け研究の偏り諸形式は次の両者の形式、指導時間と期間時間偏

**表Ⅰ-1-8　証拠の水準**（出典：マックアリスター等の図式による、1999）

| レベル | 基準 |
|---|---|
| 1 | 適切な結果を示す新たに採用した研究全個体の照合テストと独立した、予測できない比較。 |
| 2 | レベル1のように、だが結果を示さない新たに採用したあるいはより小さな研究全個体（選考偏り）に基づく。 |
| 3 | 照合テストはすべての患者には実施されない（擬制偏り）。 |
| 4 | 照合テストは独立せず、あるいは予測せず実施される（再調査偏り）。 |
| 5 | 専門家の意見。 |

りまで、診断学研究についてのそれらと同一である。

　指導時間偏りは、以前の診断によって期間が次の臨床の終点まで延長するが、しかしあくまで全体疾病期間は一定であるということから出発する。典型的であるのは、次に高い疾病段階への踏み越え、あるいは生存時間は診療時点からふるい分け手順を利用せず（ふるい分けによって診断は通例より早くなされ、そしてそれによって治療はより早く始められる）、より長く、しかし全体生存は疾病の初めに受け付けられる時点から見て変わっていないという所見である。このような事情において、ふるい分けは診断を先延ばしするだけである。

　期間時間偏りは指導時間偏りとともに役立てられ、ふるい分けによって緩慢に進む疾病がより高い蓋然性とともに、迅速に進み悪い予後を示す疾病よりもより良い予後によって疾病が認められることに関係する。ゆえにふるい分けることは恵まれた予後とともに患者の選考に導く。したがって総じて予後は肯定的に影響を受けていると思われる。

　ふるい分ける方法論についての評価への研究は、特にそれらのところでは（まだ）何らの治療による一貫性はない（いわゆる"重要でない病気"）疾病の場合、肯定的な所見を形成するのは難しい。診断による方法論の場合、4領域表はふるい分け手順の場合、2領域を拡張するため、この事情を考慮するものである（表I-1-9）。

　もちろん、実験に基づくふるい分け方法論や照合テストを連続的にする可能性がある（表I-1-7のように）。しかし人はこの方法でもっぱら、疾病あるいはリスク要因を識別するテストの能力を観察する。そして疾病経過の影響

表I-1-9　ふるい分け方法論の場合、正しい肯定的なテスト結果および誤り否定的なテスト結果は治療選択を持つか持たないか区別される（バラット等による、1999）

|  |  | 照合テスト | |
|---|---|---|---|
|  |  | 肯定的 | 否定的 |
| 実験によるテスト | 肯定的 | 正しい＋<br>治療選択を持つ | "正しい"＋<br>治療選択を持たない | 誤り＋ |
|  | 否定的 | 誤り－<br>治療選択を持つ | "誤り"－<br>治療選択を持たない | 正しい－ |

標準手続きに比較される連続進行の査定

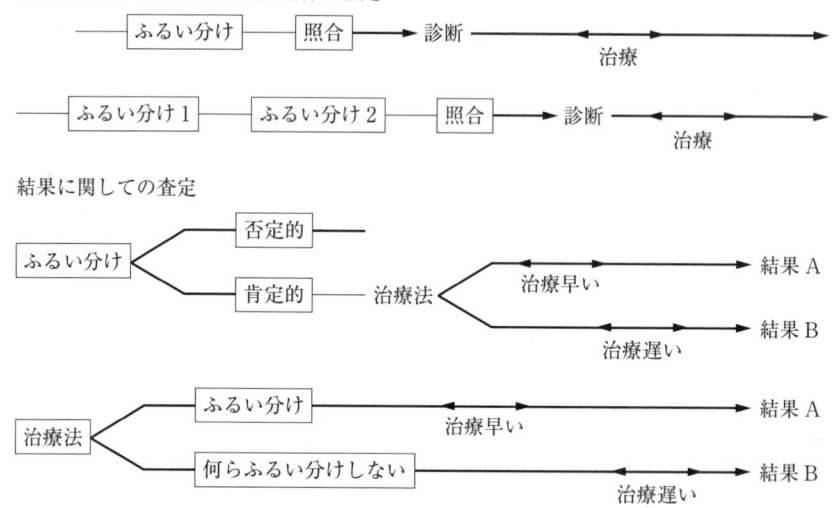

```
─── ふるい分け ─── 照合 ──→ 診断 ←──────────────→
                                        治療

─── ふるい分け1 ─── ふるい分け2 ─── 照合 ──→ 診断 ←──────────────→
                                                         治療
```

結果に関しての査定

```
                ┌─ 否定的 ─
ふるい分け ─┤
                └─ 肯定的 ─ 治療法 ┬─ 治療早い ─────────→ 結果A
                                        └──── 治療遅い ─────→ 結果B

             ┌─ ふるい分け ──── 治療早い ─────────→ 結果A
治療法 ─┤
             └─ 何らふるい分けしない ──── 治療遅い ─→ 結果B
```

図Ⅰ-1-5　ふるい分け方法論の査定に対する研究設計。診断上の研究の場合、連続進行と並行設計はいかに区別されるか。並行で、統制される設計の場合、無作為化はふるい分け手順の後と前に行われる（バラット等、1999）

について、何らの認識をも獲得しない。この目的で統制される、原則的に2変形において利用される設計が選ばれねばならない。人はアームAにおいて、直ちにある治療を始めるために患者を肯定的なふるい分け成果によって観察し、そして無作為化しうる。一方、アームBにおいてふるい分け成果は利用されない。そして人は疾病の治療に標準手続きによってもそれとわかる時点で初めて取り掛かる（図Ⅰ-1-5上）。他の場合において、人は患者をふるい分けて1つのグループにし、そしてふるい分けを受けない他のグループを無作為化する。そして治療の成果を重要な終点に関してより長い期間にわたって比較する（図Ⅰ-1-5下）。

### f.　差異診断と指針の作成における適用

臨床的実践において、診断による手順やふるい分け手順を適用する際、次の3つの症例で区別される。

A．テストは否定的で、さらなる診断は必要でない。

B．テストは肯定的で、さらなる診断が必要で、しかし治療指定は（まだ）

与えられない。

C．テストは肯定的で、治療指定が与えられ、さらなる診断は不要である。

症例Aと症例Bは比較的簡単に扱われ、また解釈される。しかし症例B（"差異のある診断による境遇"）はさらなる熟慮が必要である。というのは、多くの診断が考慮の対象になるからである。たいてい1つの主要疑念診断はさらなる疑念診断と区別される。主要疑念診断の証明にとって、ある手順はより高い特殊性とともに、わずかの誤り・肯定的成果を必要とする。

ある手順が100％の特殊性とともに手元にある場合、もし成果が肯定的になるならば、診断はこの時点で中断される。しかし他の疑念診断がさらに追及されねばならない場合、ここで高い神経の繊細さとともに手順が選ばれ、その場合わずかの誤り・否定的な成果が予想される（人は"誤りの進行に誘われ"たくはない）手順が好まれる。

神経の繊細さと特殊性は、特徴的な程度でそれぞれのテストにおいて互いに依存している。この関係は見込み比率（LR）によって表される。

$$LR^+ = \frac{\frac{rp}{(rp+fn)}}{\frac{rp}{(fn+rp)}} = \frac{神経の繊細さ}{1-特殊性}$$

それゆえ$LR^+$はある肯定的テスト成果の蓋然性の割合、すなわち罹病のないグループの蓋然性に対する罹病患者の場合を表す。$LR^-$も同様に定義される。

$$LR^- = \frac{1-神経の繊細さ}{特殊性}$$

しかし臨床的実験における見込み比率の適用は、患者が罹病するかどうかのグループに所属していることがいまだ知られていないことによって制約される。差異診断の推移を、より大きな患者集団の中で標準化しようと試みる指針や処置の手順を作成する場合、まさにこれが重要である。人はその成果として蓋然性に関してできるだけはっきり区別する2つの下部グループを形成し、その中に"求めた"罹病が存在するときに、その推移を2つの要素へと分解しようとする（例えば1つのアルゴリズムの利用のもとに）。この蓋然性

が両者のグループで同じであれば、診断は何ら価値を持たない。換言すれば、指示によって記述された異種診断の状況において理に適った診断による手順は、テスト後蓋然性（テスト後 *Odds*）に関してよく区別すべきである。罹病の蓋然性は下部グループにおける肯定的なテストの成果に比べて下部グループにおける否定的なテスト成果よりずっと高いだろう。

$$テスト後-Odd^+ = \frac{rp}{fp} = \frac{PW^+}{1-PW^+}$$

$$テスト後-Odd^- = \frac{fn}{rn} = \frac{1-PW^-}{PW^-}$$

人はこの表現を、テスト後蓋然性の関係として記述する。HFE ふるい分けのヘモクロマトーゼに対する例では、抗血清 Ferritin（鉄水酸化物とタンパク質からの複合体）の直列につながれた表現によって2つの下位グループが形成され、そして1つのヘモクロマトーゼの存在の蓋然性は非常に高いか（Ferritin > 500 μg/L）、ないしはわずかである（Ferritin < 500 μg/L）。HFE 診断は最初の下位グループにおいて高いテスト前蓋然性によって進められ、第2の下位グループにおいては事情によっては必要ない。

さらなる例はステファン等（2008）とスパイヘル（2001）に見出せる。

ふるい分け効果の解釈に対するさらなる認識規模は、NNT（取扱い番号）にならった治療研究の場合、多くの人が"ある出来事"を避けるために（Rembold, 1998）ふるい分けねばならないよう挙げる、ふるい分け番号（NNS）である。

GRADE 研究グループ（GRADE =推薦、査定、発展および評価の程度）は推薦の価値づけのコンセプトにおいて、診断によるテストにも取り入れた。その際、特に患者にとっての有用性が顧慮され、しかもテストの正確さの"一時しのぎ終点"ばかりではない。

## 3. 科学的証拠に基づくヘルスケア（科学的証拠に基づく保健衛生扶養）

### 1）はじめに

　科学的証拠に基づく医療（EbM）とは、自由に使える最良の資料を基礎に個人の患者を扶養する、医療上の1つの処置の仕方を言う。この原理は、具体的な状況において、個人的な医学上の経験や患者の価値や願望と、医学的文献の中での重要な証拠に従ったシステマティックな探索とを結びつけることにある。

　EbM はこれによって、しばしば存在する医学的科学の認識と日々の医学的実務との隙間を埋めることに寄与するだろう。

　今日でもなお、自由に使われうる外部の情報、疾病保険金庫であれ、給付提供者のマネージメントであれ、科学的証拠に基づく医療は、方法論としての医学的問題設定にとってだけでなく、政策的意思決定にとっても、または仕事を割り当てる意思決定にとっても、活用されることが期待されている。

　人は、
- ・情報収集のシステマティックな形成。
- ・内部情報の信頼性のある検査。
- ・情報の外部の信頼性と問題設定に際して透明性のある価値。

によって、この知識の基礎は専門家の見解、あるいはシステマティックに作成されていない報告ないし鑑定の場合より、様々なある数値の偏り（ゆがみ）によってわずかしか人目を引かない。この関心と結びついて知覚されるのは、認識対象の拡大である。すなわち、治療される患者だけが、もはや中心に位置するのではなく、患者、被保険者集団や個体群（住民）並びに保健衛生システムの全体が中心に存在する。それぞれに次の3つの科学的証拠に基づく医療の適用段階が区別される。

- ・ミクロ段階：個人の患者の治療における意思決定の発見。
- ・中間段階：保健衛生システム内部での中間の割り当て。

- マクロ段階：社会全体の段階で他の社会的領域（例えば学校教育）との競争による保健衛生政策の意思決定。

しかし科学的証拠に基づく医療が、まず第一に患者治療に関係するので、"科学的証拠に基づくヘルスケア（EbHC）"の概念が用いられ、それによって焦点が拡大される。

上に挙げられた段階で、知識基礎による新定義は次の観察に基づいて意思決定される。

- 扶養における持続的な品質欠損（過剰、不足）および誤扶養。
- 脆弱な体質によっては説明されない扶養の高い変化。
- 革新を、ふさわしい費用 – 効用 – 関係が保たれるほどのシステムに統合するという必要性。

成果として、この認識プロセスは保健衛生制度において革新的な処置の仕方と、また保健衛生政策における新しい用具の使用とに導く。

- 保健衛生システムの給付多様性および給付能力（給付の品質、容量および費用）は精確かつ公共的に議論され、また意思決定は政策的に、例えばドイツにおいて共同連邦委員会や保健衛生基金はどのように行われるか、というように導かれる。
- 治療の調整は、国家的、一部の社会法的に重要な上位の諸制度（例えば保健衛生制度における品質と経済性研究所〔IQWiG〕）あるいは専門団体の努力によって作成されるガイドラインによって行われる。
- 転移分野の扶養のための用具は創造される（統合される扶養、ケースマネージメント、疾病マネージメント）。
- 制度的な段階で内部のガイドラインおよび治療の細部は、そのプロセスをより良く互いに調整するために作成される。

これによって透明性の原則、そして加重される情報採取の原則は、公共 – 保健衛生 – 領域および保健衛生政策からの複雑な介入に適用されるので、情報採取のコンセプトに対する評価は、生物医学的研究の手掛かりの外部で拡大される。同時に、情報の評価は、これが（例えば新薬の投与について）無作為化される薬剤研究の場合がそうであるように、異なる基準により行われ

る。この関連において、EbHCはまず情報採取、統合および評価の方法論として理解され、そして証拠に支えられた保健衛生扶養の実践としてではなく、"科学的証拠に基づくマネージメント"あるいは"科学的証拠に基づくポリシーメイキング"の概念によって要点に応じて記述されるように、実践としてではなく理解されることが"科学的証拠に基づく医療"の概念にならって把握される。

## 2) 定　　義

科学的証拠に基づくヘルスケア（EbHC）は、個人的患者の扶養ばかりでなく、患者グループないし全個体すべてに関係する。そして全個体の保健衛生扶養を改善する目標を追求する。EbHCはその際、科学的に基礎づけられる介入を、その時々の患者グループないし全個体の、しかも医学的・看護的処置の段階でも、また扶養状況に関係のある複雑な介入の段階でも、同様に、存在する選好と包括的に統合する。コクラン研究所は定義する。

"科学的証拠に基づくヘルスケアは、個人的患者のケアあるいはヘルスサービスの引き渡しをする決定において、良心的で最新・最善の証拠を用いることである。最新・最善の証拠は、ヘルスケアの特異な効果について、特別の代理行為にさらす危険の可能性、診断テストが的確であること、それに予後の要素の前兆となる力について適切で、迅速な調査から時代に遅れをとらない情報である"。

それゆえEbHCは、外部の情報基礎を患者たちにも全個体にも同様に提供するという統合的評価のための、方法論的手掛かりの上位概念である。その際3つの問題設定が生じる。
・何かが起こるかの問題に答える証拠は存在するか？
・どうしたらいいのかについての意思決定の証拠はあるか？
・介入を作成・実行すること、また前後関係に対する外部の情報はあるか？

はっきりしているのは、外部の情報がもっぱら相応の意思決定にとっての基礎を記述しうること、しかし意思決定そのものが替えられることがないということである。臨床医は患者の具体的な臨床的、人的な状況を外部の証拠に関係づけねばならないのと同様に、保健衛生政策の領域における意思決定者は、全個体の欲求や価値並びに他の状況要素を顧慮しなければならない。
　総じて EbHC の定義は次の要素を含む。
・外部情報を同一視し、統合および評価する1つの方法論が問題である。
・方法論は、個人的な患者治療の段階でも患者グループや全個体の扶養の段階でも、同様に力を発揮する。
・個人的な患者治療の場合、それは特に治療に対する処置の相対的効果（変換）に関係する。
・EbHC は、マネージメント、費用の担い手あるいは保健衛生政策の段階で治療および診断上の手順ばかりでなく、特に複雑な介入を記述する（科学的証拠に基づくパブリックヘルス）。

　科学的証拠に基づくパブリックヘルス（EbPH）はその際、システム関連的な、複雑な介入を評価するため方法論の概念を叙述する。同時に EbM と並んで EbHC（図 I-1-6）の一部がある。挙げられた方法論の手掛かりによって、ヘルス・テクノロジー・アセスメント（HTA）の技術と密接な類似性が成立する。HTA は法的、倫理的および社会学的な視点から患者、共同体および協会の選好にまで及ぶ影響諸要素の多様性に関する知識を把握する。そしてこれらを1つの報告の中で評価する。EbHC と HTA との相違は目標設定において生ずる。EbHC が方法論の適用を明白に構成する一方で、HTA は規則的に1つの政策的疑問から出発し、そして取り組んだ成り行きを評価することを焦点とする。

　それと一線を画しているのは、保健衛生システムの外部で全個体の保健衛生扶養と保健衛生状態に対する介入の影響を記述するヘルス・インパクト・アセスメントの方法論である。扶養研究の視野はさらにこれを越えていく。一方で影響要因のその時々の影響力と意義は革新の変換において調査され、その際、個々の影響要因の狙いを持った介入が、方法論の変換によって変わ

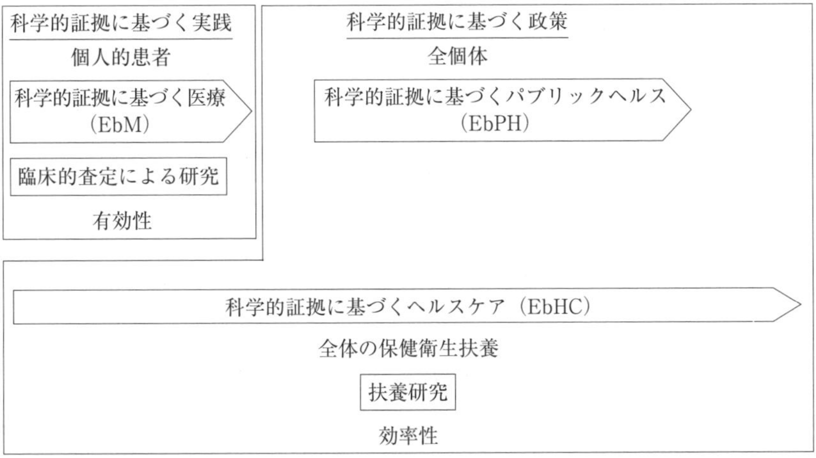

```
┌─────────────────────────┐ ┌──────────────────────────────┐
│ 科学的証拠に基づく実践  │ │   科学的証拠に基づく政策     │
│      個人的患者         │ │         全個体               │
│ ┌─────────────────────┐ │ │ ┌──────────────────────────┐ │
│ │ 科学的証拠に基づく医療│>│ │ │科学的証拠に基づくパブリックヘルス│>│
│ │       (EbM)         │ │ │ │        (EbPH)            │ │
│ └─────────────────────┘ │ │ └──────────────────────────┘ │
│   臨床的査定による研究  │ │                              │
│        有効性           │ │                              │
└─────────────────────────┘ └──────────────────────────────┘

┌─────────────────────────────────────────────────────────┐
│ ┌─────────────────────────────────────────────────────┐ │
│ │   科学的証拠に基づくヘルスケア（EbHC）              │>│
│ └─────────────────────────────────────────────────────┘ │
│              全体の保健衛生扶養                         │
│               ┌──────────┐                              │
│               │ 扶養研究 │                              │
│               └──────────┘                              │
│                  効率性                                 │
└─────────────────────────────────────────────────────────┘
```

図 I-1-6　EbHC、EbM と EbPH は、全体の保健衛生扶養について、個人的な患者の扶養の段階（科学的証拠に基づく実践）および全個体の扶養ないし保健衛生システム（科学的証拠に基づく政策）に関係する方法論的手掛かりを表す。絶対的有効性（Efficacy）は臨床的査定による研究に関係し、その信頼性は EbM によって記述される（左上）。相対的効率性（Effectiveness）は扶養研究に関係し、その信頼性は全個体に関連する証拠に基づく政策の領域で EbPH の方法論の多様性によって批判的に評価される

るように、問題設定とともに左右される。

まとめると、次の概念が互いに対立している。

・実践の段階で：科学的証拠に基づく政策（全個体）の科学的証拠に基づく実践（個人的患者）。
・方法論の段階で：科学的証拠に基づくパブリックヘルスの科学的証拠に基づく医療。
・研究の段階で：扶養研究（効率性）の臨床的・評価的研究（有効性）。

### 3）診察の対象

図 I-1-6 に関し、EbM の典型的な任務領域と並んで、日常使用する方法論も複雑な処置と同様、科学的証拠に基づくヘルスケアの手掛かりの対象である。

- 扶養について日常における個別の診察や治療方法論（有効性、例えば薬剤あるいは薬剤製品）。
- 複雑な医学的看護の手順方法（例えば加速化した外科学）。
- 扶養について中間段階での包括的な構造変化(例えば全個体に関連した扶養)。
- 資金調達用具の効果（例えば診断に関連したグループ〈DRGs〉の採用）。
- 第1および第2予防の方法論。
- 疾病健康保険システムにおける変化（例えば法的および私的疾病健康保険の分離）。
- 税資金による送金給付（保健衛生基金の枠内における）。

　複雑なシステムに介在する領域からテーマに対して体系的な再検討をする場合、特に臨床的研究と比較した研究手掛かりおよび設計の大きな異質性がはっきりする。考えうる末端の、相違する時間の視点と様々な研究の構成により異なっている介入の多様性と並んで、研究の異質的設定はひとつの大きな役割を演ずる。設定の概念のもとでの枠組み条件は、例えば保健衛生システムの段階で理解され、そのもとでこの介入が調査される。こうして履行の支払い介入（Pay-for-Performance Intervention）が、アメリカにおいて、イギリスの保健衛生システムにおいて、あるいはドイツにおいて調査されるかどうか、差異はある。ミラーとルフト（Miller u. Luft, 2002）は管理医学（Managed Care―予防医学と家庭での治療に重点を置く）に関する保健衛生扶養の品質に対する効果を彼らの再検討において模範的にまとめている。

　"HMO（Health Maintainance Organisation）パフォーマンスの文献における分析は論争の余地がある。はっきりした介入によって対象に異なる処置を無作為に行う統制された試用のメタ分析[7]と違って、HMOパフォーマンスの研究は実際無作為に抽出する主体を含み、介入、終点、背景、そして測定は高度で多様である。こうして単純に成果を統合することは難しい。さらに統制された試用のメタ分析の類似した患者に大きなサンプルサイズでの研究をすることにより、多くの重きを置くことが賢明であるのに対して、ある文献分析に、精緻な研究設計の問題、調査中の特

別プラン、あるいは地方特有の研究背景または実際の研究背景によって影響されるすべての要素等、多くの結果につながる研究につり合うよう重みを与える必要はない。

　他面、1つの研究・成果のルールは、いくつかの研究が他の研究をするよりはるかに多い情報が入っているという事実、例えば6つの疾患にとってただ1つの病を診療するよりも、多くの品質の違った情報を査定する研究を無視するだろう。

　これら要因のいくつかは結論で語られる。結論として EbHC は EbM と異なり、諸介入をその絶対的な効果（Efficacy）に従うばかりか、専門家委員会の助言に従う相応性の概念[8]でまとめられる日常の条件のもとで相対的有効性（Effectiveness）の領域から末端に向かって評価する。
・定義された要求通りの品質。
・安全（望ましくない出来事のリスク）。
・費用－効用－関係（消費と比べて純追加利益）。
・いわゆる患者にレポートされる結果（生活の質）。
・その時々の患者の好み通りに。
・倫理的な受け入れ。
・公正および平等のごとき社会的基準。
・文化的要因。
・法律的要因。
・政治的変換性と一貫性。

EbHC の定義から、個別の患者の治療に関係する介入の評価が問題であるばかりか、特に患者グループおよび全個体に向けられるような介入も評価することが問題である。これらの介入は後見的な個人の治療に合わせられる多くの特質を通して、医学における治療方法論から区別され、それらは特に、
・プラグマティックに：それらは一般に行われている扶養の実践に関係する。
・複雑に：それらは最も稀な場合に唯一の構成要素から成り立たず、多くの

要素を結合させる（例えば履行に対する支払いのシステム—Pay-for-Performance-System—はたいてい情報公開とともに採用される）。
・状況感覚的に：EbHC 介入は地域的な構造に、利害関係者の規範となる所与性および考え方を合わせなければならない。

科学的証拠に基づく医学の方法論やその無作為抽出による試み、並びに正確な、また特殊な範囲の基準や末端の定義での黄金の標準によって特徴づけられる臨床的に評価される研究の視角は、扶養の EbHC 方法論によって 2 種類の観点に拡大される。

（1）諸成果は、無作為に抽出される試みの人為的な条件のもとでつくり出された。しかしその相対的有効性（効率性）における日常条件のもとで再創出されえない絶対的有効性（効果）を反映する。

（2）科学的証拠に基づく政策の枠組みにおける意思決定にとっては、複雑な、価値判断する他の方法論を前提とする介入が査定されねばならない。

この限界は対象によって引き起こされ、また頻繁に受け取られるのとは異なって、無作為に抽出される試みを強調する立場で臨床的研究における医学的治療や調査の方法論を評価する場合、何らの批判を意味しない。しかしEbHC は EbM とは異なる方法論的入口を求める。

・それは、臨床的に評価される研究よりも低い効果を期待させるから。
・それは他の目的を、特に社会的、文化的、資金的、政策的および倫理的見地を顧慮する評価に設定しなければならないから。
・科学的証拠に基づく政策における新しい方法論の始めの過大評価は、医学的革新の場合よりもわずかしか際立っていないから。
・外部の総合的情報における EbHC は、それが臨床的関連における EbM に可能である研究より、統制される研究にわずかしか手をつけ得ないから。

次の理由から EbM 手掛かりは科学的証拠に基づく政策の問題設定にとって十分ではない。

・温情主義的手掛かり：EbM のコンセプトは確かに情報と患者の参加をともに含めている。それにもかかわらずメタ分析ないしシステムによっ

て再検討された"外部による証拠"は、患者の意見、好みおよび態度に比べて明らかに勝っている。
- 統制規模の選択：臨床的に評価しうる研究は特に認可研究の多くの場合、標準治療の代わりにプラシーボに対する作用物質のテストとして実施される。それゆえ政策決定にとって重要でない。
- 不適当な目的地点：臨床的に評価しうる研究において、認可状況における重要な目的地点の代わりに代理目的に対する効果が調査される。
- 不適当な諸介入：EbMに支えられた臨床的に評価されうる研究は、社会的介入に対する医学的性質の介入および個人に関連する、共同体ないし全個体に向けられる介入に対しての処置を優遇する。そしてそれは病気にかかりやすいグループと向かい合って容易に近づきうる住民グループを優先する。というのは、長期の資金調達はここで可能であると思われるからである。
- 不足する外部の信頼性：調査された患者たちは扶養において重要な患者集団を現してはいない。
- リスクの過小評価：観察期間が少ないので、安全の視点に何ら十分な言明はなされなかった。
- 不足する透明性：あらゆる努力にもかかわらず利害のコンフリクトへの取り決めは十分でない。
- 患者集団の影響：薬品産業に支援されまた治療にも"不完全な情報"によって新しく患者集団に入るには、無理に試みようとする患者集団の影響が増している。

結論において、EbHCが支える手順はその組み換えにおいて、EbMに基づく個人的な治療の助言あるいはガイドラインに関する組み換えの際、そういう場合よりも異なる性質に向き合っている障害物がある。
- ある一面での証拠ないし研究成果の発見と、他面での政策的な意思決定の発見との間には何ら直接的な関係は存在しない。
- 政策的な側面で研究を行うこととは異なる目標が追求される。政策的な目標は研究者にしばしばわかりにくい。そして彼らはゆえにその研究成

果を適切に伝えてくれない。
- 科学および政策は互いに異なる価値体系と考え方を持っている。
- 研究成果における異形は、臨床的研究者、EbM および扶養研究専門家にとってひとつの理解できる現象、そして他人の思想行為を共感しつつ理解できる現象である。しかし政策にとっては研究成果の不足する信頼性の表れである。
- 政策的意思決定の視点から非科学的経験や評価には大きな意義がある。これらは扶養研究からの成果と競り合っている。

特に明らかになるのはこれが予防のために処置される場合である。EbHC に支えられた扶養研究によって、予防的目的がはっきりした処置を、一部すぐれた費用−効用−関係の場合、もたらすことが立証されうる一方、それらは政策、給付提供者および患者によって相応の先在権とともに組み替えられない。というのは、処置の費用、出費および望ましくない効果は現在においても生じ、また有用性は将来において初めてはっきりと示されるからである。ゆえに現在の研究成果の価値は異なる視角から優先的に扱われる。

## 4）方　法　論

科学的証拠に基づくヘルスケアないし扶養研究の方法論には、科学的証拠に基づく政策の対象や条件を叶えてやらなければならない。まず、上に挙げた EbHC の対象に対する要請から、具体的な意思決定状況において評価される扶養調査研究に関する品質の原則的要求が結果として生ずる。

- 個別研究での内部の信頼性は与えられねばならない。
- 研究の数は少なすぎてはいけない。
- 同種のテーマの研究はある種の一貫性、すなわち諸研究間の可視的な一致の程度を示すべきである。
- 研究はその全体において１つの理に適ったイメージを生み出すべきである（統一性）。

EbHC の問題になっている研究設計は、EbM のそれと同様に統制される試みを基礎にして（できるだけ無作為抽出して）、しかし付加的にさらに先に進

む方法論の多様性を示す。またそれは臨床的に評価される研究においてそれほど拡大されず、続いて詳細に説明される。

- 集団無作為化：複雑な介入の場合、例えばガイドラインの作成・実行の場合のように、患者を無作為に抽出するのではなく、扶養処理に取りつけられる（例えば病棟あるいは病院；人工栄養のために、あるガイドラインを導入するための複雑な介入の例）。
- 準実験に基づく設計：観察研究の形式を前もって形作った統制集団（例えば隣接する連邦国家の個体）に定義された介入の影響（例えば1998年の場合、情報公開の採用に対して）を調査するために使用する。介入に関係しないその他の特徴は詳細に記述され、そして評価される。もちろん、このような要因の存在や作用について何ら知らないし、そのうえそれを調整することは不可能である。
- 一歩ずつくさびで留める設計：大きな効果を約束する介入の場合、実行可能性あるいは資金調達の理由から、同時的介入の採用は大きな全個体グループにとって不可能であるため、一歩ずつの介入が採用される。その際、介入がまだ行われていないグループが介入統制のグループとしていつも役に立つ（例として、肝臓細胞がんの予防としての肝炎予防接種）。
- ケースコントロール研究：症例コントロール研究における処置に困る事態について、注意深くバランスを測りながら、定義された肯定的あるいは否定的出来事によって患者の特定の治療あるいは扶養介入（"構想"）に取り組まれたか（公算率〔OR〕として見積もられる。；抗生物質治療や耐性形成への例）、過去を振り返って調査される。
- コーホート研究：将来を見込んで観察された集団（"コーホート"）の中で、特定の特徴が定義された出来事について答えられたか調査される（相対的リスク〔RR〕；手術時の抗生物質投与の最適な時点の例）。
- 歴史的に統制される観察研究：典型的な"前−後−研究"における日常の条件のもとで特に複雑な介入が調査される場合、介入に該当しない特質が統制グループと介入グループに等しく分けられる。それは、両グループが異なる時点で調査される（例えば手の消毒を実施するための調査

ので単純ではない。
- 品質による調査：近年において統制される手掛かりと並んで、インタビュー、イラストあるいは説明によって調査される介入に取り組む品質的方法論の復興（ルネッサンス）がある。この方法論についての再給付しうる品質パラメーターを確立しようとする事態も見られる。

EbHCの方法論は多国間そして学問間で推移しており、またそれによって医学、疫学、社会科学および経済学からの方法論についての概要を表す。EbHCのひとつの包括的方法論への現在の手掛かりは次の領域に由来する。
- 扶養研究：ドイツネットワーク扶養研究（DNVF）において目下いわゆる"メモランダムⅢ"で、様々な方法論的手掛かりや扶養研究に関する方法論的品質にとって展望を与える扶養研究の方法論が研究されている。
- パブリックヘルス領域。
- ヘルス・テクノロジー・アセスメント：ドイツ医学記録情報協会（DIMDI）のドイツ・ヘルス・テクノロジー・アセスメントエージェンシー（DAHTA）において、EbHCとの多くの共通性を示すHTAに対する方法論が指摘されている。
- 国際有用査定協会：有用査定、費用効用査定および分配問題に国際的に携わる諸制度（例えば保健衛生制度における品質と経済性研究所〔IQWiG、ドイツ〕、健康と医療保健および医療優良国立研究所〔NICE、イギリス〕）、扶養研究の方法論としてEbHCとのこの関連において作業する限り、コンセプトや方法論的処置の仕方が展開される。

個々の方法論の多様性は非常に広い。ゆえにここでは以下のいくつかの点が取り上げられる。
- 保健衛生経済学：あらゆる種類の処置の効率性についての調査は、証拠に基づく政策との関連で解明される最も重要な任務の1つである。保健衛生経済学は金銭的な有用を処置によって査定することができるので、問題の解明には、この手段がまた事実上工面されうる限り、この処置の相応性の構成要素を表し、それゆえ個々人並びにグループの選好の綿密な調査、倫理的および法律的並びに必要政策的点検を必要とする。

- 生活の質：生活の質はいわゆる患者に知らされる結果（PRO）の最も重要な構成要素の1つである。精神の高揚はほとんど広く標準化しているので、それは諸研究にとっての終点としても役立つことになる。
- 疫学と索引研究：全個体に関連する介入についての扶養の日常および効果を査定するためには、大規模な抜き取り検査によって、必要とあれば型通りの資料や管理された資料からなる資料記録を再び取り上げて、調査されねばならない。
- 組織科学と社会学：扶養事象における革新と変化の研究は、組織的組み換えが必要である。ゆえにこの研究は社会学的ないし組織論的調査の対象である。
- 倫理：諸条件のもとでの限られた資源の構造変化や手段配分は倫理的問題設定の出現を深長にさせる。これらは科学的評価において"選好と組み換え"という見出しのもとで重要な役割を持っている。
- 法律的価値と権利：同等に通用するのは方法論と手続きの法律的価値であり、それは同様に EbHC によって確保され表現されねばならない。

非意思決定能力の場合、倫理に基礎づけられる行動
A. サイモンによる修正モデル、アカデミー医学倫理、ゲッチンゲン

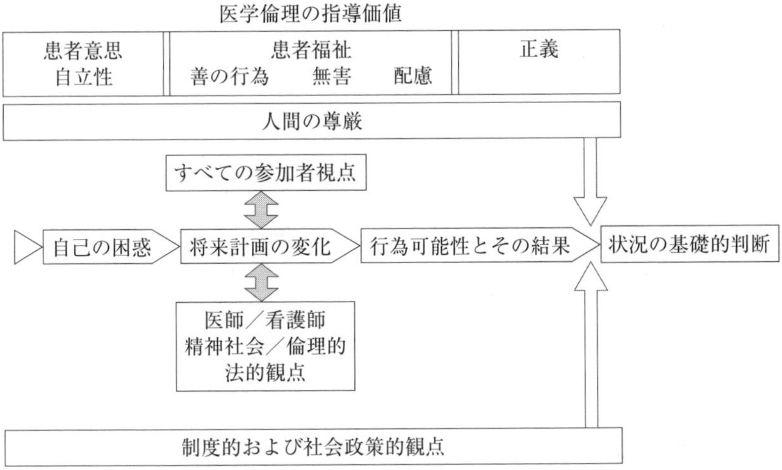

医学倫理の指導価値

| 患者意思 自立性 | 患者福祉 善の行為　無害　配慮 | 正義 |

人間の尊厳

すべての参加者視点

自己の困惑　将来計画の変化　行為可能性とその結果　状況の基礎的判断

医師／看護師
精神社会／倫理的
法的観点

制度的および社会政策的観点

図 I-1-7　倫理に基づく行動（出典：Zeitschrift：*Patientenwill*, S. 33）

編成（CONSORT）Statement に類似（統合レポート試用標準；参照 40 頁表 I -1-6）して、無作為抽出でない研究にとって用具トレンド（非無作為設計レポート透明評価）が発展した。この用具は、研究全個体や介入がいかに記述されるべきか、困惑することをいかに避け、ないしはあらゆる数値の偏りがいかに説明されるか、統計的な方法論がいかに利用されるべきか、また最終的に結果はいかに解釈されるかを詳細にあらかじめ定める。

重要であるのは、研究（例えば組織的学習の理論）をそれらに基づいて組み立てる根本的で理論的な仮説、および問題設定がそれに基礎を置く仮説の説明である。

すでに、治療および診断上の研究に関して本章1. EbM 入門と基礎、および2. 方法論、2）において説明したように、研究品質や立証される効果との間にある反比例の関連は、EbM における最も重要な議論の1つである。研究設計が高価値になればなるほど、効果はますます低くなる。これまで、EbHC によって評価される扶養調査の領域から研究にどこまで適用されるのかは明らかにされていない。しかしことによると、履行の支払いプログラム（P4P）の効率性についてのシステムレビューにおいて、これは存在すると思われる（各論Ⅱ部1章 医療問題の概況、3. 品質に関連するパフォーマンスへの支払い、を参照）。

全体において一体化される28の有効性のうち21（75％）がP4Pを語っている一方、史的にコントロールされた12の研究（"最も弱い"設計）のうち12は肯定的成果を、しかし3つのケースコントロール研究のうち1つのみ、4つの準経験的設計による研究のうち2つが、そして9つの無作為抽出による研究のうち6つが認めている。したがって"否定的"成果を持つ7つの研究すべてを高価値の研究設計に置く。他の側面で、無作為化の技術は非医学的な介入を不利に扱う。したがってこの観察はこの事情にも帰されうることを否定することはできない。

### 5）革新移転における意義

特別に意義があるのは、臨床上の研究領域において革新プロセスを明確に

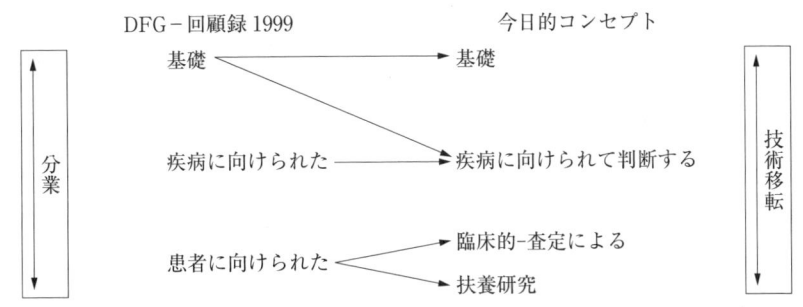

```
DFG－回顧録 1999           今日的コンセプト
      基礎  ─────────→  基礎
                    ╲
                     ╲
      疾病に向けられた ──→ 疾病に向けられて判断する

      患者に向けられた ←── 臨床的-査定による
                    ←── 扶養研究
```

**図 I-1-8　臨床的研究の分業による革新プロセスに向けられたコンセプト**

形成する科学的方法論としての EbHC である。革新プロセスの概念は、移転から扶養に（狭い意味での革新）、また扶養の幅において作成・実行することに、考察の最初として歩み寄る。臨床上の研究という分業に向けられたコンセプトは、革新プロセスの移転に向けられた理解にとって代わる。ドイツ研究共同体（DFG）の分類は、1999年においてもなお基礎ないし実験関連的な研究と患者に向けられた手掛かりとの間の異論が支配的である。"……基礎に向けられた研究"、その中心には生物学的体系（分子生物学、遺伝学、生化学、免疫学、生理学等）における認識利益があり、それは今後の同様の場合には疾病上重要な問題設定の研究に寄与する。疾病に向けられた研究、それはモデル体系であり、例えば動物実験においてあるいはインヴィトロ[9]システムにおいて、現代の生物学の方法論によって病原生理学や疾病についての遺伝の原因への洞察を獲得しようと、可能な治療の処置のための手掛かりを試す。疾病に向けられた研究は、病因や治療を疾病に関して理解する目標を持って、しかしそれに対して患者との直接のコンタクトを必要としない。

　患者に向けられた研究、それは患者あるいは被験者にともに実施される。この中に特にすべての段階の臨床上の研究や疫学的および症例コントロール研究並びに扶養研究の広い領域が入る。患者に向けられた研究は、科学者と患者／被験者との直接のコンタクトを要求する。

　そのような中で、2004年と2005年にアメリカにおいて議論が発生し、革新の移転に合わせる臨床上の研究へと焦点が向けられた。そこには次の領域が含まれている。

・基礎に向けられた研究：生理学的体系における認識利益。
・疾病に向けられた別の形態に変化・変換した研究：基礎科学から臨床上の評価への認識の移転と戻り。
・臨床上で評価しうる研究：研究における疾病扶養から臨床上問題設定の基礎研究や変換から診断そして治療による原則を、臨床上の研究とEbMを基礎にしながら評価。
・扶養研究：臨床上の研究成果を保健衛生扶養へと実践する際に、個人的および社会経済的概観における品質・効率に関して変換。

科学論的視覚と明確に区別している社会法的視野から大体次の4つの見方が識別される。

・認可（典型的なプラシーボ〔偽薬、気休めの薬〕あるいは他の治療原則に対して）。
・純効用評価（標準に対して）。
・日常扶養における効用の評価。
・長期の検査特に安全視点に関して。

認可および純効用評価では、一般に臨床的研究の成果は臨床的に評価される研究の意味において引き合いにされる（絶対的効果。まず第一に無作為の研究）。純効用のもとでこの場合、保健衛生（治癒、和らげること）の成長がリスクや望ましくない治療結果を和らげて理解される。肯定的な純効用の証明は、専門的および科学的に基礎づけられる限り、いわゆる給付の客観的な必要の確認に導く。臨床的に評価される研究は、社会法（SGB）V 139a条に従う保健衛生制度における品質と経済性研究所（IQWiG）によってシステマティックレビューにまとめられて評価される。薬剤の場合SGB V 139a条3項1節は5番を35条1b項と35b条1項とに結びつけ、効用評価と並んで費用－効果－評価も実施される。この手続きの場合、包括的な聴取が定められており、それは聴取および認可留保と同様に、共同連邦委員会（GBA）の相応性の議論のための相関概念として、患者組織の選好、専門団体および政策的意思決定の発見の段階で連邦保健省（BMG）によって行われる。

外来と入院では革新に関して決定的な相違を示している。というのは、外来の効用に対する新しい方法論は共同連邦委員会によって認可されねばなら

ないのに対して（いわゆる SGB V 91 条に従う認可留保は 92 条 1 項 5 番と結びついている）、一方、入院では禁止の留保が適用されているからである。なお、外来の新しい診察および治療方法は SGB V 135 条に従う。

　"(1) 共同連邦委員会が 91 条 2 項 1 節に従い審判人の、保険医連邦協会、保険医協会あるいは疾病保険金庫の上部連合の 92 条 1 項 2 節 5 番に従う方針での提案に基づいて、助言を以下について渡した時にのみ（新しい方法論が）調達される。
　1. 診断そして治療による新しい方法論の利用の承認並びにその医学的な必要性および経済性。ほとんど疾病保険金庫の負担で調達される方法論に比較してもその時々の治療方向における科学的認識の状態に従って助言を渡した。
　2. 新しい方法論の妥当な使用を保証するために、医師の必要な資格、器械に関する要請並びに品質保全の処置の要請について。
　3. 医師の治療について必要な記録について"。

これに対して GBA は SGB V 137c 条に従って "病院における調査および治療方法論の評価" を検査する。

　"(1) 連邦上位連合、ドイツ病院組合あるいは病院所有者のある連邦連合会の提案に基づいて、ある病院治療の枠組みにおける法的な疾病保険金庫の負担で使用される。あるいは、それが一般に認められた医学的認識の状態の顧慮のもとで十分な、目的に適ったそして経済的な被保険者の扶養に必要であるか、そのことに利用されるべき調査や治療方法論"。

扶養研究の課題は、この関連において確かな外部の情報を扶養の相応性のために寄与することである。その結果、客観的な入用の形成化に流れ込むことができる。EbHC に支えられた保健衛生扶養はゆえに、EbHC の方法論に

従って作成された。そして治療の方法論についての相応性に対する信頼できる言明と、手順の絶対的な効果の成果に基づくばかりか、日常の効果をも含む客観的な入用の包括的な形成を維持するために複雑な介入を許す扶養研究の成果を必要とする。

## 4. 科学的証拠に基づく政策決定

　前節においてすでに詳しく述べたように、科学的証拠に基づくヘルスポリシー（EbHP）は全個体に（およびより少ないある患者の場合、個人的な治療の手掛かりに）、並びにある処置の実際に達成しうる効率性に（およびより少ない最善の実験条件のもとで理論的に達成しうる効率性に、したがって有効性に）関係する。

### 1）保健衛生政策の定義、目標と範囲
　保健衛生政策は立法における基準の援助で、保健衛生給付の割り当てや配布への国家の影響として密接に定義される。ローゼンブロックはこれに反して定義をさらに把握する。

　　　"保健衛生政策は全住民ないしグループに関係した目標形式化、目標基準および保健衛生の促進、維持ないし（再）調製、罹病並びにそれと関わった諸制度や職業グループの構成やコントロールのための個人的および社会的帰結を軽くする目的のための処置に関して組織化した努力と取り組みの全体である"。

　彼の形式化はこれによって保健衛生政策の担い手としての国家を超えるばかりか、すでに目標ないし法律でない処置（アッピール）も一緒に加えられる。ローゼンブロックはそのうえ、保健衛生政策が（保健衛生経済と同様に）決して費用をせき止めることだけに置いてはいけないことをはっきり言う。
　歴史的な見方は、それが保健衛生の政策的諸活動の（および保健衛生の経済的研究の）その都度重点を与えたことを示している。時の進行においてこの

変更の重点はひとつの変化を経験した。
・保健衛生政策の最初の努力は新しく入ることの改善に置いた。住民の大きな持ち分は医学的給付に対する何らの権利、ないしはどんな疾病健康保険にもあずからなかった。ドイツにおいて最大の進歩はすでに19世紀に達成された。他の諸国において、例えばアメリカのように、主題の扱い方は相変わらず非常に根本的な基礎にある。
・ドイツにおいて保健衛生政策の視線は、1980年代以来、立法作業に関する目の詰んだ連続によってはっきりと表される費用に向けられた。この費用抑制の段階は、さらにより早く首尾一貫して、効率性を前面に置く試みに区分される。重要であるのは、広い部分への費用抑制が根本的に無条件で実施されたことだが、これは追加払い、医長システムなどによってまた変化する。
・近年においては扶養の品質が前面に立つ。それには、品質がついには、過剰扶養が削減され、また不足扶養はのちの継続費用で回避されながら費用も低下されるという思考が根底にある。疾病-マネージメント-プログラムの導入のための努力、品質報告、保健衛生制度における品質と経済性研究所（IQWiG）の設立およびさらに期待される予防法はドイツにおいて発展のシンボルである。

　政策的な影響の過程を保健衛制度の上で分析することが許されるだろう。保健衛生政策の包括的な理論はドイツにおいても国際的にも存在しない。大抵保健衛生経済が経済政策の思考体系によって論証し、そしてこれを他の市場から保健衛生給付の市場に委ねるか、あるいは費用-効率-分析についての保健衛生制度のコントロールに引きもどすか、いずれかである。後者は、保健衛生政策が決定的問題として解釈されることを意味する。保健衛生政策に関する解明のため、再び他の手掛かりはより強く社会学的に整理された。この解明は、保健衛生制度の法人組織の諸相も取り入れる手掛かりからも出発する。この場合、保健衛生政策は（社会的）過程として理解される。

### 2) 経済政策としての保健衛生政策

　保健衛生制度が、一般競争に関わる市場として考察されるなら、経済政策の生来の用具が保健衛生システムの制御のためにその適正を調べることになる。この結合は、一目で連帯した保健衛生制度に慣れたヨーロッパにとって見当違いではない。特に産業、労働政治家やまた医師たちの議論の寄与において、しばしば保健衛生制度においてわずかの規制に求められる。しかし少数は規制に、たいてい多数は市場の力に（これが今そう呼ばれるか呼ばれないか）意味を持つので、一般的経済政策の保健衛生制度への譲渡可能性の詳細な考察が値する。

　したがって保健衛生政策はまず経済政策のモデルに、特に活動者の行動に対する根本的な引き受けにも支えられる。これは特に活動者が利己的であること、限定的に用立てうる情報のもとで利益極大化によって行動することの合理性、日和見主義のコスト原理に従う行動、並びに拡大されたリスクに立ち向かう行動の引き受けである。経済政策へのひとつの方向づけは首尾一貫して競争理論、不確実性のもとでの意思決定論、政策の経済的理論、マネージメント論および保健衛生制度に対する資金に関する制限と、できるだけ機能する市場、ないし効率を求めての競争の作成であろう。効率はこの場合、適用形式に対する自由に用立てる手段の最善の配分として理解される。例えばある罹病の外来による扶養は、これが比較される成果の場合、入院による扶養に比べてわずかしか費用を引き起こさない限り優遇されるだろう。効率の配分は品質の負担で費用を削減することを決して意味しない。

　同時に経済政策に対して遡って取り上げることは、保健衛生政策のある介入が、ひとつの市場拒絶が存在する限りでのみ導かれることを意味する。この引き合わせは特に、見せかけて終わろうとしない一連の保健衛生形成や、法的変更が負担として感ぜられるときに多くの約束をしている。経済政策としての保健衛生政策は、一度の枠組み条件の定めによって理念的な保健衛生制度が福祉経済学の意義において作成され、続いてこのシステムが活動者（提供者および供給者）の間で競争して調整を配慮し、そしてまた利益を社会のために最大化するという魅力的な概観を示している。このような保健衛生制

度が見えるに違いない相応の理論的モデルは、すでに（理論において）存在し、何年かにわたって議論され、そして記述された。

　この市場モデルはたいてい、保健衛生制度が手段の配分に支払準備や支払い能力に相応して制約されていることを予定している。ある患者が十分に金銭的手段を用立てできない限り、租税システムの内部で必要な再配分が行われる。租税システムが（例えば金融政治家が）、この方法を現実的にどの程度供与する状態にあるかについて、モデルの内部ではそれに対してもはや議論されないし、外部の枠組みとして閉ざされる。ここで例えば、社会学のモデルが参考になる。不足する容量を意思決定発見に取り入れることは、これが住民によって必要と見なされるならばいつも重要である。不足する意思決定の支援は民主主義的意見形成に効果を発揮し、同時に選挙結果に影響する。この関連はしばしば社会学に志向された手掛かりによって分析される。本質的であるのはこの場合、政策の経済論である。その中核思考は政治家が普通の市民と同様に最大限に追求する、しかも政治的選挙の場合到達しうる投票を考慮して、振る舞うことである。

　保健衛生政策を経済政策として理解する本質にあるものは、市場拒絶に関する禁止あるいは少なくとも軽くすることであろう。市場拒否は特に外部の効果、不自由な消費者主権あるいは欠いている市場透明性によって現れる。すべてこの問題領域の出現は保健衛生制度において管轄下に置かれる。

・外部の効果：この効果は保健衛生領域において、ある保健衛生給付の消費によって他の住民の場合にも効用（肯定的外部の効果）あるいは費用（否定的外部の効果）が、他の住民に支払いないしは補償されることなく生じるなら、その時現れる。肯定的外部の効果も問題をはらんでいる。というのは、異なる個人の効用が消費者決定に入れられず、それゆえ傾向としてあまりに少ない消費となるからである。否定的外部の効果の場合、それは逆の事情にある。

・消費者：彼らが患者の場合、重いトラウマ、痴呆によってあるいは一般に子供に現れるような限界状況は、常に欠けている消費者主権を伴う。これは保健衛生政策にとって、相応する枠組み条件がこのような状況の

ため、例えば所属者や医師によっての代行規制についてつくられねばならないことを意味する。
・透明性：それは被保険者にとって特に品質に関して重要である。福祉経済的モデルでは品質を、需要者がその支払い準備によって国際化されうる可変の大きさとして把握されよう。もし消費者がわずかの品質で満足するなら、彼は、これをわずかの価格で申し出る提供者を選ぶことができる。保健衛生制度においてもこの行動にとっての手掛かりが見出される。このようにある住民は、孤立した地域から専門家への遠くて高い間接の費用を伴う道のりを危惧し、むしろ地方の家庭医のところでの治療に留まることになろう。

　被保険者の視点から透明性は、特に給付についての相応性（モラル・ハザード：問題点）と、提供者（扶養者）によって自ら誘発される給付に関して欠けている。経済理論に従って供給と需要は相互に依存せず生じる。医師は患者に彼の問い合わせに影響を与え、そして医師がその際、患者の選好に違反するならば、市場は何らの最善の結果をもたらさなかったことになる。

総じて、欠けている市場透明性は保健衛生制度における市場に関して、ひとつの基準として不完全に機能しているという決め手を与えると思われる。市場モデルの支持者は、市場不完全性の除去が保健衛生政策的努力の前面にあらねばならないことを立証する。これは政策の180度転換を遂行することや、市場の代わりに国家による操縦を優遇するより、依然として効率的であろう。そのことの正しさは、市場が機能しないのは必ずしも必然的に国家的干渉が原因ではないことを保証する。むしろ市場が機能していない中で市民が受け入れた効用と、代替的に得られる国家が機能しない中で得られる効用が比較される。国家の拒絶はその際、まちまちに述べられ、そして過剰規制から遅れて革新の導入にまで達することになる。

　実践において比較衡量は必ずしもありきたりのものではない。市場で提案される創立の対策は、ほとんど常に透明性についてつくり出すことを基礎にしている。だからより良い患者の情報と彼の自主独立性の強化が（あるい

は彼を代行している疾病保険金庫も）求められる。対策は、提供者についての品質報告に関する採用、疾病保険金庫や扶養者間の選択的契約の許可、あるいはまた被保険者に彼の保険契約保護の範囲についてのある選択を可能にさせるために保障給付を分割する。例えばこれまでわずかしか保健衛生制度において顧慮されなかったひとつの特殊性は、患者がそもそも問い合わせをしたらよいかどうかは欠乏している情報によって明らかになっていたことである。これは（医師が、それが必要でなかったにもかかわらず、たずねられる場合）過剰消費に導くし、あるいは（患者が症状を識別せずあるいは誤って解釈する、またそれゆえ後に避けられる合併症が起こる場合）不足消費に導くことになる。

　問題点はしばしば機能している市場を成立させるために求められる追加払い、および患者の自己保存（1人の被保険者が給付を請求する際、自ら負担しなければならない額）の関連で重要である。これらはしばしば被保険者の問い合わせに対する知覚を高めるため請求される。追加払いによって患者は、彼の罹病の重大さ（ないしは症状についての深刻さ）を自ら認識することが要請される。1つのモデルにおいて追加払いなしに（また作業中止のような間接の医師訪問の費用なしに）、正確な診断を見つけ出すための蓋然性は主として医師に依存する一方、追加払いによってより広いステップが中間に入れられる。正しい診断を見つけることは付加的に、被保険者が自らの症状を正しく解釈し、そして医師訪問の高められた費用に関係づけることの制約される蓋然性に係わっている。極端に推し進めて追加払いによって医学研究の間ずっと集積された医師の知識は被保険者に外部化されて形式化される。患者はすでに、ある医師訪問が、彼のある追加払いへの用意について合理的に決定しうるために、そもそも役に立つことを知らなければならない。

　保健衛生市場はこうして給付サイドに対して次の特異性を指摘する。
・肯定的外部の効果は、住民の中で相応しい保健衛生水準の好意的な利用から生じる。それを保管することは保健衛生政策の任務である。
・保健衛生給付のいくつかの領域はある消耗下部、特に予防措置を指摘する。
・欠陥のある市場透明性は患者にとって特に医学的給付の品質の領域に存

する。最低基準や最善品質を求める努力の補足的刺激は救済策を講ずることができる。
・追加払いは市場入口のひとつのハンディキャップを示し、そして福祉喪失を生じさせる。ある保障モデルにおいて追加払いは一般に、処置についての軽い罹病のため過剰消費を避けるために投入される。患者はこれを認識することが前提である。

保健衛生政策の行動にとって可能な手掛かりの導きは、効用を最大にする福祉経済的モデルの内部で全体社会のために取り決める。しかし、また一般に経済的モデルの保健衛生扶養のための妥当性がしばしば疑問視される。そのように保健衛生制度における枠組み条件はほとんど競争に適していない。歴史的な展開は市場に開くことへのそれぞれの思考を禁じ、また緊急状態への特別の意思決定発見の情勢は経済的価値期待論の公理に矛盾するだろう。双方の立地点は、―完全な市場理論の転用可能性はまたその完全な拒絶と同様に―現在の研究状態に従って適切ではないと思われる。むしろ、経済政策のモデルに基礎づけられるであろうひとつの保健衛生政策は、急速にその限界にぶつかる。経験的にこれまで、市場による操縦がある規制に対しての優れた点を挙げうる保健衛生制度は何ら示し得なかった。特に非常な速さで成長する資金需要や、同時に増える扶養の不平等は市場によるシステムを創造させる。

### 3）国家の意思決定問題としての保健衛生政策

市場手掛かりを批判する人は、純粋に国家の操縦において、経験的にこれまでドイツにおいてもまた国際的にも、恒常的な刺激を手段の効率的投入のためにあてがう状態にはなかったことを容認しなければならない。保健衛生的な扶養にとっての継続的な枠組みにはほとんど手が届かなかった。機能しない市場があるとしても、それゆえ少なくとも経済的視野から無条件に国家的干渉が正当とは認められない。機能していない市場も、相変わらず国家的に規制される市場よりもより良い成果を引き渡す。扶養にとってより良い成果は何を約束しているのか、2つのものの比較衡量は単純ではない。またた

いてい連続する（政策的な）プロセスにおいて、再三再四新たにつり合わされる。

そのうえ国家の定義は重要である。だから特に保健衛生制度において国家は唯一の指示権能を持つ活動者ではない。疾病保険金庫あるいは他の業界代表機関、あるいは健康保険医協会や連合のような団体も、国家によって授与される指示の全権を持っている。単純なモデルにおいて疾病保険金庫も国家の延長した一協力者と見なされる。

### a. 国家の知識不足

国家が保健衛生制度の目標を正しく制御するため、少なくとも一部において、用立てられない情報を必要とする明らかな示唆が存在する。例えば臨床的研究がたいてい医学的パラメーターを基礎にしており、保健衛生経済的（補足）評価については日常条件としてほとんど基礎に置いていない。後者は閉ざされている患者や治療現場の境界、観察の臨床的終点を選ぶ時間および観察される代替案において現れる。

日常条件のもとでの研究には費用が掛かる。だからALLHAT（心臓発作予防実験の抗高血圧性およびリピドー・ローリング治療）の研究には、広く行われている高血圧症治療の有効性の比較でおよそ120億USドルが掛かった。ALLHAT研究は、高血圧を下げるためすでに定着した薬剤とより新しい薬剤群とを比較しての、二重盲検法による無作為化の研究であった。それは8年続き4万2418人を包括した。日常条件のもとで効率性比較に対する研究に掛かる費用は、稀な1人の出資者を見出す。社会的視点から政府や疾病保険金庫は出資者として対象になるだろう。ドイツにおいて政府は、このような検査を幅広い基礎で実施するために財政上の金銭的支度を備えることも、法律的な委託を持つことも、どちらも行わない。だからまた保健衛生制度における品質と経済性研究所（IQWiG）は弁済のためにある評価を行い、自身で研究はせず、もっぱら存在している研究を評価する。疾病保険金庫は自らこの歩みをわずかばかり進め、またしばしば純粋の費用考察を頼りにする。このジレンマからの逃げ道として、疾病保険金庫の寄与方法からある応用志向の研究が進められた。その研究では、後に再び科学に基づいたそして費用

効果的な扶養の強化に貢献する研究に融資するひとつのプールが求められる。

多くの研究は国際的にも日常の状態に基づいておらず、臨床的薬剤の許可のため製薬産業から資金の供給にあずかる。アメリカの製薬産業の支出がおよそ40億1000万USドルに対して、この年に公的なNIH（国立衛生研究所）によって調達されたのは8億5000万USドルにすぎなかった。公的な金銭のこのわずかの金額ですら大部分基礎研究に向かうのである。代替案の実践適性と並んで考察される行動選択も保健衛生経済的研究において、一部政策への委託に対して不適格である。例えば疾病－マネージメント－プログラムについての効率に関する再調査は、5年間という期間の中でほんのわずかなプログラムの実際の費用が下がる結果にしかなりえなかった。保健衛生支出が上昇しないだろうという基準のもとで、研究は場合によっては、優遇してそのプログラムを転換するよう勧めることになる。その場合、強化して過剰扶養が整理される。しかし、過少扶養によって取り除かれる事情ではない。ある保健衛生政治家はこれに対してこの枠組み条件を廃止する。彼は品質の改善を前面に置き、そのため疾病保険の分担率での軽い上昇を考える。あるいは疾病－マネージメント－プログラムの外部で対策を指図する。例えばこのように獲得した資源を憶測での過剰支出によって疾病－マネージメント－プログラムに投資するため、ひとつの（規範的に基礎づけられた）厳格な薬剤支出の予算化をするのである。

そのことから、総じて政策にとって（個体にとっても同様に）しばしば部分的な問題領域についての考察が強制によって結びついて知識の隙間が生ずる。この欠陥はしかし、もし政策が相応の財務的手段を研究のために準備することがあれば、少なくとも原則において取り除かれるだろう。

### b. 選択の自由対国家的影響

何人かの経済学者によって異論が唱えられるのは、国家の干渉は個体の利益最大化のための選択自由を妨害し、あるいはまったく禁止することについてである。経済理論に従って、例えば1人の患者が扶養の少ない品質をも必要とし、彼がそれに対して低い価格を払う場合を考えることができよう。しばしばこの可能性は国家によって阻止される。一方、少ない品質によって提

供者は市場から閉め出される（あるいは少なくとも試される）。何人かの経済学者は、市民の選択の自由を社会的生活の最高の目標のひとつと明言している。国家の干渉は、たとえそれが保護を目的にするためであるとはいえ、拒絶される。

　差し当たり、個人がその需要について決定すべきことを論破するのは難しいと思われる。誰も、彼が何をしようと、喜んで指図されない、まさに保健衛生的意思決定において。細かく分化した考察の場合、もちろん全個体がアンケートにおいて病人にその所得や支払い能力に依存して、常に最善の医学的な扶養を与えてやりたいと思うことは明らかになる。それはただ、患者が任意的・潜在的に悪い扶養について、およそ田舎の扶養を都市における専門医での金の掛かる方に向かう一般医[10]を通してよいと同意することが受け入れられる。論議はかくて以下の結論に至る。経済理論はなるほど配分の最適な効率に対するひとつのメカニズムを知っている。しかしモデルの受け入れは、社会の価値構成に適合されない。ゆえに変更を加えられる内容である。

　ロバーツなどはそれに対して、倫理の領域から制御する2つの基本コンセプトが保健衛生制度において挙げられることを指摘する。功利主義と自由主義である（図 I-1-9）。

　功利主義は行動の一貫性を目標にする。目標はその場合、社会において

福祉経済学：
主観に感じ取れる有用に対する
保健衛生給付の影響。

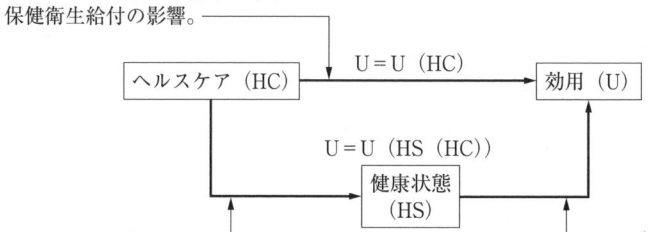

```
                  U = U (HC)
   ┌─────────┐ ──────────────→ ┌─────────┐
   │ヘルスケア│                  │ 効用 (U)│
   │  (HC)   │                  │         │
   └─────────┘                  └─────────┘
        │    U = U (HS (HC))         ↑
        │   ┌─────────┐              │
        └──→│ 健康状態│──────────────┘
            │  (HS)   │
            └─────────┘
```

客観的功利主義：　　　　　　　　　個人的福祉に対する保健衛生状態
保健衛生状態に対する保健衛生給付の影響は　　の影響はあくまで主観的である。
第三者、および臨床的研究において客観的に
測定される。

**図 I-1-9　福祉経済学と客観的功利主義における保健衛生扶養（ヘルスケア）、有用（効用）と保健衛生状態（健康状態）の関連**

全体効用の極大化である（最大多数の最大幸福）。これに本質的であるのはベンサム（1748-1832）の論証である。主観的功利主義は、個々の市民が、自分自身にとって何が効用となるか最善に判断しうることを仮定する。ゆえにまた個々の市民のみが効用の極大化に対する自分自身の行動について意思決定ができる。効用について不確実並びに割りもどすことは主観的功利主義の場合、間接に表明した支払い準備の内部で（進んで払う、Willingness-to-Pay, WTP）個人の視点から顧慮される。

優先的に推挙された功利主義の調整メカニズムは、すでに言及した競争による市場である。理論的に考えられるのは他の諸調整であるが、それらも市場ではたいてい実践的な慎重さからスタートして努められる。市場とその効用に対する影響の分析は、福祉経済学の枠組みにおいて行われる。さらに切り離されずあるいは主観的功利主義の内部においてもちろん扶養の、したがって保健衛生給付について配分の平等の問題が依然として残る。そのうえ方法論的困難のゆえに問題はこれまでの、保健衛生給付にとって市民の支払い準備をいかに探し出し突き止めるか、ということから切り離されない。この支払い準備の呼称は、保健衛生プログラムと処置の有用のランクづけがなされるために必要である。まず、ひとつの順序あるいは他の処置に対して、道路の建設に対し重要さの比較検討が行われた。

支払い準備の確認は、もし市場が事実上導入されるならばなされる。しかしこれは保健衛生政策にとって遂行不可能であり、また望ましくないだろう。

経済学者は保健衛生制度が主観的功利主義の適正に欠けていることに答える。一方彼らは、保健衛生政策をそれ以前にほとんど重要でない全個体の選好で支えるのではなく、ある専門家グループの判断で支えることを提案した。このグループは客観的基準に支えられて意思決定を政策のために行うだろう。この客観的功利主義は（経済理論の主観的功利主義に対して）多くの保健衛生システムにおいて再びはっきりする。例えば扶養の許可の際に保健衛生制度における品質と経済性研究所（IQWiG）の処理、生活の質（Quality of Life, QOL）の代表的全住民グループにおける効用、薬剤陽性リストあるいは陰性リストの作成および最低品質の基準（量あるいは構成などについて）がある。

こうして客観的功利主義は主観的功利主義を同様に、利益を社会において最大化するだろう。しかし基金を拠出するための有用な選択は、1つのグループによって講ぜられる。それは個人によってではない。このグループ(おそらく政府、医師会あるいは疾病保険金庫)はその意思決定を科学的根拠および合理的目標を基礎に、優遇して講じるだろう。

　客観的功利主義から例えば保健衛生制度を制御する要求は、QALYs (Quality Adjusted Life Years：資質に順応した生活年間) を基礎に導かれる。これは主観的に定められた福祉経済学から離れることは客観的功利主義の内部でまったく肯定的に見える。この目を脇に向けることは、主観論から切り離すことと並んで、いわゆるパレートの現状についての変更の基準から離れること (そしてそれによって議論のある力の喪失の状態) も、それによって存続している所得の配分に費用の掛かること、そして結局、機能していない市場に非合理的な個人の行為から広範な違いが出ることを意味する。

　自由主義は保健衛生政策の広く可能な立場としての目標 (したがって利益の極大化) を議論しないで、個別の権利を議論する。自由主義の支持者は特に、人が他人に負担を掛けない限りすべてのことを為しうる権利を考える。これはしばしば国家の影響をできるだけ削減した、特に自己の所得を利用する権利を制限すべきでないということを要求することにつながる。平等を目指す自由主義の支持者は再び、資金に到達する必要性を自己の権利主張として力説しながらより繊細に議論する。そのことから導き出されるのは、たいてい再配分と基本調度を整えて差し出す要求である。保健衛生制度に関連して言えば、これは医学的扶養に基本カタログが新しく入ってくる際の要求を意味する。

### c. 保健衛生政策の基礎としての費用−有効性−分析

　保健衛生政策の倫理的骨組みをなすものの選択は、自由に使える手段にとって重要である。主観的功利主義が原則として定められれば、ほとんど保健衛生政策の経済的調整のみが残る。保健衛生扶養はできるだけ広く市場に適合されるだろう。

　もしある客観的功利主義が追い求められるなら、市場の制度はわずかしか

前面に立たず、設置されている専門家委員会の意思決定問題がある。合理的意思決定はその際、たいてい費用－有効性－分析（Cost-Effectiveness Analysis, CEA）を基礎に行われる。CEA は過ぎ去った数十年の科学的論議においても、また実施の品質および頻度においても、華々しいキャリアを生き抜いた。これに対する原因は多様である。本質的であるのは、改善された電子資料の自在処理と、その上に築かれている評価可能性が相互に肯定的に影響し合っていることである。これはさらに、統計的な手がかりのモデル化やその展開と同様に、コンピュータプログラム通りに再度早めた薬剤許可の実務に役立つ法的な基準の設定を可能にした。

　それゆえ CEA はここで広義において、費用－有効性－分析も含めて理解される。

　CEA は原則的に治療（ないし非治療）の二者択一間の費用と有用な差異についての対比から成立する。これは ICER（増加する費用効率割合）に基づき表される。したがって追加につき獲得される有用単位の超過費用である。費用の測定値がたとえ挑発を表現しようとも、少なくとも費用単位では議論の余地はない。有用の場合、事情は異なる。CEA のその下部グループへの典型的配分は直接に様々な有用規模から導かれる。特に CEA における狭義の自然のままの大きさ（年齢、血圧低下など）と、費用－有効性－分析（費用－効用性－分析）における品質に順応した年齢（QALYs）は区別される。

　QALYs の利点は、それがまず比較し得ないように現れる保健衛生プログラムや介入を割り当て目的へ容易に操作しうることにある。1 つの QALY は常に 1 つの QALY と見なされる。1 つの単位である血圧低下の効用は、回避される再指示の効用とほとんど比較できない一方、獲得された QALYs は最も異なる保健衛生プログラムにおいて比較される。CEAs から導きうる獲得された QALY 当たりの費用のランクリストは、次いである予算の割り当てをより合理的に形成することに役立つだろう。

　QALYs の利用の場合、人を引きつけるこの展望は、保健衛生経済学者が、この有用の大きさを彼らの目的としての研究設計において企図する圧力に、著しく曝されることになった。しかし多くの領域にわたる有用単位としての

QALYsは、主観的な功利主義の意味において何らの効用はない。というのは、QALYsの場合、それぞれの患者は主観的に1つの介入の効用しか評価していないし、被質問者のある（理想的に代表される）グループが社会のために代わっているからである。患者の症例についてQALYsのある擬集も主観的功利主義と一致することはない。

この一般的な制限のほかに有用なリストの利用と、その費用との評価をする場合、多く質問されるのは、
- 10年そこそこの生活の質と、1年間の充実した生活の質とが評価されるならば、障害と寿命は随意に結合してよいか。
- 人生の一時期における年齢は、QALYsの探索の場合、いかに重要さの序列をつけるか、あるQALYsの評価について、1人の新生児あるいは1人の年金生活者にある治療法が利用されるのか、あるいはどうでもよいのか。それぞれが達成すべきフェアーな年齢の総数はあるのか（公正な－期間－手掛かりは）。
- 社会にとっての相違は、例えば障害の様々な形態の間でいかに重要か。機能制限は精神的な負担よりも重要かどうか。
- 所得の多い個人グループの疾病は、社会的弱者グループの疾病に対してより一層上位にランクづけされるのか。これは間接の費用（作業欠損）を測定する際、重要である。あるいは裕福な市民は自ら将来に備えるべきか。その場合、階層に特殊な優越を、社会保険を通して弁済の確定に差し挟むべきか。
- 住民の中での疾病に立ち向かう選好はともに評価に差し挟むべきか。いくつかの疾病は確かに住民の中で他の疾病とは異なる知覚や評価を示す。特に切迫して現れる疾病はより上位にランクづけされるべきか。
- 将来の有用性はどのように割りもどしたらよいか。市場利子では治療の投資必要用件に従って、あるいは主観的な住民の利子選好に従った金額が提案される。区切りをする価値（例えば達成した年齢にとって）はあるか、あるとしたら、その年齢から割もどし金額が増加されるのか。
- 不確実性はいかに顧慮されるか。患者は治療法代替についての決定の際、

リスクについては中立であるのか。
　いくつかの質問が、連帯した保健衛生システムにおいて挑発的に現れる。それにもかかわらず質問は、QALYsとその費用を探し出すことと、また価値判断が結びついていることを明らかにする。到達した年齢と患者の年に依存しないつり合いの取れた確定がまさに様々なウェイトづけに対する意思決定である。差し当たり割り当て目的にとって、客観的および価値中立に現れている"獲得されたQALY当たりのユーロ"の大きさは、仔細な考察の場合もはや存在しない。
　スルフェール等（2005）とキンド（2005）は、より詳細にQALYsを探し出す技術的細部を取り上げる。彼らは几帳面に、様々な利益測定の用具が（特にQALYsを探し出すためにも）様々な成果に導くこと、そしてそれをもとにしている助言に導くことを指摘する。彼らはそれゆえ一種の立証、寸法通りに仕上げる必要性、あるいはまた用具を生活の質の測定のために適合させる必要性を感じている。用具の規則的な間隔における案出可能性が自ら再びどこまで新たに寸法通りに仕上げられるべきか、その際あくまでオープンであることが重要であると彼らは指摘する。
　それゆえイギリスの保健および医療優良国立研究所（NICE）は、QALYsについて探し出す最小限の要求を出した。そしてそれに従ってインデックスフォーマット、つまり0から1までの主要な目盛りおよび重要な全個体におけるウェイトづけを探し出すことが指示された。これには明確な選考を基礎にすること、しかも包括的に疾病の性質、つまり種属に関して行われる。この基準を満たすために、評価手続きはたいてい標準一様乱数（標準ギャンブル、SG）をゴールドスタンダードと見なしてなされる。しかしキンド（2005）は、SGについて特異なことは、実施について何らの標準すら存在しないことであると指摘する。そのうえQALYsは時間－交換条件－手掛かり（Time－Trade－off－Ansätzen）（TTO）、あるいは視覚類推変化（VAS）によっても予測される。しかしそれらはフォン・ノイマン＝モルゲンシュテルン[11]公理の狭い解釈において有用性とは呼ばれない。これに対して文献は広範囲で異質的であるとして、CEAsを政策的プロセスへの仲介に単純化するのに役

立たない。

　問題は、同じものをあらかじめ測定する2つの手続きが、異なる価値、すなわちTTOやSGを測定するなら確かであるということである。たいていTTOはSGよりもわずかの有用値しか測定しない。測定値がまず存在するなら、それから、利用価値がフォン・ノイマン＝モルゲンシュテルン公理の意味において問題であるか、はもはや認められない。基礎になっている測定手続きの明らかな呼称のみが測定値を"精製する"。ゆえにキンド（2005）は1つの単一的な手続きが、QALY評価を優先的に扱うために選択されることを要求する。その一部は、被質問者の選択、測定の選択（およそSGの一方法）や利用価値に換算する様式である。他の方法は次いで、もしそれらがこの基準値に換算されうるならまだわずかに通用する。キンドは、被質問者の選択の際、もちろん、"標準全個体"の図形が選好比重を探し出すためにすでに問題を支度しうる（刑務所、軍隊等）ことを容認する。

　測定の障害物がCEAの内部で取り除かれたとしても、問題はまだ本質的に少なくなってはいなかった。探し出されたICERは、閉じ込められた患者、処置を施す医師、作用物質、地域によって、あるいはまた偶然に揺れ動く。ICERは特に関係された（選び出された）患者の場合、非常に好都合でありうる。それにもかかわらず土地への広がりはついに非経済的に現れるであろう。

　スクルフェール等（2005）はゆえに、介入が広い適用の場合も、CEAに基づいた不足決定の場合も、事情によっては無駄にしなければならない見積もりと結びついて、ひとつの良いICERを達成する蓋然性の陳述を要求する。それゆえ社会的意思決定にとって、達成されるQALYsに基づいて前もって定められた予算の合理的な配分に挿入されたCEA（外因性として定義された社会的視点）は、彼らをあまりに単純に考えさせ、また社会的に実施されえないと思われる。

　彼らは、CEAは常にあるスナップショットを与えるにすぎないとも指摘する。時の経過において把握と評価方法は変わり、見通しの様式も変わり（それゆえ彼らは原則的に社会的な見通しを、そしておよそ疾病保険金庫あるいは関係される患者の見通しを提案する）、テクノロジー（治療法）、資源や情報（明白さ）も

変わる。そして遂には社会的な有用について変わる観念も取り入れられねばならない。例えばある治療法は、出産しうる年齢の到達で初めて適用可能であるなら、子供やその有用性も（その跡継ぎと有用性等）原則的に、周辺関連化が達成されるまで組み入れられる。

スクルフェール等（2005）は同様に費用徴収の方法に関して批判的である。したがって平均値を基礎にした費用徴収は必ずしも意味がない。というのは、費用はしばしば正常に割り当てられず斜型になっているからだ。それは極端にむしり取りが行われ、原則的に予算上限に制限がないことである。治療の社会保障の予算に対する影響のひとつの見積もり（予算－影響－分析）は、これによって少なからず難しくなる。一般的に費用は、何がゆがみに導くのか簡素化して得られた金額によって見積もられる。生産性損失はしばしば考えに入れられる（それは容易に収集されるので）が、国際的な枠組みにおいては異なる特徴を持つ。批判のない外国からの成果の授与はあり得ない。

政策的変換の前に、CEAsでの新しい治療法は既存の治療法（もしくは意義のある代替処置）と比較され、周辺の費用獲得と対比される（ICER）が、しかしほとんど予算上限は問題化されない。各々の新しい介入が、すでにある介入を同じ予算枠組みによって押しのける重荷を負わせるような固定した全体予算は、稀にしか受け入れられない。むしろ、ある一定の限界値（例えばユーロあるいはQALYsにおいて）にまで達しうる伸縮性のある予算である大雑把な規制が支配的である。しかしこの処置の仕方は、決定的に新しい治療のオポチュニスト・コストをおろそかにする。なぜなら他の（医学的なあるいは社会的な）諸活動がもはや実施されないからである。押しのけられるプログラムを一体化するために、存在しているプログラムもその周辺の費用効率性が算定されるに違いない。しかし、この算定方法は地域的および時間的にも、（新しいプログラムにとっても同じように）必ずしも手掛かりが知られていない。

CEAsの基礎で政府によってなされる意思決定の不確実性の費用は、完全な情報の価値として解釈される（図Ⅰ-1-10）。新しい研究（情報状態の改善のため）は、この値より高価ではないだろう。このことから、例えば将来の研究にとっての順位も導かれる。広範な進歩の中で"誤認決定の費用"を基礎に

治療の効果や費用についての追加的証拠はいつ請求するのが有意義か？

| 意思決定の不確実性 | ＊ | 誤りの意思決定の結果 | ＝ | 完全な情報の価値 |

どんな蓋然性によって誤って意思決定されるか？　　患者の資質と健康に関連して誤った意思決定はどんな結果になるか？　　社会あるいは他の活動者のために付加的研究はどんな価値を持つか？

**図 I-1-10　意思決定を改善するための意思決定の不確実性、誤りの意思決定の結果および情報の価値間の関連**

　必要な研究も必要とされる抜き取り検査範囲、目標グループ、引き続いて行う時間枠および終着の選択に関して描かれる。
　スクルフェール等（2005）は、CEAsが個人的な意思決定の場合、患者段階で持っている比較的わずかの影響と、システム段階で高まっている影響を指摘する。この言明は特にイングランドで、すでに1999年に設定されたNICEのような制度によって使用されているが、しかしドイツにとっても使用されている。具体的問題における意思決定の助けとしてCEAsの起源回想がまず挙げられる。国家の指導はこうしてCEAsを引き合いに出す。それでもこれは何らの自動性を意味しない。引き続いて保健衛生政策によって手掛け（ないしは予算に認可され）ねばならないCEAsの基礎にある介入の順序は、実際に使える舞台装置ではないし、また多くの容量の保健衛生の扶養を関係させない。

## 4）社会的プロセスとしての保健衛生政策

　意思決定発見に組み入れる容量の不足は、常に全個体に関して重要と見なされる時に顕現する。意思決定の支援が欠けることは民主主義の意思形成に影響し、そして同時に選択結果に影響する。この関連はしばしば社会学的に志向された手掛かりによって分析される。この場合、本質的であるのは、政策の経済的理論である。その中核となる思考は、政治家は一般市民と同じように、最大限にしかも政治的選挙の場合、得られる票に関して強化しながら振る舞うことにある。そして政策の経済理論の古典派は最大限の思考を政策的所与性に委譲するためのダウンズの著作（1957）、オルソンの著作（1968）

による集団についての行動と形式、並びにキルヒゲスナー（1998）による経済学的領域における行動の批判的分析によって、しばしば経済人の描く技術像としてまとめられる。

　すべてこの手掛かりは、経済的手掛かりが有用最大化であれ、あるいは費用－有効性－分析であれ、保健衛生政策の活動者によって批判的に背景を求められる（求められねばならない）ことを共通にしている。費用や有用性ないしは量や価格のカテゴリーによって分析される輪郭のある保健衛生プログラムがあるのではなく、また政策的視点から有権者や患者の関心を満足させるためにはこの容量では足りない。ゆえにしばしば評価される広い容量が特に保健衛生制度において用いられる。その際、世間に認められたのは、新規に入ってきた人、資金調達および品質、またはヘルス・サービス・リサーチ領域における容量である（ドイツにおいてしばしば扶養の研究と呼ばれる）。

- 新規に入ってきた人のもとで人は、患者の給付への購入を理解するばかりでなく、市場に、追加払いあるいは連絡をとるような来院の障害に扶養者の来院をも理解する。
- 資金調達（一部効率とも呼ばれる）は、1つの処置の割り当てと配分効果のすべての観点を補てんする。ゆえに準備も資力の利用も同様である。
- 品質は結局、患者にとっての決定的成果の品質もプロセスや構造の品質も同様に含む。

3つの容量のシステマティックな評価によって、患者にとって決め手となる領域、保健衛生状態、患者の満足およびリスクへの配慮が照らし出される。扶養研究はそれを基礎にして次の保健衛生政策の調整用具を指摘する。

- 手段調達（会費、追加払い等）。
- 手段適用（報酬システム）。
- 組織（責任担当諸機関、重要性の程度等）。
- 調整と市場行動。

**科学的証拠に基づく医療から科学的証拠に基づく政策へ**

　政策は、政策的行動プログラム（Policy）と、他の活動者（Politics）との事実的な利害対決および憲法上の枠組み条件（Polity）とを区別する。保健衛生

経済学はすべての段階で影響するが、しかし常に他の表現と方法の形式とを必要とする。

　最終的には、保健衛生政策と保健衛生経済学は結合していない部分として併存せず、政策を経済的な結果から原因を求める逆推論のひとつの実施機関として考察されない（あるいはすべきでない）ことを意味する。むしろ保健衛生経済学は研究趨勢にとっての刺激を保健衛生政策から手に入れる。一方これは、その変換において保健衛生経済学の考える動機となる。これがどう行われるかという方法は、一部しか明らかにされていない。

　科学的証拠に基づく医療（EbM）は、一般的状態の中である個人的な症例を適用させる努力によって当てはめるのに対して、科学的証拠に基づいた政策は反対の方法をとる。それは、多数の個人的運命を全体状況に結びつけ、全体として調和のとれた保健衛生システムが形成されるよう試みなければならない。双方の処置方法の際、必然的に知識の隙間やそれとともに不確実性に関わり合わねばならない。2つのコンセプトは後に続く解釈された倫理的熟慮と対決することになる。

・多くの臨床的処置の結果（処置の成果）は、（適切に）測定され得ない。またそれゆえある治療の選択あるいは認可がまったくないか、あるいはあまりに少ない顧慮しか見出せない。

・誰の利害が（ないしは利益が）EbMにおける意思決定によって、特に資料の処理や研究テーマの設定に関して代表されるのかが明白でない。

・直接のEbM利用の倫理的目標は他の倫理的目標と衝突しうる。例えばEbMのコンセプトを精神的疾病の処置に転用できることは、非常に批判的にとられた。

　保健衛生促進（健康増進）の領域においてもEbMの手掛かりは背景を求められる。というのは、保健衛生促進対策の有効性はしばしば地域的および時間的特異性のもとでのみ観察されうるからである。最終的にEbMは政策的意思決定にとってわずかの示唆しか示さない。行為の基準の代わりに、明確に形成された意思決定の基礎のように、プロセス基準が提案される。

　政策の保健衛生扶養に対する影響の可能性の領域を構造化するためには、

干渉の細部の程度によって3つの領域を区別する必要がある。
- 実践的政策は、具体的な症例において資源の利用に合わせるかのような基準である。
- サービス政策と呼ばれる、資源の配分に（例えば扶養分野の場合）大規模に関係する基準がある。1つの例はHIVないしAIDSについての啓蒙キャンペーンが行われるかどうか、また誰のために行われるかの意思決定である。
- ガバナンス政策は結局、全体システムのための構造的性質を持つ枠組み条件である。これは例えば、市民保険がドイツにおいてどうあるべきかという長期の議論がされていることである。

たとえ割り振りが重なり合っていることが認められても、それは議論の構造化にとって大いに役立つ。

その際、実践政策は、特に科学的証拠に基づく医療（EbM）の認識を実践に変換し、および拡散の問題に携わるように現れる。保健衛生政策は、研究成果の加重と解釈の際（例えば治療目標のための血圧値の指定）、また治療法に拘束力を与える際に働く。イギリス医療ジャーナルは連続する8本の論文において、実践的障害を詳細に調べた。良い研究は独りでに流布され、医師や政治家の行動において受け入れられるという期待は、医学的なテーマで1年間に書かれた200万本という論文の洪水に面して非現実的と見なされた。ゆえに実行に移す継続的なデータ処理のための準備や随伴は実践政策によって決められると見られる。

サービス政策は、なぜ保健衛生政策における証拠が場合によってはわずかしか注目されないかについて、一連の理由を示す。
- 政策は費用有効性の強化とは異なる目標を追求する（例えば純粋に金銭的目標）。それに差し迫った選挙あるいは特別の患者あるいは全個体グループに対する顧慮は政策にとって重要であろう。
- 証拠は、研究に加えられたものとは異なる全個体あるいは扶養の形態に転用されることについては、疑いを差し挟む。
- 証拠は一般に弱いものであり、そして科学的な有権者集会において何ら

コンセンサスがあるわけではない。したがって政策はぐらつくおそれがある。
・EbMは計画的分割の外部で、証拠についての形式は政策において高い信望を受ける。例えば個人的な経験あるいは委員会報告などである。
・実践者にはEbMの適応は荷が重すぎる。なぜなら例として別種の変更には、同様に高い先在性が割り当てられて手に入れたからである。

　ガバナンス政策は結局、扶養研究の証拠によって操縦されるのではなく、よりイデオロギー、価値、資金熟慮および基礎的な経済理論によってずっと高く関与して操縦される。ブラックは英国の国民保健サービス (NHS) の新制度との関連で大きな論議を引き合いに出し、そこではすべての参加者が方針について議論していたので、政策的プロセスにおいて何らの証拠も必要とされなかったか、あるいは政策的基準の強さが証拠についてそれぞれ取り入れを残したか、いずれかであるとした。

　この障害に対して、証拠は (そしてそれによって科学は) そもそも政策に影響を持ちうるかどうかが疑わしいと思われる。少なくともある質的な評価を与えるために、ワイス (1977) は研究 – 政策 – 関係のリニアモデルを発見した。これは、研究がある提供者の1人の需要者への対応の成果として、政策を変えることを予定したものである。リニアモデルに不足する解明力の原因は、政策的問題の正確な書き換えがあまり行われず（稀に可能であるものの）、ある複雑な政策的プロセスにおいて、上で述べたように、科学と違っている評価あるいは関心が考慮されることにある。より広い大きな理由として問題の形式化から解決の引き合わせまでの時間のずれがある。現実が大きく変わったので、解決はもはやされないか、あるいはまったく同じことが繰り返されていると思われる。最大の問題は、解決のそして変換の加重における正常な価値が見出されなければならないことにある。

　ワイスは、議論の方向の基準、問題設定の命名および概念、理念および数量化による公式の見解における科学の影響可能性を見る。研究は主として長期に"啓発"（啓蒙）の枠内において、作用する多くの人の間で政策に影響するひとつの源泉と見なされた。ギッデンス (1987) は理念を、対立する異

論を唱えうることに導いた科学や政策についての一般的対話可能性にまで展開した。

　それと並んで、科学と政策の関係を解明するため、他にも多くの形式的な手掛かりがある。意思決定分析の方法は、例えばその潜在的な効果や成果と行動代替案を結びつけることと見なされる。知識と評価の結合は、科学と政策を結びつけることの理念的解決であると思われる。しかし実践においての政策的な意思決定形成と、変換にとっての意思決定分析の方法論はこれまで認められることはなかった。理由は、不足している経済理論の認識についての考察の場合と同様であると思われる。歴史的所与性についての顧慮の必要、諸目標についての不正確な形式化、期待される効用、並びに他の個人的偏愛や政策的戦術のような諸要素が持つ高い影響についての不正確な知識などである。

　知識論も、政策プロセスを明らかにするために引き合いに出される。学ぶことは、行動や経験を通した能力の安定した変更であり、したがって情報を受け入れた結果として定義される（チンバードとゲーリッヒ、1999）。古典的条件づけあるいはオペラント条件づけ（行動が、それが生起した直後にもたらされる環境により変化すること）のような従来の知識論は、その動物実験からの素性をもとに関心が持たれる範囲に政策を委譲するため刺激を生むかもしれない。しかし結局それらは、心理学的プロセスを説明し、また、政策において同じような大きな意味を持つであろう非社会学的現象を説明するだけである。

## 5) 見 通 し

　保健衛生政策の形式的な変換は、これまで存在しない。そしてこの章において概要を述べた1つの政策への多様な要求を目前にして、1つのモデルはおそらく政策的査定のプロセスをほとんど取り換えず、あるいは予測することはできない。しかし大いに役立つのは、1つの分析枠組みをつくり、その中で保健衛生政策についてのプロセスを備えた器が把握されることである。

### a. 情報投与としての保健衛生政策

　経済政策的視点から見た保健衛生政策の一層の発展のための上位目標は、

情報を被保険者や保健衛生制度の活動者に伝えることにある。情報の概念はその際広く把握され、そしてこの手掛かりに従って価格に有効性、費用効率性および一般的な市場の透明性が含まれる。こうして他の情報の提供者、もしくは団体、生産者あるいは扶養者が保健衛生政策の競争相手として現れるだろう。保健衛生政策の情報が確かであると仮定されると、それによって行動の合理性が高められ、そして（客観的功利主義の意味において）社会における有用性が高められる。主観的功利主義の視点から需要者の選好は影響を受け、そして一般的不確実性は意思決定の際に削減される。

　情報の投与方法として、保健衛生政策のモデルはあくまで市場志向化に強く結びつき、そしてさらに、競争を改善するように仕える。一方、市場の不完全性は減少される。そして保健衛生政策はこの中にむしろ消極的な役割を取り入れ、また市場についての積極的調整は起こらないであろう。

　保健衛生政策と経済政策の間の相違は、保健衛生政策がより大幅に従来と同様の意思決定状況の経験を頼りにしようとする点である。保健衛生政策の経過は、治療法の有効性の確認のために、むしろ他の経済的領域よりも複製でき、そして有効な科学的証拠に基づいた情報についての供与が許される。

### b. 市場入口の調整としての保健衛生政策

　しばしば拡大されるひとつの命題は、保健衛生政策を治療法および扶養者の市場窓口における調整当局と見なすことである。この思考は、直接に費用－有効性－分析の意思決定論的基礎に基づいている。保健衛生政策はこの基礎に従って、前もって定められた品質目標を達成できない・しなかった提供者と同様に、有効でない治療法を市場から取り除くだろう。それはその際、研究についてつくり出される証拠に支えられるだろう。

　このモデルは、非常に間接的に市場窓口を通して調整されることから、市場行動に関する意義や市場成果をないがしろにする。それは、患者の選好という意味において行動するであろう市場参加者にもともと備わっている動機を信頼している。そのうえ用いられる手法は、むしろ機械論的に調整され、そして保健衛生政策のさらなる目標、およそ患者にとって近づく可能性あるいはあるいは最も緊急にいずれかの処置を必要とするかは、その特典につい

て同等配分が倫理的に制約される変換にとってわずかな余地しか残さない。

c. プラグマティズムとしての保健衛生政策

モデルによる熟慮からしばしば得られる矛盾を含んだ導きに基づいて、保健衛生政策には、それを保健衛生プログラムの特徴において（例えば改革）変換される実利的な操縦方法として把握する手掛かりも存在する。この手掛かりは広く、欠損について、また効果をも教える資料に操縦される認識を基礎にしている。この基準が保健衛生制度の上位に（倫理的あるいは他の仕方で）基礎づけられた理念と結びつけられるなら、行動主義的保健衛生政策が成立する。モデルは、政策の厳格な調整を選挙人投標で分析したダウンズの手法に見られる。

そのモデルは通常政策的行動の規範的基礎においてあまり見られず、なかんずく革新的手法の党政策的係留に含められる。

d. 反復的競技としての保健衛生政策

ひとつの提案は、保健衛生政策を競技論的に調査することである。競技論は、活動者が行動規範に従って意思決定する際、他の活動者の可能な反応を取り入れることから出発する。これは、費用 – 有効性 – 分析の基礎になっている純粋の意思決定論とは区別される。

人は活動者の試合を反復的（繰り返される）競技として把握する。一方で、保健衛生政策は分析される。競技の概念は数学的な枠組みに関係し、行動の重大性には関わらない。その際、活動者として保健衛生政策者並びに提供者および需要者が現れる。

経済科学の内部では、競技論的な手掛かりが徹底的に用いられる。それらは、活動者の行動基礎について何らの正常な同意は与えらず、1つの戦略、その情報状態および、ことによるとその名声について定義されるという利点を持つ。

競技論のモデルは保健衛生政策におけるプロセスを構造化することを許す。結局、予測して言うことは、しかし、活動者の行動承諾について同意が存続しただけ広く渡されるだろう。1つの手掛かりは、ゆえに活動者について同意から成果は導出されず、望まれる成果（全個体の最善化の扶養）にとって必

要な調整に対して閉じられてはならないということである。

## 6) 結　論

　本節の冒頭で、保健衛生経済学は保健衛生制度の利害に対する経済学的方法論の適用であると定義された。この定義については、少なくとも結果を1つの実践に転用できるということに関して批判的に背景を探らねばならない。というのは、起こりうる極端な経験は疾病との関連において方法論のある検査を通らない転用を許さないからである。優位の素早い変更は、同様の素早い市場の反応なしには、提供者に対する高い基準の意味、およびこれまでわずかの経験的負荷容量のある意思決定基礎についての調査の範囲だけであるが、経済モデルが他の分野におけるよりもわずかしか力を繰り広げない（また場合によっては発生させない）ことを意味する。

　これまでしばしば、実証的（記述的）な保健衛生経済学と規範的（評価する）保健衛生政策における分類が行われた。科学はそれゆえ分析を手掛け、研究成果の反復可能性および前もって定めた基準に違反する場合、論駁可能性の予測力に基づいて追求する。これに対して政策は自己あるいは集団の価値観念、仲介性および変換性に関して信憑性を吟味する。しかし有用性の極大化および合理的意思決定の意味における保健衛生経済学の受け入れは、経験的に疑わしいと思われる。その結果、公理に基づく基礎から導出される将来についての言明は必ずしもうまくいかないだろう。保健衛生経済学はそれに関して、経済学の他の一部領域よりも強く与えられているだろう。その主題領域は、人間の情緒や生存の極限を取り扱う。

　このことから、保健衛生政策の課題は、認められた保健衛生経済学の助言が実践に無批判的な委譲の中で存在し得ないということが不可避的に明らかになることである。保健衛生政策のメカニズムの視点は導き出されない。

　保健衛生政策が市場の秩序のため、社会の他の領域におけると同様に押し留まるだろうという予想は、少なくとも相対化されうる。他方、科学から離れる政策もほとんど賛同を得ない。

　結局、保健衛生経済学は、他の領域以上に強く同意やモデルの経験的な吟

味を優先的に扱うことが必要と思われる。純粋な分析的導出は、実際に国民経済の他の分野において、より大きな失敗の危険がある。これに、保健衛生経済学はそのモデルのわずかな予測力に基づいて理念を与え、コンセプトをつくり、そして資料の処理に重点を置くことになる。

　保健衛生経済学は、保健衛生政策の側面でより高い透明性があり、特に意思決定にとっての目標と基礎を設置する枠組みにおいて、保健衛生プログラムの有効性の評価と結びつけられて有意義である。そのように理解されている科学的証拠に基づいた政策は、保健衛生経済学と保健衛生政策の関係を、実りある基礎に定めるために重要な刺激を与えることになる。

### 7) 補論：QALY コンセプト：特殊な倫理的および方法論的問題

　方法論的および倫理的問題は、特に QALYs の投入の場合、またいわゆる WTP・WTA（Willingness-to-Pay, Willingness-to-Accept）方法論の場合、議論される。QALY 97s は医療の手続きの際、その費用と有用性を比較する単位として役立つ。1 QALY の費用を算出する基礎に、薬剤、診断上あるいは治療上の手続きが相対して考慮される。このコンセプトに対する批判的な取り組みは、その領域に方法論、認識論、経済理論および倫理が含まれ、その際、重ね合いが生じる。

　効用論および心理測定学的手続きは QALYs の探索に適用されるが、交換可能ではない。それらは結果で異なっている。しかし、意思決定の不確実性が問われるように、そのことについて様々な受け入れにも基づいている。最初の視点で、異なる手続きで測定される価値は生活の質と比較できると見られる。というのは、最高のそして最低の価値(0ないし1)は同一であるが、様々な手続きによって同じ状態であっても、様々な測定値を与えることが示されたからである。小さなリスクは過大に見積もられる傾向がある。

　さらに QALY コンセプトが通用しているのは、様々な状態にとって利益値が左右されず（相互の効用独立）、利益評価に影響しない状態の期間（一定の交換条件につり合った時間）やリスク中立性のような一定の公理である。しかし被質問者の選好は、まさに架空の保健衛生状態について期間や連続によって

異なっているように見える。したがって一定の交換条件につり合った時間の原理は疑問視される。

　QALYsはそれが適用される2、3のグループによって調査されることはない。これは例えば昏睡患者、痴呆者および子供はある一定の年齢のもとにあるためである。これらの場合、これによって1つのグループに（例えば教育資格者に）本来の患者グループを守らせる委託をする、いわゆる客観的功利主義の適用が定められる。

　保健衛生状態についての一般住民による評価は、それに対してしばしばゆがめられる。というのは、出来事が過大評価されるからである。半身麻痺者（横断麻痺者）になることが、"恐ろしく"感じられ、半身麻痺者として生活する適応は過小評価される。これは特に、QALYs 0.39と評価された盲目の例でよく見られる。それに対して狭心症は0.50に格づけされた。これは追体験できないためと思われる。なぜなら健康な盲目の個人は、—特に現代の技術的および社会的支援についての可能性に直面して—狭心症のため薬剤に頼り、心筋梗塞への恐怖心を常に抱いて生活する人より、自主的な意思で生活しているからである。ここで、異質な評価においては、障害や疾病が理由なく混合される。

　QALYsコンセプトは、保健衛生を販売する理念に基づいており、その際、患者は毎日の生活の中で保健衛生を購入する。上述のような評価の相違は日常的なことではなく、それは販売者と購入者が同じ財貨に対して異なる価格を設ける実験で明らかになった（いわゆる寄付効果）。さらにQALYsコンセプトの場合、いわゆる合理的エージェント理論が、すなわちある人がその選好を知って合理的にそれに対して"最善"を決心することが前提とされる。多くの人がこの理論は保健衛生システムに適用されないと見る。というのは、しばしば医師－患者の出会いの始めに、例えば不明瞭な診断の場合、この"最善"が何であるかについてまったく患者に知らされないからである。さらに合理的エージェント理論について、その関心を追求するエージェントの構成概念は、ますます実験に基づき獲得された資料によって疑問視される。こうして被質問者はしばしば社会的な全体状況を、彼らが純粋に利己的な関

心を最大限に追求するより、むしろ均衡を保たれた財貨配分にふさわしい舞台から選ぶ。

　QALYsコンセプトの批判のない適用は、何らの配分影響をも顧慮していない。解決方法として特に子供が加重要素としての地位に推挙される。しかしながら、生活と年齢はわれわれの計算において完全に置き換えられることはないだろうという点に留まる。そして結局それぞれ支払いの区切りは、QALYsに関するWTPの測定についても同様に勝手気ままな行動をあくまでとりつつ、被質問者の社会経済的な条件に依存しているのである。

●注
1) 体系的再検討
　科学的専門文献の読解と理解は多くの医師にとって1日掛かりの挑戦である。新しい認識は、自己の日頃の仕事や科学的証拠に基づく医療の意味における診断と治療において利用され、あるいは、自己の問題設定に手を加えたり、科学的なプロジェクトを取り仕切るために必要となる。もし人がその問題設定に"体系的再検討"を見出すなら、文献探索の課題は、この再検討が相応の基準に従って行われるという前提のもとで、首尾よく終了する。それはすなわち、非体系的に作成された概要作業および医学的な教科書は、その中に著者の解釈の見解が混合されて、しばしば研究成果の証拠の一面的な評価づけが行われていることが明らかである。
　体系的再検討は明白に形式化した問題設定に対するひとつの概要で、そこには体系的および精確な基準での重要な文献が一体化され、選抜され、そして評価される。そしてある質的な分析が引き受けられ、場合によっては量的な分析（メタ分析）も引き受けられる。このような再検討の実行は、少なくとも良い研究の実施と同じ費用が掛かるゆえに、よく計画が練られるであろう。

**メタ分析**
　医学的文献の範囲は広く、今日定義された主題領域の完全な一次文献を見極めることは不可能である。ゆえに、重要な知識を概要項目の形にまとめることが望まれる。この場合、歴史的な発展に相応して次の概要項目（再検討）の型に区別される。
・伝統的・叙述的な再検討：ここで1人の著者(あるいは著者たち)は彼が知っている文献を基礎に、知識の状態を記述する。このような項目は文献の1つの選択に支配され、そしてしばしば主観的に特徴づけられる。
・体系的な再検討：ある体系的な文献探索を基礎に、今日的な知識状態が収集され解釈される。この再検討は偏見や主観性にわずかしか抵抗できない。
・メタ分析：この場合、（体系的な再検討と同じように）すべてに重要なオリ

ジナル作業が求められる。しかしこの個別研究の成果は統計的な方法によってまとめられる。

2) EbM の理解と利用のため近年において多くの項目シリーズが発行されている（一覧表 http://southmed.usouthal.edu/library/ebmarticles.htm）。例えば JAMA における"ユーザーの医学文献のガイド""調査と実務のギャップを分析する BMJ においてあるいは ACP ジャーナルクラブ"の実務への調査からトランスフェリン証拠。

3) コルチゾン（cortisone）：正常時は、ヒトの副腎皮質から有意量は分泌されないグルココルチコイドである。内因的には、ヒドロコルチゾンの代謝産物と思われるが、ヒドロコルチゾン（コルチゾル）に転換されるまで、生物学的作用を示さない。これは糖質代謝に作用し、結合（膠原）組織の栄養と発育に影響を及ぼす。コルチゾンは、治療に用いた最初のグルココルチコイドであった。

4) 例えば図 I-1-11、I-1-12（次頁）。Manfred Haubrok, Walter Schär, *Betriebswirtschaft und Management in der Gesundheitswirtschaft*, S. 674-675.

5) ヘルム（Verum）は、薬剤とバイオシステムの相互作用の場での薬剤の効能メカニズムを分析する活動的な生体触媒・生理調節・活性などを行うホルモンなどの作用物質で、手入れされていないあるいは加工された状態での化学的要素あるいは結合あるいは天然産物が扱われる薬品である。

プラシーボ、プラセボ（Placebo）は偽薬、気休め薬（①暗示効果を狙って薬剤として与えられる不活性物質、②実験的研究で試験される物質と外見上同じであるが、医師あるいは患者には知らされておらず、研究中の物質の薬理作用と暗示的な効果を区別するために投与される）。

この差異は、特に臨床的な薬理や臨床的治療の研究において生じる（摩擦偏りの項を参照）。

6) troponin、トロポニンはトロポミオシンに結合して、カルシウムイオンに対して強いアビディティをもつ筋の球状蛋白、筋収縮の3つの下部単位から成る主要な制御蛋白である。トロポニン T はトロポミオシンと結合する。トロポニン I は F－アクケン－ミオシン相互作用を阻害する。トロポニン C はカルシウム結合蛋白であり、筋収縮で重要な働きをする。

7) メタ分析（メタアナリシス）：統計的方法を用いて、異なった研究の結果を併合するプロセス。多くの異なった研究から、通常は統計表などの形式で表された情報を用いて、ある問題を系統的、体系的に評価すること。

8) 相応性の概念は、ドイツにおいてわずかしか顧慮されなかったという様相は見られていない。"適切な"という表現は、会話にぴったり合い、"妥当な"また"欲求にふさわしく"という意味において使用される。しかしこれまで保健衛生制度にとって何ら特別の形成は経験しなかった。連邦保健衛生省（BMG）はもちろん WHO とともにテーマのワークショップにおいて受け入れた（2000）。そして当時、方法論の有用性においては臨床上の記述を超えて相応性の概念が"公共的

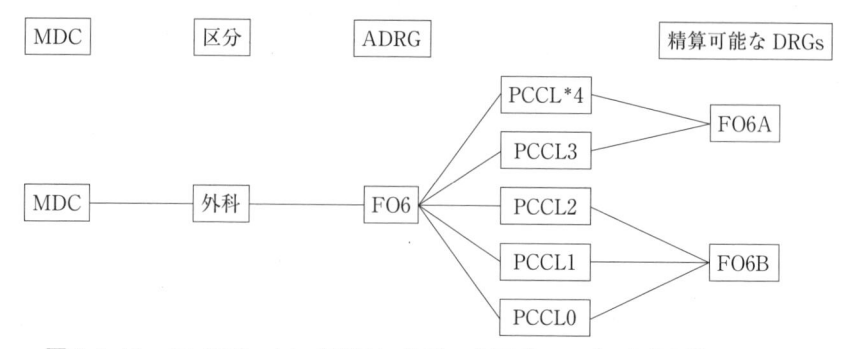

```
   MDC           区分        ADRG                          精算可能な DRGs

                                         ┌── PCCL*4 ──┐
                                         │             ├── FO6A
                                         ├── PCCL3 ───┘
   MDC ─── 外科 ─── FO6 ────┼── PCCL2
                                         │             ┌── FO6B
                                         ├── PCCL1 ───┤
                                         └── PCCL0 ───┘
```

**図 I-1-11　AR-DRG s **- 傷病度一体系：主要グループから効果的な DRG に**

注：＊PCCL（併発症および共存症患者レベル）
　＊＊AR-DRGs（オーストリア改革診断関連グループ）

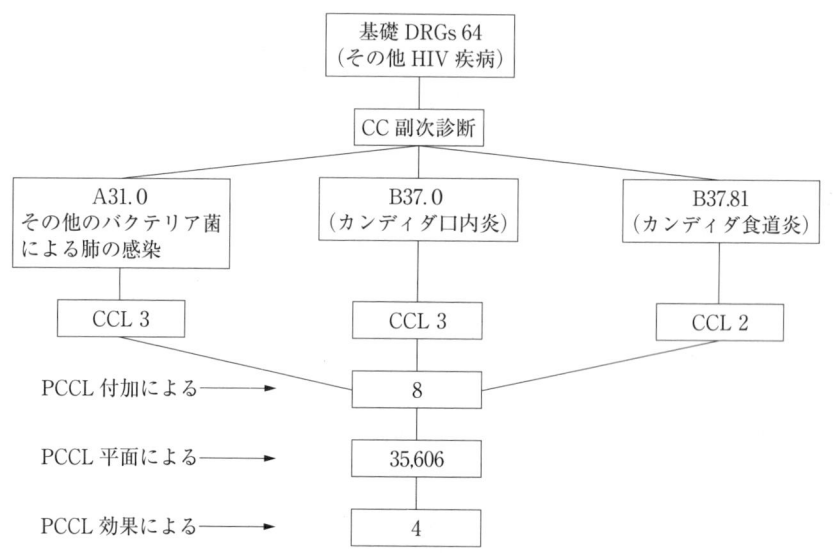

```
                    ┌──────────────────┐
                    │   基礎 DRGs 64    │
                    │  (その他 HIV 疾病) │
                    └─────────┬────────┘
                              │
                        ┌─────┴─────┐
                        │ CC 副次診断 │
                        └─────┬─────┘
         ┌────────────────────┼────────────────────┐
   ┌─────┴─────┐        ┌─────┴─────┐        ┌─────┴─────┐
   │  A31.0    │        │  B37.0    │        │  B37.81   │
   │ その他の   │        │(カンディダ │        │(カンディダ │
   │ バクテリア │        │  口内炎)   │        │  食道炎)   │
   │ 菌による   │        └─────┬─────┘        └─────┬─────┘
   │ 肺の感染   │              │                    │
   └─────┬─────┘              │                    │
         │                    │                    │
      ┌──┴──┐              ┌──┴──┐              ┌──┴──┐
      │CCL 3│              │CCL 3│              │CCL 2│
      └──┬──┘              └──┬──┘              └──┬──┘

   PCCL 付加による ──────→  [  8  ]

   PCCL 平面による ──────→  [35,606]

   PCCL 効果による ──────→  [  4  ]
```

**図 I-1-12　平面形式を顧慮した全重症度調査**

な保健衛生制度に関係しつつ、経済的な、社会的な、倫理的なそして法律上の熟考"を意味することを確認した（BMG, 2001）。国際的文献において相応性の概念はすでに使用され、それは3段階に分けられる。1つめの相対的に単純な理解は大勢をして順応性を品質要求と関連させ、そして例えばガイドラインの遵守調査において利用される。第2の段階で、相応性は品質の寸法として理解される。第3の段階はそれが相応性を保健衛生制度における処置の変換の前後関係として記述する時にそれを超越して送られる。

9) in vitro.：(試験) 管内（試験管や培養器内のような人工環境内）で生じる過程または反応についていう。
10) 一般医学のための（専門）医師：一般医は、その教育から特別に家庭医としての活動のためにあらかじめ定められている医師である。しかし家庭医として活動する他の医師もいる。一般医と並んで家庭医として活動するのは、内科医、小児科医や開業医である。医師の専門領域には以下のものがある。疾病認識、将来への備え、治療、さらに保健衛生指導やリハビリテーションによって保健衛生の全体領域を含む。多くの家庭医は専門医、また医師への一層の教育による専門化という名称がよく使われ、専門領域の開業医として5～6年間で専門化が行われる。典型事例では、ゲートキーパーは患者に対して必須の始動位置を設定し、一般医の診断と治療を実施する。彼は、予防からリハビリテーションまでの医学的サービス給付の全体の多様性について、処置の継続性を保証する。
11) John von Neumann（1903-57）ハンガリー生まれの米国の数学者。原子爆弾の開発と高速コンピュータの発展に貢献した。Oskar Morgenstern（1902-77）ドイツ生まれの米国の経済学者。von Neumannと共同してゲーム理論を提唱した。

# 2章

## ドイツの報酬システム（DRG症例一括概算額システム）

　病院は費用の最大部分—全体の90％以上—を、患者あるいはその治療費負担者の勘定書を付けた報酬から調達する。規定の全体や調達した利益を賃金に替えるための基準は、病院領域における報酬システムと呼ばれる。この報酬システムはここ数十年において多くの改革に左右され、ようやく最近その基礎が築かれた。切り替えの段階は、収斂の段階と呼ばれ、2003年1月1日に始まり2008年12月31日に終了した。この時に報酬システムは支配的な看護料金システムから症例一括概算額システムに徐々に変化した。今日まで、精神医学、心身医学および心療医学はもっぱら切り替えから除外されている。段階的な切り替えは、病院の資金調達に深く関わる変化が、1日2日で即座に遂行された場合に生じるリスクや、予期せずに拒否されるのを避けるために必要であった。しかしそれにもかかわらず、段階的な切り替えは、病院領域の著しい変化をもたらした。確かに最も顕著に表れたのは公共病院の民営化であったが、公的な任務に対する職位削減、職場の不安定化、労働集約および俸給カットはわずかしか見られなかった。

　決定されたのはGKV保健衛生改革法2000の枠内における報酬システムの切り替えである。新たに病院資金調達法（KHG）に挿入された17b条は、2003年1月1日に病院資金調達を、国際的にすでに使用されているDRGシステムに準拠した完全な症例一括概算額システムに切り替えることを連邦保健省に認めた。

　診断に関連するグループ（DRGs）にはまず初めに患者分類システムがあり、それによって特定の患者の全体を、主として医学的基準に従って症例グループに区分する。最も重要な識別基準は、おおよそ主要−副次診断並びに通常この診断の一部である医学的給付である。DRGsは1960年代にアメリカで

開発され、差し当たり病院における品質保全や給付測定に役立っている。アメリカ政府の委託により患者分類システムを基礎に、国家による高齢者医療保障制度（メディケア）のための症例一括概算額システムが開発された。そして1983年から65歳以上のメディケア患者の病院治療の報酬のために利用された。

最初のDRGシステム以来アメリカにおいても他の諸国においても、すべての病院の患者全体に利用することができ、また他面では、ますます多種多様になった症例グループの場合、より複雑なDRGシステムが発展した。最初の症例システムはおよそ470 DRGs（症例グループ）で始まった。500症例グループを含むより新しい世代のDRGシステムは、今ではおよそ1500症例グループにまで及んでいる。症例グループ数が多ければ多いほど、ますます様々な疾病や治療形態が多種多様に表現され、ますます複雑に、そしてもちろん実践においてもますます難しいシステムが扱われるようになっている。

病院の資金調達におけるDRGシステムが国際的に採用され、実績を上げているのを見た立法者は、ドイツの状況に適合するであろうことを確信し、国際的に普及しているDRGシステムの中から選ぶことを病院領域における上部連合に委託した。2000年半ばに、オーストリアではAR-DRG（オーストリア改革診断関連グループ）システムを採用する決定が下った。

しかしなおドイツDRGシステムの展開は、AR-DRGsを基礎に、事前の広範囲にわたる準備を必要とした。つまりオーストリアの症例グループシステムを、ドイツの診断および治療標準、またドイツ病院の現在費用を基礎に、症例一括概算の計算式に書き換えることである。2003年までに様々な条件の中でおよそ1000以上の病院がDRGシステムに切り換えた。2004年1月1日以来、DRG症例一括概算額の控除がすべての病院に拘束力を持って設定されている。

2003年と2004年における切り替えの最初の段階は、予算中立の段階と呼ばれた。この両年において通例の変化率をめぐるこれまでの病院予算が継続補正され、そして医療費はもはや1日単位の看護額で請求されるのではなく、DRG症例一括請求額で請求されるようになった。

しかしDRG症例一括概算額はまだすべての病院の平均的な現在費用の基礎ではなく、その時々の病院の現在費用の基礎で計算されていた。それゆえ、同じDRGでも病院によっては高い症例一括概算額で計算された。予算中立段階は練習段階として役立ち、その中で病院は"守られた条件"のもとで新しい報酬システムを拡大しうる。DRG症例一括概算額の利用は過剰に導くものでもなく、不足に導くものでもないであろう。

　これは第2段階である収斂の段階として、2005年1月1日から2008年12月31日まで継続する。この期間内であまりにそれぞれの病院ごとに計算されていたDRG症例一括概算額は徐々に、州全体で広く統一的な報酬額に均等化された。徐々に州全体が平均値へ適合していったことが、病院によっては過剰であった症例費用を下げ、また平均して症例費用が低かった病院は高い報酬を受け取ることに導いた。結局、病院間で切り替えの"勝者"と"敗者"があった。そして敗者となった病院の一部は、州で統一的な症例一括概算額への切り替えによって、2、3の場合は閉鎖ともなる著しい経済的困難に陥った。閉鎖の正確な数はわかっていない。

　病院統計において判明した診療所の数からは切り替えによる閉鎖の数は読み取れない。というのは、そこで認められる減少は著しく—察するところ広く圧倒的に—病院の合併や経営引継ぎに一元化されるからだ。たとえ2、3の"専門化"によって、事前に予測されたように、DRG症例一括概算額システムが病院閉鎖には到らずに切り替えに導いたとしても、西ドイツの視点から現在の病院の資金調達の切り替えを見た場合、ここ数十年来、おそらく最も先進的な病院領域への政治的干渉および保健衛生制度における最も主要な改革が問題となる。それゆえ次にドイツのDRGシステムの概要の詳細を述べる。

## 1. ドイツDRG症例一括概算額システム

　ドイツDRG症例一括概算額システムは目下、純粋な症例一括概算額システムではなく、症例一括概算額や他の一部または1日単位の報酬から計算す

る混合システムである。そのうえ精神医学上および心身医学上の部門や、"特別の施設"とされて個人病院的な報酬として計算してもよい診療所もある。段階の切り替えや多くの例外や特別規則によって、病院資金調達法（KHG）は複雑になり、KHG 全体を見通すことが困難になった。それゆえその後の実施はもっぱら強く単純化された表現を目標にする。後に述べる概要は差し当たり最も重要な異なった報酬形態を示す（2009 年の始めの状態）。

　DRG 症例一括概算額：症例一括概算額によって定義された治療症例のすべての一般的な医療費が、実質的な費用およびそれにかかる持続期間とは独立に補償される。症例一括概算額はあらゆる病院の利用者に統一的に請求される。ゆえに自己負担の患者にとっても健康保険組合患者にとっても同じ額となる（KHG 17 条 1 項）。一般的な医療費を超える給付、いわゆる選択給付は、DRG 症例一括概算額によって償われない。そのためにいわゆる"選択給付報酬"が特別に請求される。ある症例にとってどの DRG 症例一括概算額が請求されるかについては、症例一括概算額ないしは病院症例一括概算額規定として出版されるカタログに、（付録 1 として）症例一括概算額の詳細が記載されている。カタログはこれまで年々更新され、それに基づいて計算され、毎年同様に処理される。

　補足的報酬：症例一括概算額カタログにおいて、DRG それぞれにとって上層の限界滞在期間が示される。ある患者の滞在期間がこの限界を超えると、病院は付加的にそれぞれ延長された収容日を 1 日単位で付加的報酬を請求することができる（KHEntgG 7 条）。補足的報酬の請求のためにカタログで示された評価に従い、収容日ごとに基準症例値と掛けられる。上層への類似は下層の限界滞在期間も定められる。それを下回ると、それぞれの日数に応じて決められた支払い分が症例一括概算額によって生じる。

　付加報酬：まだ DRG 症例一括概算額によって規定されていない調査や治療方法について、個々の病院は疾病保険金庫と時間に制限をつけた。症例や日付に関連した、付加的に症例一括概算額に請求されうる付加報酬を取り決めることができる。いずれの給付において個々の病院の付加報酬が取り決め

られうるかは、付加報酬カタログにおける一括概算額規定（FPV）のための構想として規定される。

その他の報酬：まだ症例一括概算額カタログによって把握されていない。また、まだ症例一括概算額や付加報酬によって専門的かつ公正に補償されていない治療症例については、個々の病院で症例あるいは日付に応じてその他の報酬が取り決められる。どの給付にその他の報酬が請求されうるかは、同様に連邦にまで及ぶ拘束力を持つカタログにおいて規定される（FPVのための構想）。このカタログにおいて、実施される給付とは異なるために何ら他の報酬と関わりのない報酬が取り決められる。

その他の特別の設備にとっての報酬：病院あるいはその給付が、重病の患者について頻繁に起こるため、あるいは特別の扶養構造を基礎にした症例一括概算額や付加報酬によって事実に即さず補償される病院の部分は、総じていわゆる"特別の設備"としてDRG症例一括概算額の利用範囲から除外されうる。これに含まれるのは、例えばやけど重傷者にとっての隔離病棟あるいは設備である。これはDRG症例一括概算額の利用から除外されるために、明確な承認が必要である。"特別の設備"として承認された設備にいずれの条件が満たされなければならないか、またいずれの原則に従って給付の報酬が生じるかは、"特別の設備に関する規定のための協定（VBE）"において規定される。

部分入院による治療のための報酬：部分入院による治療についてDRG症例一括概算額は何ら想定されていない。そのため症例もまた日数に関連する計算でも、同額になりうるため、個人病院的報酬が取り決められなければならない（2007年FPV6条）。

入院後の治療に対する報酬：入院前と完全治療後の入院による治療費の合計は、限界滞在期間を超えた場合、症例一括概算額に付加的に入院後の治療に対する報酬を請求することができる（KHEntgG8条2項）。

保全の特別手当：給付の一時的用立て、わずかの扶養入用については症例一括概算額によって調達しうる。しかし住民の扶養が必要である給付の用立てのため、病院や疾病保険金庫は保全の特別手当を取り決めることができる

(KHEntgG 5条)。しかしこのための前提が事実上存在するかどうか、また他の適切な病院がこの給付を手当なしで産出できるかどうかが吟味される。特に特別手当は保全のため並びに地域において求められている公正な扶養に役立つだろう。

　特別な分割支払い：多くの目的のため、様々な分割支払いの請求が症例一括概算額あるいは他の報酬に想定される。例えば共同のDRG研究所に対しては、症例に関連するDRGシステム手当が支給される。また社会法（SGB）V 137条に従って品質保全対策に参加する病院は、このため特別手当を徴収することができる。災害扶養に関係しないあるいは品質保全のための法的な義務を守らない病院は、それに対して分割払いで計算しなければならない。

　部門の経費支払い基準額：精神科、心身医学および心理療法医学はこれまでDRGシステムから除外されていたので、この領域についての経費支払い額が取り決められた。

　ある特殊な立場は、DRGシステムにおいても、病院、さらに疾病保険金庫と取り決めた予算の両方を付加的収入として可能にする選択給付で報酬を受け取る。それは2種類の選択給付と、またそれによる選択給付収入の"選択給付宿泊"および"選択給付医師"がある。

　医学的には必要でないが、患者の要求でシングルベッドあるいはダブルベッドの部屋に入院した場合、病院は患者に選択給付宿泊に基づいてそれぞれ日数に応じた報酬を請求することができる。報酬の確定は原則上自由であるが、金額は病院が行う給付の割合であるに違いない。そしてそれにはドイツ病院組合（DKG）と私的疾病協会（PKV）の共通の推薦が顧慮される。

　もし1人の患者が特定の医師、主任医師あるいは報酬請求の資格ある医長によって選ばれた医師による治療を望むならば、この選択医の給付は、医師ないしは歯科医についての料金規定を基準に請求される。決算は医師によって委託された精算職位あるいは病院によって行われる。"選択給付宿泊"も選択医による治療も別々に病院と患者の間で取り決められねばならない。選択医の治療の取り決めは患者の治療に参加するすべての医師に及ぶ。ゆえに

直接に治療に当たる医師の給付は別々に請求されるばかりか、実験医、レントゲン技師等も、彼らにもたらされる給付のために特有の計算書を提出する。

自己負担の患者の治療にあたった報酬請求の資格がある医師は、いわゆる"利用報酬"や"利益均衡"を病院に支払わねばならない。利用報酬は、私的医師の治療の枠内で使用された病院の設備について徴収される。利益均衡に使えるのは、病院を医師の経済的利益に関与させる場合である。徴収額は、病院と医師との契約で取り決められる。選択給付報酬からの収入は病院にとって重要な収入源であり、そこから付加的な人事あるいは小さな投資対策も考えうる調達方法である。

近年ますます多くの病院が、新たに採用された医長との契約で報酬請求の権利を留保し、患者と精算することに移行した。医長に対抗する処置としては、例えば自己負担の患者治療からの収入への成果参加が与えられる。"古い契約"とともに、医長には従来進められてきた契約による取り決め、および医長の個人的な報酬請求権が適用される。

## 2. 症例グループシステム

各々のDRG症例一括概算額システムの基礎は、症例グループシステム、また患者分類システムと呼ばれる（図Ⅰ-2-1）。それによって特定の基準に従って病院の患者全体が症例グループ（DRGs）に区分される。ドイツのDRGシステムにおける症例グループは特に次の基準に従って形成される。

・主要診断。
・副次診断。
・診断による治療上の手続き。

それを越えてDRGsにとってまた重要であるのは以下の基準である。

・受け入れ理由。
・年齢。
・性別。
・受け入れの時の体重（新生児の場合）。

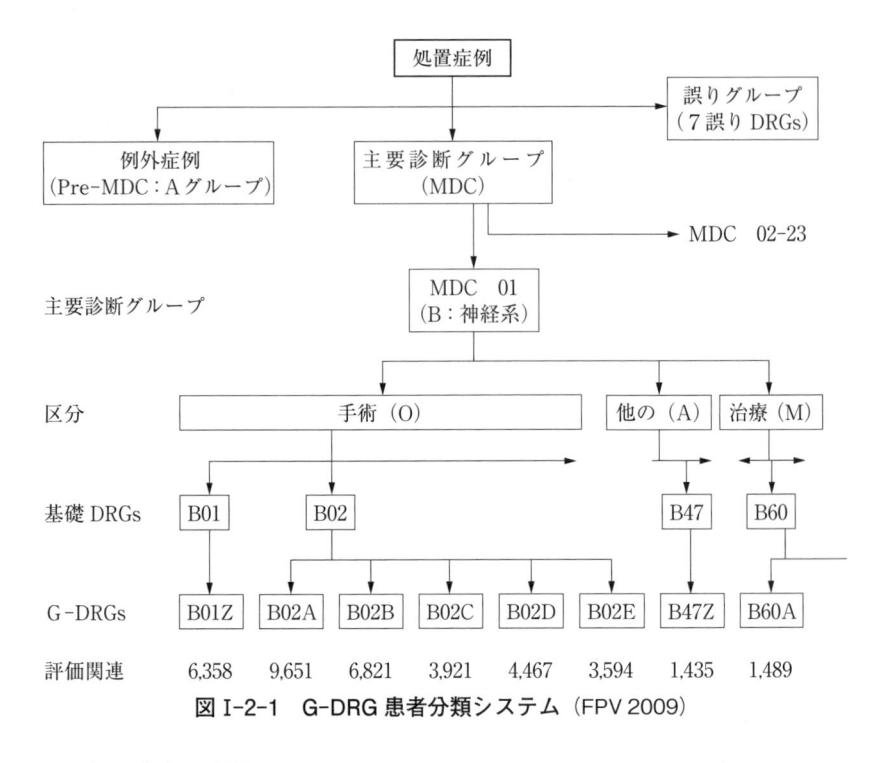

```
                        ┌──────────┐
                        │ 処置症例  │
                        └────┬─────┘
          ┌──────────────────┼──────────────────┐
          │                  │                  │
  ┌───────────────┐  ┌───────────────┐   ┌──────────────┐
  │   例外症例     │  │ 主要診断グループ│   │  誤りグループ │
  │(Pre-MDC：Aグループ)│  │    (MDC)      │   │ (7誤りDRGs) │
  └───────────────┘  └───────┬───────┘   └──────────────┘
                             │────────────► MDC 02-23
                             │
                        ┌────┴─────┐
  主要診断グループ       │  MDC 01  │
                        │ (B：神経系)│
                        └────┬─────┘
          ┌──────────────────┼───────────┬──────────┐
  区分    │    手術 (O)     │          他の(A)  治療(M)
```

| | | | | | | | | |
|---|---|---|---|---|---|---|---|---|
| 基礎 DRGs | B01 | B02 | | | | B47 | B60 | |
| G-DRGs | B01Z | B02A | B02B | B02C | B02D | B02E | B47Z | B60A |
| 評価関連 | 6,358 | 9,651 | 6,821 | 3,921 | 4,467 | 3,594 | 1,435 | 1,489 |

図 I-2-1　G-DRG 患者分類システム（FPV 2009）

・人工呼吸の時間。

・滞在継続時間。

・退院理由。

　症例グループの分類は、病院職員によって直接に行われるのではなく、患者データを集計し、特別な症例分類用に開発されたグルーピング化ソフトウェア（グルーパーと呼ばれる）を用いて、規定された基準に従って行われる。病院はグルーピングや決算の際にはもっぱら、疾病保険金庫やDKGによって運営されている研究所によって開発されたソフトウェアを利用する。それによって、すべての病院における症例分類が統一的に、最高機関による規則に従って行われることが保障される。DRGへの症例分類は、病院治療の取り決めに従ってインプットされたデータを基礎にグループ化ソフトウェアによって行われる。

　最初に、入力データが納得のいくものであり、ある病院の症例が問題でな

いかどうかが吟味される。入力データが納得のいくものでなかったり、あるいは病院の治療の必要性がないならば、グルーピングできない誤ったDRGとして症例は取り除けられる。同様に特に難しい症例が選び出され、そして例外の症例としていわゆるPre-MDCsが分類される（MDC：主要診断カテゴリー）。これに含まれるものは特に臓器移植と長期勤務症（習慣病）である。

症例が誤りのグループでもPre-MDCに分類されなかったなら、インプットされた主要診断をもとに第2の意思決定の段階で23の主要診断グループの1つに分類される。主要診断グループは主として例えば神経系、呼吸器官あるいは血液循環のような臓器系に向けられており、また、この臓器系の疾病の治療のために形成されたすべてのDRGsを含む。

産出される主要給付の性質に対応して、それぞれの主要診断グループの症例は、手術のための（O）グループ、医学上のための治療（M）グループ、あるいは他の（A）治療の形成グループに分類される。

これまでのグループ化プロセスの成果は、その時々の主要診断につながる。そして主要給付の性質に向けられる症例グループに関する一種の中核状態として、単純化と見なされる基礎DRGsである。2009年のカタログは、例えば全部で609の基礎DRGsを想定している。

基礎DRGsの一部は、この前のグルーピングの始めにおいてインプットした残りのデータに対応した疾病の難易度に従ってさらに分類され、そして全体でグループ化されうるDRGsが生じる。様々な困難度で分離独立したものが、まず第一にインプットされた副次診断と副次給付に基づいて生じる。しかしまたDRGの一部の場合、年齢、性別、受け入れ重要性あるいは他の基準、困難度段階のシステムは、乗り換えの最初の数年間で変化し、その後もさらなる変化を受け入れることになった。

2004年のカタログは（AからEまでの）5つの困難度段階における差異化を図り、困難度に従わない分割の基礎DRGsにはひとつの特徴を付ける（Z）ことを想定した。困難度による差異化は、その後徐々に精錬化され、2007年にはカタログ創刊以来、初めて9つの困難度段階（AからIまで）が想定された。2009年のカタログに掲載された609の基礎DRGsの困難度による差

異化が9つの段階で行われ、それはDRGsの一部のみが困難度に従って差異化され、その結果取り上げられたG-DRGs（ドイツ診断に関連するグループ）の数は、2009年には全体で1192になった。そのうち1147は評価関係によって与えられ、そして45は評価に関係なく、並びに5つのDRGsはもっぱら一部入院による治療のためであった。

　ドイツのDRGsは、2003年に664のDRGsから開始した。そして、その見解を受けた上部連合の協定に従って分けられた。800以上の症例グループはもはやないであろう。しかしDRGsの発展は、それによってドイツ病院における複雑な治療の実現を成し遂げられないだろうことを明らかに示した。それに応じて症例一括概算額協定の契約パートナーとしての疾病保険金庫とのコンセンサスにおいても差異が生じた。

　基礎DRGが多くの難易度段階から1つの症例を分類するため決定的であるのは、インプットされた副次診断、副次給付あるいは他の患者メルクマールが平均的な治療コストの重要な変化に導くかどうかという問題である。この決定の基礎は、個々にグループ化している病院のその時々の現実の費用ではなく、法律段階で計算基準になっている費用データである。意思決定はあらかじめ定めておいたグループ化の規則に従って、グループソフトウェアを優先的に扱う。これは、付加的な副次診断に関するインプットがより高く評価されるDRGへのグループ化に導くことになりうる。それゆえ患者に関連するデータをグループ化ソフトウェアによって隙間のない資料として作成することと、インプット化は費用の担い手が誤ったデータのインプットによって高度のグループ化を阻止すること、あるいは—もしコントロールによって突き止め、そして罰することが行われるなら—そのことに強い関心を持たねばならないことと同様、病院にとって経済的に大きな意義がある。

　症例を組み入れるための資料のインプットは通例、情報化と呼ばれる。それによって、言語で定義される組み入れ基準が症例分類の際の幅広いデータ処理に用いられるグループ化ソフトウェアによって、4つの組み合わされた文字や数のコードに変換されることを意味する。DRGコードの最初の場所は主要診断グループを示す。これにはアルファベットの文字が使用され

る。例えば Pre-MDCs でいう A、神経系の疾病は B、眼の患者は C、などとなっている。コードの数はそれぞれ主要診断に対する治療の種類を示し、3つに分けられる。手術の手続き（O）は 01－39 の数が使用され、医学上の（M）には 60－99 の数、他の手続き（A）には 40－50 の数が用いられる。コードの4番目の文字は DRG の難易度段階を表す。そこに Z が示されると、難易度段階で区分されない基礎 DRG であるということである。

次に、ドイツ DRG 症例グループシステムの情報ロジックは、例えば 2007 年のカタログに掲載された DRGs が B01A から B02E までを説明する（表 I-2-1）。コードの最初の文字 B は、主要診断グループ B（神経システムの病気

表 I-2-1　基礎 DRGB02（症例一括概算額カタログ 2007）の例でのドイツ DRG システムのコードロジック

| コード | | | 言語の定義 | 評価関連* |
|---|---|---|---|---|
| B | | | 主要診断グループ B：神経系の疾病と障害 | |
| | 02 | | 外科の手続き：複雑な開頭術あるいは脊柱手術あるいは人工呼吸との神経系での他の応用手術→95 時間以内 | |
| B | 02 | A | 困難度 A：複雑な開頭術あるいは脊柱手術あるいは人工呼吸との神経系での他の応用手術、放射線治療による、8 放射以上→95 時間以内 | 7,614 |
| B | 02 | B | 困難度 B：複雑な開頭術あるいは脊柱手術あるいは人工呼吸との神経系での他の応用手術、8 時間以上の放射線治療のない、年齢 6 歳以上あるいは 18 歳以上大きな頭蓋内の手術による、非常に難しい CC** あるいは人工呼吸→95 時間以内 | 6,571 |
| B | 02 | C | 困難度 C：複雑な開頭術あるいは脊柱手術あるいは人工呼吸との神経系での他の応用手術、放射線治療による、9 放射より少なく→95 時間以内 | 4,466 |
| B | 02 | D | 困難度 D：複雑な開頭術あるいは脊柱手術あるいは人工呼吸との神経系での他の応用手術、放射線治療のない複雑な手続きあるいは大きな頭蓋内の手術でなしに極端な難しい CC** でなしに、人工呼吸ではなく >95 時間 | 4,417 |
| B | 02 | E | 困難度 E：複雑な開頭術あるいは脊柱手術あるいは人工呼吸との神経系での他の応用手術、放射線治療なく、年齢 5 歳以下、大きな頭蓋内の手術なく、複雑な手続きのない→95 時間以内 | 3,273 |

注：＊　この評価関連ロジックは 2011 年の症例一括概算額カタログと大きく異なっている。（参照のこと）。
　　＊＊　CC は、患者の病歴に記録される Chief Complaint（主訴）の略。

や障害）からの DRG が問題であることを示す。02 の数は対応する罹病あるいは損傷が外科の処置によって扶養されることを表す。コードの最初の3文字は、基礎 DRG を性格づける。しかし、基礎 DRGs はカタログにおいて、個々に勘定が締められる DRG としてリストがつくられていない。この例において使用される DRG が難易度において区分けされるなら、それは4文字目のZを受け取る。そしてそれはカタログにおけるひとつの評価関係を証明するだろう。

　ここで利用される例において基礎 DRG は5つの難易度段階に区別される。そのため文字A、B、C、D、Eはコードの4文字目に位置する。文字Aは最高の難易度を、文字Bは2番目の難易度を示す。よりはっきりさせるため、難易度を性格づける定義がカタログとは異なってイタリック体で記された。DRG カタログにおける難易度段階のために示された評価関係は、様々な治療消費を他の DRGs と比較して示すだろう。

　様々な難易度段階への差異化は、カタログにおいて、特別の、より高い資源消費と結合した診断が手元にあるか、あるいは一定の手続きが使用されたか、あるいは他のグループ化で重要な特徴があるか（例えば一定の年齢を超えたか、あるいは超えていないか）どうかを判断して、申告によって行われる。難易度の決定の際、近年においては手続きがますます重要性を持っている。したがって DRG システムは、診断に志向されたシステムから手続きに志向されたシステムに基礎づけられて展開された。

## 3.　価格の2段階システム

　DRG 症例一括概算額の高さは2段階の価格形成手続きから生ずる。第1の段階で、まず各々の DRG にとって国内で通用する、いわゆる評価関係が形成される。そして症例一括概算額カタログに沿って証明される。評価関係は、もっぱら他の DRGs に比べて求めて得たその時々の DRG の平均的な費用を満たすかどうかで決まる。2.0 によって評価された DRG の患者の扶養は、患者によっては 1.0 で評価された DRG のそれと比べると平均して2倍の費

表 I-2-2 DRG システムにおける価格形成の原則（仮定数を基礎とした計算例）

| 評価関連 | × | 基礎症例値 | = | DRG 一括概算額 |
|---|---|---|---|---|
| 1.0 | × | 2,500 € | = | 2,500 € |
| 2.0 | × | 2,500 € | = | 5,000 € |
| 4.0 | × | 2,500 € | = | 10,000 € |
| 6.0 | × | 2,500 € | = | 15,000 € |

用が掛かっている。これまで、評価関係を突き止めることは、毎年の原価計算で徴収される病院が選択した現費用の基礎から生まれる。データの計算および評価の実施は、疾病保険金庫や DKG によって共通に支えられた DRG 研究所の責任において行われる。

　評価を価格に変換するために、第 2 の段階で通貨の評価が評価関係 1.0 を基礎にして行われる。ユーロで評価される 1.0 は、ドイツの DRG システムにおいて基礎症例値と呼ばれる。すべての DRGs にとって統一的な基礎症例値と DRG カタログにおいて予定される評価関係の掛け算から、ひとつの DRG について決定される症例一括概算額（表 I-2-2）が生ずる。基礎症例値は平均的な症例費用にとっての一種の指標として考察される。しかし、症例値はそれらと同一ではない。というのは、基礎症例値は純粋な計算上の数値ではなく、交渉の成果であるからだ。2005 年から 2008 年の終わりまでの集計段階においては、算出についてその時々に病院独自の基礎症例値が基礎に置かれた。症例値はもちろん 2005 年から年々の歩みにおいて州基礎症例値が適用された。州基礎症例値を超えた病院独自の基礎症例値は、その値以下に下げられ、以下の値は上げられた。2009 年から、連邦州のすべての病院に統一的な基礎症例値が適用された。病院資金調達改革法（KHRG）2009 によって集計段階は 1 年延長された。その結果、2010 年 1 月 1 日から初めて州基礎症例値が州のすべての診療所に適用されることになった。州基礎症例値は、州病院組合と GKV および PKV の州連合間の年交渉で取り決められる。

## 4. 予算および看護金額交渉

　DRG システムにおいても個々の病院で予算および看護料金交渉が行われ

る。それはさらに個人原則が適用され、それに従ってそれぞれの病院は事故を補償する予算を受ける権利がある（KHG 18条1項）。その限りで、病院領域はこの点においては原則的に、権限ある健康保険医協会によってすべての契約医のための全体報酬が疾病保険金庫と協定される、外来による医師の扶養の領域と区別される。

　予算交渉は DRG システムの採用後も、これまでの看護料金手続きの主要な特徴が適用された。たとえ交渉対象の中心が症例一括概算額システムによって変わったとはいえ、予算交渉の中心はいわゆる総額の取り決めである。総額は、次の予算期間すべてで取り決められる総計（KHEntgG 4 条 4 項）である。それは単純化して病院の総予算とされる。本質的な金額は、給付の数にその時々の給付にとって差し出された、あるいは取り決められた報酬を乗ずることから生ずる。こうして予算交渉は、その中で、どれくらいの給付を疾病保険金庫の費用から一病院が支出するのかを取り決める。たいていの病院はその給付の拡大に関心があり、また疾病保険金庫は、支出上昇の危険と結びついた統制できない給付拡大の回避のため、個々の病院における給付の限界に注意を払わなければならない。

　総額は、2つの予算領域（KHEntgG 3 条）に区分されるすべての DRG 症例一括概算額、付加報酬および補足報酬からの金額の総計、いわゆる金額予算（KHEntgG 4 条）およびいまだ DRG 症例一括概算額システムによって把握されていない給付のためのある領域であり、予算額はその限りで本来の"DRG 予算"とも呼ばれる。

　予算および看護料金の契約当事者双方は、病院と社会給付の担い手であり、彼らの取り分は、予算交渉の開始前年において収容日数の5％以上である（KHG 18 条 2 項）。予算は将来のために取り決められ、そして予算期間は通常1年である。1年のうち、交渉は秋に開始される場合が多く、交渉はその年の秋において、協定は来年度にも効力があるため、多くの立法者の干渉やそれによって引き起こされる法律の不確実性がある。予算交渉の原則は近年しばしば守られず、それが有効である年の半ばにまで引き延ばされることも稀ではない。

もし，一方の契約当事者が交渉の開始を要請してから6週間のうちに交渉が開始しないか，あるいは交渉当事者の一方が交渉の決裂を宣言するならば，対等な地位にある仲裁職位が報酬を取り決める（KHG 18条4項）。KHGは各々の連邦州について，州病院組合および疾病保険金庫の州連合の代表，並びに共通の中立的な1人の議長とともに配置される仲裁職位によって組織されることを定めている（KHG 18a条）。仲裁職位にはPKVの1人の代表が所属し，GKVの立場も兼ねる。仲裁職位の決定に対して，契約当事者は行政裁判所に訴えることができる。予算協定も仲裁職位決定も同様に，裁可のために権限ある州当局に対して公開されねばならない。州当局によって合理性検査が優先的に行われる。

　DRG症例一括概算額システムへの切り替えによって，指数や給付適応の意義も予算協定にとって変わられた。看護料金システムにおいて平均的なベッド数や平均的な入院期間は中心となる給付指数であった。症例一括概算額システムの条件のもとでは，この指数は相対的に意味がなくなった。というのは，指数がもはや報酬や予算測定に対して何らの決定的な影響を持たないからだ。結局，指数や給付適応は経済的な重要性が病院企画や投資促進にとってわずかな影響しかないと考えている。関心の中心であるベッドに関して言えば，DRGシステムでは今や，症例構造，平均的な症例難易度および清算する症例費用についての内容を測る指数がある。現在，病院の給付能力や経済性は特に，予算測定にとても重要性が高い2つの指数，ケース・ミックスおよびケース・ミックス・インデックスに基づいて議論される。

　DRGシステムの最も重要な指数はケース・ミックスである。ケース・ミックス（CM）として取り扱われるすべての症例の評価関係の金額が1つの制度によって表される。ケース・ミックスは，病院あるいは部門の給付量についての情報を与える指数として見なされる。その際もちろん，それに基礎をおいている評価関係は，扱われる症例の給付強度に遡っての推論を許さないことが考慮される。ただ評価関係は，他のDRGsと比較して相対的な費用重要度，相対的な支出性を表す。こうして1つの症例は1つの非常に高い専門財投入（例えば高価なインプラント）によって多くの費用が掛かるが，相対的

$$\text{ケース・ミックス・インデックス} = \frac{\text{ケース・ミックス}}{\text{症例数}}$$

**図 I-2-2　ケース・ミックス・インデックスの探索**

にわずかの作業時間支出で済む場合がある。

　DRG システムの第二の中心指標はケース・ミックス・インデックス(CMI)である。ケース・ミックス・インデックスは、取り扱われる症例数でケース・ミックスを除して求められる。そして1つの制度の症例の平均的な支出性にとっての指標として適用される（図 I-2-2）。1つの制度の CMI が高ければ高いほど、平均した症例の支出性はますます高くなる。条件つきで CMI はまた、制度の平均的な症例難易度のための指標として見なされる。その際、支出性から直接にではなく症例難易度が推論されることが考慮される。症例値の測定は、すでに言及した難易度段階に関するシステムにおいて行われる。

　しかし CMI はそれにもかかわらず注目されている指数である。そのため CMI によってまず1つの給付指数が与えられる。それは病院がその扶養の委託に、また病院の計画において割り当てられた扶養段階に相応する症例構造を示すか、あるいはそれが病院計画において下るか、ないしは上るかの段階に置かれるまったくの逆推論を許す。DRGs への切り替えによって、より強い給付関連的な基礎データの上に予算交渉が行われるばかりか、病院企画にとっても新しい、そして啓発的なデータが得られる。

　病院領域の新しい指数の解釈の場合、一般的に控え目に要求される。というのは、決して受け入れられるような内容力や負担に応えるものではないからだ。ドイツの DRG システムはさらなる発展の中にあり、給付や費用についての多くの問題と欠陥を正しく指摘する。例えば、大学診療所の給付はまず 2004 年に症例一括概算額カタログから離れて評価関係の計算に算入された。これは 2003 年の症例一括概算額カタログに対して、症例グループシステムでの著しい変化、そしてたくさんの DRGs の一部の評価を著しい変化へと導いた。一連の高く評価された DRGs が新たに挿入され、そして評価関係がすでに存在する DRGs の一部がかなり変化した。しかし、新しい症

例グループが形成され、これまでの DRGs の評価関係が変化すると、ケース・ミックス、基礎症例価値、あるいはケース・ミックス・インデックスのような病院の特殊な指標も、個々の病院の給付あるいは費用構造の変化に応じて変わる。そうして DRG システムにおいて、より強力な顧慮、特に治療費のかかる症例の相応の評価関係の持ち上げは、これらが患者を扶養する病院や部門がカタログにおける変化によって高いケース・ミックスおよびケース・ミックス・インデックスを得ようと努めることへと導く。

　次の年以降も、症例グループシステムおよび評価関係の一層の適用や変化が期待される。例えば、特に治療費の掛かる症例や一連の特別領域は、今までだ測定されておらず、症例一括概算額において表されるからである。

病院扶養にとっても共通の自己管理がある。外来の医師による扶養のシステムに対する本質的な相違はもちろん、病院の担い手の側で何ら公法上の団体の振る舞いをせず、私法上に組織された社団ということにある。州段階でのそれは、州病院組合で許可した病院の担い手の任意的な提携先としてある（SGB V 108a 条）。連邦段階でのそれは、ドイツ病院組合（DKG）が州病院組合や一層の重要な病院領域の連合という、私法上に作成された提携先である。DKG の構成員に属するのは、都市および市町村同盟、新教奉仕作業、カリタス会、ドイツ大学診療所連合および私的病院連邦連合である。

　州段階で共通の自己管理が病院企画に組み込まれ、そして重要な枠組み決定を予算および看護料金交渉のために行う。諸州の病院企画は州病院組合および、"直接の参加者" として、たいていその時々の病院企画委員会に属している GKV や PKV の州連合の参加のもとで行われる。直接の参加者との合意の上での規定は "目指して努力される"（KHG 7 条 1 項）。しかし一般的には、権限のある州当局が共通の自己管理との合意において重要で病院計画に関する決定を行う。

　予算や看護料金交渉のコンフリクト調整に関して、共通の自己管理の連合が組み込まれる。連合は仲裁職位の構成員を—構成員が一個人として合意する限り—また独立の議長を指名する（KHG 18a 条）。DRG システムにおける共通の自己管理は、州段階で著しい重要な意義を経験する。というのは、州

にまたがる基礎症例値は DRG システムによって取り決められねばならないからである (KHEntgG 10 条)。それによって中心の方向値は病院予算の測定の初めに州段階で決められる。

連邦段階での共通の自己管理は、ドイツ病院組合と GKV および PKV の首脳部連合によって形成される。ここ十数年での法律や規定の具体化や変換の際、彼らにはますます多くの課題と権限が委託され、そして様々な領域において共通の助言をし、契約による協定を行い、ないしは原則問題を明らかにする任務がある。それらの協定はたいてい、法によってすべての許可された病院やすべての疾病保険金庫を直接に拘束すると宣言する。

DRG システムにおいてその課題と権限領域は明らかに拡大され、そして強化された。すでに言及したように、首脳連合は国際的にすでに導入された DRG 症例グループシステムを選ぶ任務を持ったものとして、例えば、ドイツの DRG システムにとっての模範として役立つだろう。連合は、ドイツの DRG システムを継続的に一層発展させ、毎年改訂される症例一括概算額カタログにいまだ DRG 症例一括概算額によって公正に資金調達されない給付に関して、原則決定を行う病院報酬金法 (KHEntgG) に基づく任務を負っている。DRG システムの一層の発展を援助するために、自己管理の連合は共同の DRG 研究所を設立した。病院における報酬システム研究所 (InEK) は、毎年の計算および症例グループシステムに必要な適応の責任を支えている。それは病院にとって、症例記録や差引勘定の費用担い手に対して導入してもよいグループ化ソフトウェアも提供する。

共通の自己管理が連邦段階の中で何が起こったか折合いがつかない限り、連邦保健省に相応の規則のための責任がある。連邦保健省はこの場合、当該の領域に対していわゆる"補充実施"の枠組みにおいて指令を発しなければならない。

## 5. 総括：入院による病院扶養の制御系

最後に、病院扶養の構造と働きの仕方を再度集約した形で総括しよう（図

図 I-2-3　病院扶養の制御系

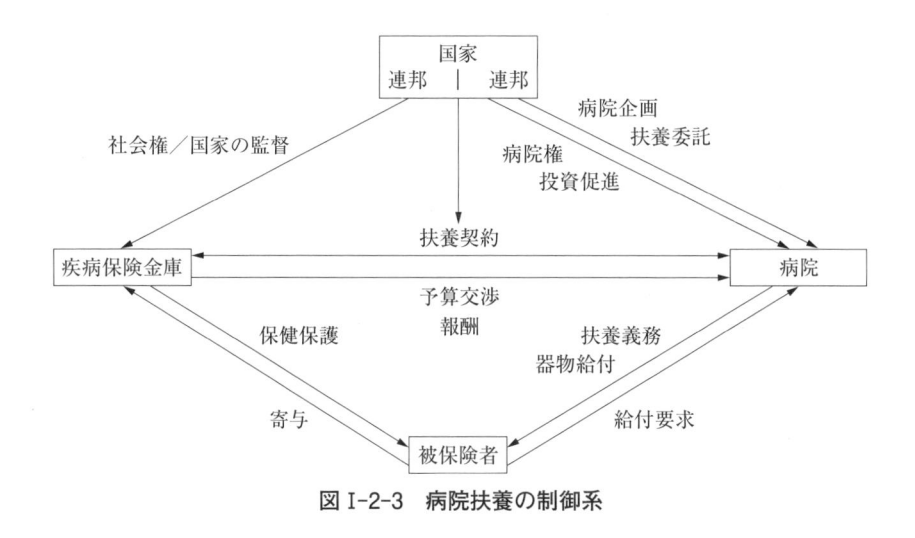

I-2-3)。

　GKV の被保険者は、すべての医療的に必要な給付を含む病院治療に対する法律的権利を持っている。完全入院による病院治療の前提は、開業医による病院治療の指示および病院医師から受けている病院治療に関する必要性の確認である。

　GKV 被保険者は原則的に彼らの扶養のために許可されたすべての病院において、自由な選択肢を持っている。しかし病院治療の指示において特定の病院が挙げられ、そして彼らがそうせざるを得ない理由なしに他の病院を選ぶならば、疾病保険金庫は彼らに対しそれによって発生する追加費用を請求することができる。

　GKV の被保険者の扶養のために許可されるのは、その時々の連邦州の病院計画で受け入れられるすべての病院並びにすべての大学診療所である（計画病院）。もしある病院が大学診療所であっても、病院計画において受け入れられないなら、それは GKV の州連合と関係が絶たれた扶養契約によって許可される（契約病院）。病院は、病院計画への受け入れとともに、もしくは大学目録あるいは扶養契約の締結によって、特定の扶養地域および特定の医療上の専門領域にとっての扶養の任務を受け取る。病院はその扶養任務の枠組

みにおいて被保険者に治療の義務があり、またそのため疾病保険金庫に対して給付に適した報酬を受け取る権利がある。

しかし利用報酬は投資費用のための何らの返済金を含んでいない。というのは、二重の税金からの資金調達の枠組みにおいて援助されるからである。州の病院計画に受け入れられた病院は、病院計画において定義された扶養任務の受け入れと反対給付として公共の投資援助を受け取る。小中の投資計画は一括概算額の金額を超えて、より大きな計画は個々に申請する援助対策を超えて、それが数年にわたって州の投資プログラムに取り上げられる限り援助される。

給付の種類や範囲並びに病院に特殊な報酬の高さについて、報酬システムの1つであるDRG症例一括概算額システムへの切り替え以来、病院は毎年疾病保険金庫の州連合と交渉する。年の予算交渉の中心点は、個々の症例グループにとっての症例数に関する協定である。どの給付に対してどのDRG症例一括概算額が算定されるかは、連邦のすべての病院に対して適用される症例一括概算額カタログによって拘束力を持って定められる。いまだDRG症例一括概算額について公正に補償されない給付の場合、他の報酬も病院個別的に取り決められる。

病院によって計算書につけられる症例一括概算額の高さは、その時々のDRG症例一括概算額カタログにおいて明らかにされた州基礎症例値関係の掛け算から判明する。州基礎症例値は、州病院組合とGKVおよびPKVの州連合との間で取り決められる。

予算協定について、契約当事者の意見が一致し得ないならば、州病院組合と州連合によって形成された仲裁職位が決める。仲裁職位の決定に対して、それぞれの契約当事者は行政裁判所に訴える。予算協定ないし仲裁職位の決定は、権限ある州当局に認可のため提示されねばならない。その際、もちろん当局によって協定あるいは仲裁職位の決定の合法性が調べられる。州にまたがる症例値についての協定も州当局による認可が必要で、とりわけ個々の病院予算の測定にとっての中心的意味のためにも、また州の病院計画的な目標に到達できるかどうかにも、認可を必要とする。

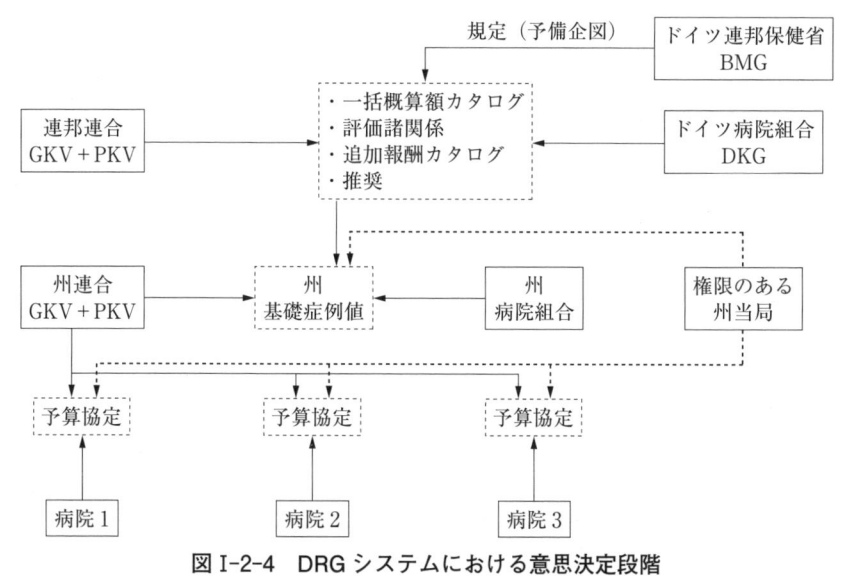

図 I-2-4　DRG システムにおける意思決定段階

　DRG システムの一層の発展についての本質的な決定は、立法者による共通の自己管理に委ねられた（図 I-2-4）。首脳者連合は、評価関係に同意し、そして他の報酬の根本的な確定を行う症例一括概算額カタログを一層発展させるだけでなく、例えば州基礎症例値の協定に共通の助言もする。首脳者連合が同意しない限り、管轄権のある連邦省は指示のあった領域をきちんと整えなければならない。

# 3章

# 病院のユーロ統一評価基準（EBM）

## 1. 一般的なこと

　最初の EBM（Einheitlicher Bewertungsmaßstab〔統一評価基準〕）は 1986 年 10 月 1 日に発効した。それまで有効であった任意疾病保険金庫領域と BMA（Bewertungsmaßstab Ärzte〔医師の評価基準〕）における ADGO（Allgemeine Deutsche Gebührenordnung für Ärzte〔ドイツにおける医師の一般的料金規定〕）を、疾病保険金庫領域と入れ替えた。初めの料金規定は、疾病保険金庫領域と任意疾病保険金庫領域が同程度に通用するはずであった。EBM は開始以来たくさんの改革すべき土壌の上に敷かれてあったとはいえ、"公正な"統一的な評価基準を達成するという目標は間違っていた。それは最初の年に繰り返し新しい給付によって拡大され、1990 年代の中頃からますます個別給付が適用されるようになった。EBM の一括概算化はすでにこの段階で始まっていた。包帯、血液の採取、注射および診察給付のように毎日もたらされる必要な個別給付は、医師の処方を複雑にし、今日の被保険者あるいは基礎一括概算額に対応するものとして終了した。

　EBM は次いで 2000 年から、EBM 2000 に変わった。転換は 2005 年 4 月 1 日にようやくでき上がり、EBM 2000 プラスと呼ばれた。EBM 2000 プラスは現在の統一評価基準に近い。ここで専門医や家庭医の統一評価基準との間の差異化が始まった。そして 5 つの給付数に従う構成が採用された。

　徹底的な改革の最後の一つは、2008 年 1 月 1 日に健康保険を EBM 2008 として、次いでそれが 2010 年 1 月 1 日にはユーロ統一評価基準と命名されたことであった。

2009年1月1日から病院の外来についての給付は、ユーロ料金規定によって支払われている。社会法（SGB）Ⅴ115条には健康保険、病院と契約医との三者の契約および枠組み保証、115b条には病院における外来の手術、また116b条には病院における外来の治療についての規定がある。

115b条　病院において外来の手術を行う。
(1) [1]疾病保険金庫の連邦上部連合、ドイツ病院協会あるいは病院所有者連邦連合は共同して、また保険医連邦協会は結合して、
1. 外来患者に実施できる手術やその他入院の代わりとなる手術のカタログを、
2. 病院や契約医に対して統一のとれた報酬を、
[2]命題1ナンバー1による取り決めにおいて、2000年12月31日まで外来において実施される手術や、外来に実施されうる入院は別々に名を挙げられる。そして、一般的実情がある場合、入院の実施が必要でありうるそれを決定される。[3]取り決めにおいて135条2項による品質前提、並びに92条1項命題2および137条による共同連邦委員会の方針および決定が顧慮される。
(2) [1]病院はカタログにおいて挙げられた手術と入院の代わりとなる手術の外来の実施のために認可された。[2]病院の疾病保険金庫の州連合会や任意疾病保険金庫、保険医協会および認可委員会（96条）への通知を必要とする。保険医協会は州病院協会に契約医の扶養の程度について知らせる。[3]病院は1項に従う契約を守る義務がある。[4]給付は直接に疾病保険金庫によって支払われる。[5]経済性や品質の検査は、疾病保険金庫によって行われる。病院は疾病保険金庫に301条に従って疾病保険金庫の任務を果たすために必要である限り、資料を提出する。
(3) [1]1項に従い協定が全部あるいは一部を実現しない場合、その内容は契約当事者の申請で89条4項に従い連邦仲裁局によって定められる。[2]これはドイツ病院協会の代表をめぐり同じ数に、それがいつも疾病保険金庫および保険医連邦協会の代表にとって予定された（拡大された連邦

仲裁局）ように拡大される。³ 拡大される連邦仲裁局はメンバーの３分の２の同意で多数決定する。⁴ 112 条 4 項は対応して適用される。
(4) ¹ 1 項あるいは 3 項に従う規則の発効まで、しかし 1994 年 12 月 31 日まで病院は統一的な評価基準（87 条）を基礎に外来の手術を実施する資格がある。² これは病院が疾病保険金庫の州連合会や任意保険金庫、保険医協会および認可委員会への報告が必要である。その中で病院において外来に実施しうる手術がつけられる；2 項命題 2 第 2 の半命題は相応して通用する。³ 報酬は被保険者にとって適用している報酬額と共に統一的な評価基準に従う。⁴ 2 項命題 4 と 5 は相応して通用する。
(5) ¹ 1 項に従う取り決めにおいて、病院や契約医の外来の手術給付の報酬のための共通の予算についての規則が与えられる。² 薬剤は外来の手術のために認可された病院の予算や全体報酬から調達される。

115c 条　病院処置による薬剤治療の継続。
(1) ¹ もし病院の処置との接続において薬剤の処方が必要であれば、病院はさらに処置する契約医に作用物質の名称を適用する治療提案を報知しければならない。² 格安の薬剤が薬理学に比較しうる作用物質あるいは治療上に比較しうる効果とともに用いられる場合、少なくともより格安の治療提案が告げられる。³ 1 項と 2 項の違反は医学的に基礎づけられる例外の場合に許される。
(2) 病院との継続において病院によって始めた契約医の扶養における薬剤治療の継続が長期にわたって必要であるならば、病院は退院の際、契約医の扶養における処方の際にも合目的でまた経済的である薬剤を利用すべきである。これが個々の場合における処置の障害なくあるいは滞在期間の延長なしに可能である限り。

116 条　病院医による外来の治療。
¹ 病院において、111 条 2 項に従って扶養契約が成立し、あるいは 119b 条 3 項に従って入院の介護施設において扶養あるいはリハビリ施設にお

いて活動する医師は、彼らが修了した一層の教育をさらに用立て、施設のその都度の所有者の同意で、その中で医師が活動する限り、契約医の被保険者の扶養に参加のため許可委員会（96条）によって権限が与えられる。[2] 権限は、被保険者の十分な医師の扶養が特別の診察や処置の方法あるいは知識なしに1項に挙げられた施設のこのために適切な医師によって保証されない限りおよびその間は権限を授与される。

116a条　低度扶養の場合病院による外来の治療。
許可委員会は、企画領域における相応の専門領域にとって許可された病院を、その中で医師や保健衛生州委員会は100条1項に従う低度扶養、あるいは契約医の扶養のためのその委託に権限を与える100条3項に従う追加的局所の扶養需要を検証した。ただしこれが程度扶養の除去あるいは追加的局所の扶養需要をカバーするために必要である限り、またそれを必要とする間である。

116b条　外来による特別専門医の扶養。
(1)　[1] 外来による特別専門医の扶養は疾病による特別の資格、異なる専門にまたがる協力および特別の人の配置を必要とする複雑な、高度な治療を要する病気の診断と治療を含む。[2] これには4項と5項の基準による特に次の重い疾病の進行形態が、特別の病気進行、稀な疾病および疾病状態によって相応の少ない症例数並びに高度の特殊化給付がともに関係する：
　1.　特別の病気進行を伴う以下の場合による重い疾病の進行形態は
　　a) 腫瘍学の罹病、
　　b) HIV/AIDS、
　　c) リュウマチの罹病、
　　d) 心機能不全（NYHA〔New York Heart Association〕分類Ⅲ-Ⅳ）、
　　e) 多極硬化症、
　　f) 脳の発作（てんかん）、

g）小児科の心臓病学の枠内での複雑な疾病、

　　h）間接損害のある早産児の扶養にあるいは

　　i）異なる専門にまたがる扶養を必要とさせる合併症の場合の横断麻痺；

　2．以下のような相応に少ない症例数の稀な罹病および疾病状態

　　a）肺結核、

　　b）嚢腫の膵臓線維、

　　c）血友病、

　　d）形成悪化、生来の骨格体型形成悪化や神経筋肉の罹病、

　　e）重大な免疫学的な罹病、

　　f）胆汁に関する臓器の硬変、

　　g）初期に硬化している炎症、

　　h）ウィルソン病、

　　i）性同一性障害、

　　j）生来の新陳代謝障害のある子供の扶養、

　　k）中胚葉の組織あるいは身体部分の生来の形成障害、

　　l）肺の高血圧症、

　　m）短腸症候群：通常の長さの半分の大腸の、80％までの小腸の生来の短縮あるいは、

　　n）肝臓移植前あるいは後の患者の扶養並びに

　3．以下のような高度特殊化した給付

　　a）CT/MRT に支えられた介入の苦痛治療の給付あるいは

　　b）短縮治療。

[3] 検査および処置方法は、共通の連邦委員会が病院の治療のために137c条に従った決定の枠組みにおいて何らの拒否する意思決定がなされなかった限りにおいて、外来の特殊専門医の扶養における給付の範囲の対象でありうる。

（2）[1] 契約医による扶養の参加する給付産出および108条に従い許可される病院は、1項に従い、その処置は4項および5項による共通の連邦

委員会が決めた外来の特殊専門医の給付を提供する資格を持つ。しかしこれは、彼らがこのため常に4項および5項による重要な要請と前提を満たしまたこれを3項1節に従って拡大した連邦委員会に対して相応の書類を添付して届け出る限りにおいて認められる。[2]1節に挙げられた給付提供者の間で4項9節および10節に従う協定の締結が必要である限り、1節に従う届け出手続きの枠内において同様に提出される。[3]これは、もし給付提供者が、彼に4項11節第2の半命題に挙げた理由からの提案が可能でないことが信ずべく確信するなら適用されない。[4]給付提供者は彼の提示の受け取り後2か月の期間経過後外来の特殊専門医の扶養に参加するための、連邦委員会が1節に従いこの期間のうちに彼に、彼が要請と前提をこのために満たさないことを知らせるかどうか別として、資格が与えられる。[5]州委員会は1節に従い届け出ている給付提供者から追加に要求する情報と補足する見解を求めることができる；案内の到着まで4節に従う期間の経過は中断される。[6]4節によって資格が与えられた給付提供者は彼らの外来の特殊専門医の扶養の参加を健康保険の州連合および任意保険、保険医組合並びに州病院組合に報告し、またその際、資格が広がる疾病および給付領域を届け出なければならない。[7]給付提供者は彼にとって1節と2節に従う重要な前提を外来の特殊専門医の扶養の参加のためにもはや満たさないならば、彼はこれを即座にその取りやめの時点の報告のもとで1節に従う州委員会に対して届け、並びに6節に挙げられた立場を申告しなければならない。[8]1節に従う州委員会は外来の特殊専門医の扶養に参加している給付提供者を与えられた動機から、並びにそれとは独立に彼の最初の参加届出あるいは彼の参加資格の最後の遅い再検査以来少なくとも5年の経過後、彼に対して2か月の期間内に、彼が外来の特殊専門医の扶養の参加のための前提をさらに満たすことを指示するよう要求することができる。[9]4節、5節と7節は相応に適用される。

(3) [1]2項に従う任務の認知にとって90条1項に従う医師と健康保険の委員会は、彼らが90条2項に従って常に健康保険の代表者と医師の代

表者のために定められているように同数において病院の代表者を広げる（拡大される州委員会）。

(4) [1] 共通の連邦委員会は 2012 年 12 月 31 日まである指導要綱において、以降に従う外来の特殊専門医の扶養のための詳細を規定する。

(5) [1] 共通の連邦委員会は 1 項 2 節に従うカタログを 91 条 2 項 1 節に従う不偏不党、共通連邦委員会のキャリア組織あるいは女性患者や患者の利益や慢性の疾病者や障害のある人間の自助の知覚のため 140 条以下 1 項 1 節の基準に従う連邦段階で重要な組織の提案でさらなる重い罹病の進行形態を特別の疾病進行、相応にわずかの症例数による稀な病や病の状態並びに高度特殊化した給付を動議に基づいて補足する。[2] それ以外については 4 項が相応の対処をする。

(6) [1] 外来の特殊専門医の扶養の給付は直接健康保険によって報酬が払われる；契約医の給付提供者は費用補てんに対して保険医協会に外来の特殊専門医の扶養の給付に関する精算を委託する。[2] 外来の特殊専門医の扶養給付の報酬にとって健康保険の上部連合、ドイツ病院協会および保険医連邦協会が共同でまた統一的に計算体系、ユーロにおける診断関連的な報酬位置並びに 4 項および 5 項に基づく相応の指導要綱の発行に従ってその時々の結合的な採用時点を取り決める。

## 2. EBM の構成

2005 年の改革以来、EBM 2000 プラスの内容リストは従来通りの方法で放棄された。EBM は今日、章を越え、ないしは I - V の各章に分類される。

### 1) EBM 章 I：一般的規定

一般的規定は統一的評価基準（EBM）との交わりにおいて規則を定義する。それらは全体で 7 つの章に区分される。章 I から章 IV では、給付の計算範囲と調達、治療と疾病、経営の場所および医師事情の定義並びに料金規定位置（GOP）の計算範囲を取り上げる。章 V から章 VI においては、経営の場所、医

療扶養センター（MVZ）および雇用医師並びに、医師活動を多くの地域名称のもとで実施する契約医についてリストアップされる。章Ⅷは費用を規定する。

簡略化のため、ここでは計算の章における個々の一般的な規定を指摘していこう。

## 2）EBM　章Ⅱ：医師グループに包括的な一般的規定

この章は再び"一般的料金規定の位置"と"一般的診断と治療の料金規定位置"に区分される。一般的料金規定のもとでの扶養にとって、折悪しく、緊急の往診、料金規定位置の場合において、権限付与、病院および研究室、往診、主治医などの回診、外来の実践診断の世話並びに最も重要なことを挙げるため、書面による通知のための基礎一括概算額がある。一般的診断と治療と治療の料金規定位置のもとで、早期認識の給付、乳房撮影検査、不妊化、妊娠中絶および麻薬依存性が判明した場合に、補充医療が施される。

それが医師グループに包括的な給付の問題であるとはいえ、その計算範囲は制限される。もしその医師グループに特殊な章（例えば：章13「内科医の料金規定位置」、あるいは章26「泌尿器学の料金規定位置」に基づいて）においてさらに制限する規定に従って紹介されるなら、もっぱら専門医によって計算される。

いずれの給付も、まず第一に116b条に従う高度に特殊化された給付の権限付与と控除を顧慮する章Ⅱから計算してよい規定がある。

一般的診断と治療の料金規定位置のもとで、大部分が緊急外来の個別給付であるが、116b条による権限付与、給付決算および病院での医療扶養センター（病院MVZ）の個別給付も見出される。

これに属するのは点滴等の注入、小規模の外科の給付、一般的治療給付、診断の手順並びに物理療法の料金規定位置である。

## 3）EBM　章Ⅲ：医師グループに特殊な料金規定位置

統一的評価基準（EBM）の医師グループに特殊な料金規定位置に対応する章Ⅲは、"Ⅲa家庭医の扶養領域"と"Ⅲb専門医の扶養領域"に区分され

る。"Ⅲb専門医の扶養領域"は、章5「麻酔学の料金規定位置」から始まり章27「リハビリ医療の料金規定位置」で終わる。各章は原則的に、
 1. 前置き
 2. 基本一括概算額
 3. 診断と治療の料金規定位置
の順に記述される。

全体で22の専門医の章が存在する。

ゆえに例えば男性の尿道（膀胱）検査法について料金規定位置を参照する場合、それは章"26.3"に置かれている。その際、"26"は泌尿器科の専門グループ特殊のEBM章にあたる。給付そのものは診断と治療の料金規定位置の下部3章に分類される。


「前置き」
前置きはたいていそれぞれの専門医に特殊な料金規定の章の前に置かれている。

それはその時々の章における料金規定位置の適用を規定する。

前置きは常に、その時の専門グループ特殊の章をもとにいずれの専門部門が給付を決算したらよいかの記述を含む。その専門部門について、専門グループ特殊の給付が専門医の扶養領域（EBM-章Ⅲb）の他の章をもとに計算されることを規定する。さらなる前置きのポイントは、給付の決算可能性については、すでに記述したEBM-章Ⅱの医師グループの包括的な一般的給付並びに、医師グループの包括的な特別の給付（例えば実験室あるいは超音波）の場合EBM-章Ⅳに基づいて決算可能性を規定する。そのうえここで、決算に関する料金規定位置の場合、
 ・SGB V 135条2項による品質保全のための対策
 ・その時々の領域での原則的な制限のための職業法の義務
 ・共同連邦委員会の指針
を顧慮された指示が明らかになる。しかし医師通知の料金規定位置（GOP）01600と01601への送付はすでに、その時々の基本一括概算額に含まれてお

り、その都度GOP 40120への郵送料一括概算額によって続いて計算されるという指示が前置きに記述されている。

　前置きの複雑性は、章7の外科の専門医の例で明らかになる。

　章7は外科、小児外科のおよび形成外科の料金規定位置に渡せない。それには前置きにおいて、

"この章において呈示された料金規定位置はもっぱら、
・外科にとっての専門医
・小児外科にとっての専門医
・形成外科にとっての専門医
に関して計算される"。

　権限をもつ健康保険医協会（KV）によって定められる権限付与の例外によって、外科の専門領域はそれと後に続く章において呈示される給付を計算できる。

　これは章7において固定されたGOP 07210から07212、07310、07311、07320、07330、07340、07345まである。

　EBMの適用者は、専門グループ特殊の給付を常に最初の2つの料金規定位置の数について認識している。"07"が意味するのは、"章7　外科にとっての料金規定位置"である。

　他の医師グループに特殊な章から、医師は人数に従ってGOPをナンバー13310、13400、13401、13402、13410、13411、13412、13420、13421、13422、13423、13424、13662、13663、13664、および13670に従って計算してよい。小児外科にとっての専門医はそれに加えてさらにナンバー26310、26311、26313、および16320に従って計算できる。

　医師グループに包括的な章Ⅱおよび Ⅳ から医師は追加してナンバー01100からに従って、区分 30.1、30.2、30.3、30.3、30.5、30.6、30.7、31.3、31.4、31.5、31.6、36.2、36.3、36.5および36.6.2のGOP並びに章32、章33、34および章35のGOPを計算してよい。

「前置き」で外科にとって産出しうる給付として引き出されるものは、章の中で他の診断の給付あるいは治療の給付によって再び締め出されうる。それは自由選択の給付分与あるいは決まった給付分与において引き出されるか、給付の数に対する注解において計算されていないとして書き留められる。料金規定位置に対する注解は、常に料金規定位置の中でイタリックで記述されている。

「例」

補装具が必要となった患者の GOP 07310 付加一括概算額取扱いの場合、前置きによれば、外科は GOP 02300、創傷の最初の扶養、その専門グループに特殊な料金規定位置と並んで計算される。

GOP 07310 に対する注解によれば、GOP 02300 から 02302 までは除外される。

それは矛盾なく、個別給付とは異なる取扱い日でのみ決算されうる。

適用者に好意的な転換には、専門グループに特殊な決算標準を用いるのが得策である。整形外科の一つの例を挙げる（表 I-3-1）。

表 I-3-1　整形外科の決算標準（特別の給付―当直勤務）

| EBM | 短縮説明 | 点数 | 章 |
| --- | --- | --- | --- |
| 01101 | 22時から7時までの同上、土曜、日曜、金曜19時から7時まで | 855 | II |
| 01102 | 7時から14時までの予想されなかった給付 | 285 | II |
| 01210 | 組織された当直勤務における診察の複雑 | 405 | II |
| 01211 | 訪問準備のための01210への追加一括概算額 | 255 | II |
| 01214 | 組織された緊急（の場合における緊急事態対診）一括概算額を有益、さらなる個人のあるいは他の医師−患者−接触 | 100 | II |
| 01215 | 訪問準備にとっての追加一括額01214 | 50 | II |
| 01216 | 19時から22時まで、土曜、日曜7時から19時までの間の緊急事態対診一括概算額 | 330 | II |
| 01217 | 訪問準備にとっての01216に追加一括概算額 | 205 | II |
| 01218 | 22時から7時まで、土曜、日曜、19時から7時までの間の緊急事態対診一括概算額 | 405 | II |
| 01219 | 訪問準備にとっての01218に追加一括概算額 | 255 | II |

### 4）EBM　章Ⅳ：医師グループに包括的な料金規定位置

　章Ⅳ以下の給付は再び、特殊な前提に関わりなくすべての医師に関係があるものとなっている。

　この章の料金規定位置の計算は、SBG V 135 条 2 項による健康保険医協会（KV）の認可を前提にする。

　章 30 の"特別の扶養領域"ではアレルギー学、脊柱治療、鎮痛治療の料金規定位置が明らかになる。直腸病学や神経生理学的運動治療についても定められている。そのうえさらなる包括的な個別章が含まれる。

・章 31 では外来による手術の料金規定位置を記述する。
・章 32 は実験室のすべての料金規定位置を含む。
・章 33 では超音波診断の料金規定位置を記述する。
・章 34 は診断と介入の放射線学、コンピュータ断層撮影法（CT）および核磁気共鳴断層撮影法（MRI）の料金規定位置を含む。
・章 35 は精神療法指針に従う給付の料金規定位置を含む。
・章 36 は予約医師の手術、麻酔および予約医師による手術後の査察並びに予約医師の健康維持の領域を組み入れる。

　他のことに携わる章 37、章 38 および章 39 はそのまま残された。ここで評価委員会にとって、さらなる新しい章をのちに EBM に組み入れる可能性が残されている。

　医師グループに包活的な、特殊な前提の場合、計算しうる料金規定位置について EBM の章Ⅳにおいて、同様に重要であるさらなる必要な付加給付が明らかになる。

### 5）EBM　章Ⅴ：費用一括概算額

　費用一括概算額は新しい給付によって常に拡大される状況にある。

　疾病報告、複写、尿素あるいはミフェプリストンの購入および硬化症用の使い捨て注射針の購入にとっての費用一括概算額と並んで、次の場合もさらに広い給付関連の費用一括概算額に含まれる。

- 心臓カテーテル調査および冠状血管の内腔に生じた血栓組織のために再度開口する処置
- 介入する処置
- 放射性核種
- 眼科的処置
- 内視鏡検査の関節処置を含めての関節窩の視診による解決方法
- 透析の際の施設や職務給付
- 放射線療法の施設費用
- 乳房撮影検査（マンモグラフィー）の枠組みでの給付関連的費用一括概算額

　費用一括概算額の EBM-章 V における前置き 40.3.1 は、誰が費用一括概算額を GOP 40100 に従って計算したらよいか、というよく出される質問に答える。GOP 40100 で規定されている処置について 1 回のみ、またもっぱらテスト調査のために口座振替を委託された医師についてのみ計算できる。しかし受け取っている医師についての委託給付は、全部または一部の医師へ実施のため振り込まれるならば、それは両方の医師によって計算されない。前置き 40.3.2 において同様に、病院地域内あるいは MVZ での所見結果についての輸送や伝達に関する費用は計算されないことが規定される（出典、章 40.3.1 と 40.3.2）。

## 6）EBM　章Ⅵ：付録

　ユーロ EBM は全 2 巻の本として出版されている。1 巻目には、上述の章 Ⅰ から Ⅴ までと、付録のうち "1. 別々に決算できない給付の目録" が記載されている。"章Ⅵ　付録" のうち 2 巻目に収録されているのは、

2. 章 31 と章 36 の給付のために手術の手順表（OPS）に従った SGB V 295 条による手術の手順の分類、
3. SGB V 106a 条 2 項と結びついて SGB V 87 条 2 項 1 号に従う給付産出に必要な契約医の時間消費にとっての申し立て、
4. 目録に従って計算できないあるいはもはや計算できない給付、

各論　Ⅰ部　科学的証拠に基づく医療の基礎　　143

である。

## 7）別々に決算できない給付の目録（付録1.）

初めに、適用者は別々に決算できない給付の目録を一瞥するであろう。ここですでに初めに言及した、決算できないEBMの料金規定位置の部分給付が明らかになる。ある部分給付が内容としているところは被保険者一括概算額の"VP"（これは主要な扶養領域における適用である）、そして基本一括概算額の"GP"（これは専門医による扶養領域における適用である）の特徴をよく表している。"SG"の特徴は、給付がその他の料金規定位置における内容であることを認識させる。

「例」
SGの特徴は、給付がその他の料金規定位置の内容としている点である。
・手術の治療に伴う四股での虚血あるいは血止めを当てる
・血液中の酸素飽和度に関する規定
・別の創傷の初期段階に一つあるいは多くの液体除去の仕方を入れる

GPの特徴は、給付が基本一括概算額（専門医の扶養領域）の構成可能な要素である点である。
・部やあるいは鞘の目標を達成するための薬剤の処置
・耳腔内照明のもとでの薬剤の耳道への目標に適った挿入
・喉頭の表面麻酔やあるいは気管支領域の表面麻酔
・対物レンズ屈折矯正規定

GP-SG-VPの特徴は、給付が被保険者一括概算額、基本一括概算額の構成可能な要素およびその他の料金規定位置における内容としている点である。
・脈拍計による調査
・小関節のテープ包帯
・1つあるいは多くの器官の完全な調整
・薬剤による浸潤処置

## 8）手術の手順の分類（付録2.）

EBMのこの区分は、OPS（手術の手順表）に従ってコード化した章31.2と36.2の手術の処置、分類された手術給付、手術カテゴリー、計算できる監視複雑性、手術後の治療複雑性の振替の実施、および執刀医並びに麻酔給付による実施を含む。これに属するこの章の前置きは非常に長く、またさらに17段落に及ぶ。その中で最も重要な規定は章11.4における外来による手術の決算であり、本書において詳しく述べている。

## 9）給付産出にとって必要な時間消費の申し立て（付録3.）

立法者は2004年の保健衛生改革において、時間の特性による信憑性調査の可能性を採用した。そのための権限があるのは健康保険医協会（KVen）である。

SGB V 106a条2項と関係するSGB V 87条2項1に従い、それ以来EBMにおける多くの料金規定位置は、評価委員会による計算時間に支配されている。部分的にそれと違ってこの表において1つの検査時間が挙げられる。"検査時間の適性"のもとで、検査時間が四半期あるいは日々側面に支配されているか理解される。

展望をつかむためにこの構想を一瞥することは意味がある。例えば料金規定位置（GOP）02101によって60分まで継続する注入は、8分の計算および検査時間を、1日の四半期側面にとっての適性として課される。外来の実践診療の扶養にとって、例えばGOP 01510の2時間以上の継続は付加一括概算額で10分の計算および検査時間を課される。それは同様に1日および四半期側面にとっての適性を持つ。

専門グループに特殊な基本一括概算額として費用を見積もる際、患者との最初のコンタクトとなる麻酔について、8分の計算検査時間が容認され、眼科医の場合は12分が、いつも四半期側面にとっての適性によって容認される。様々な専門グループの場合、最初のコンタクトとなる様々な計算および検査時間にとっての基本は、その都度その都度の基本一括概算額の自由選択

の部分を内容にしている給付の様々な範囲の中にある。

権限付与において GOP 01310 による基本一括概算額に 8 分の計算および検査時間が割り当てられており、GOP 01311 による基本一括概算額の場合は 14 分である。

検査時間に何の表示もない（"K.A"）また検査時間に何の適性もない領域は次のようなものである。

- ・GOP 01210 から 01219 までに従う緊急外来領域における基本一括概算額と結果相談
- ・GOP 01436 に従う相談一括概算額
- ・GOP 01602 に従う家庭医に多数作成／コピー
- ・GOP 01750 に従う乳房撮影検査の枠組みにおけるレントゲン
- ・GOP 01820 から 01813 までの出迎え規定の給付
- ・GOP 05230 に従う麻酔科医による病人を訪ねる出費の立て替え返済
- ・GOP 17360 から 17363 までの核医学の割り増し料金
- ・GOP 25310 から 25323 までの放射線療法
- ・GOP 30706 と 30708 に従う苦痛治療の給付
- ・GOP 33075 に従うカラー超音波画像診断の割り増し料金
- ・GOP 34470 から 34492 までに従う MRI レントゲン診断

## 10）目録に従って計算できない給付あるいはもはや計算できない給付の目録（付録 4.）

EBM は規則的に改定される。廃止された給付は統一的評価委員会の EBM への決定によって組み替えられる。その改定の都度四半期ごとにこの付録へ給付が組み入れられることによって、これは決算のためにもはや自由に用立てられることはなくなる。

まずここに実験室での数字が明らかになる。

## 3. EBMの適用

### 1）EBMに対する正しい料金規定

EBMは健康保険医連合と疾病保険金庫協会とで一致する計算基礎にある。今日化してそれはドイツの医師出版社から毎年1度完全に改定した版が2巻の書物として出版される。2巻合わせて1400頁ほどの同書は49.95ユーロで購入でき、また現時点で有効な連邦統一的な点数による評価を基礎にする。

同じものはインターネットにおいても http://www.kbv.de で自由に閲覧できる。専門グループEBMが各々四半期ごとに今日の見解をダウンロードできるようにしている。評価はここで数字で示される。

全3巻、3600頁に及ぶ専門家による加除式の注釈書が、EBMおよびWezel/Liebold の医師報酬規則（GOA）によって自由に用いられる。それは定期的に四半期に1度変更される。そしてルーズリーフ型あるいはCD型として購読される。統一的方向化の数による評価によって計算される包括的仕事に保険医連合、金庫および裁判所は好んで手をつける。

四半期現実化のための費用は43ユーロであり、基本作業は1回約120ユーロが掛かる。

### 2）いずれの数の領域が決算しうるのか？

保険医協会が権限授与の領域における決算をしばしば権限授与の範囲によって限定するので、精算することはここで非常に簡単に評価されるだろう。

しかし、この仕事の目標グループ（精算者／患者管理からの内部）は、しばしば他の外来の決算される病院の領域に携わっている。115b条に従う外来の手術をすること、また入院に替える手術の領域における決算は、手術の適用と並んで専門グループ特殊な章からの給付並びにさらなる手術前の給付の知識も前提とする。

緊急事態決算において1.5以下の章に従う一般的規定を基に、基本一括概算額、結果助言と並んでさらなるEBM包括的な付加給付が手掛かりを収め

各論　I部　科学的証拠に基づく医療の基礎　　147

る。

　医療扶養センター（MVZ）あるいは専門包括的な共同体の実践における決算にとって、EBM の基本知識はもはや十分ではない。同じことは 116b 条の領域における給付の決算にも適用される。ここで、一般的規定を顧慮した多くの専門グループ特殊な章からの料金規定位置について、並びに付加給付にとっての正しい適用を習得しているだけでは通用しない。包括的な給付除外についてのさらなる知識が個別の数字に必要である。

### 3）基本一括概算額

　EBM は個別の 24 の専門グループ特殊の章についてである。続いてここでは EBM 章の専門グループへの分類について見ていこう。EBM の料金規定位置は常に 5 ケタである。最初の 2 ケタは、専門グループ特殊な EBM における専門グループが認識される（表Ⅰ-3-2）。

　各々の専門グループは 5 ケタの料金規定位置の初めの 2 ケタによって相応の章をつけられる。専門グループの専門医の扶養領域の EBM 章におけるすべての数字がそれゆえ同様に標識によって開始する。外科の場合それは例えば 07 である。

　次に基本一括概算額の適用と定義は外科の例で見てみよう。

「給付位置」

| GOP07210 | 満 5 歳までの被保険者にとって | 595 点 | 20.85 ユーロ |
| GOP07211 | 6 歳から満 59 歳の被保険者にとって | 625 点 | 21.91 ユーロ |
| GOP07212 | 60 歳以降の被保険者にとって | 720 点 | 25.23 ユーロ |

　基本一括概算額は家庭および専門医の扶養領域においてのみ患者の年齢に従って区別される。これは 115b 条に従って外来の手術をする決算領域、116b 条に従って高度に特殊化した給付や稀な罹病の決算並びに MVZ あるいは専門包括的な共同体実践における決算に関係する。

　基本一括概算額は常に 1 つの治療期間における最初の医師患者接触に特徴

をよく表している。そしてその時にのみ差し引かれる。

「給付内容」

必須の給付内容

・個人的な医師患者接触

自由選択的な給付内容

・一般的な規定のナンバー 4.3.1 に従うさらに個人的なあるいは他の医師患者接触

・GOP 01600 に相応した医師の報告

・GOP 01601 に相応した個人的な医師手紙

・付録 1. に挙げられた給付、治療の症例において 1 回

表 I-3-2　専門グループ特殊な EBM

| 04 | 小児少年医学 |
| 05 | 麻酔 |
| 06 | 眼科 |
| 07 | 外科 |
| 08 | 婦人科 |
| 09 | 耳鼻咽喉科学 |
| 10 | 皮膚 |
| 11 | 人類遺伝学 |
| 12 | 実験室医学 |
| 13 | 内科学 |
| 14 | 小児少年精神医学 |
| 15 | 口顎顔外科 |
| 16 | 神経学 |
| 17 | 核医学 |
| 18 | 整形外科 |
| 19 | 病理学 |
| 20 | 生理学、声と言葉の障害聴覚障害 |
| 21 | 精神医学 |
| 22 | 精神療法 |
| 23 | 小児少年および若年精神医学 |
| 24 | 放射線医学 |
| 25 | 放射線療法 |
| 26 | 泌尿器科学 |
| 27 | リハビリ医学 |

「給付内容への示唆」

・給付内容は給付調達に範囲を記述する。

・必須の給付内容はいつも"義務給付"である。基本一括概算額の枠組みにおいて給付調達のための前提はいつも一個人の医師患者接触である。

・自由選択による給付内容はその"可能給付"を記述する。その調達は文書で証明されねばならない。しかし他から切り離されては決算されえない（基本一括概算額に対する注も参照）。

・自由選択的な給付内容は、さらなる個人的あるいは他の医師患者接触も記述する。ゆえにさらなる患者接触はほとんど基本一括概算額の着手の際を含めてある。それは EBM における助言の価値において固有の料金規定位置のもとではもはや挙げられない（固有の助言一括概算額に EBM においては 2008 年まで可能であった）。

ここで医師患者接触のための一般的規定ナンバー4.3.1について述べる。

"個人的医師患者接触は場所的および同時の医師患者出席および直接の相互関係を前提にする。他の医師患者接触は少なくとも、電話または間接的な接触が職業法的に許される限り前提とされる。間接の他の医師患者接触は同じ場所での医師患者の出席を前提としない。電話による医師患者接触は一括概算額の内容であり、切り離されては決算され得ない"。

- 自由選択による給付内容はそれを越えて"付録1.に挙げられた給付"を記述する。それは"離されていない決算しうる給付の目録"における給付が（章Ⅲ2）基本一括概算額の着手によって帳消しにされないことを意味する。
- 基本一括概算額はいつも1回限りの治療症例において決算しうる。

「注釈」

料金規定位置の注釈はルールの仕事として理解される。それは、その都度挙げられた料金規定位置によって排除された他の料金規定位置に示唆を与える。控除の除外の場合、顧慮されるのはどの期間に除外が関係しているかである。料金規定位置の除外は同じ治療症例の枠組みにおいて他の料金規定位置と並んで決算可能に関係しているか、あるいは同じ治療日に関係しているかである。治療期間あるいは治療症例は注釈においてまったく名を挙げられないことがしばしばある。統一的評価基準（EBM）と医師報酬規則（GOA）に関するWezel/Lieboldの注釈書は、その25. リーフレットバージョン2.0水準2011年1月において、医師患者接触に対する除外は、何ら期間が挙げられないなら、その時々の会議が関与するという"解釈と概念"の考えを示した。

下に挙げた注は、外科の専門グループ特殊位置EBM章の基本一括概算額に関係する。

GOP 07210から07212まではGOP 01436と同時に決算し得ない。また、治

療症例においてGOP 01600と01601とは同時に決算し得ない。

「報告義務に対する示唆」
　統一的評価基準（EBM）の一般的規定ナンバー2.1.4は報告義務を定めている。それに従って治療資料伝達のための原則的な義務が成立する。
　それを越えて給付は、次に挙げられた料金規定位置に従って、ある報告がGOP 01600、01601に相応して家庭医に通知された時のみ完全にもたらされる：02311、02312、02313、07310、07311、30702、30704と30901。

　GOP 01600と01601への報告は、連邦摘要契約-医師（BMV-A）24条3項ないし医師-任意-疾病保険金庫-契約（EKV）に従う契約給付の実施のための振込（指定あるいは定義委託）への給付がもたらされる時にのみ計算可能である。

　あなたは正しく読みました：報告／所見伝達は確かに何らの決算ではない。郵便料金にとって40120、40121に従う費用一括概算額は計算されるだろう。

　115b条に従う外来の手術や入院に代わる手術の決算の領域においても、所見報告は基本一括概算額の決算に基づいて何ら計算できる給付ではない。ここで費用一括概算額は8条"契約医の情報を知らせること"に従い、見込んでいない。というのは、報告は患者に"ともに与えられるからだ"。

## 4）権限を与えられる医師、病院および研究所にとっての基本一括概算額
　2009年1月1日以来、権限付与においては、章Ⅲbにおける専門グループ特殊な基本一括概算額と比較していずれの年齢に細分化して投入されるか、専門グループ特殊化である基本一括概算額がある。
　EBM-章Ⅲbの専門医の扶養領域において基本一括概算額について述べる。EBM-章Ⅲbの家庭医の扶養領域において被保険者一括概算額について述べる。

「給付位置」

GOP 01320　医師、研究所および病院　　　　　　260点　9.11ユーロ

　料金規定位置に従う基本一括概算額は、専門領域における実験室医学、微生物学および感染疫学、核医学、病理学、放射線学的診断ないし放射線学、放射線療法および輸血医学、麻酔医学、婦人科学および助産術、皮膚および性病、口腔顎顔外科および人類遺伝学に権限が与えられる医師に用いられる。

GOP 01321　医師、研究所および病院にとっての基本一括概算額　450点　15.75ユーロ

　GOP 01321 による基本一括概算額は、少なくとも GOP 01320 において挙げられた専門領域内給付の調達のため権限授与されている医師、研究所および病院に自由に用いられる。これらは、
- 子供や若者医学、眼科学、外科学、耳鼻咽喉科学、人類遺伝学、内科学、子供や青年精神医学、神経病学／神経外科学、核医学、整形外科学、生理や声と言語、耳鼻咽喉科学の部分領域の障害の学／子供の聴覚障害の診断と治療、精神医学、精神療法、泌尿器科学、リハビリ医学

「給付内容」
必須の給付内容
- 個人的医師患者接触

自由選択による給付内容
- 一般的規定 4.3.1 によるさらなる個人的なあるいは他の医師患者接触
- 助言と治療
- GOP 01600 に相応する医師の報告
- GOP 01601 に相応する個人的な医師手紙
- 付録1分野 GP（基本一括概算額）に挙げられた給付、治療症例において1回

- GOP 01320 と 01321 の内容は、それらが分類されているその時の専門領域に関連してのみ給付内容と異なる。
- 基本一括概算額はここでも常に治療期間における最初の医師患者接触に性格づけられる。そして決算となる。権限授与において治療期間は常に四半期である。給付は治療症例において四半期において 1 度計算できる。
- 必須の給付内容は"義務給付"である。基本一括概算額の枠組みにおいて給付調達の前提は、個人的な医師患者接触である。
- 自由選択による給付内容は、ここでもさらなる個人的あるいは他の医師患者接触を記述する。
- その調達が文書で証明されねばならない自由選択による給付内容("可能給付")のもとで、ここで助言や治療、GOP 01600 や 01601 による医師の報告、および付録 1 分野 GP の給付に含まれる給付。

GOP 01600 や 01601 による医師の手紙／報告の送付のため郵便料金について GOP 40120 を忘れてはならない。

「注釈」
　権限授与における基本一括概算額のルールとしての注釈は、非常に包括的で、公式のユーロ EBM についての記述の半分以上を占めている。
　それらは GOP 01600 や 01601 の例外、および GOP 01321 と並んだ GOP 01320 を例外に要約して規定する。それらはさらに、GOP 01321 に従って計算される給付の規則は、もし権限授与範囲が GOP 01320 や 01321 の専門領域内部にあるなら、給付は GOP 01321 に従って計算される規則を含む。開業している契約医のそれに相応する権限授与の範囲の場合、その時折の医師グループ特殊な章に挙げられた基本一括概算額は GOP 01320 あるいは 01321 の代わりに認可される。

### 5) 緊急外来における基本一括概算額
　緊急外来における治療の枠組みにおいて、ユーロ EBM に従い最初接触に

とっての基礎一括概算額のみが自由に使用できる。

「給付位置」
GOP 01210　契約医の扶養に参加していない医師に　　445点　15.60ユーロ
　　　　　とって、組織化された緊急（事態）職務
　　　　　や緊急事態一括概算額における緊急事
　　　　　態一括概算額

・病院にとっての緊急事態一括概算額の領域において、最初の接触についての一括概算額の料金規定位置と並んで、さらなる料金規定位置は結果接触において自由に使うことができ、この給付の着手については、章Ⅱ.6.1　緊急職務における継続対診において記述される。

「給付内容」
必須の給付内容
・組織された緊急（事態）職務におけるまた契約医の扶養に参加していない医師、研究所および病院による個人的医師患者接触
自由選択による給付内容
・付録 1. で分離 GP に挙げられた給付
・機能的な全身体病状（GOP 27310）、治療の症例において一度
・緊急事態職務においても個人的な医師と患者の接触を完全な給付調達と決算の前提として記述する。
・付録 1. の GP 欄に挙げられた、自由選択による給付内容に属する給付は、病院での緊急事態職務において規則的に調達される、非常に多くの"小給付"で記述される。
・ヒント：別々でなく計算できる給付の付録 1. 目録（章Ⅶ 3）を通読のこと。
・2008年10月に統一評価委員会の決定によって、たとえ全身体病状が緊急事態外来における診断位置のためにもたらされねばならないとはいえ、緊急事態一括概算額の自由選択による給付内容に GOP 27310 が入れら

れた。

　GOP 27310における自由選択による給付内容について、GOP 27311は再び綿密な神経学的調査のために定められた。それによってそれぞれの調査給付の決算は、いつも GOP 01210 の着手によって弁済される。

　章Ⅱ7緊急事態外科においては、ユーロEBMによってどれが計算できるのか料金規定位置を見よ。

### 6）完全な給付調達
　EBMの一般的規定、章Ⅱの1から取り出されるのは、もし必須の給付内容がもたらされ、また前置き、給付記号説明そして注釈において挙げられ、資料作成義務が患者ないし手順分類（例えばOPSICD10GM）のそれをも満たし、並びに調達された給付が資料で裏づけられるなら、その時完全にもたらされたとして適用されることである。

### 7）EBMにおける症例定義
　EBMは章Ⅰの3節1からⅣまでで、一般的規定において決算症例の定義を内容としている。それは2005年の改革以来、治療症例、医師症例、経営の場症例および病気症例間の一括概算額を区別する。SGB V 115b条に従う外来の手術の決算およびSGB V 116b条に従う外来の給付の調達領域において、繰り返し疾病保険金庫によって不必要な苦情になる。原因は、とりわけ個別実践の契約医による決算において適用された"古い"治療症例（同じ医師による1人の患者の1四半期における同一の疾病保険金庫の処置）の本源的な定義にある。専門包括的な地域を越える職業実行共同体の形成および条項であるSGB V 115b条や、SGB V 116b条の枠組みにおいて、病院に関する外来の決算のオープンな立法によってつくられた可能性によって、EBMの規制が外来の契約の契約的定義も顧慮される。

「治療の症例」

　EBM の一般的規定 3.1）により、治療の症例は"同じ疾病保険金庫の負担となる四半期における同一医師の実践による同一被保険者の治療として"記述される。治療の症例は BMV − A（連邦摘要契約医師）21 条 1 項ないし EKV（任意疾病保険金庫契約）25 条 1 項において定義される。"ある四半期"という古典的な定義による病院での治療の症例は、権限授与、病院 MVZ においても、また緊急外来においても見出される。

　EBM 給付に関する決算規定の注釈（他の給付との結合と除外）に関連して、治療の症例は病院での外来の決算のあらゆる領域において適用箇所を見出す。

　しばしば無視されるのは、所見報告や他の医師への通知、ないしは疾病保険金庫の負担に費用についての唯一の決算が、BMV − A 21 条 2 項ないし EKV 25 条 1 項に従って治療四半期の後に続く四半期において新しくなった治療の症例は呼び起こさないことである。

　しかし場合によっては、GOP 01601 以下並びに 40120 や 40121 は唯一の給付として決算できる。

　115b 条に従う外来の手術の領域における決算期間に関しては該当しない。他のすべての領域において、治療症例は"ある四半期"に関して同じ 4 つの治療症例を 1 年の内に呼び起こしうる（例えば 2010 年の 1 から 4 までの四半期）ことから出発することができるなら、この規則は外来による手術をすることの決算の領域において何らの適用を見出さない。"SGB V 115b 条 1 項による病院における手術の契約"の 18 条に従い、AOP 契約は簡単に、もっぱら外部の手術との関連ですべての給付について一つの計算がある。四半期ごとの交替に従って自動的に一つの新しい症例は成立しない。こうして多数の"治療の症例"について、様々な手術に基づき、1 四半期における個々の計算が EBM 規定の適用を金庫に直接科されることになる。

　例

鼠径ヘルニアオペ　　　2010年10月5日症例＝治療症例Ⅰ
　肩脱臼　　　　　　　　2010年11月19日＝治療症例Ⅱ

「病気の症例」
　EBMの一般的規定3.2）に従い、病気の症例は今日的な、また病気の症例に関連する料金規定位置の計算につながる3つの連続する四半期を含む。それはBMV－A 21条1項ないしEKV 25条1項に定義される。
　定義は"病気の症例において1度"EBMにおいて、例えばGOP 01790以下の場合に現れる。そのため、GOP 01790はもっぱら2010年11月15日に決算される。3つの連続する四半期1から3における新しい決算はもはや不可能である。
　異なる（他の）病気の症例が問題であるなら、これはまた並行して決算される。
　異なる病気の症例が手元にあるなら、一度だけ病気の症例において決算されるだろう。給付は、場合によっていくつかの病気の症例の数に相応して追加される。

「経営の場の症例」
　経営の場の症例は、BMV－A 12条ないし任意疾病保険金庫契約（EKV）25条1a項、並びにEBMの一般的規定3.1）において定義される。それは同じ被保険者の治療を1四半期において同じ経営の場、あるいは同じ副次経営の場の同じ疾病保険金庫の負担で治療を行っている医師から独立して1人あるいは多数の医師によって包括される。契約医権変化法（VÄndG）によって制約された、新たにつくられる協働の形式と新しい流動的活動形式は、新しい"症例タイプ"の定義を経営の場の症例あるいは医師の症例のように必要にさせた。経営の場の症例にはこれまでほとんど注釈がついていない。KVバイエルンは2009年にホームページで経営の場症例に該当する定義を公表した。
　"経営の場の症例は、医師の給付がある経営の場あるいは副次経営の

場において契約医の雇用された医師あるいは医療扶養センターに雇用された医師によって同じ被用者にもたらされたり、またこれによって自分ではなく経営の場の担い手によって決算されるならば、存在する。もし同じ被用者の場合、同じ医師によって医師の給付が、いずれかで医師はいつも異なる契約権の立場（契約医、勤務医、医療扶養センターにおける医師、権限を与えられた医師、認可された職業実行共同体における医師）で活動する様々な経営の場でもたらされるならば、常に別の経営の場の症例（1つの別々の治療症例もある限り）が存在する。1つのいつも別々の経営の場の症例がまた存在する、もしある契約が2つの場所で常に1つの部分許可によって活動するなら"（http://www.kvb.de/praxisfuehrung/Zulassung/vaendg/neue-definitionen.html）。

経営の場の症例は、EBMにおける治療の症例とは異なり、決算の規則の枠組みにおいて登場した。しかし様々な経営の場の症例は、異なる治療の症例を引き起こす。ゆえにもし1人の医師が同じ被保険者に異なる経営の場の症例で給付をさせたなら、異なる経営の場の症例と一緒に、常に別々の治療の症例をすることになる。

「医師の症例」

同様にVÄndGによって新たにつくられた医師の症例はBMV－A 21条1b項ないしEKV 25条1b項において定義され、同一の被保険者の治療を同じ契約医による扶養に参加している医師によって経営の、あるいは副次経営の場から独立した同じ疾病保険金庫の負担に1四半期において包括する。医師の症例は個々の医師に関係するので、この定義は専門包括的な職業実行共同体にとって重要である。もし同じ患者が病院MVZにおいて多くの専門方向によって治療されるならば、それぞれの医師が給付を医師番号（LANR）によって（基本および被保険者一括概算額も）決算するので自動的に多数の医師症例が生じる。しかし症例を数えることにおいて医師症例は何らの役割もない。それについては本章5.5）"RLVは病院において誰に適用されるか"を見よ。

## 4. 健康保険医連邦協会（KBV）の改革と決定

### 1）公　　　示

　評価委員会は定例会議においてEBMの変更を決定し、これをホームページ（http://www.kbv.de）に掲載する。変更は連続四半期の初めに有効性の時点が逸脱して挙げられていなければ、有効である。変更は原則的に料金規定の使用者によって顧慮される。変更を無視すると健康保険医協会からの抹消される。同時に、EBMにおける変更はドイツ医学新聞の"ブルー頁"に公表される。ドイツ医学新聞における公表をもって初めて公式のものとなる。2009年1月1日にEBMが最後の改定をされて以来、2010年1月1日の施行による改定で生じた変更の範囲は、KBVのウェブサイトで周知された全91頁のデータファイルに含まれている。

　並行して、四半期開始後EBMの時事的なバージョンを、すでに統合された変更と共に直ちにインターネットに掲載するKBVの努力がある。KBVはダウンロードバージョンを専門グループ特殊にも提供する。

### 2）多幸症と現実にもどされること

　しばしば、四半期の初めにEBMにおける"広範な"変更について楽観的に話される。しかし例えば、2010年4月1日の変更と7月1日の変更を分析すると、これはむしろ結果として"変更"を現実にもどす。

### 3）例の新規受け入れGOP 16220

　2010年7月1日にGOP 16220、"神経学の対話、神経学的処置、助言、討議"が新たにEBMに受け入れられた。これにより1つの変更がなされた。

　これと結びついて、決算除外も注において全体で35のEBM数に変更があった。これにより広い変更が生じた。EBMへのGOP 16220の変更と関連した第3の変更は、EBMの付録3.における変更である。付録3.は、SGB V 106a条2項と結びついたSGB V 87条2項1頁（信憑性検査）に従う

給付産出のために必要な契約医の時間消費（検査と計算時間）のための表示の目録を含む。

1つの給付の変更によってEBMの章Ⅲの変更が引き起こされる。GOP16220と関連して他の給付の注釈について全体で35回を超えた変更が惹起された。

### 4）変更の種類

2010年1月1日の新制度から14給付が新たにEBMに受け入れられた。同時に統一的評価委員会の70会議において決定したおよそ150の変更と、医師／任意疾病保険金庫の無数の変更があった。様々な変更の種類を見ていこう。

「一般規定の章（例えば7.1）の第3の鏡の箇所における変更」

意義：一般的規定の列挙において古い給付の内容は抹消され、比較的新しいものは補足される。上に挙げられた例において1回補てんセットが、料金規定位置の決済で弁済される費用に組み入れられた。

「ある章（例えば8.5再生医学）における規定の変更」

意義：専門グループ特殊なEBM（例えば8. 婦人科、8.5再生医学）の章における規定は変更され、あるいは新しい規定に補足される。

「料金規定位置の通常の給付持ち分における8番目の鏡の箇所の変更」

意義：GOPの通常の給付持ち分において鏡の箇所が補足、変更、あるいは抹消される。同じことは自由選択による給付持ち分における変更に適用されるだろう。

「給付伝説における変更」

意義：給付伝説のテキストにおいていくらか抹消されあるいは補足される。

「料金規定位置の後の注釈による変更」

意義：GOPに対する注釈において受け入れられるか、あるいは変更される。

・新しい給付削除

・新しい注釈

・新しい料金規定位置

「いくつかの給付数の注釈における類似の変更」

意義：ある給付は新たに受け入れられた、いくつかの他の給付の注釈が変わる（例えば本書で先述した本章4.3）における新規受け入れ GOP 16220 を見よ）。

「前置き（例えば5.1）のナンバー3における変更」

麻酔科医の専門グループ特殊な EBM における規定ナンバー3はある変更を見聞きする。

「新しいナンバーを前置きに入れる」

意義：専門グループ特殊な EBM において、その時々の専門グループのための広い規定が前置きに入れられる。GOP 13622 を章 13.3.6 の規定ナンバー2、3 および 4 に受け入れられる。

意義：料金規定位置は前もって新たに入れられた。場合によって、控除規則は同時に関係する専門医の章の規定に統合されねばならない。

「料金規定位置の評価における適応」

意義：料金規定位置の評価の得点は変更され、これは1つの上向きあるいは下向きを意味する。料金規定位置のユーロ値は対応して変更する。

「計算時の変更／付録3.における料金規定位置の検査時」

意義：ある給付の計算時あるいは検査時は、評価が変更したので新たに評価される。

すべての変更による今日的に有効な EBM は、http://www.kbv.de のもとでのみ規則的に用いられる。EBM のブック作業を少なくとも年2回アップデイトしてください。

## 5. 通常の給付量（RLV）

### 1) 通常の給付量

2009年1月1日に導入された通常の給付量（RLV）は、医師給付への謝礼を新たに整える。報酬の新秩序の基礎は、GKV 競争強化法（GKV‐WSG）で

あった。

　RLV はもたらされた医師給付の謝礼の部分領域を写している。それはユーロ圏における患者についての専門グループ特殊な症例値が問題となる。昨年の謝礼改革においてどうであろうと、それを越えたさらなる給付が医師の特別予算に関して補われる。

　この場合、非常に包括的な決定が問題であるとはいえ、新しい報酬構造がこれまでと同様に残っている。さらに、限定されている給付および予算外に関して限定されずに補われる給付がある。非常に費用のかかる処置である KV にとって、計算される患者当たりの専門グループ特殊な症例値は、実践／医師の症例数を掛けられる。症例数の基礎は前年四半期のそれである。RLV の謝礼は固定した点数値、RLV の限界を越えてもたらされた給付は等級づけられた点数値に補われる。

　症例数の基礎は常に、"論文期間"と呼ばれる前年四半期に置かれる。

　健康保険医連合は決定により、RLV の額を四半期の開始4週前に医師に知らせる義務を負う。

　2008年12月の RLV の採用には、ドイツ全土にわたって抗議の波が押し寄せた。というのは、多くの医師は RLV の額を前年四半期の売上げと同等に扱っていたからだ。しかし RLV の計算の際、補われる給付の部分領域は顧慮されずに残される。

　それについて初めから医師に明らかにしないことは、個々の保険医連合の怠慢であった。しばしば RLV は、医師が固定報酬として受け取る報酬はいかなる基本一括概算額でもないこともはっきりしなかった。RLV に基づく個別の給付は医師によってもたらされ、決算されねばならない。

　追加の不満に、RLV は一部個別の保険医連合によって誤って決算されることも配慮されたものとなった。その結果、その時々のＫＶ領域において知らされた RLV は、訂正されねばならなかった。

　RLV によるって契約医の報酬の新規定に合わせて、医師の報酬も個別の連邦諸州ごとに規定し直すべきだろう。連邦平均においてうまくいくかどうか、また一般にいいか悪いかについては、答えられない。連邦諸州における

2、3の新しい報酬構造は著しく改善され、一方2、3の他の諸州においては今日まで改善について論じらていない。

同様に、EBMそのものは2009年1月1日に地域的なユーロ料金規定に変換された。しかしその構造の大半は2008年1月1日の状態のままである。2008年1月以前に家庭や専門医の被保険者や基本一括概算額並びに専門医の追加一括概算額は規定以上に働いた。そのため、2009年1月1日のユーロEBMでの新しい原則的な変更は何もなかった。例外は個々に2009年1月7日に採用された放射線医学にとってのいくつかの専門グループの部分予算についてである。

競争強化法を基礎にした規約医報酬の新規定のために、SGB V 87条と87a条から87c条までを、パラグラフに従って根本的な基準値、手続きそして内容とすることが評価委員会によって定められた。それによりAからHまで綱領にまとめられ、そして27頁の文書となった。最も重要な2008年8月27日の決定の構成要素は以下の通りである。
  ・2009年にSGB V 87条2e項1節ナンバー1により方向値の1回限りの確定に対するSGB V 87c条1項に従う決定の部Aおよび、
  ・SGB V 87b条2項による医師および実践関連的RLVの計算と適合のためSGB V 87b条4項1節に従う決定の部F。

決定の部Aの連邦統一的な方向値の規定のために、2007年四半期1から4までの資金量の期間が論文期間として役立つ。

その際、方向点数値は2009年に3.5048セントに決められ、そして2007年と2008年から商い、そして給付量で動く。

## 2) RLVの計算

決定点1.2では、病院においてもたらされた給付の重要な領域は、以前から"顧慮されない"として挙げられた。

以下の給付は適用されない。
  1. すべての金庫で通用しない契約の枠内において決められた特別な報

酬（SGB V 63、64 条に従うモデル計画、SGB V 73b 条に従う家庭医を中心に据える扶養の契約〔家庭医中心の扶養〕、SGB V 73c 条に従う特別の外来による医師に扶養についての契約、SGB V 137fg 条に従う慢性的疾病の際に構造化した治療プログラムについての協定〔疾患マネージメントプログラム、単に DMP〕および SGB V 140a から h 条に従う統合化した扶養の契約）。

2. 地域的に決められた、EBM に含まれない給付にとっての報酬。
3. 勤務医の（補助的入院の）給付章 36 の給付、GOP 13311、17370 および助産術。
4. 章 31 の給付並びに GOP 13421 から 13431 まで並びに 04514、04515、04518 および 04520。
5. 章 1 の 7.1 から 7.4 までの給付。
6. 早期発見調査 U7a。
7. 皮膚がんスクリーニング。
8. 真空スタンツバイオプシー。
9. 放射線療法。
10. 光線療法のケラート切除。
11. 人工受精の給付。

これによって、115b 条による外来の手術および入院に代わる手術の領域において RLV による数量制限はないことが明瞭になった。同様に特別予算であるのはマンモグラフィースクリーニングの給付領域、真空スタンツバイオプシー、放射線治療、コロスコピーと ERCP、助産術、および DMP である。その間継続していた議決によって、HIV 患者の治療や補充治療のためのカタログが補充された。

### 3）RLV の段階づけ

RLV の計算は、その都度その都度の時点で効力のある KV 関連的な意志グループ特殊な症例値と前年四半期における医師の RLV 症例数が基礎にある。しかし RLV 症例値（外科医の例における四半期の症例あたり 24 ユーロ）は、

医師がある一定の歩合によって専門グループの平均的な症例数を超過した場合、減らされる。このことは段階づけと呼ばれる。次に示す例はこの段階づけの計算手法を外科医の場合（状態 2010 年の四半期）で表したものである。

 例　外科医　ハンブルク、MVZ において 1700 症例
 RLV 症例値の段階的な減少
 医師の RLV 症例数：1700 症例
 ハンブルクの外科医で平均的な症例数：800 症例
 医師グループの平均的な症例数の 150% を超え 170% までの症例数ならば 25% 減 = 160 症例
  ・医師はこの 160 症例の代わりに 25% 減額された RLV を受け取る。24 ユーロの代わりに医師はこの 160 患者に対してさらに 18 ユーロを受け取る。
 医師グループの平均的な症例数の 170% を超え 200% までの症例数ならば 50% 減 = 240 症例
  ・医師は 240 症例にとって 50% 減らされた RLV を受け取る。24 ユーロの代わりに医師はこの 240 患者に対してさらに 12 ユーロを受け取る。
 平均的な医師グループの症例数の 200% を超える症例数では 75% 減 = 100 症例
  ・医師は 100 症例にとって 75% 減らされた RLV を受け取る。24 ユーロの代わりに医師はこの 100 患者に対してさらに 6 ユーロを受け取る。

### 4）段階づけについての例外の申請

 共同評価委員会の 2010 年 3 月 26 日の決定の決定点 3.5 は、医師の申請や健康保険医連合を通じての認可に従い、給付が医師実践関連的な RLV を越えて地域的なユーロ EBM の価格によって補われることを予定している。それに従って、異常に強力な治療される被保険者数の上昇の場合、段階づけの例外が理由のある症例に対して申請されうる。理由のある申請は次の基準が適用される。
  ・ある医師の固有の職業実行共同体あるいは医師実践の子細な環境におけ

る休暇や疾病条件つきの代理。
- ある医師の固有の職業実行共同体あるいは医師実践の子細な環境における許可あるいは認可される活動の任務。
- 医師の論文四半期（前年四半期）における、より低い症例数に導いた（例えば医師の罹病、妊娠など）異常な、あるいは医師が責任を負えない理由。

段階づけでの例外の申請にとって次の基準が勧められる。
- 多くの患者がどんな高さで段階づけられるか、通常の給付量を割り当てる決定を推察してください。
- そこから全体額をユーロで計算して、そしてこれを段階づけられた患者の数とともに申請に挙げてください。
- その実践統計学において、多くの患者が実際にいかにより多く治療され、またいかに"多くを"形式化に諦めるかを検査してください。
- 固有の症例数展開の透明性や健康保険医聯合に対する理由となる議論にエクセル表の装置や指導を勧める。あるいはもともと治療する医師が誰であったかについて説明してください。
- あなたは相応の資料や枚数をいずれの症例にも添付してください、それをまた迅速にKVのところに原稿を付与してください。

## 5）RLVは病院において誰に適用されるか

### 権限を与えられた病院医師

　原則的にRLVは相応の扶養委託の枠組みにおいて権限を与えられた病院医師にも適用される。拡大評価委員会の決定により、わずかの個別給付にのみ限定される。ある権限付与範囲の場合、KVによってRLVの約束を守らせることが放棄される。それから給付はRLVではなく方向を与えられる価値を基礎に補われる。しかしKVが権限を付与された病院医によって1つのRLVを定めるならば、これは四半期開始4週間前に書面で通知される。権限を付与された病院医はRLVの高さの決定をKVから受け取る。

### 病院医療扶養センター（MVZ）

　医療扶養センター（MVZ）はまた、専門包括的職業共同体と呼ばれるが、

保険医協会（KV）は同様に通常給付量（RLV）を割り当てる。それは，個々のRLVの超過あるいは不足が均衡されるという利点を持つ。もし1人の医師が自らのRLVを一定の金額で超過したならば，MVZは決算の際，1人のあるいは多数の医師が彼らのRLVを全体で同じ金額で不足させる限り，何らの削減をも恐れないに違いない。RLVの超過および不足は進行する四半期の中でほとんどの実践ソフトウェアについて確認されうる。この可能性を誰が使用するかは，その時々の医師の終局的な全体計算と個別決算が，KVによって配達される最初の月の謝礼案内で推察しうる。

　MVZも入用企画の支配下にある。その際，医師はMVZにおいてその週労働時間によって雇用を顧慮される。これは共同連邦委員会（GBA）の入用企画の方針において規定されている。入用企画の場合，1つの要素によって計算される十分な契約医の許可は，それに従って30時間以上の週労働時間に合致する。多くの雇用される医師が1つの許可を分けるなら，算入要素医師や週当たり労働時間10時間の場合0.25，算入要素1人の医師の週労働時間10時間を超え20時間までの場合0.5，および算入要素労働時間20時間を超え30時間までの場合0.75が適用される。部分許可による契約医は入用企画の場合，算入要素0.5とともに顧慮される。その時々の医師の要素とRLVはKV謝礼案内から取り出される（出典：入用企画の方針，http://www.gba.de）。

　拡大評価委員会の2008年8月27日の決定において，MVZにとってのRLVの計算は症例数に関してさらに個別の専門グループ特殊な被保険者および基礎一括概算額の決算に固定された。専門包括的な職業実行共同体の内部で協働形式を変更する場合も，共同体への新接近の場合，その時々の医師に保険医協会（KV）についての専門グループ平均的なRLVの高さで1つのRLVが割り当てられた。

　症例数におけるRLVの上昇を避けるため，この規則は2009年7月1日に再び改変された。それ以降，謝礼の割り当ての基礎は，処置の症例の数，四半期におけるMVZの中での患者の数である。これに医師グループごと5%，あるいは最初の6つの専門グループにとって重要な最大30%の処置に相応する手当てが入る。MVZの内部でせいぜい4つの重点，あるいは専門グルー

プにとって RLV に対する 2.5％ の割り増しが認められる。10 の専門グループあるいは重点での最大能力負荷の場合、MVZ はそれによって四半期ごとの RLV に対して 40％ の手当てを 1 度だけ受け取る。専門の同じ職業実行共同体は、すでに 2009 年 1 月 1 日以来 1 度だけ、RLV の 10％ の高さの手当てを受け取っている。

　これらの規定は 2009 年 12 月 31 日まで適用された。拡大評価委員会は 2010 年 3 月 26 日の会議において、2011 年 1 月 1 日まで寄与する接続規定を SGB V 87b 条 2 項および 3 項に従う医師および実践関連的な通常の給付量の計算と適用のために決定した。これは 2011 年 3 月 31 日まで延長され、2011 年 7 月 1 日に変更が予定されていた。

　この規定は近年の四半期におけるさらなる MVZ の創設にむしろ否定的な影響を与えた。それは、諸病院における最初の地域的な専門医の許可を得て、その地域からの病院に住み着いてしまったという事例をも想起されねばならない。結果的には専門医の扶養なしのまったくのローカルだった。一方で病院 MVZ は古い規定によって、平均的な予算を相応に測定しうる患者の回復なしに保持している。

　契約医についての新たな許可、初期段階での実践および協働形式に変換する際、RLV の取り決めについてパートナーは全体契約に最初と経過の規定を決定する。したがって新たな取り決めに見合った提案は、この状況において権限ある KV に向けられる。

### SGB V 115b 条に従う外来の手術や入院に代わる手術

　SGB V 115b 条に従う外来の手術や入院に代わる手術の給付領域における決算は、その時々の疾病健康保険金庫との AOP 契約の 8 条により直接行われる。ここで KV に権限はなく、また RLV には何ら割り当てられない。

### SGB V 116 条に従う稀な罹病の高度に特殊化した給付と治療

　外来による手術の領域におけるのと同様に、この場合も直接疾病健康保険金庫と決算される。116b 条に従う契約における 5 項は報酬を規定する。その場合、EBM はここで原則として名を挙げられる。

**通例の給付量なしの専門グループ**

共同評価委員会による 2010 年 3 月 26 日の決定に従い、放射線治療、病理学、組織学並びに実験室にとっての専門医に対して施設 2 は何らの通例の給付量も分類しなかった。

**実践特異性**

共同評価委員会の 2010 年 3 月 26 日の決定は、RLV の増加は、実践特異性が手元にある限り申請可能であることを想定している。実践特異性は、決定点 3.5 に従い、医師がある特別の扶養申請を実行し、ないしはある特別の、扶養にとって重要で専門的な特殊化を用立てるならば、その時に存在する。この場合、医師が期限通りに、すなわち 4 週以内に RLV や品質付加量 (QZV) の割り振りの高さに対する矛盾を取り入れることが顧慮される。これは期限を守るために形式に関わりなく行われる。

続いて実践特異性を承認することに作成される申請において、給付領域の重点、EBM 料金規定位置およびその頻度を詳細に挙げていこう。

制約された RLV および QZV によってどんな高さでユーロ額が支払われないのかについて計算上、組立ててみることに意味がある。しかし実践特異性での申請にとっての前提は、関係する給付が実際も RLV に基礎を置いていることである。

　　KV がすでにあなたの異議に関する処理ナンバーを知らせたなら、あなたはこの願いをいつも、並びにあなたの同封された異議の資料を示すのです。

2009 年 1 月、RLV の採用に対して KV の場合、ドイツ全土にわたって規則にのっとった大部分根拠のない異議の洪水が届く。その結果、RLV に対する異議の処理時間そのものが今日なお、もしそのうえ四半期を越えずに延びるなら月を越えてしまう。

SGB X 21 条 2 節により、医師は処理に対して異議のある場合、"協力義

務"に支配される。

原則上適用する。

実践特異性を認めることに対するRLVおよび申請異議は、常に書式上の理由を挙げることを必要とする。

根拠のない申請や異議のある場合、KVは処理をした医師に処理料金100ユーロを負担させることを留保する。

実践特異性のための申請の場合、何が顧慮されねばならないか。

実践特異性の申請は、KV領域において相変わらず様々に規定されるので、実践特異性を別々に申請する通知、謝礼案内やRLVの割り振りについての通知に対して郵便到着後4週間は反対する可能性が存在する。
実践特異性として地域的なKVによって認められるものは、地域的に適用される謝礼配分契約（HVV）から除外される。通例、これは地域的なKVのホームページで示される。すべての契約の場合のように、ここでも多面的な記録が問題である。
"多くの"慢性的患者、"多くの"往診あるいは"多くの"老齢の患者から論証を導くことの意味はわずかしかない。
申請の透明性は実践ソフトウェアの統計的プログラムをつくる。給付頻度の統計、料金規定統計あるいは"GNR統計"はすでに四半期でもたらされた料金規定位置の頻度に解明を与える。同様にここで2、3の専門グループに分けられる慢性的に病み、治療される患者の数は、慢性者手当ての分析によってわかりやすくなる。専門グループ特殊な被保険者あるいは基本一括概算額を年齢で段階づけることにより、患者の年齢構造が解明される。そのうえすべてのプログラムにおける患者の年齢構造についての統計メニューは、基礎あるいは被保険者一括概算額から独立して存在する。

給付が集中する高価な患者は、実践ソフトウェアの統計プログラムにおいて処方統計についても呼び出される。ユーロ金額（例えば500ユーロあるいは1000ユーロ）で指示された限度より前の指示について、患者ごとに指示された給付の範囲と患者の数を調べる可能性がある。これは実践特異性の申請に付加的論証を生み出す。そして、まず第一に詳細に患者の"支払"と対決したことを確かなものとする。KVはこの処置を、実践異質性が申請の処置をしばしば速めるものとして存在するかどうかの判断を容易にする。いずれの場合にも、RLVの割り振りによって、例えば論証の際、金銭的な苦境に陥るという個人的な結果を支持することはを避けるべきである。さらに、KVとの文書の往復において常に礼儀正しく、また事実に基づいていつまでも論証的であることを勧める。将来の謝礼改革の問題は、KVの専門の担当官によっては解決されない。
　したがって実践異質性の申請において次の点が挙げられる。
- もたらされた医師の給付の平均を越える頻度と、それに属し、それと結びついたユーロ値によるGOP。
- 通例の給付量においてもたらされた全体額としてのユーロにおける給付の範囲。
- 通例の給付量における患者あたりの事実上のユーロ症例値。
- 患者の年齢構造。
- 給付の重点。
- 認められる追加資格。
- その他の全体像に影響を与える実践重点。
- 慢性的に病んでいる患者の重点治療の診断。

　RLVやQZVにとって謝礼案内あるいは割り当て通知に関する実践異質性の申請をする限り、患者当たりの平均的なユーロ症例値は、証拠書類と比較されながら示されるべきであろう。
　RLVにおいてもたらされた給付の事実上のユーロ値は、RLVにおいて謝礼を受けた患者数によって割り当てられた金額から判明する。
　職業実行共同体が適用されるのは、実践異質性の承認の際、専門グループ

症例値の限度を超え、不足の差引勘定が可能である2009年4月20日の評価委員会の決定による2009年7月1日以来である。

　実践異質性の申請の成果は、実践重点がいかに精確に記述され、また挙げられた統計的なデータがいかに正しくあるかに依存する。

## 6.　品質の付加量（QZV）

　2010年3月26日の評価委員会第218会議におけるSGB V 87条1節1項による決定によって、品質付加量、略して"QZV"は、2010年7月1日に効力が発生された。これはRLVによって蓋を開けられ、そして同時に付加的にRLVに引き継がれて支払われた。新しい規則は一面ではRLVの安定化に役立ち、他面では自由な給付をその数量において操作するだろう。

　病院分野ではこの改革を通してまず最初にMVZが該当する。

　連邦の裁決により、その報酬が一部通例給付量（RLV）による給付前に行われることが決定した。家庭医の分野において多くは、以前に症例値割増の枠内において支払われた給付が扱われる。したがっていわゆる自由な給付も、RLVの外部での、しかし疾病率に向けられた全体報酬の内部にある給付は、ここで把握された。

　新しい規定は2010年7月1日から州段階でその時々、権限のある保険医協会に置き換えられた。それは専門グループ特殊に適用される。こうして目下17の専門グループ特殊の様々な規定が品質の付加量のために存在することになった。

　通用機関である四半期に、いずれの給付が品質の給付量（QZV）、あるいは通例の給付量（RLV）内で報酬を受け、またいずれが自由な給付として規定され、適用されるかは、四半期の開始時に地域の保険医協会（KV）が通知するか、ないしは四半期の開始4週間前にRLVとQZVについてのKVの指示決定から除外する。

## 1）QZV- 基礎の通例の給付量症例

　QZV の計算では、通例の給付量症例と給付症例とを区別する。通例の給付量症例は前年四半期の症例数に関係する（表Ⅰ-3-3参照）。

　QZV 外科の金額はわれわれの例では 24.010 ユーロである。ヘッセンの外科医は 2010 年 3 月の四半期において 17 品質の給付量（QZV）まではその給付選択の幅に応じて前年の四半期の数字から計算する。例において、彼はその都度 QZV で把握される前年の四半期における 1 つの報酬規定位置を計算したことが仮定される。

　すべての QZV は超過や不足の場合、互いに調整される。一緒にそして RLV に対する 1 つの精算可能性も 2010 年 7 月 1 日以来、QZV の採用によって可能である。

## 2） QZV- 基礎給付症例

　すべての保険医協会諸地方における RLV 症例は、QZV の計算の基礎として引き寄せられなかった。

　あらゆる地域的に効力ある QZV の転換についての綿密な調査によれば、バイエルン、チューリンゲン、ハンブルク、ザクセンアンハルトおよびニーダーザクセンにおいて給付の症例がある。給付の症例は、前年の四半期において給付がその中で QZV の一つからもたらされたいずれかの症例と同じように規定される。ゆえに給付の症例は、前年の四半期における料金規定位置（照準器期間）が医師によって精算された時にのみ、評価が認められる。それゆえ、その時々の保険医協会は通常の給付量（RLV）および付加的品質の追加量（QZV）をその時々の四半期と合致するよう新たに精算する。例えば QZV から部分放射線による多くの給付が同じ患者のところで産出されても、給付症例はそれにもかかわらず 1 回のみ評価される。医師の今日的全体症例数は給付症例数に従う計算の場合、QZV の形成と結びついて影響はない。

　給付症例に結合した QZV の計算は、医師たちにとって有利であり、彼らはその給付構造あるいはその実務の給付選択の幅を一貫して保持し、そしてその都度改変に従わずに再び実施する。

表 I-3-3 ヘッセンのある外科医の例は、2010年の第3四半期、QZV（品質の付加量）通例の給付量症例あたりの規定；例において；1,000通例の給付量；（出典：第3四半期/2010に対するRLVとQZVで2010年5月20日から保険医協会ヘッセンの通達レイアウト2)

| QZV-番号 | QZV | 調整された料金規定位置 | ユーロでの金額 | RLV-症例数 | ユーロでのQZV |
|---|---|---|---|---|---|
| 1 | 鍼灸治療 | 30790、30791 | 8.01€ | 1,000 | 8,010€ |
| 3 | 糖尿病足病変 | 02311 | 0.58€ | | 580€ |
| 4 | 痔 | 3061、30611 | 1.43€ | | 1,430€ |
| 5 | 指圧療法 | 30200、30201 | 0.23€ | | 230€ |
| 6 | 緊急の往診 | 01411、01412、01415、01412A | 0.18€ | | 180€ |
| 13 | 静脈学 | 30500、30501 | 1.90€ | | 1,900€ |
| 14 | 物理的療法 | 30400-30402、30410、30411、30420、30421、30431 | 0.72€ | | 720€ |
| 15 | 直腸学 | 30600、30601 | 0.73€ | | 730€ |
| 20 | 精神医学 | 35100、35110 | 0.11€ | | 110€ |
| 20 | 疼痛治療 | 30700、30702、30704、30706、30708 | 1€ | | 1,000€ |
| 21 | 超音波検査 I | 33010-33012、33043-33044、33050、33052、33022、33090、33080、33081 | 0.37€ | | 370€ |
| 25 | 予測のつかなかった請求 | 01100、01101、01102 | 0.26€ | | 260€ |
| 26 | 医学のリハビリの条例 | 01611 | 0.03€ | | 30€ |
| 31 | 超音波検査 III | 33060-33064、33070、33072-33076 | 5.80€ | | 5,800€ |
| 34 | 実務医療の世話 | 01510-01512 | 0.03€ | | 30€ |
| 41 | 部分放射線医学 | 34210-34212、34220、34223、34230-34238、34240-34248、34250、34252、34255-34257、34260、34280-34282、34293-34297、34500、34501、34503 | 2.36€ | | 2,360€ |
| 42 | 下腿潰瘍、CVI | 02312、02313 | 0.27€ | | 270€ |
| すべてのQZVの金額 | | | | 1,000 | 24,010€ |

例えばバイエルンの外科医は臨床の世話のためのQZVを除いて、ヘッセンでの彼の仲間と比較して、13ものQZVを保持する（表I-3-4参照）。

相応の計算シェーマは、前年の四半期における給付産出について導かれる。

彼は給付症例の高さを自分の個人的な割り振り決定からRLVとQZVのために取り出す。

バイエルンの外科医は、ヘッセンの外科医のもつ13のQZVの給付選択肢を前年の四半期から獲得する。例えば、彼はいつも1つのQZVで把握された前年四半期における報酬規定位置で清算していると仮定される。

対照的なこの例は、その都度その都度の保険医協会領域の変換戦略が地域的に完全に別々の諸結果に導くことを示している。

### 3) QZV-基礎の計算2008

保険医協会ラインランドファルツ（KV RPF）は、唯一新しいQZV規定を2010年第3四半期に初めて転換した。それはQZVの転換において2010年3月26日の評価委員会の第218会議から決定した際、3つの可能性を選んだ。この転換は医師にとって、その時々のQZVの高さが比較時期である2008年から産出された給付の事実的範囲に相応することを意味する。したがって第4四半期のQZVは、2008年の第4四半期に、医師が産出した給付の数字によって測定される。

表 I-3-4　バイエルンの外科医の例、QZV に関する 2011 年第 1 四半期；給付当たりの規定；高さは、KVB、QZV および RLV 症例値（2001 年 1 月）の例を見よ

| QZV | 分類された GOP | 給付症例／QZV 症例€数 | 症例数全体 | €でのQZV＝医師個人 |
|---|---|---|---|---|
| 鍼灸治療 | 30790、30791 | 30×*116.97€ | 1,000 | 3,509.10€ |
| 糖尿病足病変 | 02311 | 3×40.67€ | | 122.01€ |
| 痔 | 30610、30611 | 28×15.76€ | | 441.28€ |
| 指圧治療 | 30200、30201 | 18×6.02€ | | 108.36€ |
| 静脈学 | 30500、30501 | 55×15.55€ | | 855.25€ |
| 物理的療法 | 30400-30402、30410、30411、30420、30421、30431 | 12×9.26€ | | 111.12€ |
| 直腸学 | 30600、30601 | 56×8.68€ | | 486.08€ |
| 疼痛治療 | 30700、30702、30704、30706、30708 | 3×17.01€ | | 51.03€ |
| 超音波検査 I | 33010-33012、33043-33044、33050、33052、33022、33090、33080、33081 | 15×8.43€ | | 126.45€ |
| 予測のつかなかった請求 | 01100、01101、01102 | 3×14.68€ | | 44.04€ |
| 超音波検査Ⅲ | 33060-33064、33070、33072-33076 | 2×32.34€ | | 64.68€ |
| 部分放射線医学 | 34210-34212、34220、34220、34223、34230-34238、34240-34248、34250、34252、34255-34257、34260、34280-34282、34293-34297、34500、34501、34503 | 82×12.69€ | | 1,040.58€ |
| 下腿潰瘍、CVI | 02312、02313 | 2×15.80€ | | 31.60€ |
| すべての QZV の金額 | | | | 6,990.97€ |

注：＊QZV はその都度医師の個人的な給付症例を QZV 価値ユーロでの高さで掛けた左図に相当する。

# 各論

## Ⅱ部

## 病院経営のマネージメント

# 1章

# 医療問題の概況

## 1. 病院の扶養

### 1) 一般的説明

　ドイツの病院は、重い疾病やケガの診断、治療を1つの場所で実質的に職員の能力を役立てているばかりでなく、保健衛生の職業教育の本質的な役割を担うことでも中心の機能を引き受けている。また病院の特別な意義は、保健衛生制度の従事者の4分の1以上が病院で働いていることでも明らかである。

　ドイツでは病院としてどんな組織が適用されているかは、法的に定義される。病院資金調達法（KHG）に従って病院は「制度の中で医師によるまた看護師による援助給付によって疾病、苦痛あるいは身体損傷の原因が突き止められ、治療されあるいは和らげられ、あるいは助産が行われ、そして病院の中に扶養される人々が収められ、そして看護される」(KHG 2条)。

　法的疾病保険協会（GKV）の被保険者の扶養のため許可されるべき病院にとって、社会法（SGB）V 107条1項は、病院がKHGによって要求するものよりも高い要求をする。社会法Vの意味において病院としてもっぱら制度が適用されるのは、

・それが病院治療あるいは助産に役立つ。
・常勤の医師による指導のもとで専門的医学的に存続している。
・扶養委託にふさわしい十分な診療および治療の可能性を自由に使える。
・科学的に認められた方法に従って進められる。
・常に意のままにできる医師による看護、職能および医学的技術的職員の

協力で設備が整っている。
- 医師および看護師の援助給付によって主として患者の病気を識別し、治癒し、その一層の悪化を防止し、そして病気の苦痛を和らげ、あるいは助産を行う。
- 入院設備があり、そして看護される。

1991年以来病院は、一般の病院とその他の病院という2つのグループに分けられる。一般の病院は、もっぱら精神医学および神経学の入院施設のない病院が挙げられる。その他の病院としては、精神医学および神経学のベッド並びに昼間のみの診療部門、および夜間診療部門を持ち、そこで患者が部分入院して扶養されるすべての病院が挙げられる。

ドイツにおける"平均的"一般の病院は、
- 200から300までのベッドを持っている。
- 4つの医学的専門部門、内科、外科並びに婦人科および助産の部門を持っている。
- 2500万ユーロの予算を所有。
- 500人の協働者がいて、そのもとでおよそ50人の医師とおよそ200人の看護師が従事している。
- 年間およそ8000例の完全入院による症例を管理する。

病院と区別されるのは、予防やリハビリテーション制度である。それらは例えば病院治療の成果を確保するために（SGB V 107条2項）、病院滞在後の治療法あるいは接続療養処置の枠組みにおいて役立つ。

それらの担い手に応じて病院は公的、公共外および私的に分けられる。

公共的病院には、市町村の地域団体（地方公共団体、郡等）、諸州および連邦の病院並びに公共の団体（例えば職業協同組合）の診療所が数えられる。法的に独立した病院、例えば有限会社（GmbH）に転換した市町村の診療所のように、相応の地域団体が資本あるいは投票権の50％以上に関与するなら公共の病院に含まれる。市町村の担い手が伝統的に扶養のかなりの部分を一般的な病院によって保障する一方、諸州は大学診療所並びに精神医学の病院を経営する。連邦は国防軍病院のみを維持する。かなりのベッド解体や市町村

診療所の売却にもかかわらず、公共的病院は現在も変わらず入院という病院扶養の主要部分の割合を明らかに低下させる傾向を取りながら経営している。2007年には、一般的病院のおよそ33％が公共の担い手であった。それは病院全体でベッド数の49％に相当した。1991年にはまだ公共的担い手での病院の46％であった。そしておよそベッドの61％に当たった（表Ⅱ-1-1）。公共的病院はすべての扶養段階において活動している。しかしその特別の意義はより高い扶養段階の安全を提供することであり、大きな市町村の病院や大学診療所によって担われる。

　公共外の病院としては、宗教的、人道主義的あるいは社会的目的を経営目標として追求する病院が適用される。これに数えられるのは福祉奉仕組織や慈善組織であり、特に大規模なものはキリスト教によるものである。しかし他の宗教共同体も、例えばユダヤ教の信奉者などのように、固有の病院を維持している。公共外の病院経営者のより重要なグループとしては、自由な福祉援助の連合体、例えばドイツ赤十字、宗派同権の福祉連合、ヨハネ騎士修道士会あるいは労働者福祉がある。公共外の病院は、公共の病院に次いで入院による病院扶養として第2の柱となっている。2007年にはベッド提供の約36％を担った。それらは主に基礎および規則扶養にあり、重要扶養でも活動している。

　私的な病院としては、利得を追求する診療所が適用される。それは主に一

表Ⅱ-1-1　一般病院の所属別病院数とベッド数の割合（出典：連邦統計局）

|  | 1991 |  | 1995 |  | 2000 |  | 2007 |  | 1991-2001 |
|---|---|---|---|---|---|---|---|---|---|
|  | 数 | ％ | 数 | ％ | 数 | ％ | 数 | ％ | ％ |
| 一般病院 | 2164 | 100 | 2081 | 100 | 2003 | 100 | 1791 | 100 | －17.2 |
| その内 |  |  |  |  |  |  |  |  |  |
| ＊公共 | 996 | 46.0 | 863 | 41.5 | 744 | 37.1 | 587 | 32.8 | －41.1 |
| ＊公共外 | 838 | 38.7 | 845 | 40.6 | 813 | 40.6 | 678 | 37.8 | －19.1 |
| ＊私立 | 330 | 15.2 | 373 | 17.9 | 446 | 22.3 | 526 | 29.4 | 59.4 |
| ベッド | 598073 | 100 | 564624 | 100 | 523114 | 100 | 468169 | 100 | －21.7 |
| その内 |  |  |  |  |  |  |  |  |  |
| ＊公共 | 367198 | 61.4 | 319999 | 56.7 | 283537 | 54.2 | 222971 | 49.1 | －37.4 |
| ＊公共外 | 206873 | 34.6 | 212459 | 37.6 | 200611 | 38.3 | 167739 | 35.8 | －18.9 |
| ＊私立 | 24002 | 4.0 | 32166 | 5.7 | 38966 | 7.4 | 70459 | 15.0 | －193.6 |

般的病院のもとで全体ベッド数ではわずかの割合しか所有しない開業医師の所有する小さな証拠病院[1]である。平均的な私的一般病院は1990年の始めではおよそ70のベッド数を持つにすぎなかった。しかしそれ以降、私立病院の関与は、中間の、そしてより大きな病院の領域において明白に向上した。特に多くの市町村の診療所の受け入れと近頃の大学診療所についても、私的な診療所チェーン、例えばRhön診療所AG、Helios診療所、Pracelsus診療所あるいはSana診療所のように、最もセンセーショナルな例は以前に合併した大学診療所マールブルグとギーセンを、2006年にRhön診療所AGへ売却したことである。私的な担い手には、2007年に病院の約29％、そして一般病院のベッド提供の約15％が取り分であった。より大きな病院の傾向は、私的な診療所の平均規模の発展にも表される。2000年では、私的な診療所は平均しておよそ90のベッド、そして2007年にはおよそ130のベッドを所有していた。これと比較すると、公共の病院は2007年平均ではおよそ390のベッド数、公共外ではおよそ250のベッド数であった。

　病院の内部組織はたいてい3つの"柱"、医師による任務、看護任務および経済と管理任務を基礎としている。3つの"柱"はそれぞれ伝統的病院組織において、病院指導において引き合わされる固有の指導構造を持っている。病院指導はたいてい3人の個人、営業担当部長、医師部長そして看護部長から成り立つ。1990年代の開始以来、—しばしば法形態改革との関連で—病院のトップに全体責任を代表させ、そしてその監督を指導する業務指導者が任命される傾向が観察される。医師部長の地位は、伝統的な病院組織においては主任医師の副次職業的に行使され、そのうえ主要職業的な活動として、ますます証明書などが発行される。より大きな診療所合同においては、個別診療所のその時々の病院について全体指導を代表する1人の役員も形成される。そのうえ公共の病院に関する法的および経済的な自立化の枠組みにおいて、しばしば権限を有する当局の監督機能が自立している個人に占有された監査役会あるいは管理委員会に委託される。もちろんその時々の地域団体あるいは所有者としての州は、少なくとも原則的な意思決定、あるいは著しい財務的リスクと結びついた場合には最後の決定権を留保する。

ドイツ病院の伝統的組織構造は、医師にとって一層の教育秩序の中に規定されているように、医学的な専門領域に強く方向づけられている。近年において、診断に関連するグループ（DRG）症例一括概算額の切り替えと関連して、特に大病院はその構築組織をわずかしか医学的専門領域に向けるのではなく、より強力に疾病や器官システムに向ける部門あるいは中枢に切り替えている。それによって学際的な協力が患者扶養において促進され、そして同時に病院の経済性も、例えば経過組織を最適にすることによって高められるであろう。

　病院にとっての枠組み条件は、近年において、特に病院の資金調達の多くの改革によって著しく変化した。発端は1993年であり、今日まで通用している"予算の蓋"の採用を形成した。病院の予算はそれまで病院の費用に向けられたならば、予算上昇はそれ以来、法的疾病保険協会（GKV）構成員の負担義務にある収入の発展と結び付いている。1995、96年に一般の日の同じ看護料金から基本看護料金、部門看護料金、特別報酬および症例一括概算額からの新しい混合システムに病院資金調達の切り替えが行われた。混合システムは徐々に1つの純粋な症例一括概算額システムに発展するだろう。保健衛生改革法（GKV）2000によってこの方法が課せられ、そして国際的にすでに組まれたDRGシステムの基礎に包括的な症例一括概算額システムの切り替えが決議された。病院特殊な報酬から国を越えた単一の価格に切り替えることは、2003年から2008年までのいわゆる"収斂段階"の枠組みの中で徐々に行われた。2009年1月1日からすべての連邦諸州において、DRG症例一括概算額によって報酬が支払われるすべての給付について国を越えた単一の症例一括概算額が適用されるであろう。しかし病院資金調達改革法（KHRG）2009の枠組みにおいて、この歩みは1年延期された。2008年の終わりに病院特殊の基盤症例値と州基盤症例値との間にあり続けた差異は、2009年1月1日に半分のみ解消され、そして完全な統一は2010年1月1日に初めて行われた。

　2010年から統一的な価格が徐々に州を越えて適用され、平均値に引き合わされるだろう（病院報酬金法〔KHEntgG〕10条）。2014年までの最初の段階において、＋2.5％から－1.25％までの基盤症例値回廊内での統一が行われ、

そしてそれに続く第2の段階において2019年までの州基盤症例値が連邦統一的な基盤症例値に移行されるだろう。

ドイツ病院の構造特徴として、外来・入院による扶養が区別される。

入院による病院扶養のシステムは、一連の中心の特徴によってつくり出される。

・諸州の保全委託。
・国家の病院企画。
・2種類の病院資金調達方法。
・扶養委託と扶養契約。
・病院個人の予算および看護額交渉。
・被保険者の自由な病院選択。
・病院経営の担い手と疾病保険金庫による共通の自己管理。

### a．諸州の保全委託

連邦諸州は病院扶養のための"保全委託"を持っている。これは基本法である社会国家の使命から導かれ、それに従って国家は市民の生活を保護する義務を負っている。この生活保護には、法治的な権利の見解に従って住民の必要公正な病院扶養の保全も含む。それゆえ国家による保全委託の担い手としての諸州は、給付能力を達成するのに十分な病院の数を近くに設置させることに責任がある。そのことから、自己の担い手において病院を経営する諸州の義務ではなく、他の担い手に—特に公共外の利益および私的—必要公正な病院の経営が可能になるよう、枠組み条件を形成する委託が生じる。これは諸州の利害においても、それらが持続的な下部扶養の場合に（例えば連邦州の病院の経営をいかなる他の担当者も進んでしないならば）、自己の予算手段から必要公正な病院扶養を守らねばならない限り存在する。連邦諸州が地方公共団体の地域団体に安全を守る委託をしたとはいえ、諸州にはあくまで最終責任がある。もし地方公共団体が委ねられた任務を果たすことができないならば、最終責任を放棄してはいけない州が持つことになるに違いない。

### b．国家の病院企画

病院資金調達法1972の発効以来、諸州は病院給付と様々な扶養地域にお

ける病院の入用を突き止め、そしてこの入用を満たすために必要かつ適切な病院を、規則的に査定し、直し続けられる病院計画に取り入れるために、国家の病院企画を実施する義務がある。病院企画は病院をその給付能力に応じて異なる扶養段階に秩序づけることである（基礎、通常、重点、中枢扶養）。

### c．デュアルな資金調達

病院資金調達のシステムの基礎には—存在の備えにとっての国家の責任から導出して—租税資金から病院の前方に照準を定め資金調達されるという観念がある。病院の利用者や社会保障給付の担い手は、持続的な病院経営の費用のみを支えるべきである。そこから導かれた"デュアルな資金調達"はそれに応じて州の病院計画に取り入れられ、病院のための公共的投資促進を予定し、病院費用の投資促進から調達されるようなものへ変化し、そして利用者の報酬から負担されるようなものへとの厳格に分離されることを予定する。

### d．扶養任務、扶養契約および契約締結の強制

州の病院計画への取り入れとともに、病院は"計画病院"のため病院計画において定義された"扶養任務"を受け取る。病院計画への取り入れは同時に疾病保険金庫との"扶養契約"の締結（仮定の扶養契約）として適用される。したがって各々の計画病院は法的疾病保険協会（GKV）被保険者の扶養のため許可され、そして扶養の義務がある。大学附属病院の場合、大学リストへの取り入れが扶養契約の締結条件として適用される。扶養任務の受け入れにとっての対抗措置において、病院は疾病保険金庫に対してもたらした給付の報酬への要求を保持する。疾病保険金庫はすべての計画病院との"契約締結の強制"の支配下にあり、そしてそれらとの予算交渉を導かねばならない。病院計画に取り入れられない病院は、法的疾病保険協会（GKV）被保険者の扶養のために許可を受けるため、疾病保険金庫の州連合体と個別に1つの扶養契約を締結しなければならない。それらは"契約病院"といわれる。

2007年にはドイツにおいて1791の一般的病院があった。その内訳は1512の計画病院（85％）、34の大学附属病院（2％）および93の純契約病院（5％）であった。残り152の病院（8％）は病院計画もまた扶養契約をもしていな

かった。国による病院企画の現実的意義はそれによって把握される病院ベッド数の考察の際に示される。一般病院のベッド数の98%が計画病院や大学附属病院にあり、まったくの契約病院における1.5%とベッド提供の0.5%以下は扶養契約のない病院であった。

### e．報酬交渉

予算交渉はいわゆる"個人原理"が適用される。各々の病院は独自に、疾病保険金庫と交渉する予算の要求権を持つ。したがって、外来による医師の扶養において通例であるように、州のすべての給付提供者にとって何らの全体報酬はない。

### f．自由な病院の選択

法的疾病保険協会（GKV）の被保険者は、病院企画によってあるいは個別の扶養契約によって許される病院において、疾病保険金庫の負担で病院治療に対する要求権を持つ。病院の選択の際、指示する医師も被保険者も同様に、疾病保険金庫の州連合体が掲載されている病院リストを顧慮しなければならない。そしてその中で州における病院の給付や報酬が比較される。ある指示において特定の病院が挙げられ、また被保険者が他の病院を選ぶならば、彼らに過剰コストの全部か一部を課すことができる（SGB V 39条2節）。扶養日常においてこの制度はまったく使われていない。そして被保険者は事実上その環境における病院のもとで自由に選択している。自由な病院選択の方法によって可能になる制限は、当該の疾病保険金庫にとって確かに社会的なテーマを扱い、それに続く名声や構成員不足のリスクと結びついているだろう。

### g．共通の自己管理

病院領域においても立法者は、一般に支えられている法規定やその転換の具体化を共通の自己管理に委ねた。州段階では法的疾病保険協会（GKV）や私的疾病保険協会（PKV）の州連合体によって、他面では州病院組合の、連邦段階でドイツ病院組合（DKG）およびGKVやPKVのトップ連合によって共通の自己管理が形成される。しかし外来による医師の扶養とは異なって病院組合は何らの団体ではなく、私法上に作成された協会である。それらはその構成員、病院の担い手の提携に対して指示権限も差異化の可能性もない。

しかしそれにもかかわらず立法者はそれらを団体と同じように扱い、また多くの領域において提携を許可された病院にとして束ねていると説明する。

## 2）外来医にとっての扶養の基礎資料

外来の医師による扶養は、ドイツでは大抵個別あるいは共同体実践で行われる。病院医は例外事例のみ、また特定の専門領域のみ外来医の治療を行う。2007年のドイツでは総じておよそ13万7500人の医師が外来で活動し、そのうちおよそ12万200人が法的な疾病保険の契約医（87.4%）として、またおよそ6900人が個人医（5.0%）（KBV 2008a）としての活動であった。また、雇用された医局員（Assistanzärzte）としておよそ1万800人の医師（7.8%）が外来の扶養において働いていた。彼らは大抵固有の認可を持たず、またその時々の契約医[2]あるいは個人医によって報酬が支払われ、あるいは謝礼を受け取る。

医師のおよそ61%が外来の扶養において活動し、またおよそ29%が病院において活動していたので、医師の職業活動の重点は1970年代以来入院の扶養に変化した。1990年にはまだ38.5%の医師が固有の実践によって外来の扶養において働き、また50%が病院で働いている。

1990年代において外来で活動する医師の割合は、統一後のドイツにおいて明らかに高まった。それは新しい連邦諸州において特にドイツ統一の成立後、たくさんの開業権に西ドイツにおいて第一に保健衛生構造法1993年の結果として開業権の波に還元される。保健衛生構造法に告知された開業権禁止以前に、1993年の最初の四半期の3月だけでおよそ1万1600人の病院医師が開業した（当時9万4900人の契約医がいた）。病院から外来の実践への大幅な変更によって、外来で活動する医師の割合は2005年までに再び約44%に昇り、また入院に活動する医師の割合はおよそ48%にまで低下した（図Ⅱ-1-1）。

外来の医師による扶養の支配的組織形式は個別実践である。その中で個人的医師は患者に個人的に処置をし、たいてい多数の女性の助手に支えられている。外来の医師によるさらなる組織形式は実践共同体、共同体実践および

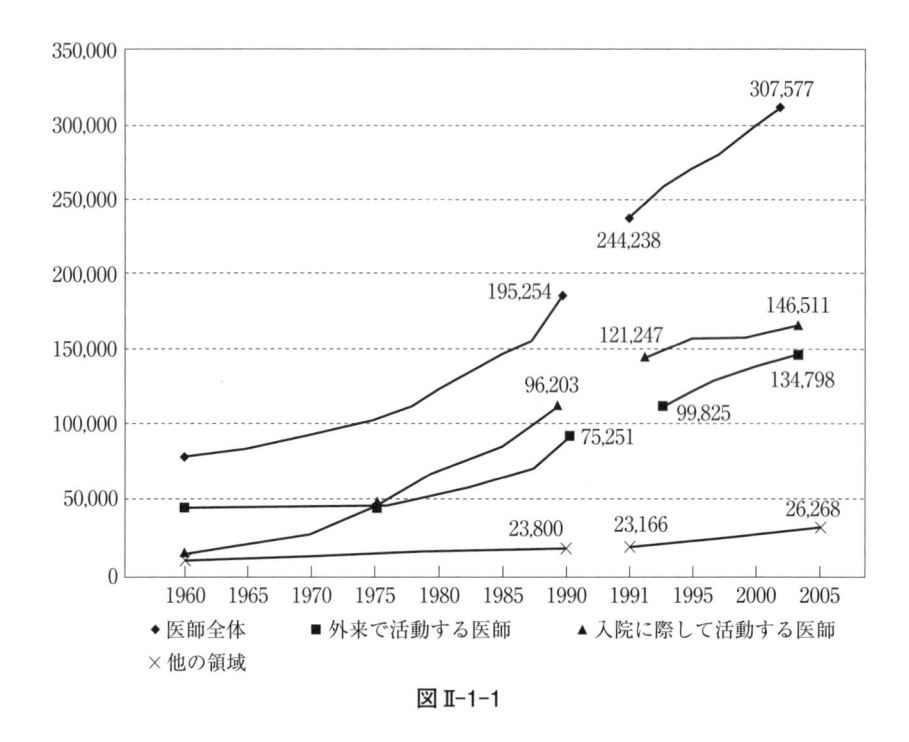

```
350,000
                                                              307,577
300,000
250,000
                                               244,238
200,000              195,254
                                                              146,511
150,000                              121,247
                         96,203                               134,798
100,000                              99,825
                         75,251
 50,000
                         23,800      23,166                    26,268
      0
      1960  1965  1970  1975  1980  1985  1990  1995  2000  2005
```

◆ 医師全体　　■ 外来で活動する医師　　▲ 入院に際して活動する医師
× 他の領域

図 II-1-1

医療扶養センターである。実践共同体においては結合した医師が実践の場や施設を共同で利用するが、その他の点ではあくまで自立的である。彼らはその都度自己の患者のカルテを持ち、別々に精算する。共同体実践という１つの実践においては、２人のあるいは多数の医師による共同の職業実行、共同の患者カルテおよび共同の精算による結合が適用される。2007年におけるおよそ12万人契約医のうちおよそ４万7000、つまり38％がある共同体実践で活動した。この組織形式の割合は近年において明らかに上昇している。2000年にはまだ30％にすぎなかった。

　法的疾病保険協会（GKV）現代化法2004において、外来の扶養の新しい組織形式として医療扶養センター（MVZ）が採用された。医療扶養センターは、その中で少なくとも２人の異なる専門領域の医師が契約医あるいは勤務医として活動する（SGB V 95条）、医療に導かれた専門包括的な制度である。組織形式MVZによって外来診療所の伝統のワイマール時代やDDRの外来

診療部が結ばれるだろう。それらはできるだけ包括的な外来の扶養を、他の保健衛生職業や給付提供者（例えば薬局、物理療法実践、外来の保全作業、保健所等）からも協力を得て、提供するだろう。申請により医療扶養センターは2004年1月1日以降、契約医と同様に、そこで活動する医師が医師登録簿に登録され、またその時々の医療扶養センター（MVZ）が契約医の認可に対する前提を満たす限り、法的疾病保険協会（GKV）被保険者の治療のための認可を保持する。医療扶養センターの数は初期において伸びが鈍かったものの、後近年においては飛躍的に上昇した。2004年の第4四半期に全体でおよそ250人の医師による70の医療扶養センターが許可されてから、医師扶養センターは2008年の第4四半期において全体でおよそ5500人の医師を持ち、1206もの数となった。

　外来の医師の扶養は家庭医と専門医に分けられる。家庭医の扶養に一般医や実践医、並びに権限ある保険医協会で家庭医の扶養として登録した専門領域呼称や小児医ないし内科医が加わる。2007年におよそ5万8700人の契約医、つまり契約医の48％が登録した。全体的に契約医の扶養に占める家庭医の割合は低下している。1980年には保険医のおよそ65％が家庭医として働いており、専門医として働く保険医はわずか35％であった。1993年までに家庭医の割合は60％となり、専門医のそれはおよそ40％に上昇した。

　外来扶養における専門医の優越は、もし人が家庭や専門医ではなく、一般医や専門医と比較するとより明らかになる。2007年に契約医の扶養における13万7500人の医師のうちおよそ30％が一般医あるいは実践的医師で、3分の2以上が専門医であった。数十年以来上昇した契約医の扶養における専門医の割合は、一面で扶養システムの枠組みにおける比較的高い専門医給付の評価に換言され、そして他面では主に専門医に調整された教育や一層の教育構造に還元される。研究の終了後、医師の教育の実践的部分や指定された一層充実した教育は、たいてい病院の専門部門において行われる。教育や一層教育についての優越志向を持つのは、ある特定の医療による専門領域にとっての専門医である。

　外来医による医師実践での支出は、2007年に380億4000万ユーロとなっ

表 II-1-2　支出担当者による医師実務のための支出（百万ユーロでの申告）

|  | 1992 | 1995 | 2000 | 2005 | 2007 | 1992-2007 in％ |
|---|---|---|---|---|---|---|
| 支出全体 | 22774 | 27032 | 30752 | 35147 | 38438 | 68.8 |
| その内 |  |  |  |  |  |  |
| ・公共予算 | 228 | 269 | 338 | 270 | 250 | 9.6 |
| in％ | 1.0 | 1.0 | 1.1 | 0.8 | 0.7 |  |
| ・法的 |  |  |  |  |  |  |
| 　疾病保険 | 17933 | 20989 | 22970 | 23813 | 26385 | 47.1 |
| in％ | 78.7 | 77.6 | 74.7 | 67.8 | 68.6 |  |
| ・法的 |  |  |  |  |  |  |
| 　年金保険 | 108 | 128 | 98 | 116 | 124 | 14.8 |
| in％ | 0.5 | 0.5 | 0.3 | 0.3 | 0.3 |  |
| ・法的 |  |  |  |  |  |  |
| 　災害保険 | 481 | 617 | 629 | 618 | 645 | 34.1 |
| in％ | 2.1 | 2.3 | 2.0 | 1.8 | 1.7 |  |
| ・私的 |  |  |  |  |  |  |
| 　疾病保険 | 2058 | 2625 | 3477 | 4549 | 4968 | 141.4 |
| in％ | 9.0 | 9.7 | 11.3 | 12.9 | 12.9 |  |
| ・使用者 | 1517 | 1723 | 2124 | 2539 | 2723 | 79.5 |
| in％ | 6.6 | 6.3 | 6.9 | 7.2 | 7.1 |  |
| ・私的家計／ |  |  |  |  |  |  |
| 　営利目的でない |  |  |  |  |  |  |
| 　私的組織 | 448 | 681 | 1115 | 3420 | 3343 | 646.2 |
| in％ | 2.0 | 2.5 | 3.6 | 9.2 | 8.7 |  |

た。それは保健衛生制度の全体支出の15.2％に相当した。外来医の治療による支出の進展は、ここ15年ほどは保健衛生制度全体の支出について容易に置かれた。全体支出は1992年から2007年の間、保健衛生で60.4％に上昇する一方、同じ期間における外来医の治療による支出は68.8％に増加した。2000年から2007年までにおける保健衛生支出は全体で19％、そして外来の医師による扶養で25％に上昇した。

　外来の医師による扶養の資金は、主として法的疾病保険によって支えられる。これには2007年に260億3000万ユーロ、つまり費用の68.6％が分配された（表II-1-2）。2番目には49億ユーロ、つまり12.9％の私的疾病保険が続いた。目立ったのは、1990年代における法的疾病保険協会（GKV）の支出が割合以下で、私的疾病保険協会（PKV）のそれは割合以上に発展したことである。GKV割合は1992年と2007年の間におよそ10％落ち、またPKV割合は4％上昇した。これは3分の1以上上昇したということである。PKV

における被保険者数の増加によって、PKV 支出の超過割合の上昇はおよそ 140％で、一部だけ説明される。というのは、この期間における PKV の全被保険者数が 20％少し高まったにすぎないからだ。確かに支出上昇は、契約医の一部が 1993 年以来健康保険患者の治療に際してその組み換え損失を、公的医療保険適用外患者に対する割増しと高い報酬によって均等化したということに本質的な原因があるわけではない。

外来医による扶養の資金を支える第 3 番目は、私的な予算である。これは特に繰り返し追加払いの増加の結果と、1990 年代半ば以来 GKV において新しい追加払いが採用されたことによる。その割合は 2007 年におよそ 650％、つまり 1992 年の割合いの 7 倍以上である。実質的影響を及ぼしたのは、四半期ごとに 10 ユーロが提供される、いわゆる"実務料金"が GKV 現代化法として 2004 年に採用されたことである。私的予算の割合はこれによって、2003 年の 4.7％から 2004 年の 9.0％に飛躍的に高まった。

2007 年、使用者に医師実践のための支出の 7.1％の割合が分配された。この定義ではもちろん、彼らが直接に保健衛生制度の開業で実行する使用者の支払いのみが計算に入れられる。使用者の社会保険分担金は被用者のそれと同様に、社会保険の支払いに含まれる。直接の使用者支払いの場合、特別の保証システムによる一定の職業グループの、従事者の治療のための直接の報酬が特に問題であり、それに関係する使用者の報酬は、通常の料金規定（例えば軍隊の自由な救済援助）の 1 つの基礎に直接支払う。

公共的予算の直接の支払いは、外来の医師への扶養資金のため 0.7％負担する。その際、疾病保険金庫において何ら保証されていなかった医師の生活保護受給者の治療のための報酬が扱われる。

契約医の活動からの報酬額は、2007 年の家庭医の場合、平均して 18 万 7400 ユーロ、そして専門医の場合 18 万 9200 ユーロ（保険医連邦協会 KBV 2008a）である。報酬受領の分配は医師グループ間また個別の医師グループの内部でももちろん著しく変わる。年々の総所得の範囲は、下は 1 万ユーロから 50 万ユーロ以上までを差し出す。契約医の報酬所得は平均して 40 万 2200 ユーロであり、エックス線医学者や専門医の 39 万 6500 ユーロと、内

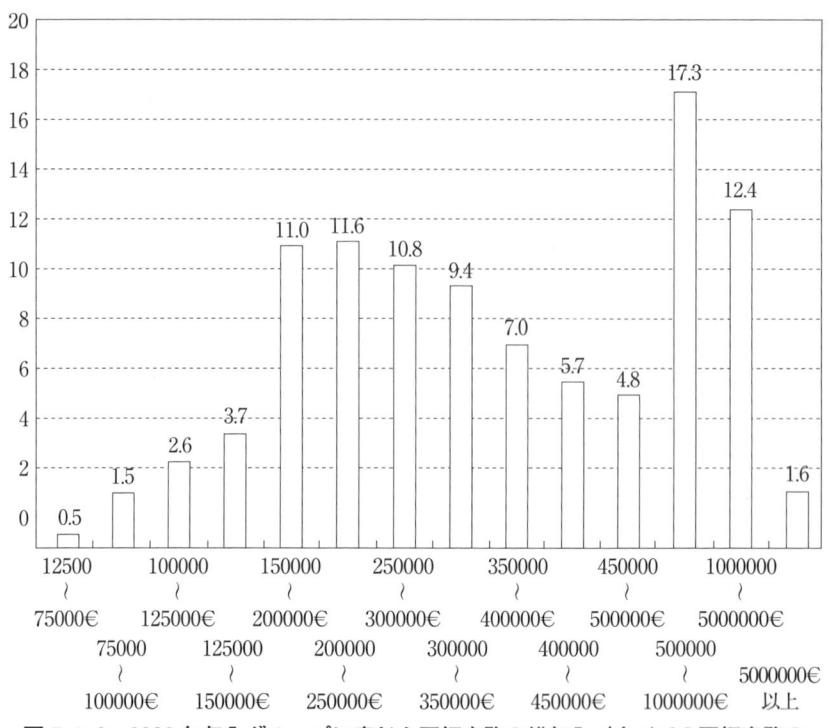

図Ⅱ-1-2 2003年収入グループに応じた医師実務の総収入（すべての医師実務のパーセントによる表示）

科医、整形外科医（23万7400ユーロ）や眼科医（22万2300ユーロ）に続いている。所得段階の下方には、平均して13万4600ユーロである、神経医の平均6万4300ユーロなど精神療法専門医が存在している。

　契約医は、健康保険患者の治療からの報酬に加えて、たいてい個人医の活動からの所得がある。これは主として公的保険適用外患者の治療からの報酬であるが、一部GKV被保険者にとってのいわゆる"個人的保健衛生給付"（IGeL）の調達のためでもある。その際、主として、健康保険によって支出されない疾病の早期発見や予防の給付が問題となる。というのは、その有用性が疑わしかったり、証明されないからで、この給付はGKV被保険者自身が支払わねばならない。したがって報酬差異の説明の際、契約医の報酬額には一部著しい相違がないばかりでなく、個人医の所得の範囲でもある。個人

### 表 II-1-3 2003年の収入グループ（医師実務全体）による開業医の収入、出費と純収益（出典：連邦統計局）

| 収入グループ | 把握された実務 | 実務者当たり1000€内の収入 | 外来医で保険医でない収入（%） |
|---|---|---|---|
| 総収入グループ | 4341 | 272 | 75.0 |
| 1) 12500 から 75000€以下まで | 22 | 61 | 75.0 |
| 2) 75000 から 100000€以下まで | 67 | 86 | 77.4 |
| 3) 100000 から 125000€以下まで | 114 | 112 | 83.5 |
| 4) 125000 から 150000€以下まで | 159 | 132 | 85.9 |
| 5) 150000 から 200000€以下まで | 478 | 169 | 83.4 |
| 6) 200000 から 250000€以下まで | 504 | 207 | 81.0 |
| 7) 250000 から 300000€以下まで | 468 | 242 | 78.5 |
| 8) 300000 から 350000€以下まで | 407 | 259 | 78.0 |
| 9) 350000 から 400000€以下まで | 304 | 270 | 76. |
| 10) 400000 から 450000€以下まで | 249 | 281 | 74.6 |
| 11) 450000 から 500000€以下まで | 209 | 288 | 70.7 |
| 12) 500000 から 1000000€以下まで | 752 | 338 | 70.9 |
| 13) 100万から500万€以下まで | 537 | 675 | 67.6 |
| 14) 500万€以上 | 71 | 1330 | 69.7 |

収入、出費、純収益

| | 外来医で個人医でない収入（%） | その他自らの活動の収入（%） | 収入全体の出費（%） | 収入の収益（%） | 実務者当たり1000€の純収益 |
|---|---|---|---|---|---|
| 1) | 21.6 | 3.5 | 63.8 | 36.2 | 22 |
| 2) | 21.4 | 1.2 | 59.9 | 40.1 | 34 |
| 3) | 13.6 | 2.9 | 61.5 | 38.5 | 43 |
| 4) | 11.9 | 2.2 | 55.7 | 44.3 | 58 |
| 5) | 14.3 | 2.3 | 56.1 | 43.9 | 74 |
| 6) | 16.8 | 2.2 | 55.3 | 44.7 | 92 |
| 7) | 19.3 | 2.3 | 53.3 | 46.7 | 113 |
| 8) | 19.5 | 2.5 | 52.6 | 47.4 | 122 |
| 9) | 21.4 | 2.2 | 50.6 | 49.4 | 133 |
| 10) | 22.8 | 2.6 | 51.6 | 48.4 | 136 |
| 11) | 25.5 | 3.7 | 50.4 | 49.6 | 143 |
| 12) | 25.5 | 3.6 | 48.8 | 51.2 | 173 |
| 13) | 29.6 | 2.8 | 57.2 | 42.8 | 289 |
| 14) | 28.5 | 1.8 | 66.7 | 33.3 | 443 |

医の所得の可能性はすべての医師に同じ範囲において自由にはならない。

2003年において平均的な医師の全体所得からおよそ75%がGKV患者の治療のための報酬に、およそ22%が個人医による活動からの所得に、またおよそ2%がその他の独立の活動に、それぞれ分配された。

**表 II-1-4　専門医科に従う前後、およびパート入院による治療 2009**（出典：連邦統計局、統計年鑑 2011）

| 専門医科の名称 | 相応の専門医科を持つ病院 | 病院が行う 入院前の治療 病院 | 病院が行う 入院前の治療 症例数 | 病院が行う 入院後の治療 病院 | 病院が行う 入院後の治療 症例 |
|---|---|---|---|---|---|
| 専門医科合計 | X | X | 3298544 | X | 875259 |
| 一般的専門医科 |  |  |  |  |  |
| 　全体 | X | X | 3258196 | X | 862449 |
| 　眼科学 | 142 | 137 | 62601 | 109 | 27773 |
| 　外科 | 1068 | 1061 | 1126283 | 938 | 332381 |
| 　婦人科と出産手当 | 713 | 709 | 354293 | 596 | 72052 |
| 　耳鼻咽喉科 | 324 | 311 | 170022 | 175 | 77031 |
| 　皮膚と性病 | 93 | 89 | 31980 | 80 | 21543 |
| 　心臓外科 | 59 | 53 | 5527 | 48 | 2773 |
| 　内科 | 1160 | 1135 | 768789 | 9588 | 127775 |
| 　老人医学 | 168 | 94 | 3342 | 7 | 615 |
| 　小児外科 | 72 | 72 | 20157 | 67 | 13270 |
| 　小児科 | 337 | 330 | 988365 | 302 | 39465 |
| 　口顎顔外科 | 91 | 87 | 16993 | 64 | 25086 |
| 　神経外科 | 138 | 136 | 61504 | 115 | 8020 |
| 　神経科 | 312 | 306 | 82902 | 258 | 15354 |
| 　核医学 | 85 | 81 | 20318 | 64 | 3423 |
| 　整形外科 | 251 | 248 | 204735 | 174 | 22638 |
| 　形成外科 | 72 | 69 | 23050 | 63 | 20792 |
| 　放射線治療 | 121 | 113 | 13219 | 102 | 10281 |
| 　泌尿器科 | 374 | 367 | 177743 | 312 | 37198 |
| 　その他の専門医領域／ |  |  |  |  |  |
| 　　一般ベッド | 127 | 83 | 15903 | 66 | 4979 |
| 精神医学専門医科 |  |  |  |  |  |
| 　全体 | X | X | 40348 | X | 12810 |
| 　児童／青年精神医学 |  |  |  |  |  |
| 　　と精神療法 | 140 | 48 | 1464 | 24 | 303 |
| 　精神科と精神療法 | 418 | 237 | 27912 | 146 | 10349 |
| 　精神療法の医学 | 104 | 69 | 10972 | 59 | 2158 |

| 専門医科の名称 | 病院が行う 日々のまた夜間入院 病院 | 病院が行う 日々のまた夜間入院 診療所 場所 | 病院が行う 分けて入院する治療 病院数 | 病院が行う 分けて入院する治療 症例 | 病院が行う 分けて入院する治療 算出日 |
|---|---|---|---|---|---|
| 専門医科合計 | X | 20953 | X | 667093 | 5563220 |
| 一般的専門医科 |  |  |  |  |  |
| 　全体 | X | 6869 | X | 529731 | 2026319 |
| 　眼科学 | 5 | 19 | 8 | 1243 | 1279 |
| 　外科 | 9 | 52 | 16 | 3183 | 11276 |
| 　婦人科と出産手当 | 20 | 149 | 37 | 11855 | 37297 |

| | | | | | |
|---|---|---|---|---|---|
| 耳鼻咽喉科 | 8 | 48 | 17 | 6362 | 21920 |
| 皮膚と性病 | 40 | 473 | 46 | 28475 | 142264 |
| 心臓外科 | 2 | 5 | 4 | 131 | 133 |
| 内科 | 220 | 3181 | 269 | 339525 | 1121849 |
| 老人医学 | 119 | 1732 | 125 | 27695 | 341311 |
| 小児外科 | 6 | 53 | 7 | 1606 | 1772 |
| 小児科 | 56 | 447 | 73 | 56609 | 119541 |
| 口顎顔外科 | 3 | 5 | 6 | 799 | 806 |
| 神経外科 | 1 | 3 | 3 | 332 | 342 |
| 神経科 | 22 | 195 | 35 | 9906 | 41627 |
| 核医学 | — | — | 6 | 3739 | 3867 |
| 整形外科 | 7 | 81 | 9 | 8067 | 23047 |
| 形成外科 | — | — | 1 | 60 | 60 |
| 放射線治療 | 10 | 70 | 18 | 11330 | 65079 |
| 泌尿器科 | 5 | 17 | 17 | 2456 | 4002 |
| その他の専門医領域／一般ベッド | 32 | 339 | 38 | 16358 | 88847 |
| 精神医学専門医科 全体 | X | 14084 | X | 137362 | 3536901 |
| 児童／青年精神医学と精神療法 | 131 | 2304 | 137 | 16176 | 551225 |
| 精神科と精神療法 | 381 | 11034 | 392 | 111467 | 2788617 |
| 精神療法の医学 | 51 | 746 | 61 | 9719 | 197059 |

　連邦統計局によって挙げられた代表的な5%抜き取り検査の出費資料を基礎に、2003年における医師の所得状況が示される。およそすべての実践の8%が1年につき12万5000ユーロ以上からユーロ以下の総所得に取って置かれ、実践のおよそ60%が12万5000と50万ユーロ以下の所得を獲得した。またおよそ31%が50万ユーロ以上の総所得を、1.6%が500万ユーロかそれ以上の総所得を獲得した（図Ⅱ-1-2）。

　これまでの申告の場合、総所得が、2003年50%と66%の間で実践規模に従って変化した出費（実践コスト）をその中から控除することが問題である。残っている純収入は租税を払わなければならないし、またそれから疾病保険や老齢保険の分担金が支払われる。すべての所得グループを越えて2003年には租税を除いた総所得（出費の控除後）は平均して年当たりおよそ12万ユーロ、つまり月当たり1万ユーロに相当することが明らかになった。

　開業医の所得状況については、もとより、それが2009年の始め—2009年の報酬改革によって解放され—、一部医師の所得の高さと妥当性について非

常に対立的な公的議論があった。それゆえ、詳細に述べよう。開業医の所得が妥当であるかどうか、ここでは議論されない。ひとつはもちろん確かに妥当な評価に左右されずに検証される。医師の内部で明白な著しい所得差があり、明らかに取るに足らない稼ぎ手もまた少なからず一部のトップの稼ぎ手も同様に存在する。そこで考えられるのは、最下位の所得グループのところにある本質的な一部に、副次活動としてあるいはもっぱらパートタイムで経営されている実務が問題である。

### 3）入院前・後の病院治療

保健衛生扶養は実践において、あるいは病院において、家庭医、専門医並びに歯科医を通して収容や看護は行われずに、外来による扶養として入院による扶養と区別される。

保健衛生扶養は1つの病院において収容や看護を含めて入院による扶養が行われる。病院は法的な基準に従って一定の前提のもとで外来の治療も施してよい。

時間的に限られた治療、病院において宿泊や看護外来の治療も、また入院での治療も施されず、入院前ないし入院後の治療がある。入院前後による治療は、患者の完全入院による治療前に優先される。入院前の治療の前提は、患者が完全入院の治療のため契約医を通して指示されたことである。その決定は病院医が行う。入院前治療の最長の期間はせいぜい入院治療の開始前5日のうち3日間、入院後治療のそれは14日のうちの7日の治療日、臓器移植の場合は入院による病院治療の終了後3か月間である。医学に基礎づけられる個別症状において14日間あるいは3か月間は、指示する医師との合意において延長されることもある。

入院前治療の目標は、完全入院による病院治療の必要性を明らかにしたり、完全入院による病院治療の準備をすることである。入院後治療の目標は、完全入院による病院治療の終了において治療成果を保証する、あるいは強固なものにすることである。

入院前治療、入院後治療の給付は完全入院による給付の報酬によって弁済

表Ⅱ-1-5　契約医による扶養に参加する医師 2009

|  | 参加する医師* | 契約医 | 勤務医 | 権限付与の医師 |
|---|---|---|---|---|
| 眼科医 | 5619 | 5099 | 344 | 132 |
| 外科医 | 5952 | 3909 | 143 | 1833 |
| 婦人科医 | 11447 | 9707 | 564 | 1008 |
| 耳鼻咽喉科医 | 4287 | 3903 | 143 | 200 |
| 皮膚科医 | 3700 | 3253 | 234 | 124 |
| 内科医 | 23118 | 19310 | 992 | 2559 |
| 小児科医 | 7081 | 5726 | 371 | 861 |
| 実験医 | 973 | 869 | 44 | 60 |
| 神経科医と精神科医 | 10815 | 9849 | 179 | 709 |
| 整形外科医 | 5961 | 5178 | 228 | 397 |
| 放射線科医 | 4105 | 2918 | 335 | 779 |
| 泌尿器科医 | 3004 | 2621 | 94 | 236 |
| その他の医師 | 9103 | 7353 | 476 | 1238 |
| 地域医あるいは一般医 | 95165 | 79695 | 4147 | 10136 |
| 一般／実務医 | 42251 | 40094 | 1867 | 138 |
| 医師　全体 | 137416 | 119789 | 6014 | 10274 |

注：＊個人医を除く。

表Ⅱ-1-6　占有医（主治医）*1997-2009

| 年代 | 一般医／実務医 | 眼科医 | 外科医 | 婦人科医 | 耳鼻咽喉科医 | 皮膚科医 |
|---|---|---|---|---|---|---|
| 占有医の数 | | | | | | |
| 1997 | 152 | 596 | 498 | 1551 | 1573 | 27 |
| 1999 | 124 | 590 | 528 | 1493 | 1571 | 22 |
| 2001 | 97 | 583 | 542 | 1462 | 1509 | 24 |
| 2002 | 91 | 575 | 534 | 1451 | 1509 | 24 |
| 2003 | 83 | 576 | 542 | 1413 | 1522 | 24 |
| 2004 | 80 | 580 | 580 | 1387 | 1502 | 24 |
| 2005 | 74 | 583 | 618 | 1404 | 1529 | 23 |
| 2006 | 67 | 591 | 617 | 1349 | 1540 | 21 |
| 2007 | 59 | 583 | 615 | 1291 | 1527 | 21 |
| 2008 | 53 | 588 | 597 | 1195 | 1530 | 20 |
| 2009 | 49 | 604 | 598 | 1160 | 1525 | 23 |
| すべての医師グループでの医師の割合 | | | | | | |
| 1997 | 0.4 | 11.6 | 14.7 | 16.4 | 40.8 | 0.8 |
| 1999 | 0.3 | 11.4 | 15.2 | 15.5 | 40.4 | 0.7 |
| 2001 | 0.4 | 11.2 | 15.2 | 15.1 | 38.8 | 0.7 |
| 2002 | 0.4 | 11.1 | 14.8 | 15.0 | 38.4 | 0.7 |
| 2003 | 0.3 | 11.1 | 14.8 | 14.5 | 38.7 | 0.7 |
| 2004 | 0.4 | 11.2 | 15.7 | 14.3 | 38.3 | 0.7 |
| 2005 | 0.4 | 11.2 | 16.4 | 14.5 | 39.1 | 0.7 |
| 2006 | 0.3 | 11.3 | 16.4 | 13.9 | 39.2 | 0.6 |
| 2007 | 0.3 | 11.2 | 16.2 | 13.3 | 39.0 | 0.6 |

| | | | | | | |
|---|---|---|---|---|---|---|
| 2008 | 0.3 | 11.5 | 15.6 | 12.3 | 39.1 | 0.6 |
| 2009 | 0.2 | 11.8 | 15.3 | 12.0 | 39.1 | 0.7 |

| 年代 | 内科医 | 小児科医 | 整形外科医 | 泌尿器科医 | その他の医師 | 医師の合計 |
|---|---|---|---|---|---|---|
| 占有医の数 | | | | | | |
| 1997 | 327 | 42 | 447 | 469 | 276 | 5958 |
| 1999 | 337 | 34 | 507 | 475 | 317 | 5998 |
| 2001 | 334 | 29 | 530 | 474 | 332 | 5916 |
| 2002 | 346 | 28 | 542 | 477 | 337 | 5914 |
| 2003 | 340 | 27 | 552 | 470 | 352 | 5901 |
| 2004 | 350 | 27 | 591 | 485 | 360 | 5966 |
| 2005 | 354 | 27 | 611 | 499 | 372 | 6092 |
| 2006 | 351 | 29 | 627 | 513 | 370 | 6075 |
| 2007 | 346 | 26 | 626 | 519 | 369 | 5982 |
| 2008 | 349 | 23 | 619 | 512 | 373 | 5859 |
| 2009 | 352 | 24 | 641 | 528 | 384 | 5888 |
| すべての医師グループでの医師の割合 | | | | | | |
| 1997 | 2.1 | 0.7 | 9.5 | 19.2 | 0.4 | 5.4 |
| 1999 | 2.1 | 0.6 | 10.4 | 18.9 | 0.5 | 5.3 |
| 2001 | 2.0 | 0.5 | 10.7 | 18.6 | 0.6 | 5.1 |
| 2002 | 2.0 | 0.5 | 10.9 | 18.7 | 0.6 | 5.1 |
| 2003 | 1.9 | 0.5 | 11.1 | 18.4 | 0.6 | 5.1 |
| 2004 | 2.0 | 0.5 | 11.8 | 18.8 | 0.5 | 5.1 |
| 2005 | 2.0 | 0.5 | 12.2 | 19.3 | 0.3 | 5.2 |
| 2006 | 1.9 | 0.5 | 12.5 | 19.8 | 0.2 | 5.1 |
| 2007 | 1.8 | 0.5 | 12.4 | 19.9 | 0.4 | 5.0 |
| 2008 | 1.8 | 0.4 | 12.2 | 19.6 | 0.3 | 4.9 |
| 2009 | 1.8 | 0.4 | 12.4 | 20.1 | 0.4 | 4.9 |

注：＊占有医（Belegärzte）は、病院で自分の患者を占有患者として入院あるいは部分入院により治療する開業（契約）医である。占有医はその活動のため、診療所資源の利用にとって枠組み条件を定める占有医契約を、病院と締結する。そのうえ占有医は占有医としての活動のため、地域で権限ある保険医協会からの承認を必要とする。

権限付与医師（Ermächtigte Ärzte）の傍ら、契約医の扶養に参加する唯一の可能性がある。その場合、病院医の個人的権限付与並びに医師によって行われる開業の資格との間で区別される。

SGB V 116 条によれば、結ばれた一層の教育とともに病院医が病院の担い手の同意で被保険者の契約医の扶養に参加するため、認可委員会（SGB V 96 条）によって権限付与される。権限付与のための前提は、被保険者の十分な医師の扶養が特別の診察や治療方法がなく、あるいはこのため適切な病院医の知識を保証されないことである。

大学診療所（大学外来診療所）の外来診察部、研究所および医局は、大学あるいは大学診療所の要求で被保険者の外来による医師の治療のため、精神科医研究所外来診察部と同様、認可されねばならない。

障害者救済の医師が行う開業は相応の入用の場合、権限が付与され、医師による小児科学センターには権限が与えられる。

されない時にのみ、区別されて補償される。入院前、入院後治療の報酬について、疾病保険金庫の病院と代表とのトップ連合体は、保険医協会との話し合いで一括概算による報酬契約をしなければならない。そのうえ疾病保険金庫のトップ連合体（GKVトップ連合体）とドイツ病院組合は、保険医連邦協会との話し合いにおいて州段階である協定にまで有効であった助言を意のままに提出するよう義務づけた。この助言により1996年12月30日に実現した。

病院における入院前後治療のための規則は、1992年12月21日制定の保健衛生構造法（GSG）によってSGB Vに取り入れられ、1993年1月1日に効力が発生した。

かなりの経済的リスクが、リハビリ市場の価値ある一部の企業によるリハビリ評価報告（Reha Rating Report）、Essen 2007によって観察された。それによれば、すべてのドイツリハビリ診療所の4分の1は支払い不能に脅かされるという。この割合ははっきりした市場の清掃なしにも強く高まるだろう。さらに、リハビリ症例の数は2020年まで明白に高まるとはいっても、明白な市場解決があるだろうかという。なぜなら社会保険システムによって追加的給付の資金調達はわずかしか蓋然性はないだろう。リハビリ領域はまさにこれによって下部に強く適応圧迫される。

リハビリ市場の市場容量はこの研究によれば今のところおよそ70億2000万ユーロで、保健衛生市場の3％にあたる。それによれば今日まだ17万5000ベッドを有するリハビリ診療所がおよそ1270ある。2020年までにはもちろん入院によるリハビリ症例が182万から13％増の204万になることを期待している。本質的理由は、すべての医療によるリハビリ給付の義務制への転換、両親－子供－療養から法的疾病保険の規則給付のための変換、そして老人学のリハビリテーションの権利要求を伴ったGKV競争強化法における研究にある。これに加わるのは年金開始年齢が67歳から徐々に高まり、"介護の前のリハビリ"原則の可能な転換、急性領域における症例一括概算額システム、そして高齢化の割合である。入院によるリハビリ給付の拡大にもかかわらず乏しい法的疾病保険の資金、リハビリ給付の際のより強い費用－有用－志向、そして"入院前に外来による治療"の原則が唱えられ

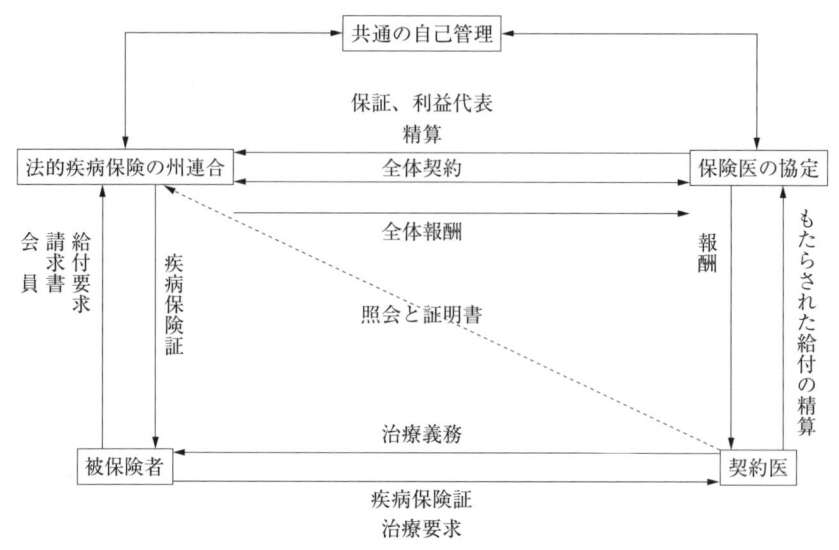

図 II-1-3　外来による契約医扶養の規則循環（共通の自己管理による）

る。上位の、そして重く評価される1つの影響要因を、将来のリハビリ領域における状況のために政治的な枠組み条件が形成される。

## 2. 保健衛生システムにおける扶養の品質と構造

　産業諸国において、保健衛生システムにおける"メガ傾向"である大きな発展のポイントは、合理化、患者志向、最終的成果の視点である。
　ドイツにおいて1970年代にまでさかのぼる合理化をめぐる議論は、それを保健衛生機関において支出される資金が効果的、および効率的に投入されるという社会的期待を反映する。情報の供与による自己決定権、情報を知らされる患者の選択可能性が増加することの意義は、患者の役割の変化につながった。患者志向は患者の一部、顧客志向の特質に関係し、しかも患者の評価や価値が増加して注目を引くことにもなる。アメリカにおいては、ヘルスケア・コンシューマリズムの概念が成立してきた。福祉社会実現に中で、(1) 安全である権利、(2) 知らされる権利として社会的視点から利害

関係者による企業責任のあり方が議論された。消費者運動を越える社会のあり方、消費者の福祉社会を実現する主張としてコンシューマリズムが生まれ、70年代以降の社会的目標となった。ドイツにおける"品質競争"の概念のもとで、患者にパブリック・ディスクロージャー（品質資料の公表、例えば品質報告）やパフォーマンス手掛かりに対する支払いによって改良するという選択は、彼ら自身の扶養ばかりでなく保健衛生の扶養もまたシステム段階で提供される。

　ドイツでは2007年に初めて品質成果報告やプロセス品質を申告する際、名前を公表することがSGB V 137条に従って義務づけられた。それはインターネットにおいても公にされる。これは、申告する病院に他の医院に匿名にした資料と比較して、個有の資料を伝える外部の品質保証の連邦業務職位品質保証（BQS）資料作成の匿名にした申告と交替する。

　品質に関連する報酬要素は2、3の契約において統合され、ないしはかかりつけの医師を中心にして扶養のために含まれ、また例えば保険医連邦協会において議論される。

　基礎となっているコンセプトの熟慮は、健康管理保護運動の概念に回帰する。それは患者の顧客特質を中心に置く。その際、前提となるのが情報を受ける患者は、購買ないし保健衛生給付の権利の行使について選択決定を可能にさせる広い消費者主権を行使するということである。

　もちろん、人は例えば1人の患者医師関係を、他の経済領域からの1人の顧客提供者関係に等置することはない。というのは、特別の心理的状況がある種の信頼関係を規定しているからだ。しかし、むしろ伝統的に患者と医師との不均衡な関係また治療について、報知されないという患者の立場が社会の変化において変わってきている。以前、それほど高い価値ではなかった保健衛生についても市民の意識が高まり、情報を必要としている。給付能力の意義における保健衛生は経済的財としても認識される。現実に疾病は患者に資金を支出させる。市民は数年にわたって彼らの平均的な所得として受け取る以上の資金を保健衛生に費やした。自己責任と予防は、患者の情報収集をますます活発にさせる。その間患者の考察は批判的な顧客として報知される、

正に商標医学の意義において重要である。

　提供者の場合、価格は顧客の意思決定に１つの役割を持つが、質はさらに大きい。なぜなら保健衛生制度における質は、患者ないし顧客にとって保健衛生の事実的な維持あるいは回復を反映するからだ。また一連の疾病保険金庫は医療上の給付をさらに決定的な成果の基準として、分担金の額に対する被保険者をめぐる保険競争において認めるだろう。保険はそれゆえ、SGB V 140条に従う統合扶養あるいはSGB V 73条に従う構造契約の枠組みにおいて、給付提供者との集合的な協定の外部で個別契約を結ぶことを段階的に準備している。この医療給付は"統一的なそして共通の"医療上の一般扶養とは区別され、それゆえ、競争およびマーケティングに適している。

　品質競争のコンセプトは次の理由想定を含んでいる。
・患者は情報を知って、理解し、それを意思決定に重要なものとして調達し相応の振る舞いをする。一方、彼らはより質の高い提供者を好む（利益極大化）。
・より高い質の提供者は斡旋者によって協力して優先的に扱われる。
・質の高い提供者は高価な代金を支払われ、また効率優位を示す。
・品質資料の公開は給付提供者の場合、名声喪失という恐れに導かれながら、品質向上につながる対策に注ぎ込む成り行きの内にある。
・医師や他の保健衛生職業の従事者は彼らの専門的動機づけの中で刺激によって強められ、また例えば資金的刺激によって矛盾する刺激作用のため、動機づけはそれによって弱められない。
・総じて保健衛生制度における参加者の責任性は高まり、またシステム段階で実証できる品質改善につながる。

ここで２つの刺激システムが区別される。
・一般公開（匿名ではない品質資料の公開）。
・パフォーマンスに対する支払い（品質に関連する報酬）。

　2001年以来ドイツの保健衛生システムは、連邦業務職位品質保証（BGS）とともに私的公開システムを意のままにする。信頼性の向上のため不審である場合、抽出検査が実施され、著しい判定の場合、監査手続きとなる。共同

連邦委員会は、2007年の品質報告に義務づけられた病院から公表されねばならない26の指標のリストを公表した(一般公開)。SGB V 137a条に従う"自立的な制度"は、この発展をさらに追求するだろう。

　135a条、品質安全の義務：(1) 1. 給付提供者は彼らによって提供される給付の品質の安全性と一層発展させる義務がある。2. 給付はその時々の科学的認識の状態にふさわしく、また専門領域に与えられる品質において調達されねばならない。

　(2) 1. 契約医師、医学的扶養センター、認可された病院、扶養給付あるいはリハビリテーションの処置の提供者、および扶養契約が111a条に従って成立する諸制度は137条および137d条までの規定に準拠する義務がある。

　137条、品質安全の方針と決定：(1) 1. 共同連邦委員会は契約医師による扶養および認可された病院にとって原則的に統一的にすべての患者に対して92条 (1) 2. 13番に従う方針によって特に (3) 4番、2年間隔で公表される認可された病院が構成する品質報告の内容、範囲および資料規格、その中で品質安全の状態は特に1に従い、並びに1番と2番に従う規定の変換を考慮して叙述される。報告は病院の給付の種類や数も明らかにされねばならない。またすべての基準の模写に適した標準化された資料文規格によって作成される。それは確定した受取人範囲を越えて州連合の病院およびインターネットにおける代替健康保険によっても公表される。

　品質報告のための法律的規定によって、病院のオープンな比較が可能になる。入院による扶養の透明性と品質の向上を目的とする保険医協会並びに疾病保険金庫およびその連合契約医や被保険者は、4番に従う品質報告をもとに病院の品質について比較しながら報知しまた推奨する。

　2008年の介護一層発展法の136条、"保険医協定による品質の促進"において、履行の支払いプログラムの基礎が定められた。その一方で契約医の給付関連的特別手当が可能となった。また歯科医による扶養のための規定に、歯の詰め物や歯の補充について137条4番に従って2年の保証義務が定められた。この規定は患者側の保険によるボーナス払いが可能となったことで支

持された。

　この展開は最終目的に関して明らかに、医師の診察方法や病院の診療方法の利益を日ごと医療についての出来事を、患者の側面においても何が肝要なのか記述する。そして、科学的な扶養の研究によって治療される最終的結果視点に重点が置かれる。繰り返される日々のもとでつくられる利益構成要素は、一面では個人的な選好に相応する引き受けを患者によって患者に向けられる受容性と、他面では、臨床部門での研究の人為的設定において、科学的認識が一般的な扶養現実において変換される相対的な効果（有効性）との健全な患者医師相互作用による治療上のコンセプト、相応性の概念を手続きに保健衛生制度においてまとめられる。

　今日的な保健衛生政策の議論に従い、すでに過ぎ去った、しかし未だ解決すべく出されている改革を背景に、外部への品質保証、内部の品質マネージメント、および品質指標への要求が増している。この要求は同時に、患者の安心ないしリスクマネージメントへの高まる意義、および特に外来の領域、介護、リハビリテーション、そして領域を超えた統合という視点に対する細かい点にまで区別される。

　この成長する意義に対する品質マネージメントについて、方法の安全性を確保することに関してドイツにおける遅れを取りもどす必要があるという事実（"品質および扶助調査"の改造のための助言、専門家委員会鑑定書2001）がある。もっとも、包括的な品質マネージメントの採用が病院領域において効果的であるとはいえ、今日まで答えられずに保留せざるを得なかった部分領域にとっての品質マネージメント手がかりの有効性と費用効果性は、維持と回復に起因する問題に留保される。意のままにできる研究は再び部分領域に関係する。

「費用決済と抑制の段階における品質と品質マネージメント」
　現代の保健衛生システムは、一般に3段階の過程で展開する。
1. 費用決済
2. 費用抑制
3. 効率

ドイツにおいて 1992 年まで続いた費用決済の条件のもとで生じた費用はすべて引き受けられ、その中で不要額は 1 日当たりの定額で精算された。1993 年に制定された保健衛生構成法において領域別の予算が導入され、それは一般的な賃金上昇に連結して順次加算してもいいし、また入院による領域において給付の 25％が固定された症例一括概算額と特別報酬に移行された。状況は効率の段階において根本から変わり、診断に関連したグループの採用によって始まり、そして分野の断片化の克服のために個体群に関連した構造を通してマネージメントされるケアコンセプトと同様の方向に導くだろう。与えられた時点に対する品質議論のために、その時々の保健衛生システムの発展状態は根本的な意義がある。様々な段階において多数の人々、費用構造並びに給付の品質や効率に対する特有の刺激がある。費用決済の条件のもとで品質安全あるいは効率向上にとって明確な刺激は何ら存在しなかった。というのは、発生するすべての費用は、その発生原因から独立に、ないしはそれに相応する医学上ないしは扶養上の給付から独立に弁済されたからである。決定的な刺激はこの段階において自動的に予算の拡大に導いた量の拡大において存在する。例外は、今日もなお大きな意味を持っている周産期徴収について始められたプロジェクトである。

　第 2 段階（費用抑制）において刺激形成は総じて非常に制限された。量の拡大は、たとえ依然として給付提供者の最も魅力的な交渉目標として考察されたとはいえ、不可能であった。医学上の給付の質を改善し、効率を高め、そして同時に利潤をもたらすという刺激は、わずかな費用の担い手によってのみ総じて、いわゆる地点着陸を隠喩によってうまく述べる状況が理解された。しかし入院による扶養の資金提供の（いまだ多様性と合併症[3]の調整された）症例一括概算額への部分的な補てんのため、外部の品質安全が改良され、そして特に特別の報酬と一括概算した額の品質安全が導入された。というのは、一括概算化が扶養の品質に否定的な影響を導くかどうか確かでなかったからである。病院は品質安全の義務を負っていた。さらに病院経営比較法（BPflV）5 条に従い、病院の比較しうるグループの形成によって給付に適した報酬が調整される場合は支持されるだろう。

品質安全は州医師会の段階で組織され、それは一部すでに匿名にされたベンチマーキング（本書317頁の注1を参照のこと）手続きが投入された。連邦内閣の保健衛生振興策により、さらに品質発展およびベンチマーキングプロジェクトが公告された。それは品質マネージメントおよび品質安全に広範な執務の従事に導いて、より広い発展のための基礎を築いた。

　効率の段階は、ケアの価値の段階ともいわれる。"バリュー"概念は"価値"として理解され、その際、金銭の費用についてインプット側、アウトプット側で医学上の視点における有効性ばかりでなく、適切さが患者選好のもとで利益として捉えられる（"価値評価"）。

$$価値 = \frac{有効性 + 適切さ}{費用}$$

　効率（ケアの価値）の段階は、大抵診断に関連するグループの採用とともに入院の分野において始まる。というのは、この段階では以前に個々の給付あるいは1日当たりの扶養定額についての計算の場合、投入される資源と出費との関係について何らの透明性がなかった。ドイツの保健衛生システムにおける近年の3つの中間の段階についての発展は、外来と入院の分野の関係並びに部門を越えた視点を対象にして、管理医学（Managed Care）[4]の型に従う個体群に関連した扶養コンセプトの採用に至るまで続いた。保健衛生制度における発展の評価のための専門化協議会は、2007年と2009年の鑑定書において個体群に関係した扶養の状況を分析し、そして管理医学扶養のすべての要素がドイツの社会立法において変換されたことを確認した。

## 3. 品質に関連するパフォーマンスへの支払い

　品質に関連する報酬（パフォーマンスへの支払い）は、外部の刺激によって保健衛生扶養の品質改善を達成しようと試みるコンセプトに属する。品質資料の一般公開とは異なり、直接、資金的、そして非物質的な刺激が問題なのではない。しかし両者の形態は相互に援助し合いそしてまたしばしば共通に投入される。パフォーマンスへの支払いプログラムの発展は近年特にアメリカ、

また英国において推進された。しかしその議論は現在ドイツにおいても継続している。

　品質関連の報酬は、給付提供者の品質が中心にあるという報酬システムとして定義される。2、3の国際的に使われる定義は広く把握され、効率と一緒に加わらせられる。品質に関連した報酬の内容を英語で記述する概念は、価値に基づいたパフォーマンス、パフォーマンスに基づいた契約、品質に基づいた購買力、品質への支払いおよび価値に基づいた購買である。パフォーマンスの支払いプログラムは、給付の量、給付の質の代わりに報酬システムの刺激形成を達成することが目標である。品質関連的な報酬のためのプログラムを設計する際、次のような原則的問題が解明された。

- 受取人：まず始めに、個々の医師あるいは大きな組織（病院、医師ネット）は、異なる影響の視点が顧慮されるので興味を起こされるか解明される。個々の医師が興味を持てば、個人的要素が中心に立つ。その場合、さらにかかりつけ医、専門医および病院における医師に区別されねばならない。それに対して組織が呼び掛けられれば、資金的な刺激を基礎にした変化の対象であるマネージメントやシステム要素が表面に出てくる。さらに関与が任意的であるか義務的であるかが問題となる。
- 付加的報酬の高さ：報酬の高さと効果との明らかな関連は、文献においては認められない。報酬はオポチュニスト・コスト（例えばこの期間において他の患者のあり得ない治療によっての稼得損失）を含めた品質改善処置の増大分の費用と同じ範囲にあるだろう。さらに付加的報酬の高さは、必要な投資（例えばEDV施設）額を顧慮しなければならない。明らかにされるのは、再分配される金額が控除を超えて、あるいは付加的手段として節約によって調達されるのかどうかである。
- 指標の選択：多くの早期プログラムにおいては、臨床上のプロセスおよび構造変数が利用される。あるシステム系再現では13から17の研究がプロセス指標を使っていた。プロセス指標は、その高い信頼性のため、そしてことによってはよりわずかの抵抗力のなさのため、よく使われる。もちろんそれは活動性をこのパラメーターに集中させることにつながる。

そしてそれによって他の領域はなおざりにされる（不足する信頼性）。成果指標はこれに関連してわずかしか抵抗力がなく、リスク調達のための高い費用を要求する。そして圧力（記録の質）のもとで信頼性に関しても成立する。最終成果における現代のプログラムにおいて常にプロセスと成果指標が結合され、構造の品質は背景に歩む。さらに管理的支引と臨床上資料との結合は重要である。指標の選択によって何らの"目に見えない汚れ"は発生しない。その中で何らの改善の刺激を与えられない。重要なのは、記録の費用を顧慮し、そして指標が与えられたIT周辺において付加的費用なしに高められるように、可能な限り指標を選択することである。

- 指標の特殊化：指標は分子と分母に関して正確に記述し規定されねばならない。特に問題となるのは、離れて生活する患者に対して医師がいかに接するかである。英国における"品質と成果のフレームワーク"というプログラムにおいて、医師に特別の経過あるいは特別の社会経済的背景を持つ患者をプログラムから取り出す（レポートを除く）可能性が容認される。

- 通貨による評価：利用される指標は、特殊化について、特別にどんな高い要求をつけるか通貨によって評価されねばならない。

- 住民とシステム関連の品質目標：給付提供者の段階での各々の干渉は、住民全体の扶養に対する影響と扶養をシステム段階へ調整する役割を持っている。個々による予防、差異や冷遇を避けるような上位目標、基礎構造の改善および分野の境界や組織を越えた扶養の統合の程度が挙げられる。指標の選択の際、これらの目標に転換する助けになる刺激が顧慮されるだろう。

- 他の目標パラメーター：品質関連の報酬について理解や定義をするに応じて資金的目標もまたともに口に差し挟む。これは明確に取り上げられ、また相応の効率指標によって操作化されねばならない。

- 刺激の特殊化：原則的に、品質関連的な報酬の刺激を転換する3つの可能性が存在する。1つは提供者はランキングのトップに、あるいは境界

価値の上方に報われる（"絶対トップ"）。他は上位の10％から20％報酬の刺激が示され（"相対トップ"）、そして個人的末端価値に関連して相対的な改善に報われる（"相対的デルタ"）。3つの可能性はすでに有利と不利がある。両者の"トップ"オプションは、常に同等の提供者に報いる危険がある。そしてそれによって常により良くなり、また低い順位になった提供者にはトップポジションに昇進する何らの可能性を残さない。そのうえ社会的分裂状態の危険がある。他面この行動は給付関連的である。というのは、付加的報酬は常にベストを与えられて当然であるからだ。"相対的デルタ"オプションは改善効果を強める。なぜなら、収入が増えることは立場を強め、動機づけ、それから独立し、出発状況がいかなる状態であるか、確かに事情によっては下位リストにある提供者がトップポジションのそれより良い報酬が受けられるからである。これと関連して付加的報酬の種類の問題がある。それは絶対的ボーナス、絶対的留め置き、相対的支払い（基礎報酬に対しての割合）、相対的の分割払い、特別支払い（補助金）や被保険者（車の抵当）を割り当てることが可能である。

・一般公開との結合：品質資料の公表は通貨によらない刺激を表す。上に述べたボーナス形成の"トップ"オプションの際、ランキングリストの公表はまさに資金的刺激形成への意味のある補足となる。しかし、相対的改善に報いるオプションの場合もランキングリストの公表には意味がある。というのは、それによってトップ提供者にわずかの改善可能性にもかかわらず相応の可能性が提供されるからである。それゆえ品質データの公表と品質に関連した報酬の結合は一般に勧められる。

専門家協議会は鑑定において2007年の体系化再調査を、パフォーマンスに対する支払いの際、品質改善が見込まれるかという問題を公表した。体系化再調査は28研究を含む、統制された設計における第一の資料が確定した終点に関して（例えばパフォーマンスの支払いに対する不完全あるいは他の品質指標への影響を）評価する。21から28の研究はパフォーマンスに対する支払仲介の積極的効果を示した。そのうちの8研究は積極的効果なく、そのうち3研究は混合した成果を指摘した。それは、単に終点を調査し（例えば不完全：19の

研究のうち 15 の場合成果)、そして、終点が複雑となった研究 (例えば糖尿病扶養の質：9 研究のうち 6 の場合成果) 間の相違は何らなかった。また、パフォーマンスに対する支払いが唯一の仲介として (積極的成果 18 研究のうち 14 において)、あるいは複雑な仲介として (10 研究のうち 7) 調査されたかという質問に関しても何ら相違はなかった。

したがって、研究設計によって条件つきの傾向が存在することは認められる。というのは、効果を過大評価するための条件づけは、方法論的に悪い研究の場合のみ存在するからだ。

その間に議論は先に進められた。介護一層発展法において、パフォーマンスに対するプログラムの転換のための基礎がつくられ (SGB V 136 条 4 項)、保険医連邦協会において外来の扶養にとっての一揃いの指標が展開された (いわゆる AQUIK® プログラム)。

## 4. 第 3 段階の品質安全とマネージメント

診断に関連するグループ (DRGs) の採用は、費用抑制から続く効率・ケアの価値の分野から、まず専門領域の資金形成として理解され、それは実際、滞在期間の短縮と同時に効率を高める病院部門に影響を与えた。しかしその主要部門は透明性が増すことにあった。統合扶養と疾病マネージメントの採用は、疾病の部門間の格差をまったくなくすこととなり、品質、費用および効率の扶養形態 (例えば SGB V 73b 条等による家庭医を中心にした扶養) において選択による契約を結ぶための可能性によって初めて包括的な、もはや部門に組織されていない住民の全体の扶養のための責任を受け入れるという選択が開かれた。

この背景を前に、発展の第 3 段階においては立法者の品質安全とマネージメントへの諸活動についての明白な高揚を認めることが理解される (図 II-1-4 参照)。

今日的な DRGs の理解として、それはひとつの患者分類システムを表す。この分類によって、個別の入院による治療のケースは一定の基準に基づき

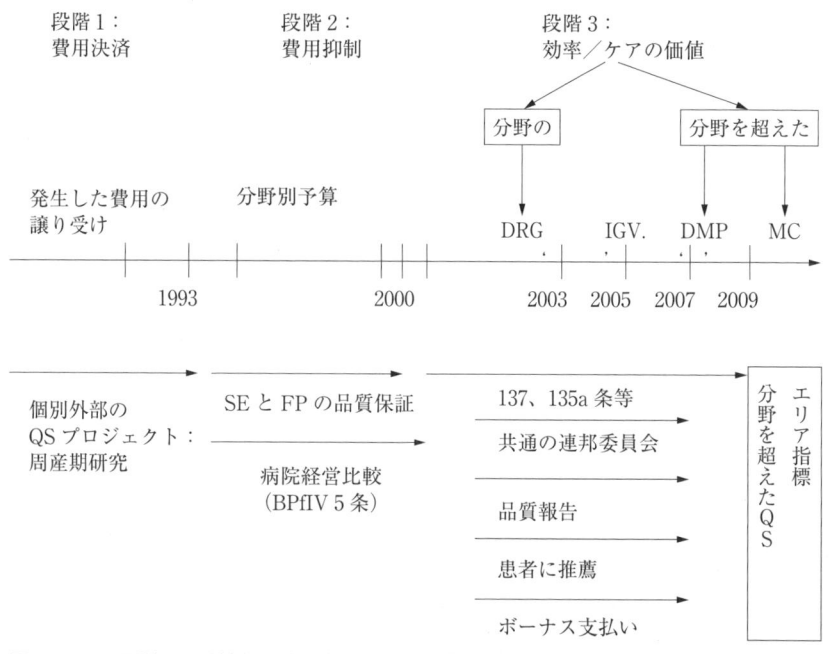

段階1：　　　　　　段階2：　　　　　　段階3：
費用決済　　　　　　費用抑制　　　　　　効率／ケアの価値

```
                                        ┌─────┐    ┌───────┐
                                        │分野の│    │分野を超えた│
                                        └──┬──┘    └──┬────┘
                                           │          │
                                           ▼          ▼
発生した費用の    分野別予算            DRG   IGV.   DMP   MC
譲り受け                               ・     ・     ・   ・
───┼──────┼────┼─┼─┼──┼──┼──┼──→
   1993         2000    2003  2005  2007  2009
```

```
個別外部の         SE と FP の品質保証      137、135a 条等 ────→  ┌─エ分─┐
QS プロジェクト：  ─────────────            共通の連邦委員会 ────→ │リ野指│
周産期研究          病院経営比較                                  │ア　標│
                   （BPflV 5 条）            品質報告 ─────────→ │を　　│
                                                                 │超超Q│
                                             患者に推薦 ─────→   │ええS│
                                                                 │たた　│
                                             ボーナス支払い ──→ └─────┘
```

**図II-1-4　品質、品質保証（QS）と品質マネージメント（IGV＝統合された扶養、DMP＝疾患マネージメント、DRG＝診断に関連するグループ、SE＝特別報酬、MC＝管理医学、FP＝症例一括概算の額）に関した 3 段階における保健衛生システムの発展と相応の展開**

（特に、国際的に用いられている診断の鍵 ICD10 がキー化されねばならない主要診断を、患者の年齢、事情による合併症ないし副次診断、軽減理由等）症例グループにまとめられる。目標は、このようなケースの場合、特に治療費ないし出費に関してできるだけ同類の症例グループにまとめることである。世界で指定された50 にも及ぶ DRG システムの多くは、ぎりぎりの 500 と 1000 の様々なグループの間で使用される。ドイツの G-DRG（ドイツ診断に関係するグループ）システムはバージョン 2010 に全体で 1200DRGs を含む。治療のケースを DRG グループに分類するために、いわゆるグルーパーが用いられる。このグルーパーは"病院における報酬システム研究所"によって吟味され証明される。

　治療ケースをある DRG グループに分類することによって、ユーロ価格（一括概算額）と結合される給付にとって肝心の控除規則や評価関係が要求さ

れる。

それは、DRGグループに一定のDRGウェイトが組み入れられることを意味する。平均的なDRGケースの価格による評価が、困難度1.0によって示される1つの基礎症例価値の協定、あるいは規定を経て、病院と疾病保険金庫との間でDRGの控除のための1つの価格（一括概算額）に達する。

続いて品質に対する規則SGB Vの法律的基礎について簡単な概要を見ていこう。

### 1）基礎的な規定

SGB Vの第1章一般的規定2条"給付"のもとで、品質の概念、有効性および経済性が導入される。

"給付の品質および有効性は、医学的認識の一般的立場に相応して医学的進歩を顧慮しなければならない"2条（1）3

"健康保険組合、給付提供者および被保険者は、給付が有効にそして経済的に産出され、また必要な範囲においてのみ必要とされることに注意しなければならない"。（4）

第2章共通規定12条"経済性要請"において"概念的性"は精確に示され、また3つの区分は"十分に、合目的的にそして経済的に"基礎づけられ、それはSGB Vにおける品質のための規定の全体にとっての基礎を表す。

"給付は十分に、合目的的でそして経済的であらねばならない。それらは必要な程度を越えてはいけない。必要でない、あるいは経済的でない給付を被保険者は必要としていない。給付提供者はそれを生じさせてはいけない。また健康保険組合は承認してはいけない。

12条（1）第4章 "健康保険組合の給付提供者に対する関係" における第1章、一般的原則のもとで70条 "品質、人道および経済性における専門用語を再度取り上げ、そして"医学的認識の一般に認められる状態に関して定められる。

"健康保険組合および給付提供者は需要に即し、つり合いのとれた、医学的な認識で一般的に認められる状態にふさわしい被保険者の扶養を保

証しなければならない。被保険者の扶養は十分でまた合目的的でなければならず、必要の程度を越えてはいけない。また専門的に提供される品質並びに経済的に産出されねばならない"(SGB V 70 条 (1))。

## 2) 管　　轄

競争強化法 (WSG) によって、2008 年 7 月 1 日に SGB V 91 条に従って共同連邦委員会 (GBA) に品質についての権能が委託された。GBA は連邦保健省の監督下にある自己管理の一機関である。

"共同連邦委員会の議決委員会は特定の政党支持を受けない 1 人の議長、さらに広く、特定の政党支持を受けない健康保険医連邦協会およびドイツ病院組合の 2 人の計 3 人が任命され、さらに疾病保険金庫の首脳連合によって任命された 3 人の成員から成る"(SGB V 91 条 (2) 1)。

GBA の手続き規定において、その議決は多数決によって決まり、そして"薬品扶養および品質安全のため"たいてい部門包括的に把握される (91 条 (7) 1) ことが定められる。92 条"共同連邦委員会の方針"における GBA の保健衛生制度の広い領域について、特に品質安全の問題についても方針の権限が及ぶ。

GBA は医療上の扶養の安全のために要求される方針を十分な、合目的的な、そして経済的な被保険者の扶養にとっての保証について締結する。GBA はその際、給付の調達や処方を、薬品あるいは処置を含めて、もし診断上あるいは治療上の利益の医療的認識の一般的に認められた状態に従って、医療上の必要性あるいは経済性が証明されないか、並びにもし特にある薬品が非合目的に、あるいは他の経済的な治療可能性が比較しうる診断上あるいは治療上の利益によって意のままになるようなら、制限し除外しうる。GBA が特に方針を決めるのは、

1. 医学上の治療。
5. 新しい診察および治療方法の採用。
6. 薬、包帯、治療や補助手段、病院治療、家庭の患者介護および社会治療法。

9. 必要企画。

13. 品質保障。

14. 専門化した外来患者の痛みを一時的に抑える扶養（SGB V 92条(1)）。

137b条によればGBAは規則的な間隔をおいて、ドイツにおける品質保障の立場についての報告書を作成し、そして行動必要を指定しなければならない。

共同連邦委員会は品質についての権限について2つの制度に支えられる。139a条に従って保健衛生制度における品質と経済性研究所（IQWIG）、および137a条に従った独立の研究所。IQWIGは特に知識評価、ガイドラインの評価、利益評価（薬品の場合、費用－利益－評価）、並びに患者報告の領域における課題を持つ。

研究所は法律上の健康保険の枠組みでもたらされる給付の品質や経済性にとっての原則的な意義の問題に、特に次の領域で活動する。

1. 選り抜きの疾病の場合、診断上および治療上の処置に今日的な医療上の知識状態の調査、叙述および評価。
2. 法律上の健康保険の枠組みでもたらされる給付の品質や経済性の問題に老齢、性別および特殊な生活状況を考慮して、科学的な推敲、鑑定および表明された意見の作成。
3. 伝染病学的に最も重要な疾病にとって明白に基礎づけられたガイドラインの評価。
4. 疾病マネージメントプログラムに対する推薦の発表。
5. 薬品の利益や費用の評価。
6. 保健衛生扶養における品質や効率のため、並びに著しい伝染病学的意義によって疾病の診断や治療のためすべての女性市民や市民にとって理解できる一般的報知の提供（SGB V 139a条(3)）。

立法者はそのうえWSGにおいて連邦営業所品質保全（BQS）の継承のための規定を発令した。それは2001年にGKV最高協会とドイツ病院組合との"評議会契約"を基礎に連邦医師会とドイツ介護協議会の参加のもとで設立されたものである。この"専門的に独立した協会"はGBAに委託される。

最初にSGB Vにおいて指標の概念が利用される。

137a条（2）制度は特別に委託される。
1. 扶養品質の測定や叙述のために、すべての扶養領域においてできるだけ分野包括的に決められた指標と用具を示す。
2. 制度包括的な品質保障にとって必要な書類を資料節約の提供に配慮して示す。
3. 制度包括的な品質保障の実施に関与し、また必要な限り、2に従う広い制度に加える。
4. 制度によって適切な方法で、市民が理解できる形で品質保障対策の成果を公表する。

### 3) 給付提供者の義務

SGB Vの第4章の9節において"給付提供の品質の保障"の表題のもと、給付提供者は新しい扶養形式を含めて関係する規定がまとめられる。品質にとってのテーマである"品質保障のための135a条"は次のようなものである。

"(1) 給付提供者は給付の品質の保障と一層の発展に義務を負う。給付は科学的認識の状態に相応し、また専門的に提供される品質において調達されなければならない。

(2) 契約医、医学的扶養センター、許可された病院、扶養給付あるいはリハビリ処置の提供者、およびそれによって111a条に従って扶養契約が成立する制度は、137条および137d条の条件によって義務づけられる。
1. 特に、成果の品質を改善する目標のために持っている品質保障の制度包括的な処置に関与すること
2. 制度内部で品質マネージメントを採用し、一層発展すること。契約医、医学的扶養センターおよび許可された病院は137a1条と137a2条2に従って、その任務にとって必要な資料を用立てなければならない"

それは保険医協会の役割を取り込み（SGB V 136条）、"契約医の扶養の品質の促進のための対策を実施"しなければならない（136条1項）。そして"契

約医の扶養においてもたらされる給付の品質を典拠医の給付を含めて個々に抽出検査を実施しなければならない。"例外の場合、完全調査も許される"(2)。

135a条に基づいて"品質保全のための方針と決定"(2008年7月1日以来有効)のタイトルのもとに137条に法的な規定における決定的な機能が与えられて当然である。

(1) 共同連邦委員会は方針によって、契約医の扶養と許可された病院について92条1項2節13番に従って特に以下のことを決定する。
1. 135a条2項、115b条1項3節と116b条4項4節と5節に従って、137a条2項1節と2節の結果を顧慮しつつ、品質保障の義務に基づく処置、並びに原則的な制度内部の品質マネージメントへの要求。
2. 指標関連の必要性および実施された診断上と治療上の給付、特に費用のかかる医学技術の給付の品質にとっての基準。その際、構造、プロセスおよび成果品質への最小限の要求も確立される。

彼は必要な限り実施規定および一貫性、特にその品質保全に対する義務を守らない給付提供者へ処分の原則を発する。

(2) 1節に従う方針は、給付提供の品質が部門関連的な規則によってのみ測定、保証されるにせよ、部門包括的に発布される。3項と4項における規則はあくまでも抵触しない。

1番において、135a条を越えた外来者の手術に対する規定によって、病院で給付される高度に専門化した給付は、116b条並びに137a条に従った"自立による制度"の成果に引き合いに出される。2項は非常に今日的かつ部門包括的に品質保全の概観の必要性を指摘する。137条においてGBAはさらに医師(3項1番)の継続教育義務、最低数(同項2番)、セカンドオピニオン(同項3番)、および品質報告についての決定を病院に義務づける。品質報告の規定は、内容の公開のための義務を含んでいる。

規定の137条3項4番は上述の公開システムの箇所ですでに説明した。

最低量の覚せい剤や特効薬をめぐるあらゆる論議にもかかわらず、法律に定められた品質指標の特殊なケースを以下で述べる。

"2番 病院資金法の17条および17b条に従う計画による給付のカタログを、特別の程度での治療成果の品質は産出される給付の大きさ、並びに医師あるいは病院および例外事情ごとの給付にとっての最低量に依存する"（137条3項2番）、これを病院許可および病院企画のための規則によって補う。

"4番 もし1項2番に従って必要な最低量が計画による給付の場合には達成されない見込みならば、相応の給付は産出されないだろう。5番病院企画に権限のある州当局は1項2番に従うカタログからの給付を規定することができ、2項の使用が住民に満遍なく行き渡る扶養の安全を危険にさらすかもしれない。彼らは病院の委託で給付の不使用について決定する"（SGB V 137条3項4番と3節）。

品質保障に対する責任は、135a条に挙げられた制度および137条1項に挙げられた給付産出の形態（外来による手術、高度に専門化した給付）を越えて次の扶養形態がある。

- SGB 137f条2項に従って構造化した治療プログラムにとっても（疾病マネージメント）（139fとg条）。
- SGB 140b条3項に従った統合化扶養契約のため（140a条以下）。
- SGB 73b条2項4番に従った家庭医提供の扶養に対する契約のため（140a条以下）。
- 73c条4項に従った特別の外来による医師の扶養の契約のため（140a条以下）。
- 122条2番に従った実習病院での治療のため（規則が病院資金調達改革法2009に導入される；115条2項1番を参照）。

### 4）品質競争

品質競争者というテーマは各論Ⅱ部3章3.品質の解説（308頁）において取り組まれる。まず最初にSGB V 137条に従い、品質報告のための法律的規定が取り扱われる（品質解説の項目を参照）。それをもとに最初に病院のオープンな比較が可能になる。

"入院による扶養の透明性と品質向上の目的のため、保険医協会並びに疾病保険金庫およびその連合体契約医や被保険者は、4番（証明書の手続き）に従う品質報告をもとに病院の品質について比較しながら報告し、また推奨を述べる"(SGB V 137条3項6節)。

　2008年の介護一層発展法の136条"保険医協会による品質の促進"において履行に対する支払いプログラムの基礎がまとめられた。その一方で契約医の給付関連的特別手当が可能となった。

　"(4) 契約医の扶養の品質促進のため、疾病保険金庫協会は個別の疾病保険金庫とともに、2009年1月1日から全体契約による協定を締結することができる。その中で一定の給付にとって統一的に構造をもたされ、また電子媒体で記録された特別の給付、構造あるいは品質特徴が定められ、履行の場合、契約に参加する医師はその都度報酬として特別手当を受けとる。1節に従った契約において、87条2項1節に従った協定の点数の支払い分は、契約の都度、契約に参加した疾病保険金庫および契約に参加しなかった専門医グループの医師によってもたらされる契約によって把握される給付に決定される。1節に従う多数給付は参加した疾病金庫によって調整される"(SGB V 136条4項)。

　歯科医による扶養についての規定に、歯の詰め物や歯の補充に対しては137条4項に従って2年の保証をすることが義務づけられた。この規定によって、患者は保証ボーナス払いが可能になった。

　"疾病保険金庫は、63条、73b条、73c条、137f条あるいは140a条に従う特別の扶養形式に加わる被保険者について、料金が提供される規定において調整しなければならない。この被保険者について疾病保険金庫は、割増料金あるいは追加割引を行うことができる"(SGB V 53条3項)。

## 5. MVZ（医療扶養センター）の概況

### 1）概　　説

　MVZは、外来の扶養における新しい組織形態として自由職業的に活動し、

開業している医師と同等の権利を持つ医師の給付のための（社会権的に形成される）提供者グループである。健康保険現代化法によって立法者は、2004年1月1日、外来による医療扶養センター（MVZ）をめぐる社会健康保険の負担に対して拡大した。「定義されるのはこの制度が専門包括的な調整と医師の指導によっていることである。その場合、その制度で活動する医師は事実、他の開業医のように個人的には医師登録簿において扱われ、しかしMVZにおいては従業員としても従事する」。専門包括的な身分の要求は、2つの異なる専門医グループが代わりをする時に満たされる。特別な、医学的専門的に基礎づけられる専門方向の相互間の位置は要求されない。給付権の形態はその他の点では何らの医師の協力を求めない。というのは、患者の双務の委託は、MVZの内部で予定されていないからである。"医師の指導"の概念は医師の地位に合わせるのではなく、病院の正当性における同じ文面の概念に相応するだろう。実務において、経営責任者は有限会社（GmbH）の場合に、あるいは取締役は株式会社の場合に、認可された医師でなければならない。

　MVZは認可される給付提供者によってのみ社会法Ⅴの意味において設立される。これに数えられるのは、開業医や歯科医師、心療医、薬剤師、病院、看護勤務リハビリ整復、歯科技工士、助産師その他である。今後これらだけでも社員として務めるかもしれない。その結果、個人あるいは法人はこのグループの外部でもっぱら間接に参加される。設立目的は、様々な給付領域における外来による扶養を安全に行うことである。GmbHの権利形成の場合、社員は保証による謝礼要求あるいは償還の安全をMVZに対して配慮しなければならない。そしてGmbHの責任制限は事実上再び持ち上げられ、そして特に公共の利益に役立つ制度にとってMVZの参加の場合何が障害になりうるか。

　その他の点ではMVZは認可条件の中心問題において実践と同等に置かれる。そこでは契約医原則の規則が適用される。すなわち開業は郵便による宛名のもとで行わなければならない。もちろん、契約医変更法によって優先的に扱われるようになった緩和策は、分野の実践や安全な場所に移した実践から相違するKV認可地区においても経営の可能性によって評価する。ここで

は限定的に職業や認可の法律的な規則のみが現役義務に影響する。

　MVZ も専門医の認可を得なければならない。そのため専門医に関する認可限定的な領域において、彼がすでに許可されていない限り、許可を得てから MVZ に委託されねばならない。保険医協会の認可委員会は包括的な情報権を持ち、個別の関係書類に同意しなければならない。同意はもちろん委員会の判断に任せるのではなく、法的に差し出される。MVZ においてもかかりつけの医師と専門医の扶養はあくまでも区別している。それはまさに医師条件も資格条件もまったく同様にあり、活動についての委譲可能性並びに専門医の境界が顧慮される。それゆえ本質的な相違は、自由な実務の場合、一層の教育あるいは時間に期限をつけた負担の軽減のために可能だったものを、MVZ に勤務する医師が活動できる実務に留めた。それによって MVZ の所有者は、自己給付に（そればかりに）基礎を置くのではなく、雇用される協働者の給付に基礎を置く経済的な成果を得ようと努めることができる。

　立法者は MVZ の概念構成によって初会合で、外来の分野での構造政策の対策の枠組において本質的な介入を行い、医師の実務にある自由職業性と独立性の原理に制限を行った。これは病院にとって自己の企業者的活動性である外来の分野での現実の開口部を意味する。その際、1つの MVZ の設立によってあるいは MVZ に参加することによって、経済的な統合ばかりでなく、組織的な統合も可能である。勤務医は病院においても MVZ におけるパート労働でも活動する。新しい試案は最初の数年において集中的に使用された。

　いかに人は多数の MVZ の設立を察知しうるか、2009 年の上半期に保険医連邦協会は 1325 の MVZ を数えた。契約医のそれと並んで病院によって設立された MVZ は 38.3％の市場占有率によって最も重要な典型を示す。一方、MVZ で活動する契約医の数はまだわずかしかおらず（目下およそ 1303 人）、勤務医のそれは明らかに増加している（4980 人）。2008 年の MVZ の数は認可された実務と比較しておよそ8万であった。もちろん相対的にわずかであり、連邦領域における分布はバイエルン、ニーダーザクセン地方およびベルリンにおいて密集しており、その他の地域とは不均一となっている。

### a. 開業医の視点からの MVZ 動機づけ

　GKV 市場は持続的に拡大するものではない。そのうえ外来による扶養は主として自足で働く個別実務によって行われている。年間を通じて考えると開業医の協力待機は 40％以下にある。この展開の決め手となるのは、一面では共同体実務の地位的構造—今では職業行使共同体—であり、また他面では契約医師権変化法（VÄndG）の発効までもっぱら契約医は職業行使共同体における共通の活動にまとめられることができたという事実である。VÄndG によってこの障害は除去され、職業行使共同体の枠組みにおいて地域的にも地域を越えても、すべての許可された給付産出に、したがって契約医、契約心理療法医および MVZ に協力する可能性が開かれた。これは許可された医師や契約歯科医並びに権限を与えられた医師および医師に導かれた制度間の協力には適用されない。許可された医師にとっての動機、医療扶養センターの協力形式を選ぶことは広く仕切られる。

・雇用関係における職業行使（開業に従順な医師の場合、自己の自由業制に対する用意のため）。
・柔軟な労働時間モデルの可能性。
・意味ある実務の活用による年齢保全。
・将来向け投資可能性。
・費用逓減ポテンシャルの実現（スケールの経済）。
・対立的な"予算超過"に関する相殺の協定の可能性。
・共通の市場提供。
・専門のマネージメント。
・統合化した扶養にとっての良いスタート位置。
・他の医師、利益代行および病院との競争における市場の座。
・他の療養職業並びに入院による分野との強められる協力。

### b. 病院視点からの MVZ 動機づけ

　入院による分野への競争圧力は DRG 採用や高まる人事費用によってさらに増える。そのうえ場合によってはベッド料金や閉鎖に対抗措置を講じなければならない。特に病院や VÄndG による MVZ において同時に雇用される

医師の活動が期待される可能性の創造によって、立法者は外来や入院による扶養のより良い照応への重要な寄与を見る。MVZの設立は、指導する病院医師の個人的な権限にとっての量的あるいは質的に必要な固定装置の依存を減らし、そして疑いなしに外来による分野と病院とのより強く、需要に左右されない協力を可能にする。

・MVZの付加的利潤の収入を得る。
・入院領域におけるライバルに対する競争状況の改善。
・病院のこれまでの給付多様性の改造と構築。
・患者扶養の効率最良化のため開業医との強化的な協力。

### c. 設立資格のある給付提供者の視点からのMVZ動機づけ

設立資格のある給付提供者の範囲は、病院や開業医を超える。上で詳述した個人の経営経済的理由および競争志向の理由は、給付提供者のその時々の起点状況の背景を前にして、例えば薬局、保健所、心理療法、予防やリハビリ施設で再び見られる。支えとなる出発点は、市場や販売状況の改善と医師の給付提供との密接な照応関係や、患者への強いサービス志向によって、例えば薬局、保健所あるいは理学療法士を組み込みながら医師建物の設立と比較できる。ここでいわゆるどちらに行っても都合のよい状況が保健衛生制度に参加するすべての給付提供者に対して明らかになる。

## 6. 商標医学

保健衛生市場は伝統的に強く部分領域に分けられている。それはシステムの個別の部分領域間に深い礎があるからである。病院の実務はリハビリ診療所、薬局および他の保健衛生提供者ともまったく同様に、強く仕切られた自己の世界を代表する。過去において見られた強い医学の専門化は、この茂みの中で進むべき道をすべての関与者に見えにくくする。そのうえわかりにくい規則が患者に最善の状態にする制度の利用をできないようにする。

専門的に活動する人々もたいてい、複雑な診療上の構造を患者のために発揮しようとするならば、過大に要求される。ゆえにすべての関係者は相変わ

らず自分の考え方をする。彼らは通常診療上の行動におけるシステマティックな評価に手をつけることはしない。すでに結果の質に対する発言の自由はまったく存在しない。出来事は主として幕の中にあり、外からは見えない。保健衛生経済および社会において長い間、今日より強く宣伝される扶養調査の最初の成果も原則的にはこの評価と変わっていない。もちろん近年議論する動きも起こっている。保健衛生市場への圧力が、一般的・社会的変化を背景に開始されているため、継続的に影響している、という議論である。

## 1）競争による変化

　保健衛生分野はこれまで広く一般的社会的な変化による被害を受けずに留まっていた。しかし今やたくさんの形式替えや法的変化、国民経済的な言及から、経済的市場志向的給付提供の必然性が増してきている。多くの関係者は過ぎ去った数十年の包括的な立法者の行動を、ドラマティックな変化として体験している。2004年から定められた報酬システムの置き換えが、このような資金構造を新しい市場活力に導き、そしてその結果一層激しい排除競争を起こした。それによって2、3の市場参加者は排除競争を避けることができなかった。病院の分野において、例えば地域の能力過剰は最近になってはっきりとベッドの削減や競争能力のない病院の閉鎖に導いた。

　しかしまた、安定した社会は、現代の医学の費用は自己の力では克服できない人間のための資金を必要とする。保健衛生扶養における連帯原理は、発展した産業社会の中心の土台柱である。すべての市民による保健衛生職務給付の高まる需要はさらに、診断学と治療法がすべての人のために支払われる時にのみ満たされる。ゆえに経済というテーマは近年において社会の議論の焦点となった。システムの生産性が高められる時にのみ、自ら設定した要求は、人間を生存の脅威の中で、もし人間がそれに資金的に自らその状況にないその時にも救助を行うことに成功して実現される。合理化への準備は—それを多くの他の社会領域が示した—結局、競争に関して高められる。

## 2）市場としての保健衛生分野

　新しい競争は2、3の行動する人々に困難を与える時でさえ、それは拡大可能性と同様に提示する。2007年、ドイツの保健衛生経済において私的な需要によって600億ユーロの売り上げがあった。現在、440万人の従業員がこの分野で働いている。何らの経済部門でも当時そんなに成功はしていない。また"顧客"は、増加させて自己給付を産出するよう準備している。すでに成人は1年当たり900ユーロを以前から高まりつつある傾向とともに保健衛生のために支出する。最も若い人のアンケートははっきりと示している。彼らは、関心のある商品やサービス給付があれば30％以上支出するであろうと答えている。

　革新的な企業者やマネージャーは、彼らが、もし時代の前兆を理解し、一貫して行動するならば、実現することができる大きなチャンスを捉えると思っている。コンセプトやプロジェクトは書き換えられる。というのは、保健衛生領域の文化的特異性はただ包括的な適応を要求するが、しかし何らの原則的な新展開を強いないからである。しかもたいてい行動する人は他の必要な変化と並んで、マネージメントにおいて彼らの自己の立場を固めるため、あるいは改善するために、他のどこかで実証される手段を得られていない。その理由は、マーケティング志向によって代えられねばならない成果に方向づけられることにある。企業の意思決定は市場に、つまり患者あるいは顧客に向けられるべきであろう。マーケティングはマーケティング用具の計画された利用として、比較による競争利益の（KKVs）、したがって、企業者視点から継続的・経済的に意味のある、実現されうる重要な狂騒利益と知覚しうる競争利益として理解される。

## 3）定　　　義

　伝統的なマーケティングは主として、国際的に"4Ps"と呼称され（商品、価格、場所、販売促進）、マーケティング用具に集中して投入される（大規模業務手掛かり）。一方、保健衛生領域にとっては要求グループに対する継続的な関係の積極的な構成が中心にある（関係手掛かり）。もし1人の患者がある保健

衛生職務給付によって満足しているなら、彼は提供者をさらに推薦し、また再び来るであろう。もし提供者が質的に高く、また企業がその哲学に従って統一的に行動するとして知覚されるなら、自己同一性、コーポレート・アイデンティティーを得る。これが、企業によって育成され結びついているなら、行動する人の識別および1人の立場の特徴によって安定する知覚や特別の企業の商標としての約束が成立する。

　商標はひとつの本質的な競争要素であり、産業においても消費財領域においても商標の経済的重要性は誰からも反論されていない。商標医学の意味における商標形成は、保健衛生経済においても競争によって分化され、そして経済的に利益を得る可能性がある。"商標"概念は Burmann et al. によって次のように定義される。

　"商標は、この提供物が、これを同じものの基礎欲求を満たす他の提供物に対して重要な目標グループの視野から継続的に分化されるための特徴（品質、革新など）においての受給あるいは観念の表象である"。

　これは美容および薬事産業において既に長く実践されている。成功した商標形成の例は"ニベア"である。商品は今日非常に高い知名度があり、好ましいと評価され、それゆえに良い市場位置を維持している。1911年以来、そして1925年以来、継続的にその青白の姿形において育てられ、これがコーポレート・アイデンティティーの意味において最も一貫して導かれた商標である（Langenscheidt, 2002）。

　病院のような制度もかつてペストハウスとして建てられた「ベルリンシャリテ」、高い科学的能力と現代の治療方法のために存在するように商標がある。より良い治療、より良いサービスの約束は、患者に対して（商標）名によって象徴される（Deichsel, 2006）。

### 4）患者—顧客

　もちろん、人は1人の患者－医師－関係を他の経済領域からの1人の顧客－提供者－関係と等置することはない。というのは、特別の心理学的状況が、ある種の信頼関係を規定しているからである。しかし伝統的にむしろ患者の

均衡していない、また報知されていない立場が社会の変化において変わってきている[5]。以前の保健衛生は決してそんなに高い価値にはなかった（統計連邦局、2008）。住民の中での保健衛生意識が高まり、情報の必要性も同様に高まった。労働能力の意義における保健衛生は、経済的財貨としても認識される。疾病に対して患者は現実に金を費やす。そのため連邦市民は彼らの数年にわたる保健衛生に、平均的な所得向上として受け取る以上のお金を支出した。自己責任と予防は、患者にますます活発に報知される。その間の患者の考察は、報知される批判的な顧客としてまさに商標医学の意義において重要である。

　提供者の場合、価格は顧客の意思決定にとってひとつの役割を担うが、しかし品質の役割はさらに大きい。なぜなら保健衛生制度における品質は患者ないし顧客にとって彼の保健衛生の事実的な維持あるいは回復を反映するからである。また一連の疾病保険金庫は医療上の給付をさらに決定的な成果の基準として、分担金の高さを被保険者をめぐる金庫競争において認識するほうがよい。それゆえ金庫は、SGB V 140条に従う統合扶養あるいはSGB V 73条に従う構造契約の枠組みにおいて、給付提供者との集合的な協定の外で個別契約を結ぶ準備を徐々に進めている。この治療給付は受け継いでいる"統一的なそして共通の"医療上の一般給付とは区別され、そしてそれゆえ競争およびマーケティングに適している。

### 5）市場透明性の諸目標

　生産的市場競争および商標の安定化にとっての前提は、市場と保健衛生分野でこれまでに存在しなかった産物の透明性である。消費者を意識した意思決定を保健衛生市場にも可能にするために、これまでの患者にとって意識され得ないシステムがより多くの透明性によってこじ開けられねばならない。すでに過去における最初の相応の公開には努力があった。可能性のある顧客の意思決定は（一定の治療後の問い合わせの意味において）自己の経験、仲間からの助言、定評のある専門家による推薦、しばしば自分のものとしての理解しうる、彼が信頼しうる（例えば財団商品テスト）中立の審査によって提供され

た事実に基礎を置いている。ゆえにその間、一連の診療所の指導者、外来で活動する医師の見通し、ランキングによって散発的に、またインターネットにおける様々な強度の充実した情報が存在する。またこれまでの内部の品質報告の公表が義務づけられる。もちろんこれはまだ十分ではない。保健衛生市場のすべての領域にとって、顧客のために測られる給付表現が結果として生じる[6]。現代の保健衛生企業は、自己の理想像を現し、そしてとりわけ自己の強さを際立たせるよう精通するためにコーポレート・コミュニケーションの機会を利用する。その際、企業の率直さ、および信念の潜在能力も市場出現への重要な要素であり、そして同時に、提供する市場への受け入れにとって保健衛生市場において重要である。

### 6）複雑給付は自分のものと理解

商品の報知は物質財の場合、もちろん職務給付の場合より容易に表される。もっと難しいのは、これが"商品"という疾病治療の場合である。というのは、それが職務給付の1つのまとまりを含んでいるからである。これまではもっぱら、費用のかかる全体治療に結びつけられることによって、初めて組み合わされる部分給付が提供されていた。特にすべての参加者にとってのシステムにおいて、これまでの透明性の観点で患者が全体提供を理解することは難しい。これは過去において広く商標の生成を妨げた。そのうえ、伝わっている種類の医療上の給付提供は、まず正しく経済的な観点のもとで有効ではない。人間、特に老齢の人は構造化したコンパクトなプロセスを追体験して自分になり切る保健衛生提供を期待する。というのは、彼らは—彼らの生活のそれぞれの消費や投資領域におけるように—方向づけや安全を求めているからである。

ここに、商標を提供し、商標医学を確立する可能性が生じる。この可能性により過去数年のうちに多くの分野で同じ方法が発展し始めている。保健衛生市場は複雑給付の採用に傾いている。しかしそれは、大きな自制とともに、である。その採用の際、概算提供に対する考慮が他の分野においてもなされた。しばしば述べられている問題は、個人が途中で挫折するということだっ

た。様々な分野において同一の論議の見本が認識される。1950年代のドイツにおいて概算アレンジメントの旅行開催者が提案した時、約束する業務モデルの成果に大きな疑いがあった。多くの人間は、休暇と同じような個人的なことが、もっぱら個人的に構成したものとして売りに出されているという意見だった。過去数十年の経験は正反対を印象的に証明した。今日すべてを包んだ旅行が広く拡大され、また表された成果コンセプトである。もちろん提供はその間非常に細分化され、そして標準化にもかかわらずたくさんの個人的な選択可能性がある。また長く存在していた偏見が論駁され、一括概算の旅行は何ら個人のサービスを提供しない。その反対は正しい標準化の程度は高く、また経過は技術的に包括的な方法で支えられるので、参加者はツーリスト領域において顧客の願いにかなり高い基準で受け入れられる。彼らは標準化されたプロセスによってルーチンな要求から負担軽減できる。これは特に売りに出された場合、高齢者にとってサービス力が平均以上に求められるならば、その時適用される。

　旅行が経済として自明であるのは、異なる価格セグメントがあり、その中で旅行の申し込みがなされることである。催行のカタログがすべての住民グループにとって内容的・金銭的に区別された提供を含んでいるのである。

### 7）給付契約による治療の解釈

　観光旅行分野の組織や構造は、保健衛生経済の良いモデルとなる。もちろん、これらの経験が、他の経済領域から一般に、それらを保健衛生分野に投入するために相応して適用することが求められる。そのため、より広い理由はこれまで通用している一般的原則が保健衛生システムにおける給付関係にとって"統一的および共通"することである。この原則は多様な欠陥のある操縦に導いた。個々に行動する人のその時々の意思決定の責任は、まず経済の信頼できる刺激システムの受け入れの土台を整える。これに数えられるものとしては、新しい契約システムがあり、それは明らかな給付の定義に基礎を置いている。ドイツにおいては診断に関係したグループの方法論の設立によって、そのための本質的前提が実現された。この方法論と計画される治療

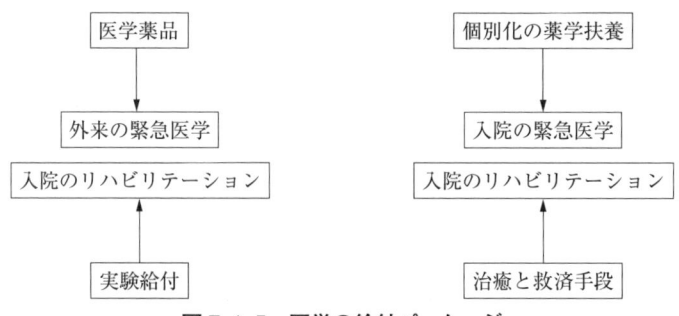

```
          医学薬品                       個別化の薬学扶養
             │                              │
             ▼                              ▼
        外来の緊急医学                   入院の緊急医学
        入院のリハビリテーション          入院のリハビリテーション
             ▲                              ▲
             │                              │
          実験給付                       治癒と救済手段
```

図Ⅱ-1-5　医学の給付パッケージ

　経過は"治療の解決"の発展のために叙述する。給付定義は最も効率的になされる経営経済的用具を基礎に、現実的な価格計算によって捕捉される。
　両者の要素は1つの契約システムにとって建設的である。その際、統合扶養の基礎に契約による経験が組み立てられる。給付契約において、折に触れて医療の内容が規定され、進行組織的実施が決められ、適性の場合には保証が取り決められ、補足的な給付義務が文書にされ、宿泊や扶養給付が定義され、価格や割りもどしが決められる。その場合、外来や入院、リハビリ、介護による医療の援助並びに薬剤は、一方でその他の医療商品とまとめられ、他方で給付パッケージ（図Ⅱ-1-5）に扶養はまとめられる。

## 8) 商標市場による品質

　給付パッケージ、それゆえ複雑な一括した治療解決は将来に"保健衛生カタログ"にまとめられる（図Ⅱ-1-6）。提供の申し出は、観光分野におけるように、構成の中で区別され、そしてそれによって異なる需要グループに訴えかける。この展開は需要側の多角化への1つの解答である。ローランドベルガー戦略コンサルタント研究所は、保健衛生行動はすべての年齢、所得および教育層において反映する消費者の5つの代表的な形態を取り決めることができた。これらの消費者は節約のための基礎治療解決から、慎重のためのすべての診断に対する第2意見保証について、要求の多い特別のレストランサービスにまで様々な給付パッケージの要求に付する。
　疾病保険金庫が提供する区別された料金の形態は、一部法的・私的な保障

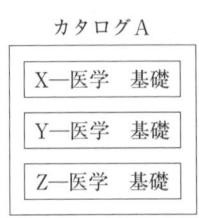

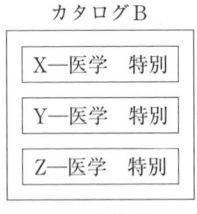

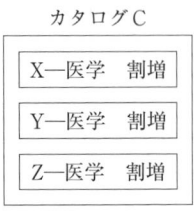

| カタログA | カタログB | カタログC |
|---|---|---|
| X―医学　基礎 | X―医学　特別 | X―医学　割増 |
| Y―医学　基礎 | Y―医学　特別 | Y―医学　割増 |
| Z―医学　基礎 | Z―医学　特別 | Z―医学　割増 |

図Ⅱ-1-6　保健衛生カタログ

の結合において保健衛生提供の増加を可能にする。それは2、3の疾病保険金庫にとって、それらが長期的な一定の保障グループに合わせ、そしてそれによって相違する給付約束との金庫競争に中で現れることになる。

　保健衛生経済に惹かれる企業は―需要を供給サイドのように―持続的に予算から契約システムへと着手される鞍替えを支持する。保健衛生経済のパートナーはその際、シナジーおよび効率化能力を利用するために、協力の新しい形態において一緒に作用する。すべて参加して行動する人々の多様な革新の機会は、高価なある行動の基礎を提供する。

　ますます構造化していく医学は、変わらない質と、できるだけそれによって拡大していく契約システムの枠組みにおいて給付の提供を保証する。もはや制度―実践ないし病院―あるいは医師人格ではなく、患者あるいはその疾病保険金庫の選択基準である。医学はむしろ治療の解決策として保健衛生市場の中心となる。それによって中期に商標に発展していく。商標医学は構造化したプロセスを治療解決にもたらす際の前提である。それゆえ様々な方法論的およびテクノロジーの手掛かりが不可欠である。

　医学の戦略的なシステムパートナーの獲得は、決定的な変化の成果要素である。保健衛生経済における構造とプロセスの複雑性を前にした場合、再びその時々の情報テクノロジーのコンセプトが中心の要素となる。ITは商標医学の技術的基礎であり、そうでなければシステムパートナーシャフトの成功は産業、サービスおよび医学で様々に行動する人々の間では考えられない。

　構造化した医学は継続的に、それがシステムパートナーシャフトと分離されえない部分として形成され、そしてそれゆえにすべての参加者が個人とし

て、さらに自己の行為の効率を最大限に高めるとしてこの種の給付調達をする時に機能するだろう。商標医学は現に差し当たり需要に合わせられ、しかし同時に重要な、内側へ—給付産出者自身に—向けられた機能をシステムを改造しながら有している。それは参加者の同意を可能にさせる。というのは、患者治療の効率を最大限にすることが共通の合意を形成するからである。

## 7. 資料と患者保護

### 1) 資料保護

医師の記録はいくつかの機能を満たし、また記録することは医師の基本義務である。それは以下のものに利用される。
・患者への妥当な処置の証明。
・保障、当局などに告知を与える。
・医師による一層の妥当な治療。
・品質安全。
・精算。
並びに会計監査を受ける場合、実務特殊性の証明にも利用される。

様々な連邦法は州法のように記録の保管や受け入れ、それに再交付や患者の閲覧、書類の範囲を規定する。これらの一部になっているのはまた、実務チームに広がる医師の黙秘権である。

MVZにおけるすべての資料保護権の熟慮の出発点は、それによる医師の黙秘権である。歴史的に考察すれば、いわゆるヒポクラテスの誓いによって、資料保護黙秘義務を含む最も古い医師の倫理であり、そして最も知られた形式化におそらく関わっている。今日刑法典（StGB）の203条は、医師と患者に対する特別の信頼関係にある他の職業グループの従事者による私的秘密の侵害から守っている。1年以内の自由刑あるいは罰金刑によって、知れわたった患者秘密を権限なしに打ち明ける者は罰せられる。もし公表することが正当化されれば、医師は権限なしに行動しない。ゆえに医師にとって重要であるのは公表可能な以下の4点である。

・患者の同意。
・患者の推測しうる同意。
・法的な公表義務と権利。
・StGB 34 条によるいわゆる正当化緊急事態を基礎にした公表権。

　StGB 203 条によって刑罰による威嚇と並んで、医師が患者やその病気について職務として何を経験したか、そのことをすべてにわたって黙秘する制度に定めた職業義務が歩み寄る。1980 年以来、連邦資料保護法や州資料保護法からの資料保護権の規定が義務づけられている。保健衛生資料はその後、特定の個人に関係するすべての情報を含む資料に属している。

### 2）資料保護の組織

　MVZ は医師の職業制度について、すべての協働者にその守秘義務を教え、それを文書にして労働契約において守るよう義務づけている。守秘義務に対する義務説明の模範は医師会で指示される。

　9 人以上の協働者が従事する医師診療所や MVZ が個人に関連した資料を自動的に引き出し、処理しあるいは利用するには、経営の資料保護代理人を定めなければならない。連邦資料保護法 4 条以下によって、代理人はその任務の実現のため必要な専門知識や信頼性を持たなければならない。彼は管理の直轄にあり、また彼の専門知識を利用する際には何の指示も受けない。

　正常な実務進行における受領範囲において、資料保護がどんな結果を持つのか、たいていの個々人は一致している。受領範囲は、第三者が個人関連的な情報に関して知識を持つことを阻止するため、待合室を戸によって仕切るべきだろう。このような空間的分離は、もちろん個々人の治療の場でまず正しく示される。実務職員は受領範囲における患者との対話を指導するので、関係者は自らの職務として医療上の事情を聞き知る。居合わせる者がともに聞き知ることができる第三者との電話で対話する場合、何らの名称を挙げるべきではなく、場合によっては他の接触方法で続けられるに違いない。患者の書類に権限なしに目を通すのは、画面上でもファックスでも、またカウンターでも避けねばならない。実際、実践コンピュータの画面は備えつけられ

ているので、医師や実務職員以外の第三者は誰でも中を見ることはできる。

### 3) 患者の書類

　医師は患者の治療を包括的に記録しなければならない。また、医師は市民的にも職業的にも義務を負っている。従来から所有している手続き記録は、今日ではほとんど索引カードに取って代わった。それは医師にとっても患者にとっても、医療活動の証明として使える。さらに患者はそれを情報として役立てることができる。患者の書類は両者の側で自由に使えるため、第三者にわたらないよう確実に保管されねばならない。データ化の際、後からの変更に留意しなければならない。

　記録はすべての客観的な実情を含む。少なくとも次に挙げるものが含まれる。

　・病歴。
　・病気進行の所見提起／記述。
　・診断。
　・治療方法（薬物、物理学的療法など）。

　記録の主体的評価要素がある。

　MVZと患者はたいてい口頭で、例外的に、書面で医療と何らかの契約を結ぶ。多くは治療として、場合によっては診察のみ（例えば適性検査のため）が、医師患者関係の内容と目的を形成する。この目的は同時にそれに対する必要な資料を正当化しまた制限する。"共通の使命実行のすべての形式の場合、自由な意思選択がいつまでも保証されていなければならない"、ということはMVZにおいても通用する。このように、実務協働者はたいていすべての患者の書類とデータファイルを把握しているが、しかしこれはもっぱら正当に与えられた利害の場合、例えば精算目的のために利用することを患者は知っている。治療のない医師にとって書類はいつまでもタブーである。ここでは、病院における書類の扱いの状況が比較される。

　患者の書類について、MVZは職業秩序から、公共の法律上の義務を負っている。保管の期限は原則的に治療終了後10年間である。これより長い保

管期限は諸法、例えばレントゲン規定によって発生する。患者のカード索引の保管の際は必ず施錠し、また診察室にでも使用されるので、他の患者がそれを見ることができないようにする。患者が目を通す権利は記録義務のある客観的な実情と医療上の確認に関してであり、第三者である医師あるいは情報の個人的な発言には関係ない。MVZが契約医ポストを引き受け、そして実務が制度的に雇用された医師によって行われると、中に入れられる患者カード索引に関しては、裁判権に従って患者の同意によってのみ他人にわたされ、そして利用されてもよいことが、医師実務として顧慮される。実務においていわゆる2つのI戸棚モデルが実施される。わたす者はまずいつでも患者カード索引の所有者であり、そして獲得者と無償の保管契約を締結する。もし患者が獲得者の実務において彼の治療の継続を願い、そして彼が記録の利用にMVZを通して同意するなら、資料保護法的に必要な同意が出されているものとされる。患者資料についてかかりつけ医師の会計係にわたすことは、書面による患者の同意によってのみ許される。MVZの解体の際、病人資料の保管のための規定は実務任務の場合と同様に通用する。

　患者管理についてのEDVシステムの設備の場合、資料保護的な検討も顧慮されねばならない。MVZはシステムや許可されたソフトウェア、並びに特別の付加的保障ソフトウェアが投入されることに責任を持つ選択のためにある。例えばパスワード保護のような適切な対策によって、実務内で権限のない者がシステムに手を伸ばすことが阻止される。大きなMVZにおいて、アクセス権は協働者の実際の任務で必要な資料に限定されることが考慮の対象になる。

　MVZにおける資料保護対策の制度および検査について、付録に掲載された自己チェックである"医師実務における資料保護"を実施し、医師の守秘義務、資料保護、連邦医師会や健康保険医連邦協会の医師実務における資料仕立ての助言を、ドイツ医療新聞09.05.2008S.A1026を顧慮することが得策である。

●注
1）証拠病院はたいていわずかの常勤の医師しか擁しない。それは手術室といわゆる"証拠ベッド"をもくろむ。そして契約による取り決めを基礎に、開業医の相応の報酬に対して小さな外科的手術とその患者の入院の扶養のために利用することができる病院のことである。
2）契約医の扶養のための認可を受けた医師は契約医と呼ばれる。彼は次いで法的疾病保険協会（GKV）の負担で給付を産出してもよい。
3）オーストリアのシステムでは全体で3215の診断のために臨床上の重要度が決められた。その際、2つのCCリストが投入されることが顧慮される。3100の診断を含む新生児のためのリスト、および2802の重要な合併症と多様性を包む他のすべての患者のリストがある。2つのリストには重複箇所がある。総重要度は個別の2次診断の重要度から予測される。合併症と多様性レベルと言われる。Ⅰ部1章注4を併せて参照のこと。
4）Managed Care　管理医学（予防医学と家庭での治療に重点を置く）：アメリカにおいて発展した保健衛生扶養の形成のための構造原理。扶養の品質と効率は扶養プロセスのシステマティックな操縦（統合される扶養）によって高められた。そこでは経営のマネージメントの原理と用具が医学的扶養に利用される。操縦する働き手は大抵疾病健康保険で保健衛生扶養の資金調達をする。健康維持協会（HMO）のもともとの管理医学構造によって、このHMOが保証の任務と並んで被保険者の自己の制度への扶養を実現させたことにつけ加わる。しかし一層の展開において契約解消も被保険者の扶養のために含まれる。
5）扶養段階におけるカテゴリー化はすでに、原因動機および規定扶養の診療所、および多数のドイツ診療所に最も広範に地域的な固定患者を意のままにするよう指し示す。これらの病院は直接の環境で生活する住民にとっての緊急扶養を与える。また固定患者は、病院の典型・種類に左右されず、その年齢構造、疾病の種類および病気費用によって傑出している。年齢と病気費用はある直接的な関連にある。45歳からの年代グループの病気費用は、住民全体の持ち分以上の病気費用が掛かる。特に明らかなのは85歳以上の場合である。病気費用がたっぷり10％、わずか2％の全体住民の持分になる。数年来、治療の提供と診断の特殊性を基礎に病院は多くの市町村を越えて、一部国家の境界さえも越え、全連邦領域から外国患者を治療する。病院とその市場情勢（顧客としての患者）については *Handbuch Medizinische Versorgungssystem*, S. 30-31.
6）診療所顧客は、その保健衛生状態によって考えが動揺することがよく見られる。疾病の場合、彼らは早急に、ただ切り詰めて保健衛生部門における様々な給付提供について報知される。自主的に自己の状況を判断することは、彼らにとっては難しい。同時にドイツ人の56％はアンケートにより、保健衛生扶養は近年より悪くなったという意見を持っていることがわかった。ある患者は、扶養給付に対してネガティブな基本立場をとり、彼がとる態度の完全な効果を認

識することなく、それによって意思決定をしなければならない。ゆえに患者は治療手段—入院と同じような外来—によって医師の援助を受けることが必要である。したがって紹介指示の方法は特に老齢の患者や慢性病の若い患者に対して、病院戦略における支配的な役割を負っている。患者獲得のための広告が認められず、また許される事物情報が直接のマーケティングあるいは直接の販売に代えることができない時には、ますますこの戦略は有効であろう。*Handbuch Medizinische Versorgungszentren*, S. 31.

# 2章

## 組織理論と指導のコンセプト

### 1. 組織論と構築組織

　組織論のコンセプトは、保健衛生制度において近年ますますその意義を高めている。意義が増加し、それによって解決する事態は、分野の限界を一括して概算する報酬や破棄することが深く広まっている構造変化の中にある。結果として組織と環境との関係を不安定化させることに行き着く。保健衛生制度の諸機関がドイツにおいてなお最近までその状態において守られ、そしてそれを変えずに内部だけで展開していたなら、現状が維持されるだけである。急速に変化する環境に合わせた変化は正常であり、必然でもある。この問題の克服は、新しい処置の方法論（例えば生物学に関係すること）、新しい技術的方法（例えば映像提供）、およびこの構造変化を医学的な個別化（例えば遺伝子の予後因子）と結果によって莫大な費用を用いて特権階級に特徴づけられる医療の提供を受けて革新に押し上げることである。この構造変化は組織の変化でもあり、そのマネージメントは"費用決済"の条件のもとで社会化された。そしてその医師による指導は専門に整えられて、フリーに志向された自己像のため組織への深い関わり、並びに手の込んだ組織理解は何ら認められない。

　しかし今日的な構造的な要求は、次の理由から行為能力を持つ組織に必然的な様相を呈している。

- 急速に変化している枠組み条件のため、保健衛生制度の組織は特徴のはっきりした戦略的な流動性と目標志向性が必要である。
- 組織的にも、また専門的な面も同様に専門領域を越えた構造や固定群に

関係した給付提供が組み立てられる。分野ごとの視点は過去のものである。
・組織の内部で専門化の明かりにより異種的な提供が組織的に統合される。
・品質や品質改善はわかりやすく説明されねばならない。品質資料の公表並びに品質に関連する報酬システムは今日的である。
・高い患者および斡旋者の満足は維持される。
・革新的な、高度に専門化した提供は包括的な革新マネージメントの意味において統合される。

これらの要求は、多数の欠陥によって他の社会領域と比較して時代遅れの組織となる。

・マネージメント構造はたいていわずかしか戦略的・経営経済的な面に向けられていない。
・欠陥は人事開発および人間資源マネージメント（例えば医師不足の克服の際、明らかになる）の領域において存在する。
・仕事遂行志向から分業的組織形式への移行はまだ克服されず、目下、特に否定的影響（統合欠陥の強化）を示す。
・専門的エキスパート（医師の管理面）をコーポレートガバナンスの指導任務や教育に組み入れることは、まだコンセプト的に後回しにされ、転換は不十分である（指導の展開3）参照）。
・総じて際立った統合欠陥があり、それらの詳細は[2]で記述される。

**組織理論の手掛かり**

組織理論の手掛かりの完全な見通しについては4つのコンセプトを簡単に記述しよう。

これらは現在、保健衛生制度において重要な役割を持っている。組織理論的なコンセプトは総じて次の3つの部門に区分される。

・古典的な手掛かり（例えば官僚制手掛かり）。
・新古典的手掛かり（例えばヒューマン関係論手掛かり）。
・現代的手掛かり（例えば人間資源手掛かり、システム論的コンセプト）。

組織論の中心には3つの問題複合体がある。

・外部要求と内部の構造化との平衡（分業と統合）。
・構築組織といわゆる主要構造（責任を有する指導構造と部門の管理面との関係）。
・生産と資源にとっての責任における集権性と分権性との調整。

　官僚制手掛かりは、ドイツ保健衛生制度において正に病院領域で非常に広く流布される。それは構築組織の制度を組織した、職能的な形式と密に結ばれる。マックス・ウェーバーによって著されたように、この手掛かりは—今日しばしば官僚制概念とは異なった形で連想されて—その歴史的状況においての利点を描く。一方では専横さから守り、また領域における専門家にとって重要な社会的任務の基礎を形成する。官僚制手掛かりの要素は、

・職務指導の規則結合。
・職務能力の基礎に権限と権能を与える。
・明確に規定された命令権による職務ヒエラルキー。
・経過の書類適応。
・職務遂行において非個性的であること。
・エキスパートないし専門家による職務遂行。
・管理の統一性（二重配下）を認めない。

　しかし、官僚制手掛かりは、その限界を協働者について低減した役割の理解（機械における歯車）、並びに時代における迅速な構造的な変化のその非柔軟性の中に、そして新しい予測されなかった要求の克服の際に見出されない。新古典派の手掛かりに属している人間関係の手掛かりは、官僚制手掛かりとは特に自律、個人間の相互作用および協働者の給付準備に異なる理解によって一線を画している。例えばホーソン実験のような実験的調査から出発して作業プロセスを純粋に分業の構成から放棄し、自主性およびコミュニケーションに重要な意義を認めた。このコンセプトは人間資源の手掛かりによって把握され、組織における変化の必然性と結合された。組織発展のコンセプトに従って危機に適応するため必然的な変化が—しばしば外部のエキスパートによって支えられ、中央の経営管理によって操縦され—組織の有効性と"組織の健康"を促進するため、すべての経営面において計画的・包括的に引き起こされる。この場合、組織発展は行動科学の認識を基礎にしており、それ

は今日、組織の発展は保健衛生制度そのものにおいて対象になる扶養研究の領域においても強く支持されている。

　人間資源の手掛かりと同じくらい現代の組織論的コンセプトの一部であるシステム論的学派は、直接、組織の変化する環境への関わりを呼び掛ける。彼らは組織の不安定性と外界との変わりやすい関係を最初の存立問題として見るのではなく、反対に安定性を組織の成果にとって最大の危険という。安定性は組織の意味のある本質的な特徴ではない。なぜなら環境の変化は何らの"攪乱"ではなく、組織の活動サークルに内在しているからである。環境に対する限界を引き出すことは、目的組織化の社会システムとして組織に継続的に要求される活動的な給付である。いわゆるパーソンのAGILシェーマは組織の基礎諸機能を定義する。

・適応：資源増加の保障のための環境の方向づけ。
・目標達成：目標設定と目標実現化。
・統合：存在するサブシステムの統合と統制。
・潜在：社会構造（基準や価値）および成員の動機づけの構築と維持。

　システム論から、個人的およびグループ段階で学習が補われ、そしてフィードバックの意味において3段階ですべて改善されるばかりか、構成される組織学習のコンセプトにも継続的に由来する。組織学習の構成要素は組織文化の変化である。そしてその側面で根本問題について基礎合意の一致を表現し、行動を調整しながら外部関係の中で位置を定めつつ共通の価値や基準を結局、行動を正当と認めつつまた意義を斡旋しつつ作用する。このような現代のコンセプトの意義が、保健衛生制度において今日いかに大きいかは、およそ簡単な医学的な医師扶養の処置をめぐる議論を指し示している。ここでは"配列の文化"から"学習の文化"への移行が急がれる。

### 構築組織

　簡単に述べた組織論的コンセプトは、いわゆる第1構造に対する直接の影響を、すなわち指導階層と部門管理階層での関係の組織的構成を持っている。区別されるのは職能的組織の型と分権的組織およびマトリックス組織である。

　制度志向の組織構造とも呼ばれる職能的組織の形態は直接官僚制手掛かり

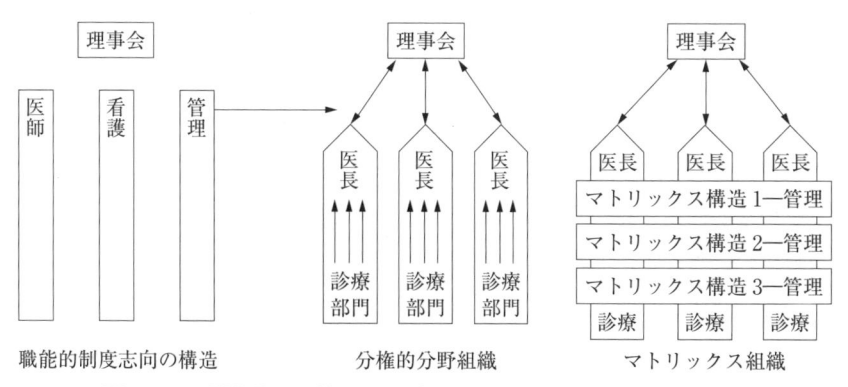

図 Ⅱ-2-1　職能的、分権的およびマトリックス組織の図による表現

に組み立てる。それは異なった保健衛生職業の強い意義のため、保健衛生制度において非常に広く拡大され、また歴史的に固定されている。まさに個々の職業グループは病院において独自のヒエラルキー（"ライン"）を持ち、それらはしばしば業務指導ないしは執行部の構成においても見られる。職能的あるいは制度に向けられた組織は、実行される職業活動や知覚される職能（例えば医師、看護、管理）に従った区分けによって特徴づけられ、そしてまず特に定義された任務の果たすべき仕事によって付随的となる。職能的組織形態は歴史的に観察される多くの利点を持つ。特にそれは社会的領域において優れた出発条件を述べ、それらの中で増加している分業による専門化プロセスが動いている。

　このような発展は、ここ50年の間に保健衛生制度において疑いもなく与えられていた。一義的な規律で部下を配下に置くことによって資源は有効に利用される。協力は、システムの活発さを許す限り中央で操縦されて供与される。もちろん、20世紀初頭以来、職能的組織の欠点がほとんど知られ、特にいわゆる管轄エゴイズムへの傾向、自己のラインないしは自己の管轄の成果を全体組織ないしは他の管轄の利益上に置き、それによって総じて2次調整(Suboptimierung)する傾向が見られる。そのうえ程度の高いコミュニケーションが必要になる。というのは、すべての調整は最終的には最高段階で行われ、問題解決能力は現場ではわずかしか活かされない。非常に広く行われ

ている労働分業は事実進んでいる専門化の変化を許すが、しかし個々の協働者にとってわずかしか動機づけの促進に影響しない。

　最近、組織について変化を可能にさせる疑問が増えているので、今や職能的組織の不利は明らかである。すなわち分類して組み入れる問題、それによる予期せぬ問題を克服する難しさ、迅速な反応を必要とし、急いで変えねばならない任務など、ドイツの保健衛生制度において多数の例が近年存在する。というのは、おそらくDRG採用や分野を越えた扶助によって枠組み条件が強い力に変わるからである。こうしてその（まったく予見しうる）一貫性は参加者によって課された任務をし終えなくなる。権限は解明されず、またその場合人事の資源は存在していないからだ。

　分権的組織はその中から一貫性を引き出し、そして部門管理面で意見決定を委譲する。部門は職業グループではなく、いわゆる分野に従って組織される。この業務領域は生産に相応して（保健衛生制度において何よりも専門領域に相応して）組織されるが、しかしまた市場あるいは地域に従って組織される。ゆえに分権的構造の重要な前提は、業務の活力を、それが重なり合ってしまうことなしに個々に割り当てるという可能性である。その時々のエキスパートが操縦を占めているので、彼らは、マネージメントによって何が部門のより良い給付評価に導くか、より柔軟にまた専門的に市場を調査しうる。部門の内部での行動の高い自律性が、より良い任務のアイデンティティー、および部門行動にとっての強い責任がほとんどすべての面での動機づけを改善する。

- 業務領域の曖昧な区分け、ないしは領域が重なり合うことが効率性の損失につながる（例えば心臓外科や心臓病のように隣接する部門によって機械による必要な設備を共有して利用すること）。
- 中核能力の教育における難しさがある。というのは、すべての業務分野がコンツェルンの内部でその意義を気遣っているからである。
- しかし最も重要であるのは部門目標と企業目標との競争、特に資源、それにとりわけ市場占有率を目指して競い合う部門間のいわゆる置き換え競争によってである。分野の成果の最適化は全体組織の利益よりも後回

しである("分野共食い")。

保健衛生制度(特に病院)における分権的な意思決定構造の導入はこのような意味があるので、特に置き換え競争には目を離さず細心の注意を払わねばならない。保健衛生制度においては最初に異専門間にまたがる給付が問われるので、部門利益の追求をこの異専門間の給付提供を認可して行うことは理に適っていない。人はこれを協定(例えばガイドライン)および内部の差引勘定価格によって均衡させようと試みる。しかしこれは使いすぎを(給付は、もし差引勘定価格があまりに高く設定されるなら過度に払われる)、ないしは利用不足(差引勘定価格があまりに低く設定される)を避けるために正しく調整されねばならない。部門包括的な給付は他の部門目標の後にもどされる。

その後いわゆる横の組織形態が展開される。その最も重要なものとして、マトリックス組織について述べる。この組織形態は分権的な構造に内在する統合不足に対してネットワーク化することおよび包括的な、プロジェクトに結合された構造によって立ち向かうことを試みる。分権的な構造からマトリックス組織への移行において、すべての段階がある。もちろん完全にプロジェクトに結合された、純粋なマトリックス構造はそれらの複雑さのため再び見捨てられる。たいてい分権的構造は基礎に従っていつまでも存在する。しかし付加的に一定の数の横断面構造(例えば血管中枢器官、超音波中枢器官、プロジェクト部門を越える扶助)は設立される。

このような組織改造の含意は深く広まっている。というのは、それは規律のように分権的な構造とその時々のマトリックス構成要素との矛盾に陥るからである。その矛盾は、協働者が一面では分権的な構造における一定のヒエラルキーの位置を占め(例えば外科の専門における医長)、しかし他面では一定の任務にとって管理職能を占める(例えば異専門間にまたがって構築された血管中枢器官の管理者)という結果、起こる。マトリックス組織の場合、専門化(分野)の矛盾の明確な制度化、および統合(横断面構造)が問題である。

この事情はマトリックスコンセプトの重要な利点として、マトリックス志向の立場を主張する人によって導かれる。というのは、彼らは古典的組織問題を公表するからである。指導はもちろん、その結果生じている複雑さを受

け入れ、そして発生している矛盾に決着をつけなければならない。マトリックス組織の利点は、管理する協働者がともに前方に定めた資源の有効な利用という視点を広げ、そして専門的に隣接する部門の共通の責任によって改善されたネットワークの度合いの中にある。欠点はあまりの複雑さ、および事情によって生じている不透明の中にある。調整費用は高く、矛盾の厚みは増す。これまでの経験値に基づき、調整や職能可能性を危険にすることなしに5から10のマトリックス要素（例えば専門包括的なセンター）での中規模あるいは大規模の病院において自分の管理によって、始められる。

## 2. 保健衛生制度における変換

　保健衛生制度における構造変化は組織を、まず資源の不足として叙述する強力な適応強制と対決させる。病院領域においては資金調達の失敗は投資手段の不足を特に強く振り促す。しかし資源不足は、資源には依存しない、もっぱら適応プロセスの困難な進行について開始する保健衛生制度における組織の問題が強調される。3つの重要な事実の問題領域が取り扱われる。

・分野の視点は止揚される：組織は分野を越え、全個体に関連する資金化コンセプトに合わせ、その分野の契約締結の安全（病院領域における共通の契約、外来領域における健康保険医協会についての資金）を失わねばならない。病院は、DRGsの導入が安定した状態につながったのではなく、給付における透明性が、能力的に外来に提供される給付の領域を新たに分けているという結果によって仕える。分野を越える資金および契約コンセプトにおいて存立しうるために、組織は隣接する扶助分野において活動し、そしてこれまでその活動領域に属していなかったノウハウを構築しなければならない。そしてそのために組織は資格を取ることを自己の領域から用意することはできない。それを越えて組織は、分野包括的な、被保険者全個体に沿った扶助の状況において戦略的になるよう、すなわち長期の発展を評価し、そのうえで自己の一層の発展の視点を立てるよう強いられている。

・統合の不足は指導する組織問題を表現する。前世紀は保健衛生制度において分業の類を見ない分化や増加によって特徴づけられる。もっとも専門規律に関してもまた職業グループに関しても、将来の発展の主要任務は給付の統合において、組織の内部においても外部においても、他の諸制度と協力して存立することである。中期的慢性疾患のそして多発性疾病の増加に対して、改良された処置によって対処される。治療はもっぱら個別の専門規律あるいは職業グループによってなされるという視点から、ここでは適切ではない。この発展は今のところまだ難しい。というのは、分化システムは恐るべき速さで進んでいるからである。給付提供者はチームを結成し、費用担い手と契約を直接結ぶ。費用担い手はわずかに透明な刺激を保健衛生基金の調整メカニズムから引き継ぐ。そして特別の扶助の形態に対する社会法の規則は高い複雑さに連絡をつける。
・病院領域における分権的構築組織への移行は、もっぱら中間の歩みである。官僚的に制度志向された構造の克服および分権的分野組織への移行によって、病院の組織的変化は実際責任を分権化し、動機づけを発生させる。しかし分権的な構造の好ましくない副次効果（例えば分野共食い、代理競争、職能的組織形態の項を参照のこと）は存在する統合不足をさらに大きく強化する。ゆえに病院は、いかに強化されうるかに集中的に携わるばかりか、それを越えて組織的にマトリックスや他の側面の組織形態に従事する必要性と対決する。

```
段階  1 a ： 手作業構造
段階  1 b ： 企業構造
段階  2  ： 官僚制構造
段階  3  ： 分権的構造
段階  4  ： マトリックス構造
```

図Ⅱ-2-2　病院は目下官僚制から分権的構造への変化を終える。けれどもマトリックス組織のような先行するコンセプトに携わるよう強いられた。というのは分権的構造は統合不足をさらに悪化させるからである。

次の章においてこの原則的な評価
・統合履行の改善のための選択。
・エキスパート組織としての特質からの一貫性。
・増加する組織の複雑さに関して必要なもの。
を基礎にして、続いて3. 病院における指導のコンセプトを取り上げる前に、さらに詳述しよう。

## 1）統合履行を強化する方法論

人は水平的、垂直的および横断的形態を区別する。保健衛生制度の諸制度はすべて3形態に強化された注意を向ける。
・水平的統合は制度の内部で専門規律と職業グループの協力を包括する。
・垂直的統合はともに意思の疎通ないしは自己の分野において（例えば病院領域において：通常の扶助、重点のおよび最大限の扶助）および分野を越えて（例えば外来の扶助入院による扶助リハビリテーション外来の扶助）前および後に置かれた扶助統一の算入に関係する。
・横断的統合形態はマトリックス構造やネット型アドホック構造を包括する。

制度的面でここ20年以内にドイツにおいても保健衛生制度における組織の統合履行、特に病院のそれを改善するために多くの手段が開発された。問題であるのは、
・制度的ガイドラインおよび治療の小道。
・センターの教育。
・多面的専門家のチーム教育。
・合併や協業による水平的統合。
・協業や合併を通して前と後に置かれたパートナーとの垂直的統合。
・知識文化の用具としての証拠に基づく医療。

制度的なガイドラインや治療の小道は協業を改善する。
・水平的、すなわち専門規律や内部の勤務者との間（交差位置関連のガイドライン）。

・垂直的、すなわちある場合の治療に参加した分野や部門との間（治療の小道あるいは臨床病理学）。

　ガイドラインおよび治療の仕方は上位のガイドラインすなわち専門団体に基礎を置き、そして制度的な必要に任され（仕立てられ）、現場で治療の進行を支えるいわゆる"タスクリスト"に訳される。特に部門を越えて有効なガイドラインおよび小道は、それが協業や共通の責任を強めるので意味がある。それは一人部門に関係した最適化に反対する。最近においてセンターの教育については、きわめて議論の中心となっている。というのは、これによる競合の改善を期待するからだ。その際、センターの概念は非常にまちまちに用いられる。

　簡単な組織論のコンセプトから出発して、

・職能的な、

・分権的な、

・プロセス志向のセンターに、

提案された。職能的なセンターは比較的簡単な性質で強力的なサービスをまとめる。例えば過激派反響あるいは仕事中心。それは制度志向の構造を変えさせない。分権的センターは隣接する分野を調整し、また管理の隔たり（実効的な医学にとってのセンター、内科学にとってのセンター）を専門境界を強化された統合の方向に疑問視することなく短縮する。しかしそれは、例えば専門医教育の構成あるいは緊張の場合の受け入れ、ないしセンターの受け入れ統一の組織にとって非常に意義がある。統合の作用に関してもちろん、マトリックス要素を表現するプロセス志向のセンターは最も重要である。この横断センターは同時に職能的およびプロセス関連的な将来の見通しを伝える。それは臨床部門での毎日の複雑さを表す。しかし調整および指導の費用を高め、そしてそれゆえ制限された給付の数だけ意義多く投入される。

　多面的専門家のチーム形成は、保健衛生制度における職業イメージの変更をめぐる議論によって重要なテーマになった。それは2007年専門家協議会の鑑定および変化する老齢者および罹病率構造の枠内で出された職業グループに対する新たな要求によって必要になったからである。それは原則的に、

"小さな場所の最適化"が個々の職業グループの面で要求を正しく評価していない。そしてその代わり外来においても入院による領域においても、同様に新しい協業形態に納めなければならないという同意がある。多くの調査は経験的に、チーム構造がはるかに優れて勝っていることを患者安全のような結果媒介変数に関して証明する。

　地域化および入院による過剰能力の削減は水平的協業や合併の傾向を病院によって強化した。この方法で地域的将来の見通しから、専門化した治療(例えば危険分娩の扶助)を、よりわずかの、しかしそのため給付能力のセンターによって調達することが試みられた。最低量規制をめぐる論議はこれと結びついた。確かに、付加的にDRG（診断に関連するグループ）資金によって強化される病院のベッド数の削減のため、単純には導かれない。治療の量および質の関連にとっての科学的明証性は確かに、最小限界値（閾値）が政策的に設定されねばならないとはいえ、疑いなしに与えられる。

　同じ必要性は扶助分野を越えてより良い協業の垂直的統合（外来の、入院の、リハビリの、看護の）という意味において成立する。退院時や入院またリハビリで扶助における非連続性は患者にとって重大な制限である。それは、治療の仕方やケースマネージメントの投入のもとで垂直的な治療進行をより良く構築するすべての関与制度にとって、それらの市場位置の確保の意味においても意義がある。一定の患者グループにとって扶助のつながりの垂直的統合を実現しうる給付調達者は、その戦略的配置に関して明らかな利益を得る。

　組織文化の面で定着する広い統合の用具は、組織での認識に関するシステム化のための知識の基礎や用具として科学的証拠に基づく医療（EbM）の利用にある。EbMは内部の意思決定プロセス（ガイドライン、また医学的な革新の利益の予言も含む）についての実利をつくり出し、しかし同様に組織が内に向かってしまい込み、またその外部表現において安定させる価値を強化する。内部のスペースにおいてEbMは、利益および人的矛盾を専門的な面で解明する可能性を持つ。投資のための意思決定の場合、ヘルステクノロジーアセスメント（HTA）の応用技術は大いに役立つ。またそれは変換と適切性要素を取り入れている。

## 2）エキスパート組織としての病院

上述した組織論的学派を越えて、保健衛生制度における組織の統合不足は、それが組織的構造において大学と同様にエキスパート組織として見なされることによって認められる。この組織形態は第2の指導面の高い自律性によって特徴づけられ、またH.ミンツバークによって"専門的官僚制"として組織論に導入される。それらの成員は高度に専門化され、その専門構造へ強く統合される。彼らはまず第一に専門上級貴族に責任を感じ、そして直接の顧客関係を好きなように利用する。

管理する医師の高い自律性を持つエキスパート組織は職業的状況との高い一体化と満足を引き起こすが、しかし指導および部門間の垂直的分離、並びに部門の水平的分離に互いを導く。それはこうして組織理論において以前から知られた分権的システムの否定的結果を、すなわち部門成果の全体制度の費用の最適化（"利潤は私的化され、リスクは社会化される"）を、過度に強調する。極端な場合、患者は手術のため、もっぱら内部の差引勘定価格を迂回して、あるいは他の仕方で部門の予算を有利に展開するために他の病院に振り込まれる。これはいわゆる分野共食いが、分権的な操縦能力を全体利益と結びつけるネット化した構造（マトリックス構造）に一層の発展を必然的にするのである。そのうえエキスパート組織における業務組織や管理する医師は、垂直的分離の意味において互いを切り離す。

エキスパートたちは強く際立った専門家主義に特徴づけられる。"専門家主義"はこの関連においてある職業の組織形態として規定される。そしてそれは強度の専門化と並んで労働市場に対する特権を与えられた地位と専門家についての威厳、医学的な標準の概念について責任権においても指摘される。

## 3）複雑な組織

上述した組織論的コンセプトの拡大において"複雑な組織"の概念が展開された。この概念は、伝統的理解において含みを入れて存在する組織の仲介と組織の作用との線形の影響関係の過程が適切でなく、また非線形効果ならびに逆説によって取り換えられねばならないということから出発する。人は

原則において次のような状況を区別する。
- 単純な意思決定は手元にある知識で必要に迫られて行われる。しかし指導者に受け継がれている思考摸範のため適切になされない。手掛かりはプロセスの再組織と外部のエキスパートによるベンチマーキングである。
- 複雑化した意思決定の場合、少なくとも知識の隙間が知らされる。この場合、多くの解決が考慮の対象になる。しかしエキスパートの側から遮断される。弱いシグナルは同一視されねばならず、組織の反応は分析されねばならないが、状況は解かれうる。
- 複雑な意思決定の場合、知識の隙間も知らされない。だから、直接の方法で正しい答えを見つけるのは不可能である。ゆえに人は様々な解決を試み、そしてその形を認めねばならない。必要なのは思慮深い行動である（最大の危険は"絶対に確実な提案"である）。
- 存在目標の危機ともなる混乱した状況は何ら形のない姿を見せる。それは何らの規則も存在しない。秩序はまず回復されねばならない。

保健衛生制度においてはこのコンセプトが意味深く導入される。というのは、前世紀において、労働の革新、分業および圧縮が組織の複雑性の程度を強く高めたからだ。単純な意思決定は少数者の中では重要な問題ではない。複雑化した状況も中心には存在しない。たとえガイドラインの作成が多くのオプションおよびエキスパートの意見に依存するため重要なテーマであるとはいえ、中心は複雑な状況がある。その中には何らの形式も認められない。そしてここの新種による作用のないままである。それは、"何も機能しない"ことを協働者に告げる一般的目標のおよび戦略のないことに帰する。指導段階でしばしば、"魔法の言葉"の一石で全体の問題を解こうとする傾向がある。しかしこの試みも迅速に消えるであろう。というのは、それは線状の関連についての観念に騙されているからだ。このような状況においてまず存在している徴候を探し、そしてそれから一歩一歩の処置によって組織の様々な部分の相互依存をテストすることがむしろ正しい。この観点は近年においてまさに患者の安全というテーマとの関連で集中して議論された。

## 3. 病院における指導

　病院における指導というテーマは、ほとんど近年各々の説明が触れている多くの面を持っている。
- ・明証に基づく医療。
- ・品質マネージメント。
- ・患者の安全。
- ・責任感。
- ・疾病扶助とマネージメントの関係。
- ・職業グループ相互の関係。
- ・病院の組織上の自己認識。
- ・指導とコーポレートガバナンスの基本的理解。

　専門的および職業グループの観点に従って組織された指導構造は、構造変化をもはや説明できず、また適切な行動オプションを展開する状態にはない。新しいコンセプトが問われている。部門や、業務指導、および監視委員会の段階で指導を新たに定義する。それは病院が外部に向いて開いており、病院は構造変化において戦略的・動的に構成され、そしてビジョンや方針を内部の協働者に向けることで必要を満たしている。

　指導についての医師の自己認識は非常に伝統的に際立たされる。それは個人的な指導特質および指導様式（例えば温情主義的、カリスマ的）に関係する。また相互作用的な組織の学習に向けられた現代的理論をわずかしか顧慮しない。他面この指導理解は圧迫感がある。なぜなら経済行為のマネージメント様式、ヒエラルキーのトップダウンの手掛かりに基づいた変形的コンセプトのもとに置かれ、指導の個人の中に"enabler"[1]の役割を引き受け、そしてより平らな構造で必要な変化と統合の履行を成し遂げる試みをすることへの多くの指摘がある。

　指導の問題点は目下機能的（制度に向けられた）知識から分権的構造（分野あるいは専門関連組織）への移行のため、また基本的統合不足のために重要とな

る。典型的であるのは、病院医療の、介護および管理職務への機能的構造化、それらを指導面で営業担当の医師および介護の業務指導の三頭政治である。このシステムは、現在専門関連的な分野の形成のため排除されている。というのは、制度に向けられた構造は、変化をつくり上げるためあまりに動きが鈍いからだ。意思決定の方法はあまりに長く、そして中心の操縦はあまりに複雑である。もちろん分権的構造へのこの移行はなお非常に不完全で、分野の自律性はしばしばまったく与えられず、独自の薬剤利用は不可能である。

この背景に対して近年"臨床的ガバナンス"あるいは"臨床的リーダーシップ"（いわゆる"患者に向けられた指導"）の概念が議論において定着した。英国においてこの概念は国民保健サービス（NHS）の成立50年目の1998年の時点で唱えられ、そして優先的に品質マネージメント思考と結合された。

臨床的ガバナンスはNHS組織によってそのサービスと安全の品質を、臨床のケアが繁栄する環境をつくることによってケアの高い標準を継続的に維持し、改善を行うシステムである。

指導は模範職能を考慮して、行動に積極的に影響を与え、また品質不足を解消するための積極的要素であり、そのことについての多くの指摘が文献にある。だからスイスの研究における多変数による分析において、上司による模範職能が几帳面に実施された手の消毒について1つの独立した言葉を表すことが証明された。言質や医師の管理を集中治療部の意思決定プロセスに投入するのは、決定的に品質問題が広く、そして驚くほど低い水準を最小限に抑えられることに寄与する。管理面の参画は、患者の安全を改善することについての変換と相関関係にあった。

ゆえに"臨床的ガバナンス"の概念は、品質改善、患者に向けられることおよび資金的透明性を指導コンセプト1つにまとめる能力であると結論づけられる。次の要素が区別される。

・明白に保証される給付：明白に基づいた医療を基礎にガイドラインの利用と院内の適応が期待されるが、そればかりではなく、すべての専門部門の管理に共通した基礎を表現すべきである。その際、いかにそれが、例えば継続的に開かれるガイドライン会議によって可能となる核心を迅

速に評価し、また統合する手段および方法が見出されるかを顧慮する。
・成果における品質：プロセス品質を改善するため、自意識や学習能力の最初の関心は、成果の質に向けられる。重要なのは解釈である。自意識の部門指導は給付能力や学習能力を実際に教えるために、もたらされる給付の成果の質を、常にオープンに操作し、適切なリスク調節をすることが前提とされる。
・焦点における患者の安全：特に重要なことは患者の安全で、承諾された実行できる予防措置の変換である。革新や保健衛生扶助の増加する複雑さは、安全というテーマをますます指導の要求の中心となる。
・将来可能な保健衛生扶助の前提としての多角専門性：臨床的ガバナンスは、国際的枠組みにおいて医師の治療に限定されずに、世話をする職務や他の職業グループとまったく同様に受け入れられる。多角的専門家チームの教育は、患者の安全の改善と将来の病院への要求を克服するための基本条件を表す。
・扶助研究の配慮と促進：適切な患者扶助は、臨床的研究の意味において臨床的調査（絶対的有効性）と並んで、特に成果を扶助の現実へ転換すること（相対的有効性）に関して研究調査を志向することを前提にする。
・統合的要素としての資金的責任の促進：資金的手段は病院領域において、また保健衛生システムの他の分野において、限定的にとどまる。ゆえに病院の成果にとって、資源分配の問題は何ら職業グループだけに任せられず、全体制度の（最も難しい）任務の1つであることが本質的意義である。
・戦略的観念の展開：戦略的ビジョンは部門の一層の展開にとって基礎を形成し、協働者、業務指導および外部の向こう側に現れる。

臨床的ガバナンスは、まず第一に部門指導に関係する。そしてそれゆえ何よりも分権的構造に相応する。最後に挙げた財務的操縦および戦略的展開に対する点を、すでに示したように、純粋に部門に関係する考察は十分ではない。エキスパート組織のまとまりのなさ（"断絶"）はあまりに大きい。管理する医師や業務指導との関係、並びに看護の役割には特に、部門関連的きっかけによって解決されない問題がある。

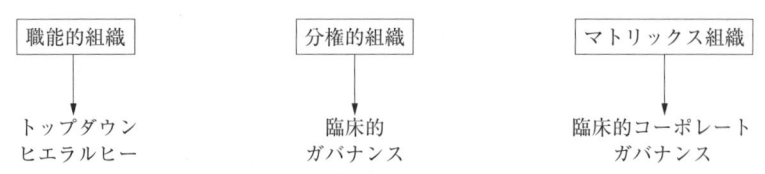

```
職能的組織              分権的組織              マトリックス組織
   ↓                      ↓                      ↓
トップダウン            臨床的                  臨床的コーポレート
ヒエラルヒー            ガバナンス              ガバナンス
```

図Ⅱ-2-3　臨床的ガバナンスは分権的分野組織、臨床的コーポレートガバナンスは進歩的組織に相応しており、マトリックス要素はプロセスに志向された横断面中心（例えば血管中心）のように統合している。

　それゆえ臨床的コーポレートガバナンスのコンセプトは臨床的ガバナンスや部門を越えている。そして企業の視点を取り入れることを強調する。それをもとに、病院のすべての構成要素、平面および機関がまとまる―監視委員会から現場の協働者まで、業務指導から部門管理者まで―。そしてそれらは当然、患者志向化も取り入れる。"臨床的コーポレートガバナンス"の概念は、そのもとで経済における法律下位法律の規則、それは責任の重い、長期の価値創造に向けた企業管理および統制を可能にする全体が理解されるコーポレートガバナンスのコンセプトに着手する。ここで提案したドイツ語の"企業に志向された指導"の概念は、この関連を長期に置かれた企業の指導へ、たとえ企業としての病院のスピーチが多くの―また管理する―協働者にとって相変わらずなじめないとはいえ、再現してみせる。

　臨床的ガバナンスを越えた臨床的コーポレートガバナンスに関しては、次の４条件が満たされなければならない。

(1) 業務指導は管理する医師を念頭において統合しそして参画させねばならない。これを達成するために、まずマネージメントと"専門家の官僚制"との分離が事実として受け入れられる。それには、エキスパートを操縦に参画させる方法論が展開されねばならない。

(2) 管理する医師は臨床のコーポレートガバナンスを明確な指導コンセプトとし、同時に彼らの行動を患者、彼らの部門、全体制度の利益に結びつけることを受け入れなければならない。それによってマネージメント任務の受け入れは (1) の点の意味に、相応してさらに形づくられる義務と同じように結合される。医師の職務、看護および他の職業グループ

は、多角的専門家の協力において全体制度についてのオリエンテーションを、彼らの職業グループについてのオリエンテーションを越えて設定し、そして統合的な患者治療に役立つ協力の形態に発展させるよう義務づけられている。

(3) 機能と責任感の断片化は中止される。全体の治療進行にとっての責任は重要な問題であり、協働者のオリエンテーションは促進されなければならない。統合の視点を受け入れることは、決定的な歩みを現す。ラーガとデピエトロ (2005) は、患者に方向づけられた (心配のない) 組織の意味において、臨床上の統合と資源統合並びに中心点への患者オリエンテーションを置く非常に可塑的で、この手掛かりは患者の安全というテーマの場合際立たされる。個人システムパラドックス (システム責任と一側面での責任の相対化、他の側面での個人的責任) は解決しえない。もし人が間違いの禁制から解かれていないのなら、何らの予防もあり得ない。しかし同時に個人的責任の格差をなくすことも成功しないだろう。解決の鍵は個々の協働者にも適用される他の指導理解にある。小空間の責任は他の枠組みに置かれる (そして確かに予防に関しても拒絶した) 誤りについて、管理面の関心は制裁に対してよりも予防に向けられるということを言われる。また活かされねばならない。しかし協働者は、以前より、事情によっては全体のプロセスに対してずっと広い領域の責任を引き受け、誤りを認めさせ、そして改善に従事するよう義務づけられていた。一側面に対する誤りの認識のために心を開いていること、他の側面に対するプロセス責任である。

(4) 病院は環境に対してオープンである。安定性は例外、環境との資源交換および平常の場合の存在脅威である。しかしそれは、オープンなコミュニケーションが内部に向けて生かされる時にのみ可能である。透明な組織やオープンなコミュニケーションは内部に向けたオープンなコミュニケーションなしには外に向けて不可能である。さらに責任は、行為能力によって2つのものが組み合わされる時にのみ支えられる。ゆえに戦略的な整備や企業の一貫性のある叙述は大きな意義がある。

## 4. 病院のコントローリング[2]および資金調達

### 1) 病院のコントローリングの基礎

　変化する枠組み条件、複雑な企業構造および向上する競争圧力は、ドイツの保健衛生制度における病院によって、質的に高い価値と同時に経済的な給付提供を保証する強化した大きさを要求される。そしてこの要請に応えるために、病院マネージメントは統一的なコントローリングシステムの履行化および構築が不可欠である。コントローリングによる病院のマネージメントの統合によって、特に病院の包括的な運営を可能にする意思決定がなされ、これによって十分な情報基礎がつくられる。また様々なコントローリング用具の一層の開発が、病院の給付提供プロセスの有効性と効率を向上させるために有効な手掛かりである。多くの病院の場合、部分的には様々に異なって構成され、また病院の費用や給付状況に関して透明さの向上を目標にする費用および給付計算が、コントローリングの構築のための基礎となる。

　病院コントローリングの本質的任務や目標を記述する場合、人は企業経営におけるコントローリングの様々な定義の手掛かりないしは構想から手をつける。しかしこれまで経営経済的理論においても実務においても、統一的なコントローリングの定義は確固たる地位を占めていなかった。多くの理論的定義の中心の構成要素は調整任務である。だからコントローリングが"指導システム全体の調整"（Kuepper, 2005）あるいは"組織を部分ごとに分けた指導システムの調整"として特徴づけられる。調整志向の手掛かりと並んでコントローリングが"指導の合理性保証"としても理解され（Weber u. Schaeffer, 2006）、あるいは内部の企業計算や企業操縦と同等に扱われる。広く把握される理解において全体の企業事象の企画、調整、情報および操縦がコントローリングの中心における重要な任務として記述される。統制も重要な構成要素であるが、しかしそれはコントローリング（="操縦する、導く"）と同等に扱われない。

　病院コントローリングは特に"経営経済的基準に従ったプロセスの企画と

操縦"(Kuntz, 2002)と定義される。Schirmer (2006)によれば病院コントローリングの中心の特徴は、病院マネージメントの成果に向けられた意思決定をふさわしい情報の精選によって支援するために必要な情報、操縦、企画および統制システムの形成および利用にある。理論的視点からの支配的なコントローリング理解は、産業経営および病院経営において比較される。しかし病院におけるコントローリング用具の実務的発展と変換は企業経営との比較以前のことである。

　企業経営にとって発展したコントローリングや用具を特殊なサービスとして病院経営に当てはめる場合、特に保健衛生制度の特殊性が顧慮される。病院に特殊なコントローリングを構想するための主要基盤に、病院が行う特別の、そしてまた動的な枠組み条件がある。強く規制している干渉（予算交渉、報酬システム等）および連邦諸州の病院企画は、固定された適応プロセスを結果として引き起こす高い規格の不確実の病院を外に放つ。特に病院計画によって定められた扶助の委任は、産業企業における場合とは異なって一定の基本扶助が保証されねばならず、またそれゆえ血球・体液などの生産は扶助の委任によって中止され得ないという結果を伴う。また病院における民営化の数は大きく増加した。その結果、就業経済的に行動している民営化病院の長期保証のため、病院は目標にしているマネージメントが頼りである。そしてさらなる見方は法的な要請の実現と並んで、病院の特殊なコントローリングコンセプトと用具の構成を要求する。

### a. 実効力に対する戦略的コントローリング

　一般的にコントローリングの任務と用具は、最初に実効的に定められるか、あるいはむしろ企業の長期的存在を目標にするかに従って区別される。実効的コントローリングは短期の企画期間に向けられ、また費用および給付による選別、企画や業務年度での病院の進行やプロセスの調整に取り組む。それに対して本質的な戦略的コントローリングの目標は、環境要素の付加的な顧慮のもとで、企業の長期的な存在保証において成立する。実務において病院コントローリングの任務は目下実行的領域にある。戦略的なコントローリングは、これまでドイツの病院においてもっぱら下位の役割を演じていた。し

かしDRG導入以来、重要性が高まっている。実効的および戦略的なコントローリングは、双方の領域間の相互作用をもとに、厳しさなしに互いに分離されるとはいえ、この寄与の重点は主として実行的な領域に数えられるコントローリングの用具になっている。

b. 医学コントローリング

病院におけるコントローリングの進歩とともに、最近では特殊な部分領域、医学コントローリングが生じている。これは医学的臨床的領域および管理領域（主としてコントローリングおよび品質マネージメント）との接点となる。これは、医学的な専門知識がコントローリングに統合される時に経営経済的に意味のある操縦が可能になるよう計算原理に支えられる。包括的な病院コントローリングは医学的プロセスの情報を必要とする。

医学コントローラーの任務多様性は広く置かれ、実効的領域において医学的資料の作成を支援する。正しい診断や手続きの暗号を保証する、あるいはDRG報告制度を育成するような課題が生じる。むしろ戦略的領域に分類される任務に病院経営比較の一層の発展、あるいは法的に要求される品質安全対策の変換を数える。

期待されるのは、医学コントローリングの意義が病院にとってさらに増加し、またこの領域の実効化並びに拡張が他の病院との競争において決定的な要素になりうることである。機能する病院コントローリングは医学コントローリングとの結合、そして同時に経営経済的および医学的知識の結合を前提にする。

コントローリングの組織的統合は、そのコンセプトの発展に相応して個々の病院においてなお非常に相違している。より大きな病院においてのコントローリングは、その間にしばしば自己の部門あるいはスタッフ職位として定着した。それに引き替えより小さな病院のコントローリングは職能的に他の領域（例えば人事コントローリング）と統合される。

## 2）ドイツにおける病院の資金調達

コントローリングは"経営経済的基準に従ったプロセスの企画と操縦"と

して定義され (Kuntz, 2002)、病院にとって、それは自己のプロセスと構造を給付提供のために有効な報酬手続きに伝えざるを得ない必然性を意味する。産業企業の場合と異なって、病院の給付にとって何ら古典的な市場価格形成はない。それは病院資金調達システムのその時々の規定が通用する。病院資金調達システムにおける変化は、病院コントローリング用具の特殊な構成や利用に決定的な影響を及ぼす。また例えば病院記帳指令における費用と給付計算の基本的課題が指示される。

　これらの理由から病院コントローリングの理解と構成は病院の資金調達システムに立ち入った取り組みが欠かせない。続いて本質的原則が表される。ドイツにおける一般的病院給付にとっての報酬の種類は病院報酬金法 (KHEntgG) 7条においてリストアップされている。患者のために必要な給付の報酬は、一括概算額、追加報酬、超過あるいは以下の滞在期の場合の報酬、品質安全対策や教育の割り増し料金、新しい診察や治療方法の報酬、給付の報酬によって生じる。それらはまだ一括概算額や追加報酬およびDRGシステムの追加報酬では把握されない。総じて報酬システムの重点は診断に関連する一括概算額、診断関連グループの場合にある。DRGシステムの基礎での報酬によって病院の種類や数が臨床に重要な、そして他者のものを感じ取る仕方で病院の資源利用に関して築かれる。

　DRGシステムにおいて得た正しい金額はすべての診断や処置の完全かつ正確な記号化を前提にする。医学コントローリングは特に記号化プロセスに相応して働き、そして監視するという任務が与えられて当然である。

　ドイツのDRG分類および治療の場合、一定のDRGへの治療症例の分類は多段階のグループ化プロセスの枠組みにおいて生ずる。次に述べる処置の方法は、ハンドブックG-DRG（ドイツ診断に関係するグループ）の詳説、バージョン2008（定義のハンドブック2008）を基礎にする。

　グループ化プロセスの基礎は、人口動態と同様に患者の臨床上の特徴も形成する。それらは次に一括概算性に検査される。事情により誤った記号化ないしグループ化し得ない場合が選択されたり、特に費用の掛かる場合直列接続される主要診断グループに分類される。この特徴を何ら満たさない患者は

主要診断を基に 23 の主要診断グループ（MDC、メジャー診断カテゴリー）の一つに分類される。これらは原則的に器官システムあるいは疾病原因論に基づいて組み立てられる。それらは特別な医学上の専門領域と結ばれている。さらに治療の種類が決められる（区分化）。手術による医学上あるいは他の区分の場合への割り振りは基礎になっている手順に依存する。途中までの結果として基礎 DRG（s）を、1 つあるいは多くの DRGs を同じ診断および手順記号によって受け取る。基礎 − DRG の内部で DRG の最終的な分類のために患者（PCCL、患者臨床の複雑性水準）にとっての全体困難度の申告が必要となる。これはある複雑な手続きにおいて各々の隣接診断の困難度（CCL、複雑化と共存症[3] レベル）から導き出される。追加になるのは資源消費、年齢、滞在期間、人工呼吸法、退院理由、主要診断、副次診断および手順のような幅広い要素である。

　グループに分けるプロセスの成果として 1 つの DRG を保持し、その区分は一般に 4 ケタの数字から組み立てられる。100 の位は主要診断グループ（例えば MDC　01 病気と神経系の障害＝B）を表す。10 の位と 1 の位は相応の治療の種類（区分）を表す。手術による区分は 01 − 39 の数字で、"他の" 区分は 40 − 59 の数字、および医学上の区分は 60 − 99 でそれぞれ表す。最後の位は経済的困難度（資源消費）を反映し、その場合最高の資源消費を有する A から、何ら分類できない Z まで、順番に区別される（定義ハンドブック 2008）。

　病院の経済性と給付能力の評価は、一般に指数比較を基礎に行われる。DRG システムにおいて給付構造の分析は DRG 基礎にした指数の助力で行われる。

　一括概算額の差し引きは一括概算額協定（FPV2009）と一括概算額カタログ（FPV に対する添付 1）において記述されたシステムに従って行われる。ここで各々の DRG は評価関係（費用のウェイト、相対的ウェイト）を分類し、それは症例の経済的重要度を反映する。追加的には重要度と書類部門に従って区別される。ある期間内における病院のすべての相対的ウェイトの総計は、ケースミックスあるいは経済的症例ミックスと呼ばれる。病院のケースミックスや症例数からの指数は、ケースミックスインデックス（CMI）を、一病

院の平均的な経済的な症例ウェイトを再現する。報酬の計算には追加的に基本症例価値—そのために1の基礎に評価関係を置く—が必要とされる。最も簡単な症例における報酬は、相対ウェイトに基礎症例価値を掛ける乗法から判明する。報酬の適応は下限の限界滞在期間を下回るかまたは上限のそれを越える場合、予定の金額と時間が変わる際に行われる。早期の退院は相対ウェイトを値引きすることによって病院にわずかに利益が出る報酬に導く。予定より遅れた退院は、割増料金が発生すると同時に報酬が上がるため、報酬全体に影響を及ぼす。

病院のコントローリングの任務領域である病院の担い手やすべての社会給付の担い手あるいはその労働共同体には、年に一度、催行される予算交渉のため情報を供与する。

予算協定は原則的に重要な資金企画の用具である。というのは、病院の運営で得る金額状況に決定的に影響を与えうる申し合わせが行われるからである。各々の交渉における基礎としては、病院報酬法（KHEntgG）11条4項に従った報酬および予算算出の編成が使われる。これは一括概算額（E1）、追加報酬（E2）および病院の話し合った報酬（E3）を包括する。計画された報酬ごとの数量の割り当てにとって内部の給付企画が欠かせない前提となる。

給付数量企画の基礎に予算を媒介にして運営して得られる金額を将来に見込んで確定される（KHEntgG 4条）。協定して得られる金額予算が現実に運営して得られる金額と違っているならば、相応の調整機構を働かせることになる。一括概算額の領域においては、多く賄って得た金額は、翌年において一定のパーセンテージを返済されねばならない。それに対して賄って得た金額が少なかった場合は、一定の額に調整される（KHEntgG 4条9項）。さらに2005～2009年の収斂段階において病院個体の基礎症例値が話し合われた。病院について国家統一の基礎症例値の着実な適応が実現され、そして同じ給付にとって統一的な価格が成立するや否や、病院個体の基礎症例値についての価格交渉は止まる。

DRGシステムにおいて以前は中心だった給付指標—平均的なベッドを敷くことおよび平均的な滞在期間—は、もはや予算媒介にとって中心的な意思

表Ⅱ-2-1　病院における実効的コントローリングの用具
（出典：Wall, 2008 u. Schirmer, 2006）

・企画見積もりおよび計算手続き
　―費用および給付計算
　―プロフィットセンター計算
　―計画費用計算
　―充足日計算
　―プロセス費用計算
　―目標見積もり
　―投資計算
・情報／報告システム
・統制システム
　―相違システム
・調整システム
　―内部の予算化
　―指標システム
　―差引勘定価格、給付勘定
・資金企画と流動資産操縦
・模擬実験と最適化手続き
　―生産プログラム企画
　―順番待ち蛇行論
　―モンテカルロシミュレーション

決定の大きさを表さない。

## 3）コントローリング用具

　今日的コントローリング研究の中心には、人によってはコントローリングの用具関連的記述があるという。個々のコントローリング用具は情報の構造化した分析および目標に向けられた企画や構成に対する補助手段として企業指導に役立つ。左の表Ⅱ-2-1は、病院においても利用される実効的コントローリングの用具についての概観である。費用や給付計算のような用具は病院によって継続的に投入され、他の用具、例えばシミュレーションモデルのようものは散見される程度である。それは何らの完全な概観をも与えられていない。というのは、特に実効的および戦略的用具との境界の設定は精密さがないからである。多くの用具は2つの方向に向けられている。

　次に実効的なコントローリングに選択された用具が紹介される。その際、費用および給付計算や病院特殊な構成が前面に立つ。実効においてこの操縦用具に特別の意義が与えられて当然である。というのは、多くの病院においてコントローリングは費用および給付計算と同一視されているからである。例えば戦略的コントローリングの用具にとってポートフォリオ分析、個人を取り巻く環境分析、強−弱分析、経験カーブあるいはバランスドスコアカードのような指標システムは、たとえ統一的なコントローリングシステムの構築が確かに情報の供与を戦略的コントローリングによって引き起こすとはいえ、考察の中心点には存しない。

a. 費用と給付計算

**課題**

経営の計算制度は、課題の重点や情報受取人に従って区別され、外部や内部の計算制度に統合される。資金記帳に含める外部の計算制度は、特に病院とその環境との間の資金的な経過を考察する。外部の任務を実現するため、病院は特に次の法律的規則を顧慮しなければならない。

・病院資金調達法（KHG）。
・連邦病院経費支払基準額規則（BPfIV）。
・病院報酬金法（KHEntgG）。
・病院簿記規則（KHBV）。
・境界の設定規則（AbgrV）。

それに対して、病院における内部のプロセスの企画や操縦に携わる内部の計算制度がある。内部や外部の計算制度は完全に独立して互いに考察されない。というのは、実働的コントローリングの多くの用具が資金記帳のデータに手をつけているからである。内部の計算制度の最も重要な領域は、費用と給付計算である。費用と給付計算は病院マネージメントの情報および操縦の用具として、基礎のしっかりした経営経済的な企画や意思決定を可能にするために役立っている。本質的には費用給付計算は3つの課題グループの実施のために展開される。

・統制任務：費用と給付計算は企業管理における現象についてのできるだけ今日的な（統制）情報を提供すべきである。この情報の基礎に現実と当為規模との間の差異が認識され、また原因の除去のための適切な対策がとられる。
・企画任務：企業の将来計画のために、企業管理は特に実現可能な行動代替案や将来の一貫性についての情報を必要とする。この情報を企業の目標と結びつけることによって、企業管理は、目標に方向づけられた意思決定を行うことが可能となる。
・公共の任務：費用給付計算の社会化は第三者に対して情報や記録に対する基礎として役立つ。

**表 II-2-2　経営的計算制度の任務の重点**

| 外部の計算制度：<br>資金記帳 | 内部の計算制度：<br>費用と給付計算（KHBV 8 条） |
|---|---|
| ・貸借対照表における経営財産の確認。<br>・成果計算（利潤と損失計算）における利潤あるいは損失の突き止め。<br>・記帳におけるすべての業務出来事の計画に基づいた、完璧なそして規定通りの記録。 | ・経営内部の操縦。<br>・病院の経済性と給付能力の評価。<br>・経費支払基準額可能な費用の突き止め。 |

　費用や給付計算の一般的課題と並んで、病院特殊な任務は KHBV の 8 条においてしっかりと次の点に把握される。

　経営内部の操縦—病院においてばかりでなく—、意思決定がもっぱら過去からの情報を基礎になされないことを前提にする。これは将来に方向づけられた（計画）費用計算の必然性を包含する。さらに続いて DRG システムの採用以来、日々同じだった経費支払基準額が精神科の給付のために支払われる。その結果"経費支払基準額可能な費用"を探し出すことが多くの構成要素において"DRG 重要な費用を探し出すこと"によって弁済される。特に入院前後による治療費（SGB V 115 条に従う報酬）は、病院の外来の医師の給付（通用している料金規則に従った謝金）にとって、あるいは選択医の給付（医師によっての費用弁済）にとって顧慮されない。DRG 重要な費用を探し出すことは、当為現実比較にとってまた同時に病院の経済性および給付能力の評価にとっての基礎として役立つ。KHBV において記述した費用と給付計算の課題の実現のため、費用種別や費用位置計算のような最低基準が前提とされる。

### 費用計算のシステム

　費用と給付計算の課題から出発して費用計算のシステムが特に区別される。
・対象関連に従って：費用種別、費用位置および費用担い手計算。
・時間の関連に従って：現実標準および計画費用計算システム。
・精算される費用の範囲に従って：全部や一部費用計算システム。

　産業経営にとっても病院にとっても一般に多く利用されている費用計算システムの利用が勧められる。

次に、伝統的な費用計算の基本的な体系を紹介しよう。相違分析の例は、実際に狙いが定められた経営の操縦において発生した費用と並んで、計画費用計算の枠組みの中での計画の大きさも定められることを示す。プロセス費用計算によって、プロセスに方向づけられた間接費の差引勘定を優先的に扱う完全費用計算の特別の形式が紹介される。病院における部分費用計算の最も頻繁な形式は、分離を固定した、または変動しうる費用構成要素に優先させる補填寄与計算である。

表Ⅱ-2-3 病院簿記規則（KHBV）の口座枠組み

| 口座等級6-経費 | |
|---|---|
| 60-64 | 人事費用 |
| -00 | 医師職務 |
| -01 | 看護職務 |
| -02 | 医学の技術的職務 |
| -03 | 職能職務 |
| -04 | 臨床による院内人事 |
| -05 | 経済と扶養職位 |
| -06 | 技術的職位 |
| -07 | 管理職位 |
| -08 | 特別職位 |
| -10 | 教育の場での人事 |
| -11 | その他の人事 |
| -12 | 勘定に入れられない人事費用 |
| 65 | 食料品 |
| 66 | 医学上の入用 |
| 67 | 水、エネルギー、燃料 |
| 68 | 経済入用 |
| 69 | 管理入用 |

| 口座等級7-経費 | |
|---|---|
| 70 | 中央のサービスにとっての費用 |
| 71 | |
| 72 | 再度調達される耐久消費財 |
| 73 | 機械・家屋などの保全 |
| 74 | 租税、公共料金、保険 |
| 78 | 利子や同様の経費 |
| 79 | その他の正規の経費 |
| | 臨時の経費 |

### 部分領域

一般に費用計算では部分領域費用種別、費用位置および費用担当者計算の3つを区別する。

- 部分領域費用種別計算は、体系的方法で勘定期間の進行において発生した費用を把握する。これにより、いずれの費用が発生したかがわかる。
- 費用位置計算において個々の費用種別が給付領域（費用位置）に可能な限り発生に正しく分類される。費用位置計算によって、どこで費用が発生したかがわかる。
- 費用担当者計算は決められた費用担当者に費用を分類する。ここで、何のために費用が個別に発生したか問題が集まる。

費用や給付計算の個々の部分領域の選択した視点は次により詳細に説明される。

**費用種別計算**

　費用種別計算の目標は、ある期間において発生した費用が完全に把握され、目的に相応して個々の費用種別に整然と構成されることである。

　費用種別の区分けは様々な観点に従って行われる。それゆえ費用種別の配分は費用財の出所、利用される費用財の種別、勘定に入れる種別、あるいは口座枠の法的な基準に従って、KHBV 8 条や KHBV の固定費が考えられる。

　KHBV の口座枠は、病院個体に構成されうる最低 9 つの口座区分けの構成が決められている。口座等級 6 と 7 は費用の口座、個別の口座等級はより広い口座グループ、口座下部グループおよび個々の口座に区別される。この口座枠は大幅な交差が自由に、領域独自に並びに費用の期間の境界をつけることを可能にする。

　費用種別計算によって、病院の費用構造を分析し、また統制することが可能である。病院の全体費用構造での最大の分担は人事費用と事態費用である。人事費用は主に口座グループ 60 − 64 によって、また事態費用は口座グループ 65 − 74 によって記述される。人事費用の場合進行する費用計算によって、また操縦任務を実現するため、特に職務種別によって人事費用の区分が優先

人事費用（62%）
事態費用（38%）

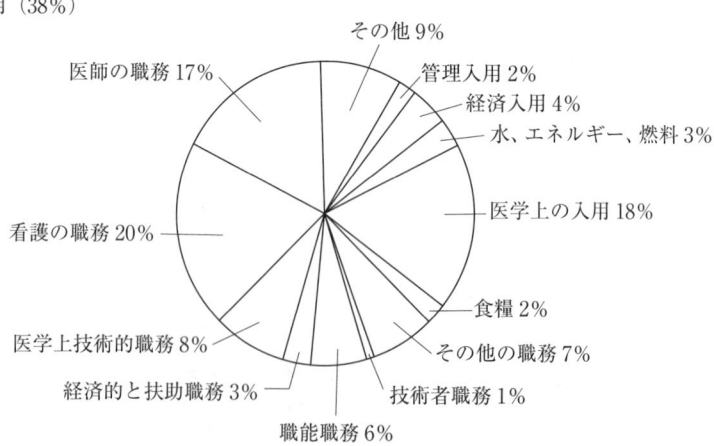

その他 9%
管理入用 2%
経済入用 4%
水、エネルギー、燃料 3%
医学上の入用 18%
食糧 2%
その他の職務 7%
技術者職務 1%
職能職務 6%
経済的と扶助職務 3%
医学上技術的職務 8%
看護の職務 20%
医師の職務 17%

図 II-2-4　病院における 2007 年の人事費用と事態費用（出典：連邦局 2008 年の統計）

される。図Ⅱ-2-4 は 2007 年のドイツにおける病院の人事費用と事態費用の対比を示す。

　一般におよそ 3 分の 2 が人事費用と、3 分の 1 が事態費用となる費用構造によって、病院類型的配分が示される。患者にサービスを直接もたらすことによって、結果として高い人事内容充実度が与えられる。個々の職務種別に従う人事費用の区分化の場合、看護職務が費用に傾注して領域に数えられることが認識される。医師の職務と看護の職務を合計すると人事費用の半分を超える額になる。事態費用の場合、事態費用を含む医学上の入用が約 50% となり支配的である。

**医学上の入用を操縦する**

　その価値に関する意義と、病院の給付提供に直接に関連することをもとに、事態費用のもとで医学上の入用に特別の意義が与えられるのは当然のことである。それゆえ実効的なコントローリングの枠組みにおいて、この費用種別に狙いを定めて操縦するために指導する対策がとられる。なぜなら、しばしば医学上の事態入用を削減することで意識的に行動が変化し、それによって資源投入の際、医学上の人事について結果が得られるからである。

　医学上の事態入用の操縦のために様々な戦略が考えられる。2、3 の病院における事態費用のためのそれによって給付支給を制限する固定する予算が定められる。しかし変更はしばしば問題に突き当たる。というのは、誤りの操縦を促すことなしに正しい予算額は決められないからである。それと並んで過去において、増大したジェネリック医薬品を投入する請求のように薬剤委員会の手掛かりがあった。しかし事態費用の持続的な削減は達成されなかった。広い可能性は、次に紹介する関連規模についての医学上の事態入用の操縦と企画である。

　関連規模に向けられた手続きにとって 2、3 の理由採択が行われる。

・医学上の専門領域にける患者の数は操縦しうる。
・各々の医学的医師の意思決定は必要でない。
・費用は給付についていく（給付関連の指数の投入）。
・専門部門のオリエンテーションは部門包括的な分析にとっての基礎とし

表 II-2-4　病院簿記規則に従う医学上の入用の分類

| 講座グループ66：　医学上の入用 | | 主要項目の分与＊＊(%) |
|---|---|---|
| 6600 | 薬剤（移植組織と人工透析入用以外） | 24 |
| 6601 | 納入薬局の費用 | ＊ |
| 6602 | 血液、保存血液および血漿 | 6 |
| 6603 | 包帯手段、治療や手当薬剤 | 2 |
| 6604 | 医師や看護師の消費財、器械 | 11 |
| 6606 | 麻酔やその他の手術入用 | 12 |
| 6607 | レントゲンや核医学 | ＊ |
| 6608 | 実験室入用 | 8 |
| 6609 | ほかの実験室での調査 | ＊ |
| 6610 | EKG、EEG、ソノグラフィの入用 | ＊ |
| 6611 | 物理療法の入用 | ＊ |
| 6612 | 薬局入用、消毒剤 | ＊ |
| 6613 | インプラント | 15 |
| 6614 | 移植組織 | 0 |
| 6615 | 人工透析 | ＊ |
| 6616 | 患者輸送 | ＊ |
| 6617 | その他の医学上の入用 | ＊ |
| 6618 | 病院に雇用されていない医師 | ＊ |
| | | 100 |

注：6605は欠番である。
　＊何らの情報もない；まだ残っている項目の合計：22%。
　＊＊2007年度（出典：統計連邦局、2008）。

て役立つ。

　より広い前提が資金記帳ないし費用計算から自由に使える資料の中に存在する。重い負荷の掛かる費用や給付資料が前にある時に、関連の大きさについての操縦が意味深く可能である。専門領域にとっての出費の絶対的総計は、もっぱらわずかの表現力しか持たない。なぜなら、増大する症例数に従って医学上入用の出費も大抵の場合、高くなるからである。

　一般に、操縦される指標は医学上入用の出費を割り算して相応の関連の大きさによって判明する（ユーロ／関連規模）。次の表II-2-5は様々な専門領域にとって可能な関連の大きさの例を表したものである。放射線医学の領域において、例えば関連の大きさの基礎に"放射線医学の受付の数"指数"ユーロ／放射線医学の給付"あるいは核価値の麻酔において"麻酔のユーロ／数"が判明する。

　完全な正しい費用の把握の際、医学上入用の費用は様々な指数の助力で

表Ⅱ-2-5　関連の大きさについての操縦

| 専門領域 | 可能な関連の大きさ |
|---|---|
| ベッドを率いる専門部門 | 看護日数、症状数 |
| 放射線医学 | 患者あるいは放射線医学の受付の数 |
| 麻酔 | 実施される麻酔の数と期間 |
| 集中治療部 ICU | 人工呼吸時間、症状数 |
| 手術領域 | 手術の数、手術時間 |

個々の領域のために統制され、また管理される。追加的に月1回の報告制度によって獲得された情報は受取人に向けられて一気に処理され、また責任を果たされねばならない。しかし月1回の報告ではたいてい十分ではない。したがって、さらに新しい対話の基礎の制度を取り入れることが得策である。共通の対話において、直接の医学上の意思決定領域および全般的なコントローリングからの代表と並んで、購入、薬局および医学上のコントローリングからの代表も参加されるべきだろう。その対話にいて薬剤投入、新しい医学上の開発あるいは麻酔や手術、入用の投入の戦略が議論されうる。

　この関連において、費用発生の領域を知るということがまた決定的に重要である。ここでは費用位置計算がさらなる重要な基礎を提供する。

**費用位置計算**

　費用位置計算は費用種別計算の枠組みにおいて、個々の費用種別の把握に接続するという最初の任務に、経済性の費用位置関係の統制と費用位置関連の予算の監視を含める。そのうえこの算定は、間接費を費用の担い手にできるだけ詳細に加算させるために費用の担い手計算を準備すべきである。

　費用位置計算の制度は本質的に3段階で実施される。最初の歩みはまず、費用位置が定義され、そして費用位置計画においてまとめられる。病院における費用および給付計算の費用位置の枠組みにとっての基礎構造は、病院簿記規則の設備5によって前もって定められる（表Ⅱ-2-6）。

　図示された最小の構成内で費用位置のより広い病院特殊な分化が可能である。追加的な費用位置の形成は、一定のわかりやすさ、明確性、自明のこと等のような原理に従って行われなければならない。接続する費用担当者計算の背景を前に、費用位置は次の給付技術的観点に従ってグループ化される。

表Ⅱ-2-6　病院簿記規則の設備5による費用位置の枠組み

| 90 | 共通の費用位置 |
|---|---|
| 91 | 扶助の制度 |
| 92 | 医学上の制度 |
| 93-95 | 看護専門領域－標準看護 |
| 96 | 看護専門領域－逸脱する看護の充実度 |
| 97 | その他の制度 |
| 98 | 全体からの分離 |
| 99 | 自由 |

・主要費用位置：本来の病院給付（例えば臨床部門、研究室、一般的外科、泌尿器科学）へわたす。

・予備費用位置：内部経営的給付を他の費用位置、主として主要費用位置（例えば保有車、洗濯、薬局）へわたす。

・副次費用位置：本来の病院の給付プログラムに属さない給付の提供（例えば調査や教育、実験室）。

　計算技術的観点のもとで主要費用位置は終局計算位置としても表わされる。というのは、ここで費用を費用担当者に直接負担させることが可能であるからである。相応して予備費用位置は、費用が費用担当者にではなく、品物を収めた費用位置に負担させることをはっきりさせるために前費用位置とも呼ばれる。グループ90－92の費用位置は前費用位置を形成する。

　費用位置計画の構築後、費用種別を費用位置に分類することが行われる。費用種別を費用位置にできるだけ正しい出費を招く分類にとって個々の指示は勘定口座に仕訳記帳する目録においてしっかりと把握される。

　費用位置計算の最後の段階は、費用位置システムの内部で費用の差引勘定を形成することである。まず、その時々の費用位置における生産要素の投入によって直接に生じる費用が差引勘定される（最初の費用）。さらに終局費用位置に内部経営的に、建設された財貨利用における費用が割り当てられる（二次的費用）。こうして費用勘定の枠組みにおいて前費用位置の最初の費用は終局費用位置の二義的費用になる。原則的に費用差引勘定の2つの種類が考えられる。

・内部経営的な給付差引勘定（ILV）。

・割り当て金計算。

たいてい費用差引勘定は測定される給付（内部経営的給付差引勘定）を基礎に引き出される。もし給付関連の差引勘定が可能でない、または経済性理由から意味がないならば、割り当て金計算が利用される。その際、例えば医学上でない専門領域の費用位置にとっての費用の差引勘定は、関連の大きさの助力で行われる。

### 費用担い手計算

DRG システム採用以来、病院のマネージメントは、しばしば病院において状況関連的費用計算（費用担い手計算）を補うためにもっぱら費用種別および費用位置計算から成り立った費用計算を見た。なぜなら費用担い手計算の枠組みにおいて初めて—費用計算の最後の段階として—発生した費用は、費用担い手に分配される。費用担い手として人は狭義においては販売のために決められた給付を、広義においては内部経営的給付をそう呼ぶ。

病院において、患者ないしは個々の場合、あるいは診断に関連するグループ（DRG）も費用担い手と呼ばれる。領域において、状況概算見積もり高に従って差し引かれず、散発的に看護費も費用担い手に数える。

費用担い手計算は本質的に 2 つの目標を追求する。

・特定の時点で費用の担い手ごとの費用を探し出すこと（費用担い手部分計算）。

・特定の差し引き時点における費用担い手ごとの費用を探し出すこと（費用担い手時点計算）。

探し出した費用を、費用担い手の発生した金額と対比させることから企画、操縦および給付プログラムの分析にとっての含意が獲得されうる。

費用計算は状況費用の計算のため多くの活動の余地を用立てるので、病院における報酬システム研究所（InEK）は統一的な計算標準を DRG 計算ハンドブック（バージョン 3.0）において決めた（InEK 2007）。これは DRG 計算の、そして同時にまた病院に DRG に志向された費用担い手計算の中央の計算的処置についての一覧を提示する。状況費算に、根本的な費用計算システム化（費用種別、費用位置および費用担い手計算）に向けられる古典的な全費用手掛か

りが基礎になる（図Ⅱ-2-5）。

**進行**

・計算基礎の準備：最初の歩みにおいて計算後に必要とされる資料（症例関連資料と費用資料）は、計算に適用する要請に関して準備される。これはなかんずく指定される年度末の利潤や損失計算を資金記帳の金額や差引残高リストと決済、あるいは費用種別を費用位置計算と決済すること

```
計算基礎の準備
    指定された年度末：資金記帳の金額と差引残高リストによる清算
    費用種別を費用位置計算による精算
         ↓
    DRGと非DRG重要な費用種別        期間外の／正規以外の費用
         ↓
    DRG重要な費用種別              非DRG重要な費用
         ↓
    費用位置  人事費用差引勘定

費用位置計算
    費用位置  境界づけられる費用位置
         ↓                          精算の口座
    費用種別の圧縮                   境界設定の境界位置
    費用位置ごとの
         ↓
費用担い手計算
    直接的費用位置の間接費   個別費用
         ↓                ← 計算料金の形成
    症例1  症例2  症例n
```

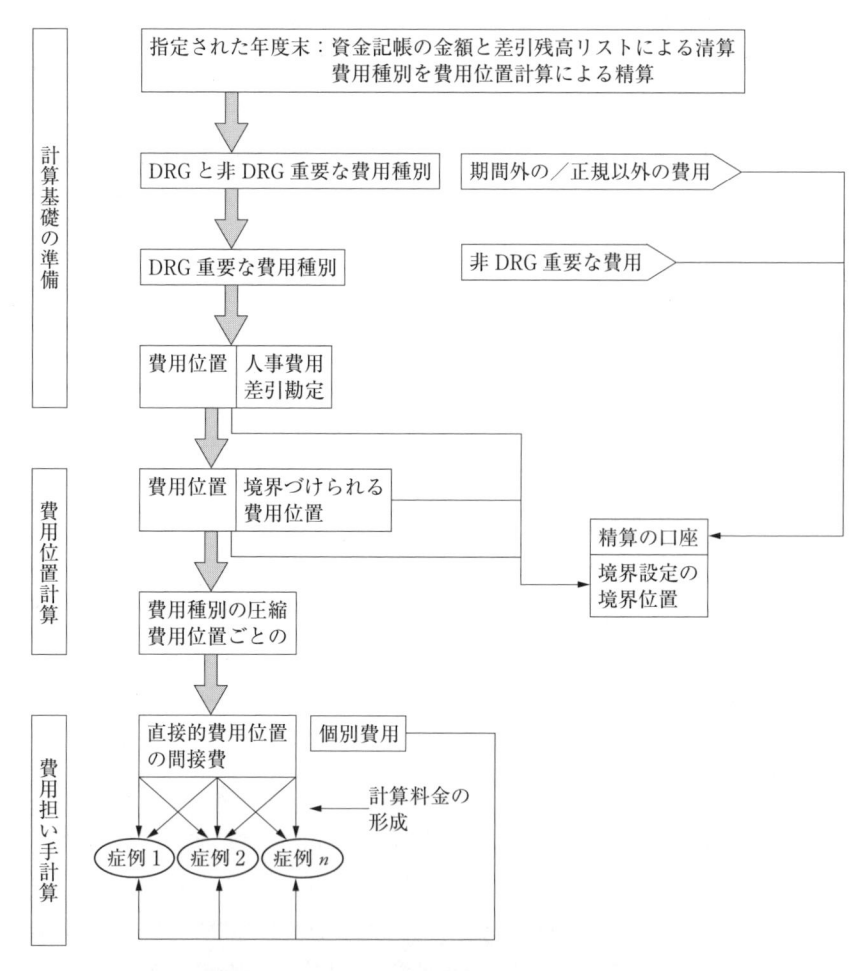

**図Ⅱ-2-5　DRG計算ハンドブック（DRG=DIAGNOSIS RELATED GROUPS）によるDRG重要な症例費用を探し出す処置**（InEK, 2007にならって）

を含む。

　第2の歩みにおいて、医師の職務、看護の職務、医学上技術的職務および職務の働きを算定する。協働者関連の時間把握と並んでこのために他の統計的必要書類あるいは評価（例えば人事必要計算による手掛かり）も考えられる。

　症例費用の計算のためのさらなる部分の歩みとして、DRGの重要な給付並びにDRGの重要な費用があり、これらの探査は費用種別費用位置段階と接続する。DRGの重要な給付の探査の際、各々の費用位置にとって、いずれの範囲で提供される給付の内容が顧慮され、あるいは限定されるかが吟味される（例えば外来による患者に給付）。さらにDRGの重要でない費用（例えば期間がはっきりしない、または正規でない費用）は調整口座で区別されねばならない。費用職位差引勘定にとっての基礎として追加的に様々な費用位置カテゴリーが定義される。

・直接の費用位置：直接的な患者への給付提供（例えば看護専門領域）。
・間接の費用位置：患者に何ら直接的な医学上看護の給付関連のない費用位置。
　―医学上の下部構造の費用位置（例えば薬局）。
　―医学的でない下部構造の費用位置（例えばコントローリング）。
・境をつけられる費用位置：DRGシステム外の報酬（例えば外来の）。
・混合される費用位置：DRGの重要であり、またDRGの重要でない費用のような提供（例えば麻酔）。
・費用位置差引勘定：費用位置差引勘定の重要課題は、間接の費用位置を内部経営的給付の差引勘定の枠組みにおける直接の費用位置に割り当て、並びに境をつけられる費用位置を切り離すことである。そのうえ直接の費用位置に把握された費用種別は定義された費用種別グループに圧縮される。
・費用担い手計算の実行：最後の歩みにおいて給付受領の段階で引き起こされる個別費用や共通費の正しい分類が行われる。個別費用は治療の都度、直接分類される。前もっての優先はその際、記録に基づいた現実消費を基礎に状況関連的な個別費用加算を持っている。もし個別費用の直

接の組み入れが可能でないなら、これは病院個体の医学上の配分モデルに関して同種の患者グループのために診断とあるいは手続に加えて数えられる。共通費計算の場合、特に2つの計算手続が適用される。
・重要でない関連規模計算。
・重要な関連規模計算。

重要でない関連規模計算の場合、費用は、本来の資源投入を給付作成の場合顧慮することなく割り当てられる。利用はわずかの費用モデュールに制限される。重要な関連規模計算の場合、直接の費用位置によって提供される給付は基礎になっている資源消費によって格づけされる。

DRG計算シェーマは病院に費用担い手計算の実行のための統一的なシェーマを提供する。病院におけるこの種の費用担い手計算の構築にとって必要な前提は、個別給付の事情関連的な予定を保証する給付把握システムの投入である。DRG計算の記述した処置の仕方に対する代替は、病院個体の構成と費用担い手計算の作成を実行することもありうる。

費用担い手計算の終結において、費用担い手に対して全体のDRG重要な費用の分類が行われた。そして費用計算や給付計算の最後の段階が遂行された。費用や給付計算は、企業の事象を総じて表すことを可能にし、そしてそれによって企業の内部の操縦のための重要な用具と見なされる。

b. 操縦の用具としての内部経営的給付差引勘定

費用位置計算の構成要素として内部経営的給付差引勘定に―特に内部の操縦のための用具としても―特別の意義が与えられるのは当然である。この章においては、主として内部経営的給付差引勘定の可能な刺激と操縦作用を紹

表II-2-7　給付情報

| 質問 | 詳細 |
|---|---|
| 何が？ | 費用種別 |
| どこに？ | 送る費用位置 |
| 誰のために？ | 要請している費用位置ないし患者 |
| いつ？ | 給付提供の時点 |
| どれだけ？ | 給付種別と量 |
| いくらで？ | 差引勘定額 |

介しよう。

　内部経営給付計算の基本的な考え方は、給付が他の費用位置によって手間が掛かる費用位置はこれを内部の会計報告に関して差引勘定することにある。これによって給付事象についての透明性は病院の内部で高められるだろう。内部経営的給付差引勘定の枠組みにおいてなされている様々な問題提起は次の表Ⅱ-2-7に挙げられている。

　給付が他の領域のために提供する典型的領域は麻酔である。ここで―たとえ他の領域であっても―惹起される正しい差引勘定の問題が生じる。次の図Ⅱ-2-6で麻酔給付についての差引勘定の基礎構造を紹介する。

　手術を実行するため外科医は麻酔専門医を必要とする。内部経営的給付差引勘定の枠組みにおいて、麻酔専門医が外科医のため提供する給付は差引勘定価格について報酬が払われる。差引勘定価格の決定には主として時間的関連の大きさが用いられる。最も広く行われている時間の隔たりは切開縫合時間、手術時間、麻酔の時間および麻酔に居合わせている時間（最も短い時間から最も長い時間の隔たりまで）がある。時間に関連する関連の大きさを価格構成要素と掛けることによって請求され、麻酔給付にとっての事実上の差引勘定が決定する。

　内部経営的給付差引勘定の本質的目標は、経済的な処置の方法と効率の改善に対する刺激を与えることである。給付の請求者は、ある狙いを持って、

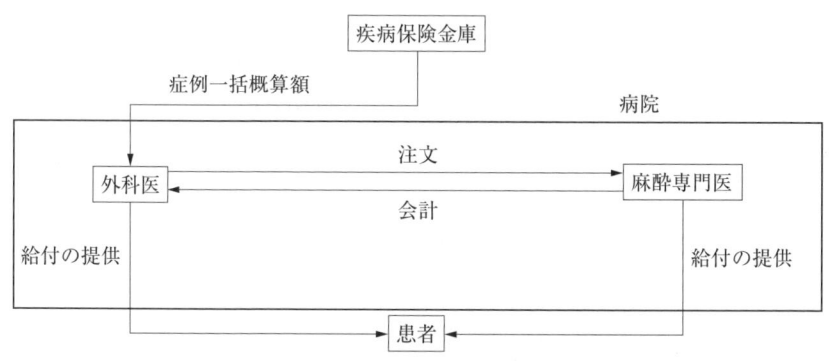

図Ⅱ-2-6　麻酔給付の差引勘定の基本構造

直接に必要性がある場合にのみ給付を請求すべきである。これはなかんずく給付の密度（＝患者当たり専門部門ごと、ないしは患者カテゴリーの給付の数）について統制されうる。給付提供者の側では効率的な給付提供が努めて働かされる。この刺激が事実的な行動変化にどの程度導くかは不確かである。しかし給付の内部的差引勘定を資源投入の情報や操縦システムおよび相応のプロセス進行に統合することによって、この目標は最大限に高められる。内部的差引勘定はこのように透明性をつくり、また効率の改善のための拠り所を示す。同様のことは内部的差引勘定を麻酔給付にとっての採用を参加した執刀医、並びに麻酔専門医の効率を調査する経験的な研究の成果も示している。分析にとっての基礎は2000年から2002年にわたるドイツ大学臨床部門のおよそ6万の手術の麻酔資料であった。成果は、内部経営的給付差引勘定の採用によって、参加した医師－執刀医－麻酔専門医の効率が改善されうるということに対するドイツの前兆を示している。

c. 相違分析

コントローリングのより重要な任務領域は、病院簿記規則の8条において要求される病院の経済性と給付能力の評価のため、費用、給付および売上額の統制である。統制用具としての相違分析によって前もって定められ、事実上支持された価値との間の相違が探し出され、分析される。相違は一般に様々な理由から現れ、それゆえに詳細な原因分析がなされねばならない。差し当たりそれは予見しえない偶然の出来事、例えば予期せぬ市場急落のような出来事に基づいて発生する。この相違は統制しえない。相違統制の主要関心事は統制しうる事情の場合、したがってその原因が状況によって避けられるような相違の場合にある。これに数えられるのは企画の誤り（例えば予測の誤り）、実現の誤り（例えば企図しなかったまた企図した誤り）、あるいは評価の誤り（例えば誤った現実－規模－探索）がある。

相違分析は病院によって特に量的要素、例えば製品量あるいは事例数のようなものを含む資金規模の継続的な統制のために投入される。そのための出発点としてまず、相応する領域において、相応する費用位置ないし相応する費用種別にとっての全体相違が決められる。全体相違は現実費用と計画した

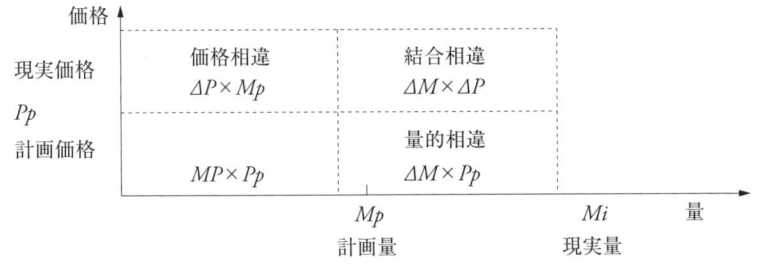

```
価格 ↑
現実価格           価格相違        結合相違
  Pp              ΔP×Mp         ΔM×ΔP
計画価格
                  MP×Pp          量的相違
                                 ΔM×Pp
                                            → 量
                         Mp           Mi
                        計画量        現実量
```

図Ⅱ-2-7 全体相違の分割

費用の差として計算される。全体差はそのものにとってわずかな表現力しかないので部分相違に分解される。全体相違の惹起する正しい分割の結果から生じる個々の相違は様々な相違の程度によって特徴づけられる。

・相違1. 程度：価格と量の相違。
・相違2. 程度：結合相違ないし混合相遺。

最初の程度での相違の原因は個々の費用要素にあり、第2の程度の相違は2つの費用要素（例えば量や価格相違からの製品）が原因となる。多次元の相違分析の場合、より高い秩序の相違も現れる。2次元の相違分析にとっての第1と第2の程度の相違は次でわかりやすく説明しよう。

総じて相違分析は、病院における給付提供の経済性についての解明を与える重要な統制用具である。相違分析を継続的に行う場合、獲得される情報をもとに非経済性の原因が突き止められる。このように場合によっては現代に即した反操縦する対応を把握することが可能である。

### d. より新しい費用計算手続き

病院において費用担い手を差引勘定に入れる大きな費用の一部は、共通費から発生する。伝統的な費用計算システムによって、この費用を関連の大きさの加勢で費用担い手に分割する。しかしこの関連の規模システムは共通費が高い場合、必ずしも費用担い手に対して引き起こされる正しい分類を保証しない。さらに、病院にとっても給付作成のプロセスがますます重要となる。これを背景に、費用計算の伝統的なシステムを一層発展させる必要性が生じた。新しい費用計算システムとして、次に紹介するプロセス費用計算がある。

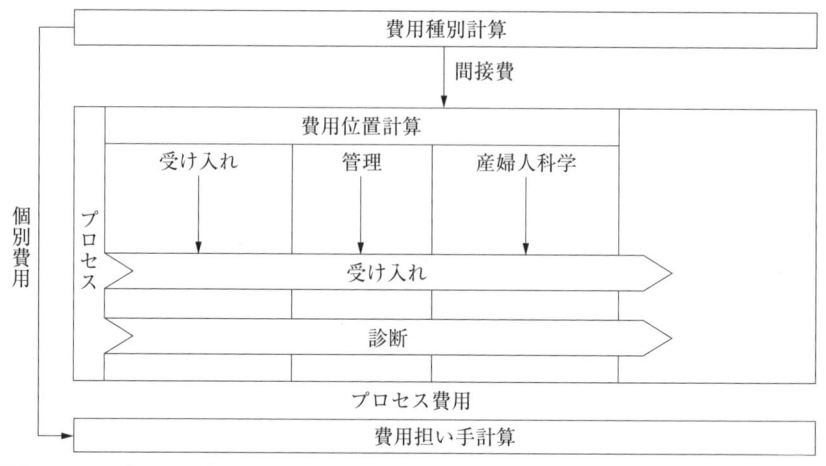

図Ⅱ-2-8　プロセス費用計算（出典：Betriebswirtschaftslehre für Leitende Ärzte, S. 310）

### プロセス費用計算

プロセス費用計算は、患者治療―受付から退院まで―のプロセスに向けられた考察に会計を支える費用担い手計算の精錬化を表現する。プロセス費用計算の本質的目標は、プロセスを基礎に共通費を費用担い手に経費を精算することである。プロセス費用計算を含んでいる意味は3つの歩みにおいて実現される（次の図Ⅱ-2-9を参照）。

処置の仕方にはプロセス費用計算の場合、また次の図Ⅱ-2-10のように特定の段階においてシステマティックに行われる。

・歩み1：プロセス決定

　プロセス費用の基礎は、病院における重要なプロセスの決定の中にある。

　図と企業プロセスの構造化は詳細な経過の分析を前提に、すべての専門

歩み 1：
プロセス決定：
中心と部分プロセス
を探し出すこと

歩み 2：
a）費用に掛かるものの選択
b）プロセス費用と容量を探し出すこと

歩み 3：
プロセス費用額の決定

図Ⅱ-2-9　プロセス費用計算の基礎構造

```
┌─────────────────────────────────────────────────────────────┐
│ 1. ある活動カタログの展開                                      │
└─────────────────────────────────────────────────────────────┘
                              ↓
┌─────────────────────────────────────────────────────────────┐
│ 2. 個々の活動にとっての費用の探索                              │
└─────────────────────────────────────────────────────────────┘
                              ↓
┌─────────────────────────────────────────────────────────────┐
│ 3. 企業の給付、サービスおよび顧客の探索                        │
└─────────────────────────────────────────────────────────────┘
                              ↓
┌─────────────────────────────────────────────────────────────┐
│ 4. 企業の給付、サービスおよび顧客をプロセス費用に数え入れる費用の掛かるものの │
│    選択                                                      │
└─────────────────────────────────────────────────────────────┘
```

**図Ⅱ-2-10 プロセス費用計算の段階**（出典：*Betriebswirtschaftslehre für Leitende Ärzte*, S. 311）

領域に向いているというわけではない。適しているのは特に、同様の治療が繰り返し行われるケース、例えば同様な治療のプロセスを実施するか、ないしは臨床部門の治療にとって規定されうるような場合である。

プロセス費用計算の枠組みにおいて、給付作成の全体プロセスは中心プロセスと部分プロセスに区分される。部分プロセスは時折実行される費用位置に分類される。部分プロセスを相応の中心プロセスに組み入れる特殊性は、費用位置を包括して行われる。さらにプロセスが給付量に誘発される（Imi）経過において見分けられる。その場合、プロセス費用は提供されるプロセス給付の量に依存する。並びに給付量中性（Imn）の経過は、プロセス費用は提供されるプロセス給付の量に依存しない。医師の活動からの例ではImi―部分プロセスにとっては患者回診、Imn―部分プロセスにとっては病棟指導である（表Ⅱ-2-8）。

・歩み 2a：費用担い手の選択

第2の歩みにおいて各々の部分プロセスにとって、できるだけ広く、適切な費用担い手（関連の大きさ）が決められる。これは主要影響規模を費用発生のために描き出し、そして産出につり合うように成立されるだろう。

費用担い手の選択は多くの部分プロセスにとって明確である。部分プロセス"患者を洗う"際、直接に洗われる患者の数が適切な関連の大きさ

表Ⅱ-2-8　医師の活動領域からプロセス費用計算のための例

|  | (1)<br>部分プロセス | (2a)<br>費用の掛かるもの | (2b)<br>費用量 | (2b)<br>プロセス費用<br>ユーロ | (3)<br>プロセス費用額<br>(Imi) | (3)<br>割り当て金額<br>(Imi) | (3)<br>全費用<br>(ユーロ／プロセス) |
|---|---|---|---|---|---|---|---|
| 個別費用 | 患者回診<br>(Imi) | 患者数 | 850 | 212500 | 250 | 42.28 | 292.28 |
|  | ZVK設置<br>(Imi) | ZVKの数 | 320 | 24000 | 75 | 12.68 | 87.68 |
|  | 病棟指導<br>(Imn) | — | | 40000 | — | — | — |

注：Imi＝給付量誘発、Imn＝給付量中性、ZVK＝中心静脈カテーテル

として判明する。これに反して麻酔学上の給付の時間消費にとって、実行力のある手術の間、様々な時間が掛けられる。給付量中性のプロセスにおいて何らの費用担い手も決められない。プロセス費用と3の部分プロセスのプロセス量は医師の職務に叙述されてある例（表Ⅱ-2-8）において、費用担い手としての患者の数は患者回診の部分プロセスにとって、また関連の大きさとしての中心静脈カテーテル（ZVK）の数はプロセス"ZVK設置"にとって役立つ。

・歩み2b：プロセス量とプロセス費用を探し出すこと

プロセス量を探し出す際、様々な手続きが用いられる。大抵部分プロセスには規則的に帰ってくる活動力があるので、プロセス量は簡単に統計や経験化z日から導かれる。探し出されるプロセス量を基礎に、個々のプロセス量が計画される。

・歩み3：プロセス費用額の決定

全体費用額の決定は多段階の処置の仕方の枠組みにおいて行われる（表Ⅱ-2-8の3）。

・個々の給付量に誘発される部分プロセスにとってのプロセス費用額は、全体のプロセス費用（Imi）を相応するプロセス量で割ることから生じる。例えば部分プロセスにとってのプロセス費用額は250ユーロ（21万2500ユーロ／850）の患者回診が発生する。このプロセス費用額は1回のプロ

セスの実行に対する平均費用を反映している。
・給付量中立のプロセス費用は、例えば割り当て金額の助けで給付量誘発されるプロセスに換算される。パーセントの割り当て金額は公式に基づいて算出する。

$$\frac{プロセス費用（Imn）}{総計プロセス費用（Imi）} \times 100\%$$

手元にある例において各々 Imi プロセス費用額は 16.91％で高められる。
・全プロセス費用額はプロセス費用額と割り当て金の総計から生ずる。最終的に、定義されたプロセスによって探し出された費用は具体的な売上金額と対比される。

プロセス費用計算の本質的な強みは、病院において上昇するプロセスに向けられる計算を支え、そして同時により強い関連で臨床上の事象を保証することにある。これは特に部門の限界を越えるプロセス形成、並びに作業信仰の考察によって行われる。臨床上の治療の道について増加する作成実行すること以来、多くの病院がプロセス費用計算を採用し始めた。プロセス費用計算の設立は総じて高い費用と結びついており、それゆえにしばしば選択された一部領域にとってのみ利用されることが批判的に述べられる。またプロセス費用計算は、共通費のより正確な配当率による分配にもかかわらず、完全費用計算である。その場合、すべての費用は費用種別に依存せず、費用担い手に分配される。プロセス費用計算によって改善された共通費マネージメントの可能性の背景を前に、その代わりに費用残留磁気の問題点が指摘される。費用残留磁気のコンセプトは一般に、SGuA 費用（セールス、総合と管理費用）の経過は増える業務の場合、減っていく業務の場合より異なることである。減っていく業務の場合の費用は、業務が実際に引き返すような程度には撤去されない（次の図Ⅱ-2-11を参照）。部分費用は減っていく業務の場合、高くなる。

変化した費用適応の原因には様々な性質がある。人事政策的な、法的な（解約告知期間）、経済的なあるいはその他の理由が現代的な費用の撤去を不可能にさせる。伝統的なのは費用残留磁気が非効率的マネージメントの記号とし

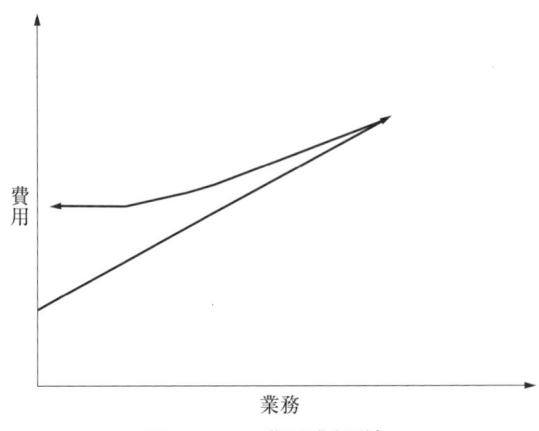

図 II-2-11　費用残留磁気

て解釈されることである。しかし需要が回復し、そして生産が再び拡大されうるまで用意して置く費用を支えることも意味がある。費用残留磁気はそうした効率の証であろう。

　費用残留磁気の現象はまた、費用マネージメントの枠組みにおいて病院について現れる。ノリーンとソデルストロム（1997）は、病院の共通費がワシントン市の業務とつり合っていないことを示す。調査した病院の費用構造は、共通費の内部でわずかな変動費の関与によって性格づけられる。費用残留磁気の効果はこのように意思決定支援と病院における給付の価値を考慮する。

### プロフィットセンター構想と成果責任

　センターの設立の本質的目標は、病院における自立的責任領域の効率を分析し、最大限に高めることである。これは意思決定権限と責任の委譲を要求し、それに相応した構築および進行組織上の前提を必要とする。展開されたプロフィットおよびコストセンター構想を以下簡単に叙述しよう。

　プロフィットセンターとしての医学上の主要領域は、ベッドを導く臨床部門あるいは自立的研究所と同様に築かれる。このような分権的なセンター組織の目標は、責任領域を全体成果に寄与することを決めることにある。センターにできるだけ自己責任の行動の自由が認められるために、包括的な成果責任が保証されねばならない。そのためには次の条件が満たされねばならな

い。

- 直接に関係づけられた費用や売上金に対する完全な責任。
- 内部経営的に量的責任を主張される給付。
- 割り当て金計算の枠組みにおいてセンターに関係づけられる費用に何ら責任はない。

表Ⅱ-2-9　センターの成果責任

| 売上金 |
| --- |
| −　直接の費用 |
| ＝　成果Ⅰ |
| −　ILV |
| ＝　成果Ⅱ |
| −　割り当て金 |
| ＝　成果Ⅲ |

　プロフィットセンターは費用も売上金責任も同様に受け入れる。というのは、市場で狙いを定めた収益が発生した費用に対比されうるからである。センターと取締役会との間の目標取り決めの枠内において、成果責任は次の表Ⅱ-2-9に描かれる構造において確認される。

　センターと取締役会との間で取り決めた成果貢献の保証のため、分権的な、センター特有のコントローリングを必要とする。センター構想は狙いを定めた部分領域の操縦を透明性および費用意識の高揚によって可能にする。もし市場で何ら直接の売上金が得られないならば、センターはまた費用責任のみを負うことになる。このいわゆるコストセンターの場合、費用責任の目標は前面にある。例えば成果が相違分析の基礎に費用統制の尺度として置かれる。コストセンターとしての医学上の援助領域が、管理、家政技術等のように構成される。

### e. 経験的研究の成果

　プロフィットセンター計算の用具、内部経営的給付差引勘定およびプロセス費用計算は、クツとベラの経験的研究（2007）において効率効果に焦点を当てて調査された。病院の効率の測定は、人事効率（個々の場合の協働者）、滞在期間（個々の場合の日数）および全体効率のような指数を基礎に行われた。調査の成果は、プロフィットセンター計算と全体効率と人事効率の実施との間に意味のある関連があることを示した。すなわち、作成し実行したプロフィットセンター組織の場合、効率向上が実現された。内部経営的給付の差引勘定によって全体効率と人事効率は高められる。したがって総じて給付関

係の効率的構成は病院の内部でより可能となる。内部の差引勘定価格の導入は協働者に高められた費用意識に作用する。さらに滞在期間が下げられうる。プロセス費用計算の場合、何ら意味のある影響は認識されない。これは、研究の実行の時点にもっぱら実務でわずかの利用を見たことにある。研究の成果は、病院マネージメントが特にプロフィットセンター組織やILV効率向上の釣り合いをとる構成を形成することによって得ることができることを示している。

### f. 結　　論

　経営経済的なコントローリング用具を作成し実行することは、保健衛生制度においても本質的要素であることが示された。そのための病院のマネージメントに、適切なコントローリング構想や用具を投入することによって相応の長期企画、統制および企業目標の操縦をどの程度保証するかが将来の病院の成功につながる。特に機能する費用や給付マネージメントは継続的な一層の発展、改善および病院におけるプロセスの調整によって—より集中的になりつつある競争や保健衛生制度における費用圧力への答えとして—それに対する価値のある寄与をすることができる。そのための不可欠な前提は、費用計算や給付計算を越えて行う統一的なコントローリングシステムの構築である。

●注
1) enablerとは、（アルコール依存症などの人を）精神的に支える家族や知人のこと。イネイブラー。
2) コントローリングに含まれる目的設定の構想の対置は、目標調整およびサービス機能をより詳細な明細として調整機能の様式のために理解させることである。

　企業は経済的および社会的環境の中で活動する。例えばより大きくなった国際的な市場のような一連の特徴によって発展の活力は増すだろう。もし企業が輝かしくあり続けようとするなら、持続的適応の要求が次第に生まれる。企業が活動する様々な市場（例えば販売、調達、労働、資本市場）での一般社会においても、これまでの行動がもはや目標に合わない変化（例えば環境問題に対する態度）が生じた。これを越えて企業自身が、自ら発展を先へ進め、そして環境に影響を与えることを試みる。それは革新機能を引き受ける姿となる。

この適応および革新機能は、企業指導の環境とともに調整して解釈できる。その限りでそれは同様に指導システムの調整を描く。そしてコントローリングの構成要素として理解される。たいてい、給付領域において手入れされた市場の変化を識別し、適応対策をとり、そして革新によって環境変化を実現しようと手を尽くすことが直接に関係した給付領域の課題である。
3）共存症は同時に存在する互いに法関係の疾病。通常、疫学で2つ以上の疾病の共存を指すのに用いる。

# 3章

# 保健衛生制度における品質概念

## 1. 基本的理解

　近年、ドイツでは品質、品質詳述および品質マネージメントならびに患者安全のテーマがひとつの意義と方法的特徴を獲得した。それが、ドイツの保健衛生制度が国際的な関係においてすべての国の発展必然性にもかかわらず、最も顕著に発展した国の1つとして現れた理由である。同時にヨーロッパ共同体とWHOにおけるテーマである国際化が世界に認められ、その結果、今日国境の往来やまた異なるシステム比較に基づく展開にも重要な収穫となっている。

**手掛かりの先導**
　保健衛生扶養における品質の理解にとって、2つの基礎的先導的方法がある。
　・暗示的理解
　・明示的品質の理解
　先に挙げられた展開にもかかわらず、相変わらず品質の暗示的な理解が保健衛生制度において優勢である。それは関与した職業や職業グループの視界に強く基づいていて、専門家の標準はただ、品質を記述し、保証するために十分であり、また外部のパートナーはわずかの知識とそれゆえの干渉可能性も有していることに由来する。明示的な理解はそれに対して品質の測定、コミュニケーションおよび比較に基づいている。それはもちろん、保健衛生制度において品質のコンセプトに高い要求を置き、そして一連の原則的な、方法的な問題を明るみに出す。こうして扶養の品質は、品質の測定の方法的問

題が解決され、安全が確保される知識が異なった改善戦略の有効性のために提示される限りその中心の役割を果たすことができる。

暗示的理解として特徴的であるのは保健衛生政策の範囲の傾向、変化が品質不足の理由にされる。例えばケアの質に関して実体のある改善に到達する最善の道はシステムを変えることである。一方、明示的に取り掛かる方法は給付提供者の責任で自らの前面に置かれる。ケアの品質の問題は、管理されないケアの問題である。

ゆえに品質の５つの定義は明示的な視点から種々の導入可能性をテーマの扱い方に置かれる。

・社会的および保健衛生政策の視点。
・法律的一致。
・内部制度的な比較。
・制度的な操縦とコントローリング。
・専門的視点。

社会的および保健衛生政策的手掛かりの方法は一定の場所に置かれ、そして引き受けを参考にする。それは保健衛生扶養の品質に保健衛生システムの操縦や展開において中心の意味を与える。ゆえに品質のテーマは他の社会的および保健衛生政策的テーマの今日的意義にふさわしく、例えば情報提供の固有の決定権あるいは保健衛生政策の品質低下のおそれから一般的意味増大の枠組みにおいて構造改革（例えば診断に関係したグループの採用）に置かれる。患者役割の変化は、保健衛生政策の論議における消費者主権の強調の中でも同様、医学的に重要な情報において、より良く、またより容易な入り口においても（例えばインターネットにおける保健衛生正面玄関から申し出）反映される。この入口の段階では、その時々の国家の保健衛生システムの種類や問題性に従って特別に差異が漂っている。すべての住民の持ち分、資源を大切にする、賃金副次費用あるいは患者保証の発展のための公正な利益可能性のような観点が前面に置かれる。社会的論議の結果として立法者の活動にふさわしい規範的転換が起こる。立法のプロセスにおいて基本的意思決定が、例えばそれについての品質説明や品質マネージメントについて様々な平面で制

度的変換の開始がなされる。ドイツにおいてそれは非常に重要な意思決定であった。2008年に共同連邦委員会が競争強化法（WSG）において分野を超えた品質の安全性と指標の作成にとっての指針権限を受け、SGB V 137a条による独立の制度について規定が公布された。

　最も多く選ばれた手掛かりの方法は、給付提供者の視点から論証し、品質の明示的表現に基づいて競争要素に関係する方法である。内部制度的比較における品質の問題は、他の施設に対する競争において重要なメルクマールになる。比較は信頼のできる、また確かな指標、例えば観察されるひとつの状態、ある態度、述べられた識別あるいは依頼人の評価に基づかねばならない（本章の3.〔308頁〕を参照）。これらはランダムな検査手続きによって、表出内容が資料の誤りによって歪曲されないことを守らなければならない。管理された計算資料はその信頼性に従って吟味されねばならない。さらに内部制度的な比較の成果を表現する際、個々の施設は匿名か公共開示させるという問題が明らかになる。

　市場チャンスの発揮と保証は内部経営的操縦とコントローリングとを区別する。短期の経営的存続は、よりわずかの品質給付を産出することや、結果的に起こる高い補てん寄与について保証され得るが、しかし長期の需要者は、提供される扶養が高い質を示す時にのみ、その時の制度に結びつけられる。その際、高い質の給付を現実に提供することは十分ではない。相応の諸制度はその給付能力と改善戦略を外部との交渉、例えば費用の担当者との交渉において明らかに描ける状態になくてはならない（SGB V 137条による品質報告、本章3.〔309頁〕を参照）。内部経営的操縦における品質の不足は認められ、そして改善対策によって立ち向かわねばならない。これは特別に各科と規律との意見交換において内部に提供される給付の質に適用される。

　保健衛生政策的な構造変化は、それに関与している職業グループの専門的な自己認識の変化に導く。職業グループの特殊な貢献を専門間の給付産出において記述することは、ますます重要となる。自己活動の品質の叙述は必要性、しかし同時にプラットホームのために協力する次に挙げる新しい形態（図Ⅱ-3-1）へと養成されるだろう。医療上科学的な知識状態の継続発展と、

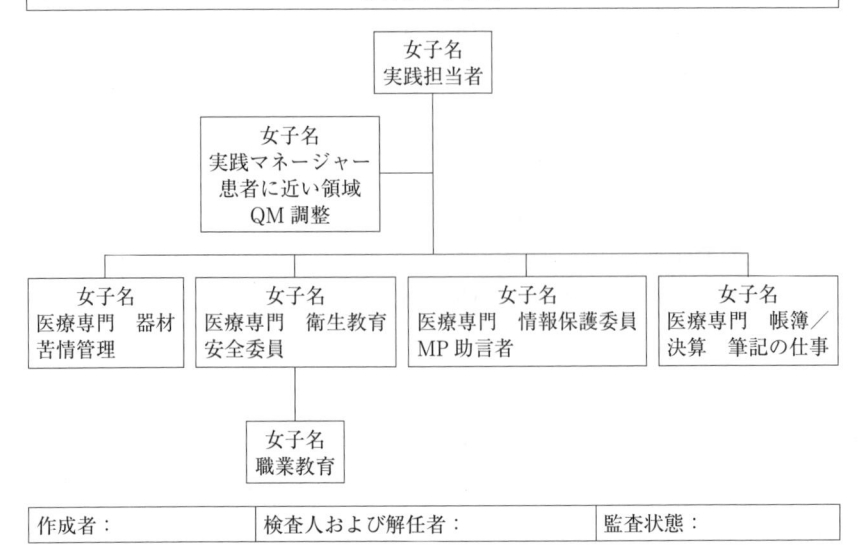

```
┌─────────────────────────────────────────────────────────┐
│                    オルガニグラム                          │
└─────────────────────────────────────────────────────────┘
                      ┌──────────┐
                      │  女子名   │
                      │実践担当者 │
                      └──────────┘
           ┌──────────────┐
           │   女子名      │
           │実践マネージャー│
           │患者に近い領域 │
           │  QM 調整      │
           └──────────────┘
   ┌────────┬────────┬────────┬────────┐
┌──────┐ ┌──────┐ ┌──────────┐ ┌──────────┐
│女子名│ │女子名│ │  女子名   │ │  女子名   │
│医療専門│ │医療専門│ │医療専門   │ │医療専門   │
│器材  │ │衛生教育│ │情報保護委員│ │帳簿／    │
│苦情管理│ │安全委員│ │MP 助言者 │ │決算 筆記の仕事│
└──────┘ └──────┘ └──────────┘ └──────────┘
           ┌──────┐
           │女子名 │
           │職業教育│
           └──────┘
┌──────────┬──────────────────┬──────────┐
│ 作成者：  │ 検査人および解任者：│ 監査状態：│
└──────────┴──────────────────┴──────────┘
```

**図Ⅱ-3-1　ある実践のオルガニグラム**

　それによって生じる給付提供の拡大によって、それはますます分業と専門化へと進む。この専門化傾向は情報喪失と協力不足の危険が伴うので、専門と規律との協働のための必要性が広範囲で急がれている。

　"患者のケアの品質には個別の履行に頼るばかりではなく、協力の努力によってもまた、ケア目標の達成にはうまく機能しなければならない統合されるマネージアルな医療上のプロセスを今大きく自覚することである"（JCAHO, 1990）。

　特定の品質マネージメントの方法を投入することは、弱小職位、構造および作業経過を分析するのに役立つ。それらは、目標の輪郭を描く際に大いに助けとなる。実践構造に関する叙述の方法は、協働者の作業領域についての組み入れの際、相応に変えられる（図Ⅱ-3-1）。オルガニグラムおよび特定の任務領域が記載され、また女子協働者に責任を持って事に当たるよう委託される責任マトリックス（表Ⅱ-3-1）が挙げられる。

表 II-3-1　ある責任マトリックスの例（出典：Eberhard Knopp, Jan Knopp, *Qualitätsmanagement in der Arztpraxis*, 2010, S. 52-53.）

| 領域 | 医長1 | 医長2 | 看護師1 | 看護師2 | 看護師3 |
|---|---|---|---|---|---|
| EDV 装置　いつから | | | | | |
| 非医療の治療給付の実施<br>・×××<br>・××× | | | | | |
| 患者資料　保管 | | | | | |
| 再検査　緊急装備 | | | | | |
| 再検査　改善対策 | | | | | |
| 協働者の年々の訓練計画 | | | | | |

注：V＝責任、M＝協力、I＝情報；そのVは、範囲問題を避けるためにそれぞれの隙間で一度のみ許されるべきもの。

### 定義

　上述した保健衛生扶養における品質の意義増大を背景に、方法論的問題を解き、また統一的名称をつくる必要性が明らかになった。その際、各々の定義上そして方法論上の論議が品質についての日常関連的理解と重なり合っていることが歴然としている。一面では、品質概念に自動的に"良い品質"の内包が、それが日常会話において"品質労働"と同じ考えになるように組み入れられる。他の品質概念は、ひとつの"品質的な"記述が正確でなく定義しうる。しかし知覚に近づきうる品質の記述の特質の意味において事柄やプロセスと区別されるならば、医学的な専門語において所有する。明白なのは、この関連において品質の概念に、客観的でない、数えられない、質的な特質にひとつの緊張関係の中で成立する特質に関することが添加される、ということである。他面、質的な方法論（例えばインタビュー技術）は扶養調査において今日重要な地位を占める。

　もちろん、保健衛生扶養の品質についての議論と、上述した状況における概念の業績能力の解明にとっては、実効化しうる名称の意味において含みと概念の補足（名称についての身元保証人や、概要として、概念的であることについて優れている概要）を放棄するひとつの理解が必要である。ここでは提案された多数の定義から1995年の DIN EN ISO 基準 8402 を引き合いに出す（DIN 1995）。

品質はその適正に関し、1つの単位の定められた、また前提とされる要求を満たす特徴のすべてである。

　引用した基準は幅広いテキストにおいて、"'品質'という名称（…）は卓越さを比較し、表すために個別の言葉として利用されるものでも、また（…）技術的評価のためのひとつの量的な意味において利用されるものでもない"。ゆえに品質の概念は数量の概念に対して仕切られる。両者は一対の概念を、日常において、"量が質に一変する"と言われるなら、相互作用に似てそれとなく述べられる一組の概念を形づくる。

　量は質と同様に事物に関する特質に関係する。その際、"量"の概念につけられるそれらは容易に捉えられると思われる。それはここで、最も小さい単位に分けること、そして再び、自然科学的記述に近づきうる合成される特質によって測ることができ、数えることができる問題である。これに対して、"品質"の概念に関連する特質の場合、ある事物の本質が、分析されていない状態により近く成立するようなものが問題である。"品質は測定されない"、それはある意見であり、それと直面して人は品質マネージメントにおいて非常にしばしば自分の姿を見る。

　哲学史において品質の概念は非常に長く主観的に、もっぱら感覚を親しみやすく理解した。ロックやカントは客観的な（物理的自然科学的に記述される）品質を、主観の中から普遍的なものを発生的方法、精神的プロセスによって理解する主観的品質と区別した。客観的品質は先験的に存在する一方、主観的品質は後天的に存在する。認識における発想の転換から、環境経験の秩序のための理解がなされる（カント）。しかしヘーゲルの場合、品質はひとつの対立への対象の相互関係、意識（事物認識）、自己意識、理性、精神へと具象化される。それゆえ品質はそれ自体で成立するのではなく、それが知覚（二重の意義において）されることを前提にする。

　上の例で受け入れられる DIN ISO に従う定義は、それが、最初に全体を形成し、そして次に要求を十分に定義した品質としてこのような特質を記述しながらこの背景を訳す。"定められ、そして前提とされた要求"を名乗ることは、この特徴が外部の制度（とともに）によって定義されることを明ら

かにする。要求の概念に従って、1つの明確な目標と、品質マネージメントとの関連で非常に重要である品質の概念の1つの見方が、それぞれ導き出される。

　名を挙げた定義は、もちろんその焦点を合わせることによって、物的な産物に非常に切り詰められる。2000年からの自制において品質に関する手に入れたDIN定義はこの切り詰めを、これが概念を職務給付やプロセスに拡大し、そしてそれによって保健衛生制度にとってより良く利用する一方で解決する（DIN 2005）。

　（品質はその）顧客および他の関心を持っているグループの要求を満たすための産物、システムあるいはプロセスの内在している特徴の全体の財産である。

　2001年の改稿においてこの拡大が再び持ち上げられている（DIN 2005）。

　（品質はその）内在している特徴の信条の中で要請を満たす度合いである。

　職務給付への指示は後に続く"要請"の概念に対する解釈において明らかになる。しかしそれはあくまでも、"内在している特徴"の概念の利用の場合、1995年の定義において利用する"特徴の全体"の概念と同様、品質概念がそれを引き合いに出す本質に応じた、分離されない要素を記述する。

　すでに上述したように、むしろ一般的な性質を持ち、そして産物やプロセスのシステム包括的な評価に向いている品質のすべての定義に、それが一定の特質の説明や価値を考慮しないことを共有する。この原則は保健衛生扶養にとっても同様であることが実証された。もちろん"品質"概念のその時々の利用の基礎に置かれている特徴の選択や協調において相違が生じる。その際、特徴の価値は特に客観的および主観的な品質、客観および知覚に近い特質での緊張領域におけるその分類に依存する。いわゆる産出関連の手掛かりにおいて、産出ないし職務給付の特質の客観的な記述のために向いている品質の測定のために測定できる特質が引き合いに出される。

　製造関連の手掛かりの場合、この特質は前に生産者によって定められた要請（仕様書）と比較される。顧客に関連する手掛かりの場合、この要請の実現についての決定は顧客権に移る。価値関連の手掛かりは価格－給付－関係

を、収め得る価格がどんな場合でも品質に伴うとは限らないというマイナス面とともに中心に置かれる。問題点が多いにもかかわらず医療における品質にとって非常に重要である超越的な手掛かりで、それは、ただ経験できるが、しかし数量化できない絶対的な、"時間のない"品質から出発する。この連続と平行して、産出関連的手掛かりの場合、中心にある品質の測定可能性や客観化可能性の視点の放棄がより明らかになる。一方それは超越的な手掛かりの場合、もはやほとんど存在しない。

記述した包括的な品質の定義と並んで、保健衛生扶養に対する狭義の関連を引き合いに出す一連の諸定義がある。最も知られた変形は医療研究所に由来する。

　　"ケアの品質は、個人や住民の健康サービスを望まれる保健の成果や現
　　行の専門知識によって成り立つ可能性の増加する程度である"。

## システム化

保健衛生扶養には、すべての可能性を顧慮する状態にあるコンセプトに組み合わせる役割をする多くの試み、様々な品質観点がある。

・構造品質、プロセス品質および成果品質に従った区分。
・職務給付規模に従った区分。
・超過品質、下部扶養および不足扶養に従った区分。
・需要者や給付提供者に関する品質要請の分割。

構造品質、プロセス品質および成果品質に古典的な区分は、1960年代にすでに医療領域を越えて意義を求めた (Donabedian, 1986)。構造品質 (あるいは能力品質も) は、前もって定められた装備 (教育、組織、機械に関する設備等に関して)。プロセス品質はまず第一に組織上の進行および成果品質は治療成果を記述する。彼の本源的な把握において医学上の治療プロセスは同様に"プロセス品質"概念のもとでガイドライン議論の印象で現代の立場が、例えば診療所内の国家的基準、扶養基準や疾患管理プログラムの国家的プログラム、AWMF[1] における科学的医学的専門社会の基準および制度的基準のような

ものにまとめられる。

　品質マネージメントの実務においてドナベディアンに従う区分はもちろん意義を失った。なぜなら、プロセスと成果品質との境の設定はもはや重要になり得ないからである。ドイツにおいてもまた国際的にも、品質マネージメント議論の開始においてプロセス品質は前面に立った。というのは、治療のプロセス見通しはプロセス参加者の相互依存および接点をはっきりさせ、そして、もっぱら成果ではなく、"それへの道"を記述することが理に適っていると思われたからである。さらにプロセスパラメータは、望ましくない成果はもともと起こっていないのに成果パラメータの予報のためによく利用される。当時、成果品質がより多く好まれたことでも理解される。なぜなら結局は成果が重要であるからである。それゆえ最終的にはプロセスおよび成果品質の適切な混合が問題である。

　他の区分は保健衛生扶養をまず第一に職務給付として見ている。職務給付は生産における外部の要素の欠くことのできない協力によって、産業の製造とは一線を画している。可能な特徴の多様性は広く、そして人的―交互作用的、問題志向的―交互作用的にも技術的職務給付も同様に含む。人的交互作用的形式の場合、顧客は個人的に居合わせるに違いない。そして職務給付は提供者によって個人的に調達される。両者の他の形式の場合、職務給付に差し挟む情報の変換（例えばEDV協議）、ないしは顧客の器物の技術的手段の配備（例えば自動車整備工場）が行われる。職務給付は原則的に非物質的性格のものであり、顧客ないし顧客の器物は（上に挙げられた外部の諸要素）給付の産出の際挙げられる確かなものになる（Uno-actu-Prinzip. 各論Ⅱ部8章1.を参照）。

　それはこのシステムの内部で、保健衛生制度が個人的-交互作用的に強調した職務給付として把握されることが容易に理解される。その場合、顧客（患者）も療法士も個人的に居合わせる。これは最善の成果の達成がすべての参加者の密接な協力を、患者のそれを含めて前提にするという結果を持つ（"コーテックス"）。それゆえ医療上の職務給付を評価する場合、その時々の特別の期待によって、参加者の目標に依存する様々な立場が受け取られる。医療実務あるいは内視鏡検査-外来時の待ち時間は（表Ⅱ-3-2）、すべての参加

者の時間的ないし金銭的な資源の進行組織や利用に関して悪い品質となることに活を与える。しかし高齢の患者の視線から、患者の満足に対する質問に次のような結果が示される。待ち時間の明白な短縮はどんな場合でも望まない。というのは、多くの人との会話は待合室において行われ、そしてそれによって他の外部接触がほとんど存在しないコミュニケーションの欲求が満たされるからである。"品質"概念の構造的要素は、すでに言及したように、目標ないし要求は、それに関して対象の特質が評価される。

　保健衛生制度における職務給付の中で、個人的-交互作用の規模の大きな役割は十分には評価されえない。しかしそれと並んで物的な視点はおろそかにされない。その際、誰がこれを問い合わせるのか、ここで明確に区別されねばならない。しばしば見落とされ、あるいは正しく評価されない政策的観点において、また文化的な価値においても対象化される社会的期待がある。例として地方公共団体の内部での扶養委託が挙げられる。しかし出生前の診断あるいは期待する療法形式の評価のような論議されるテーマに対する合意もある。

　ドナベディアンによる3組は特に保健衛生扶養の品質の物的な面について記述される一方、交互作用的あるいは社会的規模は理に適っており、この3つの視点に区分されない。ドナベディアンによる品質視点および品質規模についてのそれぞれの、"物的"、"交互作用"および"社会的"の対比はこれを顧慮しなければならない。というのは、両者の最後に挙げられた規模は品質理解にとって職務給付領域に属する保健衛生制度において直ちに構成する意義であるからだ（図Ⅱ-3-2）。

　より包括的な理解の意味において、"品質"概念を特徴づける本質的なものは、事柄ないし職務給付に持たせてやる。しかし定義される目標確実性に関してのみ前面に歩むことがありありと思い浮かべられなければならない。それゆえもし現象学的段階で"本質的なものを"記述する試みをするなら、わずかな成果しかないだろう。というのは品質概念そのものにおいて、完全なシステム化（分析）はこの方法ではほとんど不可能であることが挙げられるからだ。給付提供者への期待として、保健衛生制度における様々な顧客を

表 II-3-2　患者アンケート（出典：Eberhard Knopp, Jan Knopp, *Qualitätsmanagement in der Arztpraxis*, 2010, S. 43）

---

患者アンケート

親愛なる　女性の患者、男性の患者の皆さんへ
　我々は今日あなた方に1つのお願いがあります。我々は、あなた方が我々の実務において心地よく診察を受けることを保証したい、と思っています。反面、我々の実務において見失われているものがおそらくあるかと思います。どうか、次の質問に応えていただき、我々を喚起させるよう、お願いします。
　あなた方の協力に感謝します。

通知期間、他の実務と比較して
[　]　長すぎる　　[　]　長い　　[　]　ふさわしい　　[　]　短い

平均的な待ち時間、我々の実務において
[　]　長すぎる　　[　]　長い　　[　]　ふさわしい　　[　]　短い

我々の受け入れ雰囲気
[　]　そっけない　　　　[　]　冷たい／官僚的
[　]　良い／よく気が利く　　　[　]　親切／気持ちいい
職員や医師の態度
[　]　不快／傲慢　　[　]　打ち解けない／非個性的
[　]　気持ちいい／普通　　[　]　感じがいい／親切
我々はあなた方にいかに接するか
[　]　弱々しく　　[　]　平坦に　　[　]　正しく　　[　]　集中して
病院全体の雰囲気
[　]　そっけない／冷たい　　　　[　]　漠然としている／事務的
[　]　リラックスしている／無理がない　　[　]　心地よい
我々にあなた方は何を知らせたいか？



用紙に記入し、待合室にある箱に投函してください。

待合い時間の改善のため：
・各々の患者は、2つの時間が記入されている紙きれを受け取る。
従業員の女性から、いつその女性が来院し、いつ彼女が診察室に入るか記された用紙を、医師が整理する。
・これにより、数日後には、ごく平均的な待ち時間になっていると思われます。

---

形成する目標決定のより強い顧慮によって処理が判明する。この段階ではより広いシステムが良く理解され解釈される。ドイツ保健衛生政策の論議における大きな役割は、アメリカにおいて発展した医学研究所（IOM）の超過扶養、不足扶養および誤り扶養のコンセプトである。

　不足扶養（不足利用）のもとでIOMは、"患者に好ましい成果を産出した

| 規模：<br>物的 | 交互作用的 | 社会的 |
|---|---|---|
| 構造* | 個人的 | 将来において |
| プロセス* | 交互作用的 | より重要な |
|  | 形成された | 例えば環境 |
| 成果* | 職務給付 |  |

**図Ⅱ-3-2　保健衛生扶養における品質概念のシステム化**
注：＊ドナベディアンによる分類。

であろうサービスを与える失敗"を理解する。鑑定人協議会は需要の概念をともに取り入れる。不足扶養は拒否され、あるいは（要求される）届き得ない提供される個人的、専門的および科学的に認められた需要の場合の扶養、もっとも給付自体は十分に確保された保健衛生の利益と、受け入れられる有用－費用－関係によって存在している。

　超過扶養（過剰利用）によってIOMはある扶養状況を表す。その場合"サービス過剰から起こりうる傷害のため可能なベネフィットを準備"する。鑑定人協議会も誤った有用に関係する。過剰扶養として通用している扶養給付は、"個人的な需要を満たすことを越えて十分に保護された保健衛生の（例えば無知、親切な行いから、マーケティング目的あるいは所得関心から）（付加－）有用がないかあるいは十分に与えられない"。

　誤りの扶養（利用ミス）としてIOMは、"可能なサービスのベネフィットを十分に受けることから患者を守り避けられる複雑化"としている。鑑定人協議会は続ける。誤りの扶養は"各々の扶養が、それによって避けられる傷害を起こす、ないしはその傷害あるいは傷害可能がその（可能な）有用性を明らかに超える給付による各々の扶養である。表Ⅱ-3-3において需要と超過、不足および誤りの扶養間の関連が要約して表される（比較章15.3.4）。

　品質の視点から作成される参加者グループの特別の関心に対する図表は、実務作業において非常に有益である、というのは、それは顧客関係を（外部と内部）際立たせるからだ。もちろんこの関心は州から州へ、保健衛生扶養においてシステム化から品質要請への転用可能性が何を制限するか、これは公共の議論において特に緊急と見なされる扶養の基礎問題に適用されると同

表Ⅱ-3-3 需要と超過扶養、不足扶養、および誤りの扶養概念との間の関連

| 需要＼給付* | 専門的に正しく調達される。 | 専門的に誤って調達される。 | 調達されず。** |
|---|---|---|---|
| 唯客観的に、何らの主観的でない需要（潜在的需要）。 | 需要に正しい扶養。 | 誤った扶養。 | （潜在的な）不足の扶養。 |
| 主観的および客観的な需要。 | 需要に正しい扶養。 | 誤った扶養。 | 不足の扶養（時には誤った扶養）。 |
| 唯主観的に、何らの客観的でない需要。 | 超過扶養（時には誤った扶養）。 | 超過扶養および誤った扶養。 | 需要に正しい扶養。 |

注：* 受け入れ：保証された保健衛生の正味有用および相応の有用−費用−関係によっての給付。
　　** 受け入れ：それは何らの代替的給付も調達されない。

様に様々である。ゆえにアメリカにおいては、扶養のために新しく出てくる問題は、品質視点として多くのヨーロッパの保健衛生システムよりずっと重要である。品質保証国家委員会（NCQA）は、この基準（ケアへの接近方法）を健康計画雇用情報（HEDIS 2.0）において、より広い4基準（適応性、効率性、ケアの技術的結果、提供され

表Ⅱ-3-4 ヘルスケア合同信用組織委員会の品質視点（出典：JCAHO, 1990）

| |
|---|
| 1. ケアの利用可能性 |
| 2. ケアの適応性 |
| 3. ケアの継続性 |
| 4. ケアの有効性 |
| 5. ケアの効き目 |
| 6. ケアの効率 |
| 7. 患者への案内書 |
| 8. ケアの危険（偶然性）からの安全 |
| 9. ケアがいつ必要になるかの適時 |

るサービスによるメンバーの満足）を1位に（匿名の筆者、1993）、ヘルスケア合同信用組織委員会（JCAHO 1990）（表Ⅱ-3-4）と同様に置く。

　基礎をなす構成基準として特に給付提供者と需要者間を区別する。もしドイツの保健衛生システムの諸条件に関係するならば、患者が需要者の場合、所属している医者（開業医および病院医）、費用担当者および会社は彼らの利益とともに代表される。将来、出資者の利益をも強く顧慮しなければならないだろう。

　患者の視点から、給付の物的および交互作用の規模が前面に立つ。物的な品質に関していわゆる病院のホテル品質が問題であるばかりでなく、特にプロセスおよび成果品質が関係する扶養品質のパラメーターが問い合わせられ

る。市場志向へのインターネットの増加する利用は、医者の給付に強い変容の産出として動くだろう。そのうえ患者の安全が強化される問題は、最小規模取扱い点と密接に関連して関心を持たれるだろう。さらに交互作用の品質に大きな意義が与えられるのは当然である。その場合、診断や手術についての解明ばかりでなく、進行やコミュニケーションの気風について、病院における職業グループの関係が互いに、そして患者を治療上のプロセスの仲間に加えることが重要な役割をする報知も扱われている。

　保健衛生制度において割り当てられる給付提供者の予想は、病院あるいは開業医がおり、まず物的な品質に向けられる。というのは、原則的に給付提供者との競争で常備のパートナーが扱われるので、特に、実施される給付についての情報がどこに属しているか物的に正しく調達されることに顧慮される（医師書状の記述）からである。割り当てられるものは患者の最も重要な情報源のひとつで、もし患者が特定の施設の選択のため意思決定を行うならば顧慮される。

　費用の担い手や会社は特に給付産出の社会的な規模に関心を持つ。費用や費用効果並びに文化、司法および法律的規則の顧慮がそれに属している。安全の視点もここで重要である。"公共は1人の患者個体群である"。

　提供者側で法的な要求の実現、市場の要求および競争能力の表現（マーケティングを含めて）が存立する。しかし組織発展や職業グループの表現の視点も前面に表れる。

**相応性**

　広義の分配シェーマはドナベディアン（1986）に引き返すひとつのシェーマであり、それは扶養の有効性に関係する2つの基準、費用－有用－関係、個人的および会社の受け入れ並びに社会的公平さを記述する2つの基準のために捕捉する。

　一方では、個人的な選考に相応する引き受けを患者（受容性）によって患者に向けられるように、そして健全な患者－医師－相互関係なしに治療上のコンセプトを何ら課すことのない、誰もが知っている事実を指示するひとつの概念が[2]、ともに受け入れられる。他面、臨床部門での研究の人為的設定

表Ⅱ-3-5　ドナベディアンによる保健衛生扶養における品質（1986）

| ヘルスケアの7つの属性がその品質を規定する： |
| --- |
| 1) 効　　果：　健康をベストに改善するための力 |
| 2) 有効性：　健康増進を実現し得る程度 |
| 3) 効率性：　健康増進を低コストで最大限獲得する力 |
| 4) 最適性：　費用と有用の最も有利な均衡 |
| 5) 受容性：　患者―開業医関係、心地よさ、ケアの効果、およびケアの費用に関して患者の好みに一致するかどうか |
| 6) 正当性：　あらゆる事柄に対して社会的優先事項に整合させる |
| 7) 平　　等：　ケアの配分や健康に対する効果の公平 |

において、科学的認識を一般的な扶養現実における変換に相応する相対的な効果（有効性）とは、絶対的効果（効果）とは分離される。この相違は有効性ギャップとも言われ、扶養調査の対象である（各論Ⅱ部1章5.〔218頁〕と本章3.〔308頁〕参照）。

専門化鑑定協議会はこの背景を前に相応性を"有効な処置の属性"と定義し、"その中でその効率と原則、価値および好みとの調和を、個人、共同体および社会の段階で総括して表現する"とした。この定義において処置（効能）の（絶対的）有効性が前提とされ、そして相応性の概念は相対的な有効性（Effectiveness）に視点の全体のために利用される。特別の意義はここで、効率考察も相応性の概念のもとに従属されることにある。というのは、後者は保健衛生経済的な成果の価値も、個人、共同体および社会の論証大権にあるからだ。

保健衛生給付の相応性は、この視点から相対的な有効性の評価に向けられた扶養調査の対象を表す。近年のドイツにおいても臨床上の調査のコンセプトは、以前に基礎―、病状時間―および患者志向的な調査を分業して区別しながら、革新転移に合わせた拡大を経験した。基礎調査と並んで変換の調査、臨床的－改革的調査（絶対的有効性のためのコントロールされた研究）および第4の段階として扶養調査（相対的有効性）が区別される。

しかし第2の視点において相応性の概念は、有用、需要および分配決定への今日的な議論にとって重要である。専門鑑定協議会はすでに2001年の鑑定において客観的な需要の概念に従事した。その際、協議会は専門用語需要

を、"その治療が保健衛生の有用に期待させる状態"として定義した。供給（扶養や支払準備の要求）の概念と区別し、そして客観的需要そのものとして特殊化し、専門的にそして科学的に活動する。当時すでに、客観的需要の形式化の場合、科学的－専門的段階の外で文化的脈絡、社会的変化や社会的受け入れが顧慮されることを指摘した。この議論はその間大きな意義を獲得した。無作為化した研究の証明力への批判として、上辺だけを理解して、核となる部分において"患者―報告される出費"（PRO）、公共的な意見形成および政策的変換の組み入れが扱われる。だから立法者も、例えばSGB V 356条において"薬品の有用や費用の評価"の場合、患者有用を"保健衛生状態の改善"ばかりでなく、生活の品質の改善もまた基準としてともに受け入れたのである。

### 責任

品質、ガイドライン、証拠に基づく医療、マネージメントおよび指導のような概念と並んで、責任（Accountability）の概念がますます関心の中心に移動している。一面ではこの概念は社会的な段階で企業の性格化の大きな役割を担い、保健衛生制度の設立にとっても重要な要素を持っている。他面では、責任の概念はますます適切な指導コンセプトの構成要素として保健衛生制度において考察されている。"診療上の支配"の今日的コンセプトは、まず最初に医療上の指導段階に向けられ、そして品質マネージメント、科学的証拠に基づく医療、ガイドラインおよび処置の方法、患者安全や患者志向化のための表明並びに経済的な枠組み条件と活動的な取り組みを含む（各論Ⅱ部2章3.）。しかしこのコンセプトは専門化組織の問題および担当者－や所有者構造の特別の要求に十分に取り組まない。ゆえに話題にした指導要求の焦点の拡大において "診療上の会社支配"の概念は有意義と思われ、それは監視－や所有者機能の専門化と医療給付を、マネージメントの意思決定への統合を制度の全体利益へ同時に組み込む際、包括する。権能の断片化と責任性は終了し、すべての参加者のプロセス責任は全体の治療進行にとって文書に定め、そして変化する環境における制度を記述する。

## 2. 品質マネージメント

　品質マメージメント（QM）は、調達される給付の品質を改善することを対象にするマネージメントの方法である。ドイツにおいて品質安全の概念が歴史的に長く使われている。それは国際的および科学的に、品質の解説や記述の意味において利用される。品質マネージメントは品質の記述に基礎を置くが、しかし概念の核において操縦が関係しているので、今や品質マネージメントを他に優越する概念として利用することが慣例となっている。

　原理的に品質改善戦略(改善における継続的な品質)は次の4段階に定められる。
・社会的平面。
・制度にわたる決定的平面。
・制度的な平面。
・個人的平面。

　"品質マネージメント"概念は主として制度面で利用される。そしてゆえに本来的な意義においてもマネージメント方法として理解される。しかし内部制度的な要素―例えばベンチマーキングとして―また個人的および組織的な学習の個人の手掛かりもともに取り入れる。システム面は、もしそれが品質の測定やコミュニケーションを促進し、あるいは阻害する（例えば品質競争）枠組み条件の影響を扱い、またもし制度的なプログラムの影響（例えば標識）が全体扶養の品質に記述されるなら、考察される。地域的な比較は次いで、もしマネージドケアないし個体群に関係したプログラムについて地域的に異なる責任性が存在するならば、その時重要となる。

　もし的確で扱いやすい定義を求めるなら、品質マネージメントは"品質の操縦"と規定される。DIN ISO 基準は、品質マネージメントを"品質に関する組織の指導や管理のための互いに合わされた諸活動"と言う（DIN 2005, Nr. 3.2.8）。相応の注釈はさらに、"品質に関して管理と指導は通例品質政策や品質目標を定める、品質規格、品質指導、品質安全および品質改善"とする。

　それゆえに、指導任務が扱われる（"Leiten"）。定義された目標（"品質目標"）

が入用であり、そして組織内部で"互いに合わされた"処置の仕方が扱われねばならないことが明白に強調される。最後の点で、個々の部分領域あるいは個々の職業グループにおいて孤立して品質マネージメントを採用することには意味がないことが理解される。言語的にわかりやすい形において、品質マネージメントは干渉技術として理解される。それはすべての経営平面の包括的な努力に基礎を置き、プロセスの分析に基づいて経過や成果の改善という目標を持ち、そしてこの改善を評価する。この定義は、分析を連結する評価とともに基礎にする処置をより多く記述する。用いられているのは、プラン－ドゥ－チェック－アクト－サイクル（PDCA －サイクル）であり、それはKTQ（透明性と品質のための協働）の処置において利用されるように、現在―状態の調査について品質改善プロセスを企画する連続段階はその整合を当為―観念と改善対策の転換とともに包括する。

　DIN ISO 規準およびこの基準に基礎を置いている命名法は、諸概念のカスケートを差し出す。それらは詳細に考えられ、互いに組み立てて品質マネージメントの個々の要素を表している。

・品質政策（ビジョンと指導形成）。

・品質企画（品質目標と資源供与の決定）。

・品質目標（達成されたものがそれて測定できるパラメーター）。

・品質指導（あるコントローリングの意味における）。

・品質安全（説明）。

・（継続的な）品質改善。

この諸定義を基礎に、品質コントロールの概念は追い越される。というのは、コントロールはただ生産プロセス―あるいはサービスプロセスの点で"継続的な品質改善"と組織の浸透および品質管理―手掛かりの指導責任と一致しないからである。オットーカーンは彼の"OK"をフォード自動車で組立の終わりにやっと記述した。

　歴史的にはまだそれほど経っていない（QM は孤立して理解された時）"全体品質マネージメント"（TQM）の概念が、QM 概念の包括的な意義を指摘するために用いられた。しかしもはや一般的理解においては、重要ではない。

というのは、品質マネージメントは TQM 手掛かりなしには理解されず、実行をされないからだ。ゆえに DIN ISO 基準において、次の領域を含む"哲学"が設定される。
　・顧客志向。
　・指導。
　・協働者の取り入れ。
　・プロセス志向の手掛かり。
　・システム志向のマネージメント手掛かり。
　・継続的な改善。
　・意思決定の基礎としての分析（事情関連の手掛かり）。
　・相互の利益に対する供給者関係
　ゆえに全体品質管理は DINISO 基準において分離された言及をもはや見ない。というのは、すべての要素はすでに品質マネージメントの理解において存在しているからだ。
　この代わりに品質マネージメントは結局、組織論的コンセプトなしには理解されないことが明らかになる。前面においてその際、わずか遂行志向のライン構造が、それは分業が保証されるが、しかし責任の領域の境界のため、そして管轄エゴのため広く延びて、全体組織の給付に向けられる品質理解のためにわずかの刺激を提供する。産業部門の分野組織もその遠心力のため、また部門の最適化のため、全体組織の目標への競争においてわずかしか役に立っていない。典型的に、部門的に組織される病院は QM システムが個別部門において示され、各々の品質思考がまったく部門に広く延びている場合にあり、"接点"―関連のプロセスや成果―この現象は当時ドイツにおいてしばしば観察される。
　期待させる品質マネージメント・コンセプトの結果は、それに対して特に組織の統合行為を強調し、そしてそれと保健衛生制度の現在の構造における主要なマネージメント問題が関係する。これはまず第一にネットワーク化するマトリックスに似ている構造をもとに、それらが例えばプロセス志向の中枢（保健衛生制度における変換）によって表現されるようにする。近年このよう

な中枢（胸部中心等）の品質マネージメント・イニシアティブについて強力な成長力が与えられ、これは証明書提供に結び合わされ、しばしば批判が起こった。もし人が組織論的熟慮を背景に熟考するなら、このような処置の方法はまったく正しい方向に示される付加的かつ—しかしこのようなコンセプトに包まれて—行動的な品質マネージメントに対して部門面で何の発言もできないだろう。

同様に品質マネージメントの用具（扶養を競争の用具として）が判断される。品質マネージメント委員会はもっぱら、個別部門の証明書を出すことに余韻を残すことに使われるなら、それからはほとんど進歩する影響は出ないであろう。しかし、もし品質マネージメント委員会に始まる横断問題についての同意をつくり出し、そして事業管理に相応するプロジェクト計画を提案する権限を与えられるなら、品質マネージメントのプロセスに方向を与えられ、また広く延びる能力は最適に利用される。同様の背景的な効果は学際的なそしてマルチな専門家によるガイドライン会議あるいは"臨床上の方法会議"から期待される。

本質的な観点に集中する中で、品質マネージメントの構造を決定する4つの要素を構成概念として理解することができる。

・品質安全。
・品質改善。
・マネージメントに方向づける。
・組織を学ぶ。

広く延びる指導やマネージメントに方向づける中で組織を学ぶことというコンセプトにおいて、現代の組織コンセプトへ組織マネージメントを方向づけることは、何よりも組織の安全性ではなく、自ら常に変化する環境との交換を対象とするシステム論的流派の中で明らかになる。

それは、まさに割れて粉々になる1つの組織から、マネージメントの範囲において引き止められねばならないことを指摘する。それは確かに重要ではなく、またもし品質マネージメント、患者安全ないしリスクマネージメント、医学コントローリング、資料作成など、分離された時に、事情によってさら

に相対して競争するスタッフ単位で組み立てられるならば、統合的な構想を持つ組織コンセプトと一致しない。この領域において正に最適な透明性や協力が各々の時点で保証されねばならない。

　組織論と並んで、品質マネージメントにとってさらに方法的に重要な隣接テーマや規律が顧慮される。
　　・患者安全とリスクマネージメント。
　　・コントローリングと医療コントローリング。
　　・臨床的疫学。
　　・明らかに基礎づけられた医学。
　　・扶養調査。

　患者安全やリスクマネージメントのテーマの場合、"隣接テーマ"概念はもちろん的確ではない。それは品質マネージメントの統合的要素である。というのは、例えば患者安全のテーマは品質の問題と密接に結びつき、そして扶養の委託、チームの要素、任務、技術および品質が相互の関係にあるという保健衛生政策的論議が起こるからだ。コントローリングや医療コントローリングは適切かつ単純に対象について境をつける。なぜならここでは経営経済的資源が問題であって品質が第一ではない。その際、医療コントローリングには重なり合う領域が存在している。そして実務において、境界に至らないことを顧慮しなければならない。

　臨床的疫学は品質マネージメントのための基礎前提を形成する。というのは、それは数えることや測ることを教えるからであり、同時にそれは品質マネージメントにおいて重要な補足をする。なぜなら"住民を基礎にした研究は一般の住民かあるいは制度的患者"か、どこに問題があるか、何が問題かが明らかでないからである。明白に基礎づけられた医療は、品質マネージメントにおいて知識を基礎にして（例えばガイドライン作成にとって）および組織の学習にとってのコンセプトとして大きな役割を持つ。同時に多くのQM処置はEbMに基礎づけられていない。扶養の研究は品質の研究にとっての屋根を形成する。重要なテーマの1つとしてここでは患者選考の評価が挙げられる。

## 3. 品質の解説

　品質マネージメントの構成要素として、品質安全の概念はその品質を記述する職能の高揚のところですでに言及した。品質の記述あるいは測定ないしは改善のサークルは、その開始も処置の有効性も評価されない。測定には、できるだけ具体的な関係において確認された指標（指数）が利用され、そしてその測定は信頼して行われることになる。

　品質保証は次の要素を含む品質解説手続きに属している。
・品質保証。
・品質報告。
・自己評価手続き。
・証明書の手続き。

　品質解説は"品質についての透明性の証明に向けられる品質マネージメントの一部"として理解される。品質解説手続きはドイツにおいて1つの重要な領域を表す。そして、品質のマネージメントとはいくらか異なる制度的枠組みばかりか、制度比較においても、またシステム面でも利用される。マネージメント志向は品質解説手続きの場合、それほど前面に立たない。その意味がこの手続きをより多くベンチマーキング[3] プロジェクトにおいて、治療の変形を匿名にした表現において（例えば連邦書記課品質保証〔BQS〕報告）、および給付提供者が匿名にせずに互いに比較される公開開示との関連で持っている。

　DIN ISO 基準によれば、品質保証は、"品質要求が満たされることという信頼を生むことに向けられる品質マネージメントの一部"として定義される（DIN 2005, Nr. 3.2.11）。"品質保証"の概念は、品質の要求とともに中心にあり、それゆえに品質問題は周知され、また品質目標が規定されねばならない。指標の場合、規則的に報告領域が規定されねばならない。だから本来の核において改善のサークルはともに含まれない。たとえ資料品質を高める各々の制度に、このデータを内部の品質マネージメントのため出発点として利用を、

もともと勧められねばならないとしても。

　ドイツにおいて歴史的に最も長く存在する品質保証の手続きは、すでに1970年代にミュンヘンにおいて実施され、次に国で実施されたペリナータル[4]調査であり、それは結果において扶養の地域化について新生児からとくに高くなるリスク（ペリナータル中心）によってシステム面での品質改善プロセスに導いた。ペリナータル調査はBQS手続きに統合された。今日実施された機関ないし疾病に関連する品質保証のプログラムの数は多岐にわたる。これは保健衛生扶養の改善のための著しい貢献と、扶養の高い水準の保存のためと言える。この発展は公共開示議論によって刺激されるばかりでなく、しばしば、個々の場合において資料比較の匿名の廃止にも導く専門家の改善プロセスの成果でもある。

　競争強化法（WSG）の規則に従って、将来品質保証の重点は明確に専門領域を超えた品質保証に敷かれる（SGB V 137条2節）。これは重要な一歩である。なぜなら不評を買っている滞在期間を背景に、処置の成果がすでに入院による治療において意味を増すことがますます稀になるからである。ドイツにおいてこれはいわゆるヘリオスコンツェルンQSRプロジェクト（日常資料を通じての品質保証）によって学術地区疾病保険金庫協会（WIdO）と一緒に変換された。

　品質報告は、保健衛生現代化法（GMG）で2003年11月14日からもどり、そして許可された病院に関しては、2年ごとに（開始は2005年において）この品質報告をし、また社会に関わりやすいものにしなければならない。品質報告はシステマティックに作成される報告書として規定される。そしてそれは関心が惹かれる規則的な時間の間隔において代表的なそして有効な資料を社会に提供するサービス給付の品質のために自由に用立てられる。古いDIN定義において、品質報告は"品質規格、品質管理および品質検査にとって必要、あるいは有用である生産物関連の品質記録の一覧表"として名づけられる（DIN 55350－11／1995）。最初の定義は、資料の有効性への要求と受取人（世間の人々）をともに含み、それらに情報が理解でき、親しみやすくすることとしてさらに発展する。

近年において、品質報告をリスクマネージメント報告と別々の文書として理解するのではなく、ともに年の、ないし事業報告の構成要素として公にする病院や診療所チェーンが存在する。統合的なマネージメント理解の意味において、この進め方は有意義である。

　競争強化法（WSG, 2007.02.02）（137条。3節Ⅰ項4番）による品質報告への法的要求は広範囲である。それは次の領域に関係する。

- GBAのSGB V 92条に従った方針によって専門化した、契約医、病院、医療扶助センター並びに予防やリハビリ制度、さらに115b条による移動手術および166b条による病院を通して高度に専門化した移動扶助の制度に関する品質保証のためのSGB V 135a条に従って義務づけられる対策。
- 同様にGBAのSGB V 92条に従った方針によってSGB V 135a条による制度内の品質マネージメントに専門化される原則的要求。
- 適応に関連した必然性にとっての規準および構造、プロセスおよび結果品質への最小要求を含めて実施される、診断に基づいた、治療上の給付の品質。
- 医師や心療医のGBAによって定められた一層の教育義務の実現。
- 病院融資法17条および17b条による最低量規制の転換。
- 病院の給付の種類と数。
- インターネットにおける品質報告の公示。

また品質報告の結果は比較しつつ述べられる。

　　"入院による扶養の透明性と品質を向上するため、保険医協会並びに疾病保険金庫およびその連合体は契約医および被保険者を品質報告をもとに4番に従い、また病院の品質特徴について比較しながら報知しまた助言を述べる"（137条3項4番6節）。

　具体的な変換方法はGBAの規則的に今日的なものにする決定の中で決められる。2007年の品質報告にとって2006年10月17日を最後に（2009年の品

表 II-3-6　2007 年　品質報告の中で病院で公表されねばならない選択指標

(2007／現在)

| [給付領域] | [指標の表示] |
|---|---|
| 欠けている胆嚢の張力 | ・肝臓外の胆汁うっ滞の場合手術前の診断<br>・組織学の所見の調整<br>・再介入[1]率 |
| 出産の手助け | ・緊急帝王切開の場合ＥＥ時間[2]<br>・早期出産の場合の小児科専門医の立会い<br>・出生前のコルチコイド治療 |
| 婦人科医の手術 | ・子宮摘出術の場合の抗生物質予防<br>・子宮摘出術の場合の血栓症予防 |
| ペースメーカー | ・除脈[3]の心臓リズム障害の場合のガイドラインに沿った適応位置<br>・除脈の心臓リズム障害の場合のガイドラインに沿ったシステム選択<br>・除脈の心臓リズム障害の場合のガイドラインに沿った適応位置とガイドラインに沿ったシステム選択<br>・手術時の合併症 |
| 腰アロプラスト[4]応急移植 | ・アロプラスト脱臼<br>・手術後の創傷感染<br>・合併症のための再介入 |
| 頸動脈の復元 | ・無症候の頸動脈狭窄症の場合の適応<br>・症候性の頸動脈狭窄症の場合の適応<br>・手術時の卒中あるいは補給する頸動脈スコアⅠ後の死のリスク調節 |
| 膝関節高の人工的代替応急移植 | ・手術後の創傷感染<br>・合併症のための再介入 |
| 冠状血管の造影法と経皮の冠状血管の介入（PCI） | ・冠状血管の造影法のための適応虚血徴候<br>・PCI のための適応<br>・PCI の場合の本質的な介入目標の達成 |
| 冠状血管の外科、隔離した乳房外科 | ・致死率<br>・手術後のレントゲン<br>・ホルモン受容器[5]分析<br>・安全の隔たりの申し立て |

注：1) 介入とは何らかの影響を及ぼしたり、あるいは病的過程を変えることを意図する行動や援助。
　　2) E．E－時間、E＝Effektivität（女子協働者および男子協働者のチーム労働および彼らを取り入れることによって効果の著しい持続的な問題解決。E＝Effizieng（より少ない全体費用に対して集中して、整然とした行動を通したより短い作業時間）
　　3) 除脈とは心拍数が緩徐であること。便宜上、毎分 50 以下の場合を言う。
　　4) 組織を構築したり、再建したり、増大させるのに使われる不活性の材料。
　　5) 受容器　①細胞表面あるいは細胞質内部でホルモン、抗原、神経伝達物質などの特定の因子と結合する構造蛋白分子、②皮膚、深部組織、内臓、特殊感覚器にある種々の感応神経末端がこれに当たる（C. Sherrington の用語による）。

質報告要求は、存在する帳簿の印刷後に公にされる）。
　品質報告は4部分を有する。
　・病院の構造と給付資料。
　・組織単位ないし専門部門に構造と給付資料。
　・品質保証。
　・品質マネージメント。
　病院の構造と給付資料は、組織構造、症例やベッド数並びに専門部門に波及する扶養の要点を包括する。部門面で症例数と並んでICD（国際疾病分類）および手術や手順のキー（OPS）による統計に従う主要診断統計は、器械による職員の装備を引き出す。部分Cは次いで本来の目標に仕える。BQS（連邦品質保証事務所）資料の作成について資料作成割合、選択された指標（表Ⅱ-3-6）の結果、さらなる品質保証対策を州単位で行い、疾病マネージメントプログラムにおける情報並びに最小量協定の変換についての資料の情報が挙げられる。部分Dは品質マネージメントの叙述にとって、品質政策から出発して制度内部のQMの構築を越えてQMプロジェクトの選択までの空間がある。
　品質領域の意義は大きい。というのは、匿名でない資料を公共開示手掛かりという形で自由に使えることは以前のドイツでは普及しておらず、またこの情報を他人に渡すことを含めて勧めることは許されなかったからである。インターネットによってこの資料が役立ち、そして比較がつくられ、それによって患者は情報を得ることができる。多くの都市や地方においてこのテーマを地方紙は自らが受け取り、診断のランキングテストや専門関係のランキングリストを公表した。もちろん、やがて品質報告の受取人として患者が、品質報告における申立てを理解して、その意思決定のためにリストを利用する難しさを感じたことが明らかになった。その理由は一面では言葉の理解不足にあり、他面では患者にとって重要な問題が持ち出されなかったことであった。
　自己評価や証明書手続きは、しばしば明らかに互いに分離されたコンセプトを叙述されるとはいえ、一緒に考察されるものである。自己評価は、例え

ば品質マネージメントヨーロッパ設立（EFQM）の手続き、あるいはKTQRの第1部（透明性や品質のための協力の手続き）の構成要素はどのようなものであるか、ということについて、自分の制度の分析や記述のプロセスである。DIN基準は自己評価を"品質マネージメントあるいはエクセレントモデルに関連される組織の活動や成果の包括的な評価"として定義する（DIN 2005, Nr. 2.8.4）。続けて双方の手続きにおいて、エクセレント賞を称え、あるいは証明書発行の承認に通じうる監査が実施される（KTQR）。

証明書発行は第三者によって実施され、そして基準との一致が吟味される同調手続きである。

> "第三の職位がそれに従って書面で、生産物、プロセスあるいはサービスが決められた要求と一致していることを確認する手続き"（DIN 1995, Nr. 45020）。

証明書発行はそれゆえそうせざるを得ないのではなく、改善サークルを含んでいる（図Ⅱ-3-3）。それゆえ証明書発行は、危険がないわけではない。というのは共調の静的に"処理するとは"、組織に対して、それが機能しない品質マネージメントにすっぽり包まれる時、肯定的な影響を及ぼすからだ。境がつけられるのは、手続きの検査のための認可に関係する（その他証明書を

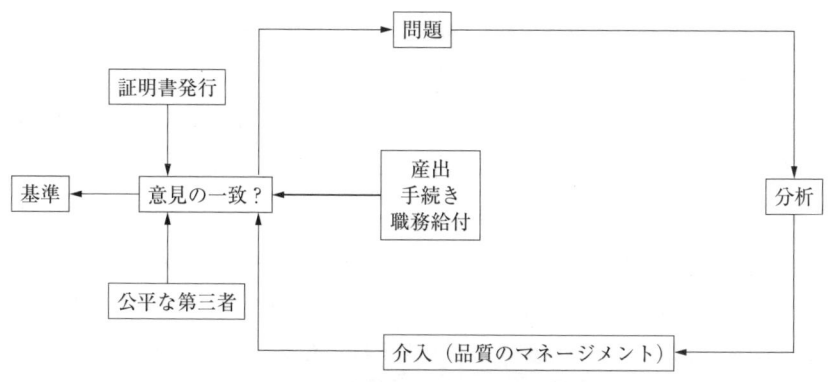

図Ⅱ-3-3　同調証明としての証明書発行

出すことも）信用状の概念である。

　　　"特定の給付を提供するために権限が与えられた制度の法的空間にとって拘束される。またそれを無視して定義をする認可を結果として招く制度にとって、一組織と個人の形式的な権限の承認である"。

　例えば、一定の手続きの後に証明書を与える制度は、この手続き以前に信用状が開設されねばならない。これに相違してライセンスは、当局の許可あるいは許可の義務のある活動を実行する認可として定義される（例えば自動車運転許可証）。

　自己評価および証明書発行手続きは、特に保健衛生制度において近年非常に増えている。その体系化において次のように配分される。
・基準となる、技術的な伝統において成立する手続き：DIN EN ISO。
・指標を基礎にした手続き：KTQR、ProCum Cert[5)]、QMK、MHA-QI、合同協議会、外来手続き。
・マネージメント志向の手続き：EFQM。

　DIN EN ISO 手続きはすでに取り上げた（品質マネージメントの定義以下において）。技術的伝統に由来して、それは 2、3 年前にはまだ職務給付領域とは何ら関連がなかった。しかしこれがしばらくの間に調整されることになった。しかしそれは完全にプロセスに向けられ、また成果をわずかしか取り入れない。意義の中心にあるのは指標を基礎にした手続きである。というのは、それは指数を利用するため高い実務関連を指摘するからだ。透明性と品質のための協力の手続き（KTQR）は、自己管理をドイツ保健衛生システムの多数のパートナーによって展開された（とりわけ従業員疾病保険金庫、ドイツ病院組合、看護協議会および連邦医師会）。継続してさらに展開され、その間に外来領域についての見解も出されている。しかし宗派の病院の領域から基準を補足して、類似した ProCum Cert に従う手続きがある。アメリカからの手続きもドイツにおいて行われ、品質指標プロジェクトは、もともとメリーランド病院協会（MHACI）に由来する。そして、進歩した手続きの 1 つと言われねばなら

ない。また特にドイツの重点に一連のテーマ患者安全を置く合同協議会の手続きが増えている。

　外来領域においてそれは最近、すべてが、保険医連邦協会の"実践における品質や発展"（QEP）のように、指標を基礎にした多くのシステムの競争する発展に、保険医協会ウエストファーレンリッペの"KV 実践 QM"および"ノルドラインにおける QM"手続ないしノルドライン、すでに言及した外来の KTQR および"ヨーロッパ実践監察"（EPA）に関する挿し木の枝を持つに至った。古典的なマネージメントに向けられたシステムは、品質マネージメントヨーロッパ設立（EFQM）の自己評価手続きであり、それは広くプロセス品質を越えている。500 点から最大限の 1000 点が成果品質に応じる。そして、その下では 150 点が業務成果の意味において、200 点が顧客満足、そして 90 点が協働者満足並びに 60 点が社会的責任に対応している。その他、半分は指導、資源、協働者に向けられているもの、政策ないし戦略およびプロセスのような手段を与える諸機能に関係する。

　重要な問題は、1 つの組織にとっていずれの証明書発行ないし自己評価システムの要請が与えられた状況において問題となるかにある。様々なシステムの要請が非常に異なっていることは確実である。人は 3 つの段階に関係している（図 II-3-4）。品質マネージメントの採用と統合への 1 つのモデルに向けられている。

1. 段階：プロジェクト段階
2. 段階：構造的変換の段階
3. 段階：完全に統合される QM-システム

　プロジェクト段階において個々の QM プロジェクトが実施される。しばしば底上げがまだ指導の正確な申請なしに、それは肯定的な体験がなされ、指導が品質マネージメントを議論し、そして品質政策の形成が開始される。この段階において証明書発行がもっぱら稀に工夫を凝らして指定される。証明書発行の結果生じる治療の必要が、実際のそれによって転換される品質マネージメント手掛かりが何ら存在しないという危険があまりに大きい。たいていこの段階における証明書発行にとっての出費が、もしそれでも行われ

```
1. 段階：プロジェクト段階
    ・個々のプロジェクトの底上げ
    ・肯定的体験
    ・指導を議論し戦略を形成する
2. 段階：構造的変換
    ・進行組織の構造
    ・給付産出の構造
    ・QM 委員会
    ・指導は品質政策を形成する
    ・管理平面：品質資料への目標対話
3. 段階：QM-システム
    ・品質資料の日常的向上とフィードバック
    ・自己評価と証明書発行
    ・CQI プロセスにおける新しいプロジェクトの一般化
```

**図 II-3-4　証明書発行対策（CQI＝継続品質改善、QM＝品質マネージメント）の利用のための基礎として品質マネージメントを作成・実行する段階**

なら、プロジェクト関連の QM 労働に、積極的な協働者が向きを変え、また様々な科や職業グループへの改善のシグナルが何も起こらないという結果となる。

　構造的な変換の段階（段階2）において、指導はひとつの品質政策を形成し、また品質資料（例えば BQS 記録集）を第2の指導面（医長）とともに指導対話に統合する。それは QM 労働にとっての構造をつくる。こうして QM 委員会は種々のイニシアティブを調整し、病院首脳部にプロジェクト成果について報告する。またそこでプロジェクトを実施するため提案する。進行組織上の問題にとって、QM 委員会の調整する下部グループに、給付産出にとっての調整段階（例えば基準会議）と同じように取りつけることは意味が多い。この第2の段階において、指標を基礎にした証明書発行システムによって作業することは意味がある。というのは、これはデータに追われたフィードバックプロセスを支えるからである。マネージメント志向のシステム（EFQM）がここでの意味を多く取り入れられるかどうか、指導者の予備知識および戦略に決定的に依存する。

　完全に推定される QM-システム（第3の段階）の場合、品質資料（並びに資金調達の資料）に関して、持続的な向上とフィードバックが正常であり、そして継続的に実施される。品質マネージメントのプロセスにおいて連続して新

しいQMプロジェクトがつくり出され、証明書発行あるいは自己評価は存在する資料によって大きな追加出費なしに克服される。

●注
1) Arbeitsgemeinschaft der Wissenschaftlichen Medizinischen Fachgesellschaften (AWMF) はドイツにおける製造に関して権限を持っており、専門特殊な重要性に権限のある157の専門組合の代表である。
2) 解釈される品質規準の利用のための基礎

> 患者の情報
> 地域を越えるベンチマーキング
> 供給者間の競争
> 費用を通したの資源区分け
> 内部の品質マネージメント
> 証明書を与える
> 品質悪化の阻止（DRG、仕入れモデル、不良マネージメントプログラム）
> 政策の重点設定（例えばGBAによる方針を通して）

3) ベンチマーキングを単に"最善を学ぶ"として概要を述べる。この場合、人は最高に統率され、また最大給付を達成する世界的な企業がシステマティックに向けられている。それは最善の革新を可能な限り、また自己の条件を許す限り、一貫して自己の企業において投入するよう試みられる。目標は、企業の給付能力を向上し、費用を削減することである。
4) ペリナータル（Perinatal）は、周産（周生）期の分娩前期、分娩中、分娩後期に起こることについていう。すなわち、妊娠22週目から生後28日目までの期間（日本では生後7日までを早期新生期として区別している）という意味である。
5) 1998年春に、ドイツプロテスタント病院連合、慈善・救済事業福祉連合、並びに保険給付者協会のドイツカソリック病院協会のイニシアティブによってproCum Cert GmbHが設立された。2001年以来ドイツ社会では、マネージメントシステムの証明についてproCum Cert GmbHの活動する機会が増えている。

# 4章

# 保健衛生制度の施設における品質マネージメント

## 1. マネージメント用具としての品質マネージメント

　近年、増大した品質マネージメント（QM）の意義についてはこれまでに記述した。立法者は競争用具として扶養の品質に重点を置き、品質報告と診療数の公開を要求し、この情報を明確に患者へ知らせることを許容した。今は終了しているDRGsの導入は、費用、売上金、および品質資料の内容操縦を絶対に必要とする。その際、専門部門の協力や職業グループの共同作業も中心に置かれる。法的義務および個体群に関係する契約の出される展開は、個々の給付提供者の管轄を越え、疾病全体における患者の扶養あるいは被保険者グループの全体扶養を焦点とする品質マネージメントの理解を促す。一般的で社会的な発展は、患者の高い自律性を導き、好みの選択において患者に新たな可能性を与える最新の情報メディアによって保証される。

　病院や医療扶養センターにとって、医師の診療所および診察提携また他の給付提供者にとって、内部の品質マネージメントの採用は法的義務だけにあるのではなく、発展に対する適切な反応にある。品質保証連邦事務所（BQS）ないし、保健衛生制度（DIN ISO 9000, EFQM und KTQR）による創設の証明書を与え、外部の後継組織によって品質保証の増加する意義は、それ以上の効果をもたらす。品質マネージメントは当時、病院でうまく運用されずに中心的マネージメント用具となった。法的イニシアティブによって高揚した意義は、ドイツにおける後れを取りもどす具体的な変更や形態に関して、並びに品質マネージメントの方法の評価に関して、存在することを誤って置くことはしない。外国と比較して価値があり、条件つきで保健衛生システムや職業

案内の展開における違いを通してしかすべての疑問を解き得ない。内容の前提、方法的コンセプトおよび品質マネージメントの投入される用具の有効性に大きな要求が置かれる。というのは、品質マネージメントの分析によって意思決定が行われ、制度の上から可視範囲である大きな展開が、付加的な資源に関わりなく惹起されるからである。品質マネージメントは強力な用具であるが、強力な誤った展開をも引き起こしうる。

次の項では9つのテーゼにおける内部の品質マネージメント採用への要求がシステマティックに記述されるだろう。それは同時に、近年における方法的評価にとっての行動の必要を示すことになる。

**コンセプト**

まず、2、3の原則的な前提が述べられ、コンセプトの基礎と同様に品質マネージメントの日ごとの作業関連点も表現（表Ⅱ-4-1）される。何ら完璧な要求を出さない。多くの観点は独立の原則として挙げられない。もっともそれらには著者が言及した諸点の重要さが所収される。

(1) 品質マネージメントはマネージメントの統合的構成要素である。

品質マネージメントの様々な今日的な観点、品質報告の作成、外部の品質保全、進行組織や給付産出における品質重要な問題、並びに自己評価および証明書を出す技術は、独自の方法論や公認された成果を基礎に、近年広範な専門化を経験した活動の性格を受け入れた。横断面構造（例えば中央）および品質マネージメントへの特殊な要求を持つ特別の申し出の発展は、この発展をさらに強化した。相応の職業教育の申し出はあり、学生の分野はほとん

表Ⅱ-4-1　内部品質マネージメントの特徴の描写

1. 品質マネージメントはマネージメントの統合する構成要素。
2. 品質マネージメントは組織の計画的発展の表現。
3. 品質マネージメントは病院の構築組織において模写される。
4. 証明書発行および自己評価は品質マネージメントの成果であり、出発点ではない。
5. 品質マネージマントは単位としての組織を理解する。
6. 品質マネージメントは金銭的観点を顧慮する。
7. 品質マネージメントは目標が合わされて働いている。
8. 品質マネージメントは介入の前提として正確な分析を基礎とし、数量化をもとにして学んで身に着ける解決手掛かりを評価する。
9. 品質マネージメントは患者扶養と臨床部門の日ごとの結合性を強調する。

ど完全に除外されている。目標としての品質マネージメントや責任領域は、個々人に委譲され得ないし、また委譲してはいけない。直接、指導の責任にあらねばならない。問題分析や問題解決のためヒエラルヒーの包括的な手掛かりが選ばれ、ボトムアップ解決がそれゆえ大きな意義を持つ。そして必要な特別の知識をもとに"QC専門家"の配置が確かに重要であり、マネージメントの中心任務の1つである。

そのためマネージメントコンセプトとして統合的な手掛かりが重要である。品質マネージメントはその際、リスクマネージメント（重なり合うことはここでは特に意味を持つ）、コントローリング、および医学コントローリング、IT、人事開発、苦情マネージメントと並んで存立する。

(2) 品質マネージメントは協働者を志向し、構造を形成し、並びに企業文化を持つ計画的な組織発展の表現である。

品質マネージメントは給付、費用および売上金による経営経済学的操縦に提供されるサービス給付の品質についての操縦が向き合っている。この操縦は協働者に関係し労働と提供されるサービス給付を改善し欠損を避けることができる。人事開発領域との協力は本質的である。品質マネージメントの手掛かりは、しかしさらにそれを越えてまた、組織構造の内部で発展する。この構造（例えば品質マネージメント委員会）は、品質プロジェクトで働く協働者にとって公開討論を提供し、サービス給付の品質の改善を支持し、初めて可能にさせる組織の変更を可能にするための提案を詳しく述べる。第3の平面で品質マネージメントは"顧客に向けられた"企業文化に貢献する。文化の概念は、制度に固定されている価値と考え方に関係する。顧客に向けられた企業文化は、外部の顧客ばかりでなく、内部の給付提供者や需要者にも同様に関係する。もし企業文化の領域で進歩が可視できるなら、これは理想として特記されるだろう。組織開発の意義における品質マネージメントは、それゆえ個人、組織構造および全体の統合として形成される。

"真の改善は多くの患者に良き時代を与える—求められる変化とは個人的な作業実務ばかりでなく、ケアのシステムおよび組織における変化であ

る"。

(3) 品質マネージメントは構築組織において模写される。

専門化した活動として（管理の責任が疑問視されることなく）品質マネージメントに制度としての構築組織内部で確固たる地位が割り当てられなければならない（スタッフ職位として）。保健衛生制度やその組織の現在の発展状態において、品質マネージメントをそれぞれの活動が統合する構成要素とみなして操縦し、特別の構築組織的構造を放棄することはまだ尚早だろう。相応の教育はスタッフ職位が占有の場合、決定的条件である。行動の必要性と望ましい価値の専門性をもととする主要職務の問題はいまだ議論の余地がある。品質マネージメント委員会は、見識ある任務と形式化した業務秩序を持ち、管理面に対応して報告義務と権利があり、そして進行組織と給付提供の利益は同じくカバーする。最も重要な職業グループとしてふさわしい態度をとらなければならないのである。他の諸委員会（例えば薬剤委員会、衛生委員会）との協力で、欠陥や重複作業を避けるため特別の価値が置かれている。

(4) 証明書の発行および自己評価は成果であり、品質マネージメントの出発点ではない。

証明書の発行ないし自己評価は、内部の品質マネージメントの構築の成果を記録するための卓越した手段である。内部の品質マネージメントの構造は証明書発行のコンセプトの選択によって影響される。しかしコンセプトは品質マネージメントの構築を代替しない。それに従って2、3の品質説明のためのシステムにおいて機能している品質マネージメントは前提とされる（例えばKTQR）。証明書発行によってQM採用を切実に思い留まるよう忠告する。

(5) 品質マネージメントは単位としての組織を理解する。

品質マネージメントはすべての階層、職業グループおよび制度における知識を結集し、そして問題解決のために活用できる規律を取り入れようと試みる。孤立した考察（島国解決）のためには包括的な処置の仕方が猶予される。

それらによって問題が明らかになる。第1に医療上の世話、組織的なコミュニケーションおよび経済的な規模が対照的に考察される。方法論的にはもちろん、様々な平面の先取りが前提である。というのは、実務的な分析の実施にとって、最初の対照的な手掛かりがあまりにも複雑であるからだ。相違する平面はまず分離して学習し、矛盾が明らかにされてから初めて、関連づけられるべきである。

(6) 品質マネージメントは資金的な観点を顧慮する。
　上述した (5) の特別な場合として、どんな種類の資金的観点でも倫理的な一貫性のために言及をしなければならないということが導き出される。品質マネージメントの方法論に経済的な観点を加えることは二重の利益を持つ。
　意思決定の資金的意義が公表されれば知覚も容易になる。。これは協働者の動機づけにとって大きな意義を持つ。というのは、意義と見通しが明らかにされ、そして資金的な観点が外部の強い影響力として理解されてはいないからだ。それに加えて家のマネージメントは品質を重要な資料として費用と売上金の関連の中で判断しなければならない、だからコントローリングとの協力は―手元にある限り―医療のコントローリング（医療の予算の操作）との協力が密接でなければならない。

(7) 品質マネージメントは目標と結びついて行う
　"品質"概念の構造的な特徴は、それに関してサービス給付（あるいは生産物）の役に立つことが評価目標である。相応するのは目標に向けられた、そしてプロジェクトに結合した任務を引き受けるべき品質マネージメントに適用される。品質マネージメントは"品質に権限"はなく（すでに方法論的理由からない）、規定された問題解決をすべての重要な観点の分析を基礎に作成し、そして定められた時間の中で実行に移す最初の任務を持つ。品質マネージメントは原則的に（もっぱら）企業指導に報告義務がある。

(8) 品質マネージメントは介入の前提として正確な分析を基礎にして、数

量化をもとに解決への手掛かりを評価する。
　プロセス分析は品質マネージメント（プロジェクトグループの労働に関する）において中心的役割を演ずる。そして、その正しい実施においてはこれまでの成果を基礎として理解される。しかし、学んで身につけた成果が信頼に足りることはその意義においては過大に評価されない。というのは、分析における誤りは、その基礎で行われる意思決定にとっても、変化に協力し、そして企業指導の意思決定に信頼を贈る協働者の動機づけにとっても、同様に広範な結果を持つからである。分析は、品質マネージメントにおいて、保健衛生制度における様々な理由から不可欠である数量化に通じなければならない（指標コンセプト）。数量化は介入の前と後で正確な状態での比較をし、もしそれが観察の測定によって影響が出る時により長い時間にわたって行われる。後者で必要なのは、介入に依存する影響が、制限された時間のみに止め、そして本来の介入の構成に関わりない影響と区別されねばならないことである（いわゆるホーソン効果）。一般に高められた動機づけや生産性の1期間で最初の月の高い水準はほとんど維持されない。この状況においての正確な数量化は、意思決定のために、また達成される状態が相変わらず介入前の状態より良いかどうか、ないしは良いということを具体的に示すために重要な手段である。

(9)　品質マネージメントは患者扶養と臨床部門での日ごとの結合を強調する。
　患者扶養の働きを増すうえで、本来的な品質作業の原則には重要な意義がある。品質マネージメントは、すでに詳述したように、サービス給付に関して品質の観点を前面に置く医療上のマネージメント用具を表す。このテーマへの内外の論述は、関係する諸個人が実務や科学の発展を続けることで密接な接触を持ち、生産的な議論の関連がある場合に可能である。品質マネージメントは、局部的な事実に向けてアレンジされた解決が見出される場合に実務において変換され、有効な提案を生むことができる。それを越えて患者連帯感の要請は品質マネージメントの作業の原則的調整として避けられない。

なぜなら、それは制度において上位にある目標を再現するからである。これは特別に向けられる。というのは、この領域において活動する個人は内部で構造変化と資金的隘路とに接続され、患者の扶養のための矛盾が暗示的に仮定されているからである。

## 2. 任務の姿勢

先述した原則的な創設関連および表Ⅱ-4-1の一般的組織原理から品質マネージメント作業の具体的な任務姿勢が導かれる（表Ⅱ-4-2参照）。

品質マネージメントの実務的作業の基礎は、進行組織、給付提供の品質や、構造の保証および欠陥予防の中にある。進行組織のプロセス分析や改善における最も重要な補助手段は、プロセス分析、欠陥分析に続いて行われる解決手掛かりの評価にある。指標の作成化や信頼性の確認は、解決手掛かりの有効性を時間的観察においても検査しうる基準の構成要素であらねばならない。

進行組織の問題の典型的な例は表Ⅱ-4-3のように要約される。

外部の助言者との協力は明確に支持される。その際、品質マネージメント

表Ⅱ-4-2 内部の品質マネージメントの任務姿勢

| 任務姿勢 | 具体化 |
| --- | --- |
| 進行組織 | 解決手掛かりのプロセス分析、評価。 |
| 患者の安全とリスクマネージメント | 誤りの回避また予防の重点による品質マネージメントの構成要素。 |
| 給付提供の品質 | プロセスと成果の品質、紛糾、外部の品質保証。 |
| 給付提供の構造 | 扶養の組織、学際的また専門的協力、横断面構造（例えば感染統制委員会）、センター教育。 |
| 内部ガイドラインと臨床的歩道 | 規格化、協力、欠陥回避、中央制御器具、計算基礎。 |
| 証拠に基づく医療 | 臨床部門の戦略的な意思決定の保全。 |
| 人事開発 | 協働者の知識と能力の促進。 |
| パブリックリレーションとマーケッティング | 給付提供の品質の叙述。 |
| 会社一体性／ガイドラインの姿勢 | 制度の任務とビジョンの明解さ。 |
| 教育 | 若者や職業教育を受けている協働者の品質マネージメント思考の斡旋、QMに対する特別の知識の斡旋。 |

**表 II-4-3 病院における典型的な進行組織の問題**

- 待合時間
- 院内の確保
- 料理の注文システム
- 料理の運搬
- 検査器材の運搬
- 患者運搬の再組織
- 中央 OP の再組織
- EDV 設備の準備
- 仕入れの再組織
- 血液製品による扶助の組織

に付加的に、提供者や作業の方法論的品質を批判的に吟味する（例えば操縦グループの管理）機能が与えられて当然である。その協力はプロジェクトの進展が保証されることからも重要である。

品質マネージメントの中心的な作業領域は、患者の安全を高めることを任務とするリスクマネージメントである。それは不正請求の必然の結果により賠償義務保険料の測定の際、資金的に大きな役割を持つプロセス分析であり、一般的に欠陥の阻止というコンセプトが重要である。リスクの典型的な例はベッドからの転落、麻酔突発事故、輸血の予期せぬ出来事、疾病学の感染、ヨード感応の甲状腺機能亢進症、助産の合併症、薬による制限された器官障害あるいは器質化欠陥などがある。

品質マネージメントの作業の中心に給付の品質が携わっている。これに属しているのは内部のプロジェクトと同様に、品質報告の作成あるいは不健全—死の運命—委員会の作業のように、外部の品質保全に対する様々なプログラムがある。方法論的問題はすでに詳述したように、標識コンセプトの精確な理解と密に関係する。給付の品質を記述しうることは今日的な保健衛生政策において重要であるばかりか、内部の議論や組織の一層の発展にとっての基礎としても重要である。

給付提供の構造は品質議論と密に結びついている。しかもまた、組織や構造の変化によって合理化への準備に対する批判的問題とも関係する。ここで貸し出される財源の大きさに対する評価は 2 ケタのパーセント領域の中に置く。医療上のコントローリングはこの任務の統合的な構成要素である。前面において専門間にまたがる職業グループの包括的な問題がある。しかし専門規律もまた相応の方法論に仲介されなければならない。構造記述と発展の対比は、病院の調整とその市場位置を規定する戦略的な議論に通ずる。ここで企業の最大の弱点が病院領域に横たわっていることが気づくだろう。

給付提供の品質と構造の分析は複合的な介入を必然性に導く。ここでは内部のガイドラインの作成が、医療上の必然性と、その組織的および資金的な変更可能性をも同様に取り入れて実証される。日常に関係するガイドラインは専門包括的な問題を、例えば痛み治療あるいは人工的な栄養と関係するように、摂取の診断あるいは摂取の全症候から出発する症例関連的なガイドラインと区別して多くの DRGs に通ずることになる。内部のガイドラインを身につけることは証拠に基づく医療の方法論によってである。個々で、2、3 の病院の担い手によりいかに実践されるか、教育や訓練を提示することが必要である。もしガイドラインの姿勢がガイドライン会議（ケルン）あるいは"グループ医療プロセス"（マールブルグ）によって調整されるなら、実務的作業における非常に重要な基礎的な診断および治療原理という評価の解明にとって、ケルン大学病院でいかに存在したかの証拠に基づく医療対話形式の制度が薦められる。この代わりに、ガイドライン会議あるいは類似の委員会は、同様に給付提供の重要な領域について、他の制度と非常に密に規定されるよう保証されねばならないことが見て取れる。最も重要な用具は表Ⅱ-4-4 に総括される。

　上述した品質マネージメントの任務は、隣接する専門分野との密な協力によって初めて解決される。まず第1に、病院における協働者における一層の教育と、個人的能力の拡大への可能性を秘める人事開発が挙げられる。さらに病院の顧客（すなわち患者、割り振る医者、他の病院等）は、給付提供する制度（病院、業務ネット）における発展の状態について適切に報知されなければならない。したがって広報活動との協力は─手元にある限り─決定的意義がある。

　品質マネージメント作業は常に理想像ないし公共との一体化した発展の問題と密に結びついている。理想像議論は品質マネージメント導入の始めに置かれるべきではない。まず組織の継続発展のための構造が組み立てられねばならないからである。組織マネージメントの構築はある成熟に達したなら、理想像議論は非常に有益な、そしてまた必然的な用具となる。

　不可欠となるのは、病院におけるすべての職業グループにおける品質マネージメントと教育の歯車の噛み合わせである。これは品質マネージメント

表 II-4-4　給付提供の品質と構造に対する内部の協力

| 委員会 | 任務の記述 |
|---|---|
| ガイドライン会議／臨床プロセス | 内部のガイドラインと小道の中心の調整。 |
| 薬剤会議 | 取扱い、思いがけない影響や費用、薬剤リストの作成に関する薬剤投入の標準化と操縦のための伝統的に非常に重要な制度。 |
| 薬物製品会議 | 消費素材、移植組織等の領域にとっての薬剤委員会の類似；購入を助言。 |
| 衛生学会議と感染—統制会議 | 病院に関係してある感染、耐性形成、微生物の感染処置についての衛生学、統計学の要請の転換。 |
| 研究所委員会 | ガイドライン委員会との協力、研究所調査の組織、ケアのポイント、品質保全、診断の標準化。 |
| 輸血委員会 | 血液製剤の利用における品質保全、標準化、血液製剤の投与の際の誤り（リスクマネージメント！）。 |
| EDV 委員会 | ガイドラインの医院の職場への統合。 |
| リスクマネージメント委員会 | 欠陥回避戦略、事故—報告—システム、個別事例分析。 |
| 科学的証拠に基づく医療 | 科学的意思決定基礎の解明、他の委員会の"委託"についての点検、医師、看護師の管理にとっての方法論的一層の教育。 |
| 品質マネージメント－委員会 | 他の委員会において解決できない組織上の問題にとっての要求パートナー〈進行組織〉。 |

の内容を職業グループの古典的教育コンセプトに統合することにも、完備する品質マネージメント教育に関心を持った協働者に提供することにも同様に関係する。特に大学に要求される。しかしそれは他の側面で、専門家としての能力をこの領域において組み立て、用立てそして広げることが絶対必要であるなら、それぞれの病院にとってやりがいがある。

## 3. 組織上の変化

　組織上の変化は上述したコンセプトおよび任務姿勢の上で組み立てられる。その際、次の点が強調される。
・構築組織における分類：構築組織上の分類はすでに取り上げた。管理のために直接の仲間に入れることはスタッフ職位機能にとって適切である。業務領域の分割において医師の指揮者（ディレクター）を組み入れることには意味がある。しかし世話や管理領域による協力は妨げられるべきでない。統合されたマネージメント理解の意味において、代替的に品質マ

ネージメントにとっての指導の全体責任はよく考えられている。実効ある観点において管理は特にプロジェクトの権限化の任務を持つ。それはまた品質マネージメント領域において、専門的にこの活動の難しさを顧慮しなければならない従業員の、協働者指導のために責任がある。この協働者に首脳部におけるプロジェクトを見せ、また成果について報告する義務も提示されねばならない。

・専門化：品質マネージメントの専門化は不可避である。品質マネージメントは手の込んだ方法論の意に従い、その方法論に誤りのある場合、重大な誤った意思決定に導くという事実から出発して、主要任務の解決を図らなければならない。品質報告、外部の品質保全等による作業消費も他の何らの選択をもさせない。様々な証明書を与える技術における特別知識、例えばセンターによるプロセス分析や調整の能力が助けになる。よく教育を受け、そして臨床で経験している協働者が携わるなら、良い報酬が提供される（例えば医長職能において勤務支払いによって得られる俸給を顧慮する場合である）。

・品質マネージメント−委員会：スタッフ職位機能の配置とは別に、専門規律と職業グループの関心を持った協働者との噛み合わせを可能にする構成がつくられねばならない。この目的に対する最善の用具は、作業可能な規模を示すべきである。統制された親しみやすさのある平面での提供を意味する品質マネージメント−委員会である。協働者は独自のプロジェクトを持ち込み、方法論的マニュアルのもとで実施することが奨励される。品質マネージメント−委員会の組み立ての場合、人事の強さにおいて作業能力が限定され、全体的な職業グループ（特に批判的であるのは医師の職業グループである）、階層性平面および専門領域ないしは部門が顧慮されることに注意しなければならない。それによって、品質マネージメント思考の支持者を品質マネージメント−委員会へ招聘することが避けられるだろう。ここでは批判する人も一緒に取り込むことに特別の注意が払われるべきだろう。品質マネージメント−委員会は、独自のプロジェクトを主導し、プロジェクトプランを作成し（最善の標準化）、そ

してこれを管理認可のために提出する可能性を持つ。管理は委員会の代表者に、プロジェクトを照会する可能性を与え、成果が管理によるプロジェクトの完成に従って報告され、そして承認されることを顧慮すべきであろう。

　個々に、品質マネージメント－委員会を分ける（例えば委員会に）ことには意義がある。直接、給付産出に焦点を持つ委員会、処置のプロセスを分析して改善する委員会（例えばガイドライン会議、AG 診療所プロセス）、そして組織上の問題（例えば、AG プロセス組織）をより多くテーマに持つ第2の委員会に分けるとわかりやすい。補足的に、幹部から参加者を得て年に2、3回、品質マネージメントに関心を持つ協働者のための公開の場を提示することは、これによって刺激や改善、あるいは提案をするなど〈いわゆる"QC クラブ"〉有益であろう。外部のゲストを招いて特別のテーマで公演を行うことも同様に意義がある。協働者による議論や反省は、管理にとって重要な情報となって再び返ってくるのである。幹部ないし業務指導者はテーマを品質政策に持ち出すことによって、このQMに関心のある協働者の反応を受け取ることができる。

- 最初のプロジェクト：最初のプロジェクトには大きな意味がある。それは、協働者がプロジェクトで勇気づけられるという転換への大きなチャンスだからである。プロジェクト作業グループの委託の際、目標の精確な定義と時間の期日を決めることは、場合によっては再検討されてよい。
- 協働者訓練：品質マネージメント構築の重要な構成要素は、その活動と並んで従事する主要職務の職能所有者への協働者の訓練である。協働者は、例えば品質サークルの指導のための媒介者（Moderatoren）として配置され、個々の部門ないしは診療所において品質マネージメントの"足掛かり"として役を担う。
- 協力の適正化：スタッフ職位（品質マネージメント、患者安全、医療コントローリング、IT、衛生学等）の領域においては、指導によって正しく適正な協力が顧慮されねばならない。規則的な指導との共通のコンセプトは必須である。経営経済学的コントローリングとの協力も必要となる、統合的

な視野による費用・売上と品質への視点が適応するために、病院指導に
よってきわめて密接に形成されねばならない。
・諸々の委員会：品質マネージマントは医療実習の諸々の委員会において、
前表(Ⅱ-4-4)に記載したように主張されるべきであろう。場合によっては、
組織的な再構築のこの委員会を、より効果的な協働者に敬遠される委員
会作業を魅力的な形態にして、到達目標を与えることによって支配下に
置くことが望まれる。
・一層の教育：品質マネージメントにおいて協働者に一層の教育はQM
の方法論と技術、そして隣接する領域に向けてもなされなければならな
い。また他の制度との情報交換にも努めなければならない。というのは、
品質マネージメントが提示する古典的な問題についての経験が、実務的
な作業においては非常に貴重だからである。

## 4. 結　　論

　専門的な品質マネージメントの採用は、今日的な保健衛生政策の変化と関
連して重要な用具であり、またこれによって高められた制度的な操縦に必要
かつ適切な方法である。取引分野や住民との関連（例えば統合扶養プログラム）
において品質マネージメントは同様に必要とされる。すべての職業グループ
や専門規律を取り入れての共同作業は優れた目標であり、特に進行組織の問
題を取り扱う際には、給付産出の場合、前面に立つ。内部のガイドラインや
治療方法についての発展はひとつの中心テーマであり、組織上の問題、リス
クマネージメントそしてEbMとともに、給付産出における品質の記述や改
善は最も重要な作業分野である。

# 5章

## 医療扶養センター

### 1. MVZ の傾向と展開

　発足後5年間における医療扶養センター (MVZ) は、その領域において発展の動きが認められる。この認識は MVZ 設立にとっても関心の寄せられる事柄である。

　2004年に発足して以来、契約医が扶養に参加する MVZ の数は、17から出発した 2004年第3四半期から、2008年第4四半期には 1206 へと上昇する。四半期当たり 50 から 70 という一定の水準で継続的に MVZ は設立された。

　この成長と合わせて MVZ の仕事の規模も特記されねばならない。開始時にはひとつの MVZ における医師の平均数は3人で、これが中間時に平均して 4.4 人になり、中心値はそれぞれ4人の医師がいるが、著しい不均衡を示している。2008年第4四半期において申告された医師の数は、個別 MVZ で最大の 34 人であった。

　MVZ の担い手である医師との法形式については、2004年の開始時から自由業として活動する医師によるものが多数であった。設立数 1206 の MVZ のうち 451 の病院がそうして設立された。その際、双方の設立形式はバランスを取りつつ増加した。

　他の設立者、例えば治療領域あるいは援助手段領域からの給付提供者はまだ現れていない。MVZ は支配的な個別実務から、共同体実務や新たな創立に向かって生まれる。その時期に MVZ 創立について2つの事例がある MVZ によって明らかにされた。

　より大きな単位の傾向は相応の法律系域の選択を伴って起きる。差し当

り社会市民権（GbG）が最も頻繁な法律形式であったから、これはその間に GmbH（604 GmbH，421 GbR）であり、その法律問題に従い明らかにそれが医師の協力に1つのプラットホームを提供するより適切であると見られる。病院 MVZ がほとんど GmbH として設立される（367 GmbH，19 GbR）。

　MVZ の数が、もし当時登録されていた診療所に基礎を置くとすれば（2007：2087 診療所〔統計連邦局 2008〕）、各々5つの病院が1つの MVZ を設立したといえる。診療所は、場合によって多くの MVZ を設立することができるので、現実の診療所の数は MVZ の数より少ないだろう。

　複数の専門医のいる MVZ にとっては専門グループの調整が必要になる。

　かかりつけの医師は、内科医（552）、外科医（407）、研究所医師（374）および婦人科医（340）を従えて専門グループ（915：2008 年第4四半期において）を代表する。契約医によって設立された病院 MVZ はここで著しく異なっている。病院によって設立された MVZ には、かかりつけの医師（229）、外科医（192）、内科医（165）、放射線療法士（153）および神経科医（1469）と別種の順序が生まれる。2つの専門グループにとって明確なのは、その時々の専門グループの多くは病院 MVZ において、放射線療法士および神経科医師が働くことである。MVZ における外科医にとって、将来、主として病院によって設立された MVZ で働くだろうということがはっきり認められる。

　注目されるのは、病院 MVZ の平均的な仕事の規模が今のところすべての MVZ のそれと異なっていないということである。

　病院によって設立される MVZ 並びに契約医にとって、MVZ は主要グループとして開業している。明らかな傾向は経営経済的組織における認識である。契約医による MVZ の場合、有力な医師の管理者によって引き受けられる一方、病院 MVZ の場合は例外に当たる。それに対して MVZ に関して増加する指導が、マネージメント社会および経営経済によって契約医に管理されたセンターの場合にも認識される。

　変化する枠組み条件は、それが契約医権変化法（VÄndG）によって創造されたように、より大きなセンターおよび病院 MVZ を圧倒的・肯定的に評価する。病院 MVZ は特に柔軟化した任用可能性を利用する。一方、契約医に

よる MVZ は特に部門実務設立の可能性に頼る。

　経営経済的指導は契約医に管理される MVZ において、病院 MVZ と相違して、主に医師の管理者によって引き受けられる。これは様々なインセンティブの用具においても現れている。こうして協働者に、例えば収入に左右される報酬は、病院によって設立された MVZ において、契約医 MVZ におけるより頻繁に与えられる。

　MVZ の 3 分の 2 は 2008 年の調査における固有の申告によれば、品質マネージメントシステム（QC システム）を導入した。最も数多い名称はISO9001 に従った、実務での品質と展開であった。一方参加者の 3 分の 2 は、品質マネージメントシステムが競争の利益を表現する見解であり、具体的品質マネージメントの効果をむしろ控え目に評価している、と評価した。QMシステムの構築にとっては外部からの援助が要求される。実務や品質マネージメントの領域において、健康保険医連合が職業連合や弁護士に対する最も多い呼び掛けの相手である。調査参加者の多数は、健康保険医連合に開業、清算、契約医権というテーマで相談する。

　調査（2008 年）に参加している MVZ のおよそ半分が、扶養に重きを置いていることを申告している。MVZ 型に従った区別に契約医の MVZ は、病院 MVZ あるいは他の設立者よりも頻繁に特殊化を申告している。

　協力の頻度は、2005 年に実施した調査に対して向上した。病院経営のMVZ は将来の見込みを、より集中的な VÄndG 修正の利用において何が反映するか、契約医の MVZ よりも有利に評価している。契約医の MVZ の場合も、より規模の大きい会社形態としての GmbH、並びに営業上の管理者を配置するたびたびの選択によって認識され可視的になっている。このように見ると、第 3 の MVZ がはっきりと現れてくる。マネージメント会社によって経営され、それは職業業務の共同体（共同体実務）の変形としての契約医のMVZ とは、一線を画す契約医の MVZ である。

### 長所

次の観点が MVZ を支持する。

・MVZ は柔軟な経営形態である。地域的および地方的移転に従属して各々

の経営的規模構造があり、各々のプロフィールおよび展開が考えられる。医師の雇用（病院やMVZにおける医師のパラレル従事）も、2つの実務の設立可能性、およびより広いMVZの設立によって、外来の扶養における就業モデルの柔軟化が継続する。そしてMVZに雇用される医師の高度な関与によって新しい原動力を獲得する。

* MVZは協力的な扶養の参加である。協力―内部でも外部でも同様に―医学的な扶養センターの基本要素である。一方で特定の経営規模から内在する協力が発生する。他方でMVZは多くの場合、拘束的な外部の協力ネットワークを養う。
・MVZは特に集合契約を基礎として行動する。MVZの給付スペクタクルは、外来による扶養の品質標準に従って、そしてこれを分野包括的に病院MVZでも決められる。協力的構造および広い給付提供をもとに、MVZは集合契約の給付をより広くカバーできる。特殊化された、あるいは"基礎扶養的活動"に向けられるかどうかに左右されずに。その限りでそれは給付の品質に関しても、また経済的集合契約を基礎にしっかりと成立する。
* MVZは分野の統合を促進する。総じて実効的なより広いパートナーや病院との協力により高められる。しかし構造的な点で統合は前進する。契約医の扶養は、MVZの設立者として契約医の扶養に関与する給付提供者グループのために開かれる。2007年以来、病院はその拡大、特に任用可能性の拡大を目的として、より強力に創立に参画する。その限りでMVZは、より広い構造モデルとして外来の扶養を補足するばかりか、発展の能力を契約医の扶養の内部システムへ持ち込んでいる。

**リスクと副次影響**

集中化した経営経済的な企業家のプロセス結合の最適化は、例えば専門および分野包括的構想の枠組みにおいて、患者福祉に向けられた扶養に掛かりすぎてはいけない。経営経済的に効率化した市場の徹底的活用の象徴は、全体の価値創造チェーンの模写が提供者の手の内にあることである。KBVはこれに繰り返し立場を関係づけたので、医師および心理療法士の職業行使は、

一般にまた専門的な MVZ の指導は自己決定において、すなわち医師および心理療法士の手中において追及しなければならない。

　言及すべきことは、散発的に扶養が行われ、不足の地域での医師の座の買い集めと、利潤をもたらす MVZ の設立は良くて、あるいは過剰扶養される領域において観察される。MVZ 事業者の視点から高い経済性、あるいは効率と並んで扶養の公正および安全目標は度外視されてはいけない。完全に切り離された、MVZ の競争に向けられた設立は、均等な扶養の国家に導かないことが指摘される。MVZ 調査のアンケートからは、1 つの MVZ の創立が存在する扶養状況に重くのしかかって行われるのは稀ではないこともうかがえる。

## 2. 概念の定義

　SGB Ⅴ 95 条 1 項に従って、契約医の扶養に許可された医師や、許可された MVZ 並びに権限を与えられた医師に導かれた制度は参加する。MVZ は SGB Ⅴ 95 条 1 項 2 節の定義に従い"専門包括的な医師に導かれた制度の中で、2 項 3 節 1 番に従って医師登録簿に登記されている医師は従業員あるいは契約医として活動する"。

　MVZ の指標はこの定義に従って次のような組織の特徴がある。
・専門包括的な制度。
・医師に導かれた制度。
・従業員としてあるいは開業している契約医としての医師の活動。

### 1）専門包括的な制度

　専門包括的活動の概念は、2 つの視点に区分される。それは、一面では医師を専門医ステータスに関して相互の関係にする。他面、そのもとで医師は他の保健衛生職業（病院、治療や補助給付者、薬局等）との協力が得られる。

　"専門包括的制度"はSGB Ⅴ 59 条 1 項 2 節の意味において、1 つの MVZ において様々な専門領域の 2 人の医師が活動し、2006 年 12 月 31 日まで存

在した。それによって様々な医師の専門領域あるいは扶養段階（かかりつけの医師や専門医）の結合が必要とされた。VÄndGに続いて、規則に今より広い命題が書き加えられた。それによって特徴が"専門包活的"に具体化される。変化したドイツ医師模範－職業組織（MBO-Ä）に結びつけて、今や様々な専門医や要点名称の結合が（例えば心臓病学、腫瘍学のような内科の重点も）十分に存在する。

特徴を専門包括的に満たさない例外として、101条5項によるかかりつけの医師グループ、あるいは101条4項による心理療法医の医師グループに属する様々な専門医名称がある。はっきりさせるための明確化の理由は、包括的な扶養を1つの手から成就させるという立法者の目標にあった。もし1つの制度において活動する医師たちが同じ扶養領域において満たされるなら、保証されないだろうということに見られる。しかしその場合、かかりつけの専門医の内科が重点の名称なしに様々な扶養領域をカバーすることに基づいて再度専門包括的に活動することが指摘される。

MVZはその限りで、そこで代表される専門医の領域の範囲において患者に対して給付の権利を与える。医師会の教育規則において備えられる専門領域を守るための義務は、1つのMVZに雇用される医師にとっても適用される。顧慮されるのはこの関連において契約医による扶養をSGB V 73条1項に従い、かかりつけ専門医の扶養に分離し、そのことの結果として生じるSGB V 87条2a項における評価委員会の義務が、かかりつけ医師の扶養の給付はその扶養に参加する医師によってのみ、また専門医によってのみ精算して良いとすることが保証されるのである。"かかりつけの医師や専門医症例"における分離は、SGB V 87条2a項4節と5節におけるGMGにより、この規則の変換は手続法的に保証されるという趣旨に拡大される。1つのMVZにおいてかかりつけの医師や専門医に雇用された医師は活動することができるので、扶養センターはこの給付を精算する枠組みにおいて分離して引き出すことが可能となる。

専門包括的な活動は、医師や心理療法医の職業行使あるいは任用によっても1つのMVZにおいて生じることになる。契約医の許可規定33条2項は

許可の前提として、1つのMVZや共同体実務のような他の職業行使共同体にとって、契約医による活動の共通の行使は契約医のもとでのみ行われることはない。むしろ今ではすべての契約医による扶養のために許可される給付提供者のもとで許容される。すなわち、許可される心理学的心理療法医、小児および青年療法士によっても、またMVZ自身によっても、これらは組織を法人として示しうる。この場合、契約医法に従って、2つのMVZの協力において成立しうる地域的あるいは超地域的な職業行使共同体としての協力が考えられる。その限りで相応の法律の創設であるとも指摘される。

　その際、契約医概念の代わりに、契約医法的に医師たちの間の職業行使共同体ばかりでなく、すべての契約医による扶養のために許可された給付提供者、したがって医師や心理療法医およびMVZの間で許可され、そしてMVZに関しては、彼らが法人としてあるいは人的会社として組織されるかに左右されないということを明らかにするために"契約医による扶養のために許可された給付提供者"の包括的概念が選ばれる。

　契約医の許可規定33条3項に従って職業行使共同体は、その際、許可委員会の前もっての認可を必要とする。権限ある許可委員会のKVの多くの許可領域において、契約医師との超地域的な職業行使共同体の状況におけるKV、並びに疾病保険金庫の州連合および任意疾病保険金庫の連合で定められる。多くの健康保険医連合体に成員がいる限り、契約医師はこれらによって選ばれる。

　契約医の許可規定3条2項におけるこの前もって定められた基準は、MBO-Ä規定18条1項に従う共通の職業行使についての職業法上の規準および医学上のMBO-Ä 23b条、MBO-Ä 18条1項に従ういわゆる医学上の協力共同体の設立に関する規定と重なり、医師たちのもとでのみ共通の職業行使を許し、そしてまた他の自由業にあるいは営業に活動する職業従事者によっては許されない。MBO-Ä 23b条1項に従い開業している医師は、他の医学上の治療および補助職業と共通の職業行使の意味で協力するのではなく、いわゆる組織共同体におけるように、分類された給付の締めの計算書に何が含まれようとも責任の領域は患者に対してあくまで分離することを守る。

MBO-Ä 23b 条 1 項の今日的理解の仕方は、MBO-Ä 23a 条に従う医師社会の形成に対するこの区別を延長する。そしてその中で医師たちは私法の法人の形式において医師としての活動ができる。

　職業行使における医療協力共同体にとって、前述した区別は原理的に心理学的な心理療法医の活動も把握する。というのは、連邦医秩序（BÄO）2 条 1 章に従う特別の免許が必要である医師による活動の行使が、心理療法医法（PsychThG）1 条 1 章に従う開業免許の場合、問題ではないからである。これとは相違して、契約医の許可規定 33 条 2 項は明白に契約医による扶養における医師と心理療法医との共通の職業行使を許している。医師による職業権の前もって定められた基準について SGB V の立法者によって意識的な相違が存在する限りにおいてである。

　この開業免許の状態に関して、連邦立法者は社会保険にとってのドイツ連邦共和国基本法 74 条 1 項 12 番からの立法の権限の力で、契約医による活動の領域にとって州法の職業権からの相違も制度化できるかが重要である。今までこの厳密さの中で連邦体制法廷 BVerFG および連邦社会法廷 BSG についてはまだ決定されなかった。BVerFG は契約医による扶養を SGB V 73 条 1a 項に従い、かかりつけの専門医の一部へ細分化する体制苦労の決定に服しなかった。そして規則の体制に基づく設立のために次のように詳述した。

　　"SGB V の 73 条 1a－1c 項および 95a 条 1 項から 3 項の権限違反から
　　出発する議論は、その委任の基礎に自主的な規則はいつでも可能であ
　　る社会保険の自立的な意義を考慮しない"。

　もちろん立法者の側で優先して扱われる州法に制定される職業権の前もって定められる基準の相違は本質的に広範であり、また理由に従ってこれに溝をつける。体制法的に疑念を抱いて、立法者は"医師による職業行使についての州法の規則" 33 条 2 項において、これまでの認可留保を削除した。そして自らそれによって連邦州の治療職業および機関の規則、またそれを基礎にする医師会の職業秩序から切り離したことがわかる。連邦参議院は 2006 年 7 月 7 日の見解において確認したように、その削除はドイツ連邦共和国基本法 74 条 1 項 19 番に従い、州の立法の権限への許されない干渉と述べてい

る。

　"契約（歯科）医による扶養のための入り口は、支配的な意見および連邦憲法裁判所の安定した判決によれば、自主的な職業への何らかの入り口ではなく、例えば統一的な医師職業の行使の形式にすぎない。治療職業による職業行使の権利を規制することは、この治療職業の機関に自律的な定款（職業秩序）によって委ねられた諸州にもっぱら留保されている。連邦はすでに体制法的連邦忠誠の掟に従って、基準設定の場合、この権限分割を明確に尊重することを守っている。連邦はその際、法律草案の創始においていかに実行するか、単なる合目的性考慮はまったく引き合いに出していない。そのうえ（これまでのように契約医の許可規定33条2項4節において）その関係の職業行使について、他のものに優先する州法的な規則に対する必要な関連をやめることによって、生じさせた誤りの法の見掛けとその凝固させることを止めることに向けられる"。

　立法者が連邦参議院の変更提案に従わなかったという事実をもとにBVerFGは、連邦立法者の医師による職業権の前もって定められる基準との偏向が、職業権に許されない形の契約医法的に許されるという仕方で許可されるかどうか意思決定しなければならないだろう。

　医師による職業秩序は医師そのものとして、また医師でない病院のような給付提供者に、法人の権利形式におけるMVZの正当な設立者および事業者であり、問題が生じる場合、どんな規則が医師でない所有者により顧慮されるかが問われる。その際、職業法による規定に様々な効果方法が認められる。

　限定的な把握に従ってこのような位置情勢における職業秩序に1つの"反射影響"が考えられる。そして、法人はその結び合された医師の職業法的な義務の履行を妨げてはいけない。それについては法人が間接的にこの義務に拘束される。

　他の見解はそれに対して、職業秩序については何ら部外者に拘束されないという"内部権利"作用が与えられることを主張する。ただ、立法者がこれに関する制限を制定した場合には、利用領域にふさわしい同意が求められる。

　この解釈と並んでBGHはすでに、MVZの非医師による担い手が自信を

各論　Ⅱ部　病院経営のマネージメント　341

認めさせねばならないある医師の職業の妨げになる競争違反としての行動の黙認と判断する。その限りで法人はUWGa.F.1条の意味における"邪魔者"という目で見られる。

結局、MZVは医師による職業秩序に依存しないで行動することは不可能であると判明した。これは最高裁判所の裁判に従い、非医師の担い手に権利行使が邪魔者として問題になる時、ますます有効である。それゆえ、雇われた医師とともにあるMVZの位置状況においても、職業法的規制に注意を払うことに明確な価値を置くことが求められる。

そのうえSGB V 73、95条1項に従って、MVZの許可はもっぱら被保険者の契約医による扶養のためになされる。例えばある病院がMVZの担い手でありうるとはいえ、この制度の枠組みにおいてSGB V 39条[1]に従っての入院による給付を調達する資格を有していない。

### 2）医師による指導

SGB V 95条1項2節における医師に指導される制度の概念は、1項による権限を与えられた外来の治療に給付を提供する制度との関連において明らかになる。あるMVZにおける医師の指導者は、病院における医師による勤務と比較しうる。諸州の多くの病院法医師による勤務の職能や任務領域を規定している。その結果、それは病院にとってSGBVにおける何らの追加的な規則を必要としない。医学的な扶養センターの領域にとってこの種の規則は存在しない。SGB V 95条1項における概念の1つの具体化が大いに役立つだろう。

病院の領域において指導する医師は、多くの専門部門あるいはその職能領域において、彼の専門領域を医学的に独立して代表する。彼は部門あるいは職能領域のすべての患者に対し診断や治療のことについて責任がある。彼は患者の医師による扶養について法的に全体責任を持っている。そして診断や治療による観点において、医療上の医学的技術的な職員を専門的に指示する資格を有する上司である。医学的な問題において指導する医師は、病院の担い手の指示を与える権限から独立している。指示に従うよう義務づけられて

いないのは、医師が専門的すなわち医学的な処置の枠組みにおいて、科の中で他人の権威にも監督にも支配が及ばない時である。この前もって定められた基準は病院において放棄されない。医学的な資格のほかに指導する医師は、すべての他の病院の職員のように、病院の担い手の指示に支配される。病院の担い手は特に指導する医師の選択に権限を持つ。

　病院における医師の勤務の原則は、医学的扶養センターの領域で転用可能である。それによって1つのMVZにおいて、少なくともMVZの担い手による医学的な問題における指示に左右されない。そして雇用される医師によってもたらされた給付に全体責任を担う指導する医師が決められる。これに属しているのは規定通りの決算、医学的な基礎を患者に指導、医師報告の作成並びに当該の法律規則など、特に契約医法の考慮もある。

　SGB V 95条1項2節における規則から、医師の指導者が自ら雇われた医師あるいは契約医としてのMVZにおいて、医師に従事しなければならないことは明らかである。それにもかかわらず許可委員会によって、MVZにおける役員でもなく、雇われた医師でもない医師は指導者として配置されるべきでないという見解に代表される。医師による指導者（指揮や統制職能）の任務指示をもとに、医師の指導者は契約的にもMVZの経営に結びついていることが前提である。その結果、彼は事実上影響を及ぼすことになる。それに、医師の指導者は少なくともMVZにおいて雇われ、あるいは契約医として、またMVZにおける役員として活動することが必要である。役員としての地位はこの観点に従って十分ではない。というのは会社のポストや役員の事実上の滞在地は、MVZのポストと必然的に一体化であらねばならないからである。この視点に従って1人の"第三者"がMVZの医師でない指導者でありうる。

　上述の見解にとって、雇用された医師とともにMVZの場合、医師による給付はMVZ Trägerに、契約医と同様に数え入れられねばならない。これは特に個人的給付産出の原則に関して適用する。個別実践あるいは職業行使共同体における契約医にとって、BMVÄ 15条1項2節およびEKV 14条1項2節が、"個人的給付医師による給付も許可された助手や雇用された医師

各論　Ⅱ部　病院経営のマネージメント　343

によって契約医の許可規定32b条に従っており、それらは自己給付としての実務所有者に数え入れられる限り"規制する。雇用される医師とともに法人の権利形式におけるMVZにとって比較しうる規定がたとえ欠けているとしても、その給付はMVZの担い手に数え入れられねばならない。契約医法的に責任ある個人として、ここで医師による指導者を樹立しなければならない。

　医師による指導者は、少なくともMVZに代表される領域の専門医であるに違いない。もちろん彼は、SGB V 135条2項と連携して95条2項に従って資格前提を、MVZに従事する契約医あるいは雇用される医師たちの1人が相応する適性を示す場合、満たしていないに違いない。

　SGB V 95条1項5節における新規則に従って、契約医による扶養に参加している異なる職業グループの成員が、活動している医学的な扶養センターにおいて協力的な指導が可能である。これは各々の職業グループにとって、1人の指導者が配置されうることを意味する。様々な指導者は合議制の指導システムを形成する。その場合、VÄndGのため法律創設においていわれている。

　　　"1つの医学的扶養センターにおいて、医師や歯科医あるいは心理療法医も一緒に活動するなら、この状況において、協力を促進するために指導の可能性を認めてやることは理に適っている。例えば1人の医師と1人の歯科医の従事者が医学的扶養センターにおいて活動するなら、両者の職業に共通する指導が可能である"。

　法のテキストや設立は"異なる職業グループ"の概念に基礎を置く。その際、医師や歯科医および心理療法医による認可の獲得のため異なって規制された前提をもとに、この職業グループの活動に合わされる。それに対して法において規制されないのは、異なる医師による専門グループないしMVZにおける協力的な指導の導入である。MVZにおいて代表されるかかりつけや専門医で、活動する契約医にとっても協力的な給付を予定することは確かに意に叶っているだろう。例えば診断や治療で活動する専門グループにとって

分離された医師による指導の構造が予定され、次いで協力的に作業するなら意に叶うことになる。"協力的な指導"のような形式は法においては想定されないが、しかし実務においては許可委員会によってしばしば認可される。

区別されるのは、SGB V 95条1項2節の意味における医師による指導者の地位と、MVZにおける営業担当の意思決定にとって権限のあるGmbHG 6条に従う"業務指導者"ないしはBGB 709条に従う"業務指導"とである。

### 3）雇用される医師および契約医

連立政府の法律案における2003年6月16日の保健衛生システム現代化法に対するSGB V 95条1項と"保健衛生センター"といわれる制度への形式化に対して2003年11月14日の決定立法稿におけるSGB V 95条1項の規定の文言から、1つのMVZにおける患者に対する医師による給付が、もっぱら雇用された医師あるいは契約医によってもたらされうるかどうかは明確に汲み取れない。

法テキストは、MVZの場合、医師登録簿に登録されている医師たちが"従業員あるいは契約医として活動する"制度が扱われることをテーマにしている。1人の契約医にとっての"活動"の概念とともに、MVZによっての単一的な医師番号の下での許可法的な組入れとともに、病院や治療給付のごとき他の給付提供と協力的に働くことが意味されるのかどうか、法テキストが明らかにしている。

SGB V 95条1項において立法者によって選ばれた、"2節3項1番に従い医師簿に登録されている医師たちが従業員あるいは契約医として活動する"形式化をもとに規則は全員一致の見解に従って、MVZとしての契約医との提携も許されるという趣旨に理解される。また立法者によって選ばれた形式化は、1つのMVZにおいてただ雇われた医師か契約医か、いずれが活動できるかを意味しない。法律はSGB V 95条1項2節において、すべてのMVZにおいて活動する医師が医師名簿に登録されねばならないことを指示している。この解釈に従えば、それらのもとで1つのMVZが経営されうる様々な情勢が考えられる。

・MVZ はもっぱら雇われた医師たちとともに。
・MVZ はもっぱら契約医たちとともに。
・MVZ はもっぱら契約医および雇われた医師たちとともに。

この情勢は許可委員会の今日の見解に従って認可される。もちろん、契約医によって医師による給付を産出するために設立される MVZ と、その給付がもっぱら雇用された医師によって産出される MVZ とでは異なる条件が適用される。

　a.　契約医による MVZ

開業する契約医は、その設立者特性を越えて、契約医的に活動する MVZ と、その中で共通の医師による職業行使が起こる、いわゆる共同体実践と比較される。"自由業者"会社（BGB 会社、パートナーシャフト会社）によって"設立"され、扶養契約をこの会社に許可された契約医によっても、また雇用された医師によっても同様に実現される MVZ が問題である。

このような"自由業者"MVZ を設立し、医師による給付を産出して MVZ について責任を追及して決着を図る契約医にとって、さらに医師による職業行使についての州法の規則 33 条 2 項と結合して SGB V 98 条 2 項 1 節 13 番に従う契約医権、および共通の職業行使の許可された権利形態に関しての医師の職業権の制限が適用される。契約医の許可規定 33 条 2 項の文言はその際、VÄndG の過程で次のように理解される。

　"(2)　契約医の活動に共通の行使は、すべて契約医による扶養のために許可されたある共通の契約医枠（地域の職業行使共同体）での給付産出のもとで許されている。それはまた職業行使共同体（地域を越えた職業行使共同体）の成員の異なる契約医枠の場合に許されるのは、その時々の成員の契約医枠の扶養義務の実現が雇用された医師や心理療法医の協力のもと必要な範囲において保証され、並びに成員と彼のところで雇われた医師や心理療法医が他の成員の契約医枠に時間に制限された範囲で何らかの手を打つ場合である。共通の職業行使は、個々の給付に関して許されるのは、この職業行使共同体が患者の他の医師への委託と結びつい

た医学的・技術的な給付の調達のため、他の医師宛委託の正当な給付提供者によって形成されない場合である"。

　あるMVZ はその限りで疑う余地のない"許可された給付提供者"である。たとえこのことが法人の形で組織されていようとも、である。
　開業している契約医にとって、この構成はVÄndG の発効前には次の法的結果を持った。
- 医師による職業行使についての州法の規則32b 条1 節に従い雇用される医師（全日あるいは2 半日従事する医師の数の制限は翌年2 節に従い効力はない）。
- 最大、追加3v.H のナンバー1.3 雇用医師基準と関連して、SGB V 101 条1 項5 番に従う契約医の許可規定32b 条に従う共同体実践における1 人の医師の雇用と一般に結合された給付上限は適用されない。
- MVZ において雇用される医師は、SGB V 95 条2 項に従って全面的に必要企画に算入される。一方、これはSGB V 102 条1 項5 番に従って雇用される医師には適用されない。
- 1 つのMVZ において何らかの活動をしている1 人の契約医は、彼の許可をSGB V 103 条4a 項に従ってもたらすのではなく、あくまでも免許を受けた所有者に従ってである。MVZ は免許の所有者ではない。
- この規則はもっぱら雇用される医師に適用されるので、1 人の契約医が1 つのMVZ において5 年の活動の後、SGB V 103 条4a 項4 節に従って追加の許可を受け取らないことはもちろんである。

　古い法律形態に従ったMVZ の取るに足らない競争利益はふさわしくない。それはVÄndG の過程で、今や契約医にも相応の権利を容認されるという趣旨にもどされた。そのうえ個々の特権はすべて削除された。次の改革が指摘される。
- 単なる契約医でも今や、1 つのMVZ を設立せずに許可委員会による認可の後、医師たちを雇用することが許される（SGB V 103 条4b 項参照）。
- 契約医に、専門外の医師の雇用を当てることがMVZ のごとく与えられる。この場合、必要企画は効果を失わせてはいけない。雇用される医師

も、許可制限が命じられている限り、1つの許可を持っていなければならない。

- MVZにおける一貫した活動の5年後、自動的に自己の許可を受け取り、自己の許可の範囲中で契約医として何らかの手を打つことができるのは雇用された医師の特権である。そしてMVZにおける地位はあくまで維持し、これから新たに充当されるかもしれない間に、2007年7月1日から廃止された古い法律で雇用された医師は、規則でこれから先も有効である（SGB V 103条4a項4節）。
- 確かにVÄndGは、ほかのところの給付調達者の資金投入によって、外来の扶養単位の責任担当機関に関してなんら変化を扱わなかった。もちろんMVZ-GmbHの社員は、負債者の市民説明報告のためKVや疾病保険金庫の要求に責任がある（SGB V 95条2項6節）。
- 契約医は今や、ある前提のもとに分野実践を興し、いくつかの地域で契約医としての活動を自由にすることができる（比較：連邦概括契約医師規則15a条）。連邦概括契約医師規則15a条3項に従い、この可能性は明らかにMVZに帰されるべきである（医師による職業行使についての州法の規則24条3項）。

b. 雇用される医師によるMVZ

その給付がもっぱら雇用される医師によってもたらされる1つのMVZについて、次の構造を根底に置く。

MVZは1つの運営会社を持ち、その設立者（社員）は自分では医学的扶養を実施しないで、契約医による扶養の枠組みにおいて雇用される医師によって扶養任務を実現する。契約医による扶養の枠組みにおける治療処置を、医師名簿に登録されている免許を与えられた医師によって見込むことで企業目的が決められる。

さらに処置契約の債務者は、個人的な履行について責任能力を有する（私人）1人の医師ではないこととされる。それゆえ会社法的形態のみが考慮される。そこでは職業担い手（＝医師）は、BÄO 1条に照らして他の人（会社）のため、しかし患者に応じて自己責任および自立的に（ないしは1人の職業担

い手の"履行の助手"として)、営業にあるいは商業には従事しない。

　ゆえに、私法の法人（GmbH, AG）のみが考察される。それに対して商事会社（OHG, KG）はBÄO 1条のため考察はしない。この規定に従って医師による職業は自由な職業である。しかし商法の人的商事会社は生業的企業の経営を前提とする。そのことが自由な職業の場合には欠けており、免許を与えられた商行為として、医師による扶養の産出は許されず注視される。

　いくらか異なるものがMVZの医師ではない設立者に適用される。あるMVZが医師でない1人の担い手によって、例えば1つの病院のように導かれると、担い手は医師による職業を行使せず、MVZにおいて雇用される医師が行う。この場合、何ら自由職業的ではなく、企業者的な活動となる。この情勢は、医師による給付がもっぱら雇われた医師によってもたらされる病院のそれと比較される。病院領域においてOHGやKGは法形態として争われずに認められる。したがって、1つの病院によって設立されるMVZの構造外の配置はわずかに理解できる様相である

　会社契約は雇われた医師に対して社員の医学的な指示権能を想定していない。これはSGB V 95条3項2節（雇われる医師による契約医の扶養の参加）に矛盾する。医師による指導および専門包括的扶養の要求は、会社契約において規定されねばならない。その中から生ずるのは、GmbHの業務指導者ないしAGの取締役成員は、契約医の扶養のための医学的指示を雇われた医師に対して与えてはいけない。しかし相応の指示を与えることは必要である。というのは、医師の指導は契約医による義務を保証しなければならないからである。必然的に医師であらねばならない医師の指導者は、ゆえに1つの業務指導者の地位を占めている。

　そのうえ専門領域の2人の医師ないしは専門医および重点名称（例えば、心臓学、腫瘍学のような内科医の重点も）とともに雇用される（同じ扶養の異なる専門医名称、したがって101条5項に従う家庭医による医師グループ、あるいは101条4項に従う心理療法医の医師グループが属している医師たちが雇用されねばならない）。

　MVZに雇用される医師にとって、医師による給付産出の職業および契約医法の規準は、契約医にとってと同じ範囲において適用される。こうして雇

用される医師も専門領域境界を教育秩序に従って守らなければならない。特別の調査および治療方法の決着にとって、給付を自己責任で実施する雇用される医師は、規則的に個人に授与される健康保険医協会の決算許可書を受け取るため、SGB V 135 条 2 項に従う品質保全協定による必要な専門知識証明を必要とする。

## 3. MVZ 設立者の視点からの企業説明

続いて、本質的な MVZ の情勢が能力を有する設立者の視点から許可される法律形式や影響を顧慮して、自由職業性のステイタスを取り上げながら考察する。

### 1）契約医による設立（医師あるいは企業者としての活動）

契約医はその許可のもとに GKV 扶養に参加し、それゆえにあらかじめ定められた MVZ 設立者である。もし契約医がその枠を MVZ に入れるならば、彼らは他の能力ある設立者に対して利点を有している。というのは、彼らはすでに契約医の枠を持っており、それゆえ必要のない企画には左右されないからである。

契約医は MVZ の経営のため様々な法形式に結合される。社会権や許可権と同様に、最も単純な形式である社会市民の権利とも多くの結合が生じる。社会契約がひとつの共同体実践であるように、社会目的として"MVZ の経営"を示す"現在職業行使共同体"が必要である。すでに様々な契約見本が公表されており、MVZ のテーマは容易に参照できる。

個々の契約医も MVZ の設立者や事業者でありうる。この場合、MVZ は雇用される医師たちとともに働く。設立者である契約医たちはその実務や認可を MVZ の仕事には持ち込まない。彼らはもっぱら企業者（個別会社）として活動し、医師活動は携わられない。その活動を MVZ に取り入れ、他の専門医と結託し、どこまで専門包括的な MVZ として働くことができるか議論の余地がある。

医師は GbR における社員であり、契約医枠の算入にもかかわらずその自由職業性を保持している。模範‐職業組織（MBO）の変化および州における変換の後、たいていの連邦諸州において医師も GmbH の設立を許される。
　MVZ の経営には 2 つの変形がある。
　1 人あるいは幾人かの契約医は社会目的として"ある MVZ の経営"によって GmbH を設立する。彼らはその個人的な認可を保持し、その実務あるいはその契約医枠を個の MVZ に入れない。この代替案の場合、社員の医師的活動（＝契約医）は MVZ の経営から完全に分離され、契約医はただ企業者として活動する。MVZ は契約医による活動が、もっぱら雇用された医師によって実行される。しかしこの医師は、契約医の場合、その実務において雇用されてはおらず、設立者 GmbH（図Ⅱ-5-1）のところに雇用されている。
　第 2 の GmbH 変形の場合、契約医は一面では社員として、他面では会社に雇われた医師（図Ⅱ-5-2）として務める。この法律形式は、いわゆる 1 人 GmbH としても可能である。この代替案の場合、常に権限を有する認可委員会に、GmbH 設立後そこで自ら振る舞う契約医師の設立者の特質として、MVZ の終わりと同一視され、それを失ったと見るかあらかじめ問い合わせられる。契約医が自己の GmbH において事業指導者に社員として振る舞った場合、設立特質がいつまでも保持すると仮定すると、契約医は彼自身の雇用のため自分の MVZ においての認可を放棄する。認可委員会は他の専門領域に 1 人の医師のさらなる雇用を認可する。
　しかしこれまで医師の領域で広範に実施されなかったさらなる法律形式はパートナーシャフト会社である。そこでは参加する契約医師の法律上のステイタスが社会市民法におけるそれと同一視される。契約上の規定は、より厳しい前提を規格化するパートナーシャフト社会法と合致しなければならない。
　まず第一に、MVZ は契約医による扶養の枠組みにおいて給付提供者である。認可委員会による認可によって MVZ は 1 人の契約医と同じ権利と義務を受け取る。そして契約医による扶養の保証のために権利が与えられ、義務づけられる。MVZ は他の契約医と協力して、場合によっては人、器具、場所等を一緒に利用することができる。同じ専門領域を契約医枠に対する多く

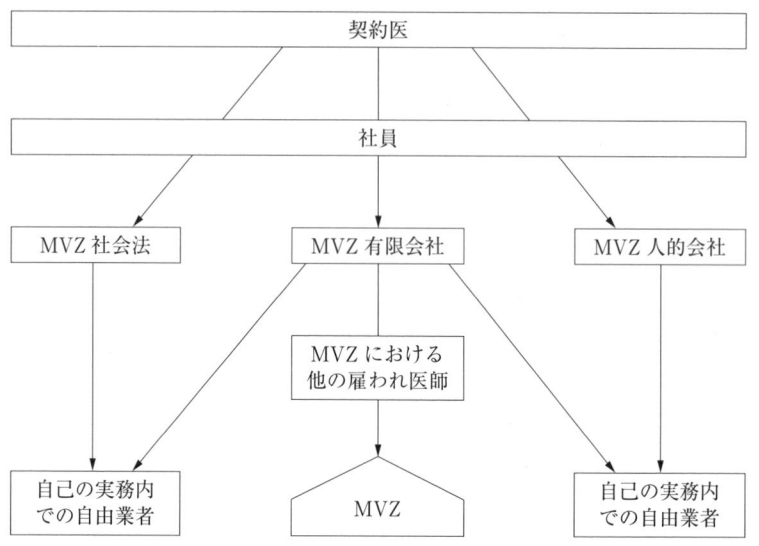

```
                    ┌─────────────┐
                    │   契約医    │
                    └─────────────┘
                    ┌─────────────┐
                    │    社員     │
                    └─────────────┘
         ↓                ↓                ↓
   ┌──────────┐   ┌──────────────┐   ┌──────────┐
   │ MVZ 社会法│   │ MVZ 有限会社 │   │MVZ 人的会社│
   └──────────┘   └──────────────┘   └──────────┘
                   ┌──────────────┐
                   │ MVZ における │
                   │ 他の雇われ医師│
                   └──────────────┘
   ┌──────────┐                        ┌──────────┐
   │自己の実務内│        MVZ           │自己の実務内│
   │での自由業者│                      │での自由業者│
   └──────────┘                        └──────────┘
```

**図 II-5-1　契約医の認可による持参なしに MVZ 設立者として存在**

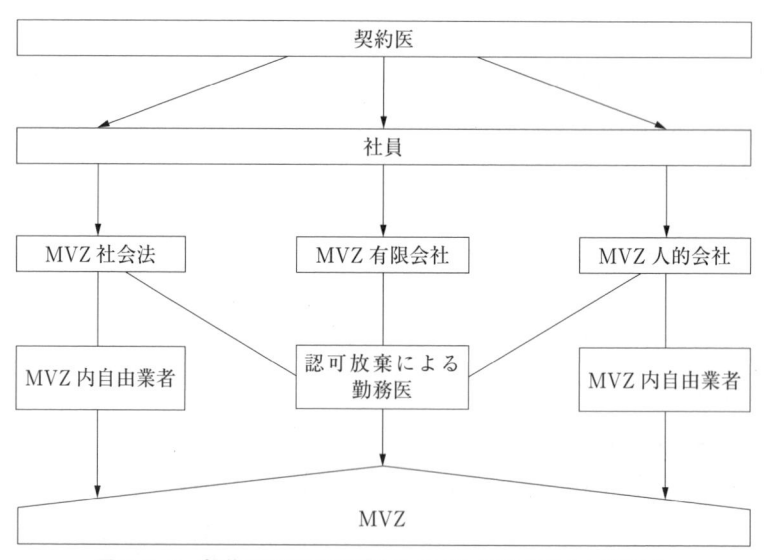

```
                    ┌─────────────┐
                    │   契約医    │
                    └─────────────┘
                    ┌─────────────┐
                    │    社員     │
                    └─────────────┘
         ↓                ↓                ↓
   ┌──────────┐   ┌──────────────┐   ┌──────────┐
   │ MVZ 社会法│   │ MVZ 有限会社 │   │MVZ 人的会社│
   └──────────┘   └──────────────┘   └──────────┘
         ↓          ┌──────────────┐        ↓
   ┌──────────┐    │ 認可放棄による│   ┌──────────┐
   │MVZ内自由業者│  │    勤務医    │   │MVZ内自由業者│
   └──────────┘    └──────────────┘   └──────────┘
                         MVZ
```

**図 II-5-2　契約医の認可を持参して MVZ 設立者として存在**

の医師によって分業可能な MVZ は、私的な医師による診察時間、個人的な保健衛生給付（IGeL‐Leistungen）、経営医師による扶養、鑑定人活動等のようなさらなる業務範囲を開拓する試みができる。このように MVZ が医師の側で構造化されればされるほど、介護職務、理学やエルゴ療法、あるいは病院のような他の GKV 給付提供者による協力可能なパートナーとしてますます有益である。編成された医師による給付提供の場合、確かに良い成果を達成することができるであろう。

## 2）契約医と病院による設立

　契約医がある病院と一緒に MVZ を設置することは当然だと思われる。しかし契約医には、入院制度と職業行使の共同体が成立することは職業秩序に従って許されない。MBO 12 d 条は 3 項において、医師は職業行使共同体を結成することなく、病院予防やリハビリクリニック等との協力もまた、実務合同の形式の中に入ると想定している。このような協力はそれゆえ MVZ に関して設立者会社である。病院でも契約医でもなく入院による、つまり外来によるその開業がそこにもたされる。入院による経営は、このような形勢においても契約医による扶養の行使から分離される。GbR（社会市民法）の形式において、病院による、あるいは複数の医師による MVZ 設立の場合、契約医は MVZ の設立に従って彼の自由職業性を保持することができる。

　多くの病院は自ら GmbH と名乗る。だから MVZ の経営にとっても共同社員として入院による開業とともに、たいてい GmbH が問題となる。もし 1 人の契約医がこの MVZ において自ら医師として活動しようとするなら、彼は引き続いて業務指導する社員として使われるために"彼の" MVZ の許可を放棄する可能性を持つ。ここで彼は、契約医のステイタスと個人的な許可を失う。社会契約においては明確に医師による独立性が保証されるべきである。しかしその際、税務上で何が重要であるか、彼の実務経営がその MVZ にもたらされる。これは税助言者によって明らかにされる。業務指導する社員として"自己雇用"の変形の場合、再び設立者特質の受領が明確にされる。いずれの場合でも第 2 の契約医の専門方向が必要である。

すべて異なる許可変形でも、MVZの許可は開業後に与えられる。これは社員の情勢の場合、契約医および病院の契約医実務であるか、病院の近くにいるか、いずれかになる。もしMVZが病院において経営されるなら、病院での原則に対応して開業しなければならない。MVZは病院のどこかの部屋にのみ設置され得ないことを意味する。1995年からBSGの裁判の利用において（Az：6RKa23/94、"放射線医学者判決"）、MVZも独自の組織的な単位として設置されなければならなくなった。これに属するものは独自の入り口、独自の名札、独自の患者管理、および医師の入院範囲からの分離である。個々の許可委員会はここで説明書を開発した。例えば他に納められた病院の器械は、放射線医学の大型器械などのように、MVZの医師によってともに使われることは絶対にあり得ないということはない。ここでは保管された実務空間に対する原則が通用する。

MVZは病院において1つの枠を持つ共同社員としての契約医がその活動を、病院から離れて彼の以前の実務空間において行うことはできない。契約医がただの企業者として（もっぱら社員として）MVZに参加する場合、しかも医師の活動と契約医枠をそこに入れなければ、有効ではない（Heilkunde-GmbH）。

社員の組立てに制約されて基礎づけられたMVZの業務分野も生まれる。例えば手術センターが様々な手術に活動する専門領域の契約医とともに、麻酔科医あるいは病理学者のように病院と一緒にMVZとして従事し、その際に部屋や器械による設備並びに病院の非医師の人事をともに利用する場合である。このためにはMVZと病院との間の広い契約的規定が必要である。なぜならMVZは独立的であり、病院の一部ではないからである。

病院の共同社員作成の場合の特殊性は、病院の法律形式によって自ら生じる。固有の法律形式において私的権利の自律的私法的個人（GmbH、gGmbH、AG etc.）として病院が導かれると、MVZの設立や経営のために設立された会社の社員となる。それに対して法的に独立していない。例えば町あるいは州の行政単位の自己経営として導かれる病院が問題であるならば、病院の担い手の会社作成が疑問に思われる。市町村あるいは地域団体としての郡は、

たいていGKVステイタスの直接の法的所有者ではなく、このような自己経営を組み込みながらの情勢の場合、おそらく必要な設立者特質が足りない。連邦全体でこれは様々に処理され、2、3の認可委員会はMVZの地域団体による設立であっても認可する。

　病院と一緒にMVZを契約医による設立の場合の本質的観点は、外来あるいは入院による分野の歯車を噛み合わる。このように設立されたMVZにおいて契約医は入院治療においても活動しており、病院医師は外来を治療することができる。

### 3）契約医と他の給付提供者（病院を除く）による設立

　MVZはもちろん混合した設立者会社によっても設立される。設立社員はその際、契約医と並んで典型的な医学的治療職業並びに家庭の看護あるいは薬局などの企業が挙げられる。この場合、彼らはもっぱら設立会社の社員としてのみ務める。しかしそれらの経営において、薬局あるいは理学療法の実務をMVZに持ち込み得ない。これらのGKV分野は契約医による経営の所在地番号のもとで清算されるのではなく、これまで通り疾病保険金庫との契約に従って個別に清算される。

　在来のGbRと並んで、医師は他の自己責任ある職業行使に権限を与えるアカデミックな治療職業、あるいは国立の教育職業の職業関係者とともに、保健衛生制度並びに他の自然科学者および社会教育学の職業の関係者の中でMBO23a条と23b条の規定に従って、GmbHまたは株式会社のような私権の司法的個人の法形式においても手を結ぶことができる。この場合、医師による管理や多数関係の規準並びに責任領域の分離等はMBOの規則に従って顧慮される。パートナーシャフト会社も同様に顧慮される。

　契約医はGbRの社員としてその自由職業性を保持する。同じことはパートナーシャフト会社にとって通用する。契約医と他の人々がそれに対してあるGmbHの法形式においてMVZを設立すると、彼らは業務指導する社員として任命される。そしてそうした契約医として、その共同社員がGmbHにおける従業員として従事する。GmbHの業務は社員ではなく、もっぱら

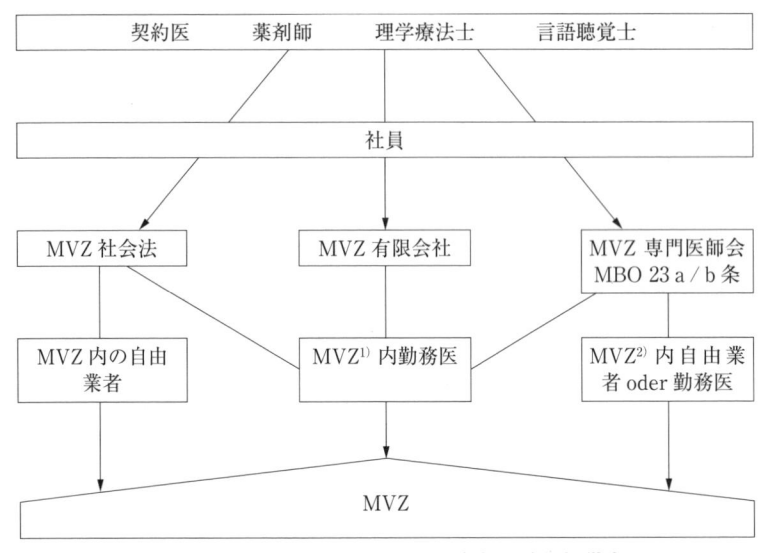

```
┌─────────────────────────────────────────────┐
│  契約医    薬剤師   理学療法士   言語聴覚士  │
└─────────────────────────────────────────────┘
          │     │      │       │
┌─────────────────────────────────────────────┐
│                  社員                        │
└─────────────────────────────────────────────┘
    │              │              │
┌─────────┐  ┌─────────┐  ┌──────────────┐
│MVZ 社会法│  │MVZ 有限会社│ │MVZ 専門医師会 │
│         │  │         │  │MBO 23a／b条  │
└─────────┘  └─────────┘  └──────────────┘
    │              │              │
┌─────────┐  ┌─────────┐  ┌──────────────┐
│MVZ 内の自由│ │MVZ¹⁾内勤務医│ │MVZ²⁾内自由業 │
│ 業者    │  │         │  │者 oder 勤務医│
└─────────┘  └─────────┘  └──────────────┘
    │              │              │
┌─────────────────────────────────────────────┐
│                  MVZ                         │
└─────────────────────────────────────────────┘
```

**図 II-5-3　MVZ 設立者としての多数の給付提供者**

注：1) 職業組織事業会社も病院によって可能。
　　2) 職業行使会社は唯 MBO 23b 条に許される他の専門職業の従業員にのみ可能。

業務指導者が指導する。MVZ-GmbH の業務は契約医による活動である。この情勢の場合、この本源的な契約医の MVZ-GmbH の社員としての従業員ステイタスを認可の有害とみなすかどうか前もって認可委員会によって明らかにされる。

　医学上の専門職業の様々な関係者間の協力において設立された MVZ の経営の定住地は、空間的に1人の社員のところに定住すべきだろう。これはしかし説得力に欠けている。許可は自由に選ばれた定住の場所にとって必要計画に相応して与えられる。設立者の枠は他の場所でもありうる。"混合した" MVZ の設立者会社がいかに組み立てられたかに従って、このような MVZ の業務分野も展開される。もし保健所、整形外科の靴屋および女性物理療法士が、物理学的およびリハビリの医学にとっての整形外科医や医師と一緒に MVZ の経営のため会社を設立するならば、医師や医師でない給付提供者も同様に主としてこの結合に限られる。医師の側では専門領域限界を守ることや職業秩序からの規準が適用される。許可された手段提供者とし

ての保健所、薬局あるいはまた補聴器専門家、整形外科の靴屋、検眼士のGmbHあるいは株式会社の社員として算入する場合、これがMBO 23 b条に従って適用されるか他の専門職業の成員として適用されるか、権限ある州医師会によって明らかにされる。問題になるのはその事業の職業行使のためであることで、もし薬剤師がMVZの共同社員であるならば、薬剤法8条が顧慮される。だから、それに従って薬剤を専門外で指導することは拒否される。"混合した"設立会社による社会契約は、いずれにせよ認可委員会の会議の前に権限ある地方医師会によって審査されるべきであろう。

### 4）契約医が設立して参加しないMVZの設立

　MVZの設立は医師でなくとも、設立者自身が直接のGKV給付提供者である場合に可能である。顧慮されるのはここで医学の治療職業、例えば理学療法士、言語聴覚士およびエルゴ療法士の従事者と並んで家庭の看護の企業や特に病院も同様に可能である。この自然あるいは法的な人間の場合、自ら直接のGKVステイタスの権利所有者で、これが認可委員会に適切な基礎の法案（疾病保険金庫、計画ベッド決定などの契約）を立証することが顧慮される。

　病院が法的に、例えばGmbHのように独立の法律形式において指導され、また自ら計画ベッド決定の受取人である場合には、設立者特質が疑いなく存在する。MVZが病院の担当者によって、したがって病院自身によってでなく設立されるべきならば、病院担当者（例えばRhin-AG、Helios医療GmbHなど）自身が経営する法的に独立していない病院にとっての計画ベッド決定の受取人（経営の所在地）であることが証明されなければならない。

　資本会社の形式において非契約医師によって設立されるMVZは、その意思の給付をもっぱら雇用される医師によってもたらす。このようなMVZにおいて、契約医に従事しようとする契約医は、そこで雇われるためにMVZの契約医の認可を放棄する。これは、SGB V 103条4a項に従って個人裁量あるいは選択決定なしに認可委員会が許可しなければならない。医師はこの方法で自分の契約医枠をMVZに入れる。どんな場合でも、少なくとも一時的に、自ら雇われねばならない。この方法を選んだ契約医はたいていの場合、

何ら自己の再認可を得られない。SGB V 103条4a項4節の特権を与えられた規程、それに従ってMVZにおける専門領域に関する設立あるいは拡大のために少なくとも5年間そこで雇用された医師は、制約にもかかわらず許可を保持しているので、2007年1月1日以後に雇用された医師にとってもはや考慮の対象にならない。

非医師あるいは病院によって設立されるMVZも許可は開業の現地で受け取る。それによって設立者会社の所在地は考えず、医師の職業行使の場所が考えられる。また"すべて1つの屋根の下で"の原則が通用する。病院の場所的範囲におけるMVZ設立の場合において、再び病院での開業権の原則が顧慮される。病院MVZの際の特殊性は、MVZにおける契約医の許可規定20条2項の改稿による入院による領域において、病院医師の活動の規則的同時的活動が可能であり、またしばしば実践されることがある。

## 4. MVZ契約の設計

### 1）契約設計の諸原則

法的助言をする職業の従事者にMVZの設立や経営に関連して、契約作成のための委託が与えられる前に2、3の原則的事柄が顧慮される。それゆえ確かな協力の原則が委託作成前にすでに書面に調達されねばならない。

まず、人は契約パートナーとして問題になる人物、あるいは制度に制約されずに広範な契約の関係が期限を取り上げるか、の問題が議論される。この確認がごく普通であり、そもそも契約設計について考慮される前にそれは重要である。さらに良い契約は、契約締結前に存立する社会的嫌悪が契約付帯条項によって共感に変化するほどには決して起こり得ないだろう。MVZの設立についての契約は、すべての契約パートナーから多くの生活状況における妥協の用意が前提で、また互いに歩み寄ることが不可欠になる期限に向けられた企業の設立である。

さらなる意義は考察の対象になっているすべての可能性の評価にある。この章のチェックリストに基づくブレーンストーミングの枠組みにおいて、た

とえ理論的な可能性が書面でもたらされ、次いでその現実性において順序に進むとはいえ、たいていは考えられる限りということが重要である。将来の契約パートナーの最善の好みに合うという考えは、最も有益ではないといえる。多くの考え方のもとである選択に従っての将来の成果期待は、すべての契約パートナーによってともに支えられる契約理念の方が優先されるだろう。

　契約による設計にとって決定的なことは常に個々の契約パートナーの経済的なウェイトづけである。大きな不等ウェイトがあると、MVZの設立の際、経済的に高い約束を提示する契約パートナーは自分にも高い決定権能を要求するだろう。経済的な関与が高まって設計されればされるほど、ますます単純に利潤分配および支える力のある契約設計になるだろう。

　MVZが長い期間にわたって活動を維持するために、契約はあらゆる契約パートナーの利益状態を十分に反映することが必要である。ゆえに、契約設計が委託される前に差し当たり契約パートナーの利益状態が調査さられる。これにはチェックリストや模範契約が役に立つ。しかし模範契約は決してこの調査や利益測定の成果を変えることはできない。あるMVZ契約は常に"程度仕立て"であり、決して"既製服"ではない。ある契約がわかりやすくて簡単になればなるほど、それは契約パートナーにとって日々の生活においても活かされる。文言が複雑になればなるほど、日常での言い換えにとっての契約は非実務的となる。MVZの設立や経営についての契約は各々の会社の基本法である。この基本法は空白の段階においても放置してはならず、共通の職業教育や職業的成果のためのガイドラインを含まなければならない。

　契約パートナー間で先行する調査に際してコンセンサスが少なければ少ない、個々の契約パートナーにとっての保護効果は調整によってますます弱くなる。契約の瑕疵はいつも紛争の原因を差し出す。契約が調整の隙間を見せれば見せるほど、交渉後における社会的コンセンサスに届くのは難しくなる。契約締結後に、この調整の隙間を閉じる何らかのコンセンサス持ち込まなければ、この隙間は会社の問題解決の場合に契約パートナーにとって高価な代償になりうる。

　調査の際の最大の危険は、コンフリクトの箇所を空けておき、そして信頼、

同僚のよしみ、あるいは将来に言及してこれを無視することである。契約に意見不一致の潜在性を多く含めると、契約関係は背後に巻きもどされるに違いない。重要なのは、調査の成果を契約パートナーとともにもう一度構成し、そして十分練ることである。契約は、各々の契約パートナーが契約の中で再び見つける時に有利になる。それゆえ前もっての対話において、契約締結と関連する経済的なリスクや不安もまた論じられ、また保障メカニズムについてオープンかつ真剣に議論されるべきである。良い契約は会社内部でコンフリクトから抜ける仕方を含んでいる一方、ルールが明らかに定義されている。すべての法の位置を同等に測り、また同権である1つの契約を作成する期待は、不可能であろうし、また企業者的にも無意味であろう。

　ある良い会社契約には会社の重要な満足機能が関わっている。それは十分に練って、そして個別化した規則によって現れ、コンフリクトのために十分な解決原則を提示し、またすべての契約当事者の動機づけを会社に設立する際に反映する。調査の成果はいずれの場合でも契約構想において表されねばならない。契約はまた、契約に明記されている様々に測られた法と一致して処理に当たることが決められる。

## 2）相談の進行計画

　時間による圧力は悪い助言者となる。だからまず第一に、MVZの設立や操作開始のための短い段階を含む時間計画が立てられる。個々の段階が時間計画に反して内部で延びると、全体の時間計画が無理強いされて危険である。そのため、再三再四、全体時間計画と一致させる試みが行われる。差し当たり契約相談についての時間計画にとっての明白な時間定義が必要である。この時間定義は達成される目標と成し遂げられる時間枢軸を含まなければならない。特にこの場合、法律顧問や税務顧問との取り決めがその時間入用について行われることが顧慮される。

　相談に入る前にMVZの法形式が決められ、またすべての契約パートナーの間でコンセンサスが取られる。法形式は税務顧問の助言にも左右される。ゆえに法律顧問ばかりでなく、税務顧問もまたこの段階に入れられるべきだ

ろう。すべての法形式を理解し、また相互に考慮されることがこの関連において重要である。この場合、法律および税務顧問は利点や欠点を理解させねばならない。契約の設計の前に契約パートナーの間で、次のaからdまでに書かれている重要な基準点を一致させねばならない。

### a．協力可能性

すべての契約パートナーは、将来のため協力可能性に関心が持たれるかについて意志の疎通を図らなければならない。協力可能性に属するのは病院、契約医、医師ネットワークおよびその他の法的疾病保険のために活動する給付産出者である。他のMVZも協力企画に統合される。

### b．将来の見通し

MVZの設立や経営の数はマイル標識のみが企業指導のために効果がある。特に役員の将来のビジョンは企業者の意思決定の構造化や設立のために重要である。ゆえに、契約設計が委託される前にすべての役員の将来見通しが価値判断され、そして見通し企画の枠組みにおいて記録に留められるだろう。この将来の見通し企画は、それが契約設計にも表されねばならないので重要である。

医師たちの考えはMVZの参加について事情によっては実現されえない場合がある。一個人の希望が共通の職業行使の中で、あるいは経済的な期待が達成されないので、個々の参加者のMVZからの脱落が生じる。MVZを去り行く医師の生計能力を破壊することなく、ないしはMVZに経済的に大規模に害を与えることなしに確定されねばならない。特に詰め物の整理ないし、参加権に関しての役員の期待は、調査の際に明示され、また書面で法的顧問の委託として表されなければならない。特に法人（GmbH）の場合、契約が作成される前に会社持ち分の購入と販売可能性についてコンセンサスが得られねばならない。

### c．税務の評価

すでに成立している実務の一部が会社に持ち込まれるならば、持ち込みや除外の際、その税務の評価が大きな意義を持つ。契約パートナーの税務顧問

間で入口評価、会社経営における税務の取扱いについて、また会社の解消の場合あるいは会社の退会の際の一致が成立する。それは契約においても反映されるだろう。MVZの税務の処置に対するさらなる実施は次の3）3.で記述される。

### d. 受け入れ可能性

MVZの経営は何ら自己目的はない。それは経済的手段の達成に役立つ。ゆえにベストケースおよびワーストケース計算が受け入れに関して実施されねばならない。受け入れ可能性やその利用は契約に明白に表される。

### e. 資金の可能性

調査の終わりに、また契約の設計の前に、資金提供を請け負うために引き合いに出される業務計画がある。これは契約設計の場合にも顧慮されなければならない。業務計画を無視する契約は社会的所与性を決して表さない。また疑わしい場合には、それが行うことを決めている職務を履行することができない。

## 3）契約協定

### 1. 契約の序文

MVZの会社契約はその体制を、したがって"MVZの基本法"を表す。契約パートナーはいずれの場合でも序文を決めるべきである。というのは、契約解釈の場合、序文には大きな意義があるからである。そのうえ、設立思考、設置者意思、それに設立と結びついた業務目標を確実に書面にしておかなければならない。直接の法律的な重大性は契約の序文にはふさわしいものでない。それでも序文には、MVZの発展にとって価値ある動機を含む設立者の企業者的そして職業政策的目標設定あるいはビジョンが記述される。

序文において、役員に達成可能な活動の余地を開かせ、そして同時に企業者的原動力を活気づける会社目標が形式化される。この原動力は法的に重要な契約的規制を決して生むものではない。目標が契約的に規制されると、行われていない達成目標が有利な職業行使の際、著しく負担を掛けることになる罪科を伴って現れることになる。MVZのこの目標とビジョンは、設

立の契機に保持すること、そして将来のために保存することが肝要である。MVZが目標とビジョンを失うと、自動的に保健衛生制度において常に変化している枠組み条件の企業者的適応能力が減る。企業構造が活力を失い、そして保健衛生システムに適応し、さらに発展することはもはや叶わない。

さらに序文は、社員のMVZとの確認の際、ある重要な機能を持っている。規制のない序文において、個人の願望や目標が含められれば含められるほど、全体の契約作業の社員に対する内的受け入れはますます高くなる。

それでもある序文は、契約においても設立の際の動機状態に、また同時に争いになった契約にも影響することになる。裁判員が問題の契約条項について決定しなければならないならば、裁判官は契約の規則の解釈の場合にも、会社の設立、契約の解釈あるいは規則の間隙を埋める際、社員の願望にできるだけ近づくために序文での設立動機を読み上げる。したがって序文が1つの契約の前に置かれるべきならば、また全体の契約事象に埋め込まれ、そして契約の規則内容と不一致にならないことが顧慮されている。

2. 社員の契約目的と記述

社会契約を基礎に争いを予防するためには、社員権や義務を明白に誘導しうるために、できるだけ精確にMVZの契約目的を形成することが勧められる。他面、契約目的はMVZに枠組みを開かせ、保健衛生制度における変化にも適応しうる。したがって社員の基本コンセンサスを改めて自由に処理することなく可能性を含まなければならない。契約目的の定義や設計は、まさにMVZの経営の間、永久になされなければならない企業者に意思決定に影響を持っている。

特別の意義はMVZにおける許可された契約医として社会のステイタスの記述によって与えられる。ゆえに領域標識、重点および追加標識、並びに自由選択の教育とともに、契約医ステイタスを契約において表すことは特に有意義である。これは後に、その部分寄与がMVZによって扶養地域のために行われる外来の契約医による扶養の代行や保全について規制する場合に重要である。医師職業の一部であり、またGKVの給付カタログを越える社員のステイタス記述の際、顧慮されるべきである。それは次いで利潤配分の際、

特別経営資産と切り離された収入についてその中から分離された規則に引き継がれる。

3. MVZ の経営の所在地と外部の出来事

契約の経営所在地についての規則は、それが BSG の判決によって契約医枠に特権が与えられたことに原則的な意義がある。現住所などによって、MVZ の経営所在地の表示は BSG の判決に従って当然である。特に経営所在地の契約の表示は、社員あるいは MVZ に雇われた医師が部門実務において契約医の給付を提出するときに意義を持つ。ゆえに、給付がその場所で、GKV の負担で MVZ によって提供されるすべての給付の現場を契約に取り入れることが勧められる。部門実務と並んで特に安全な場所に移される実務空間と主治医（占有医）[2] の活動も、これが MVZ によって行使される限り該当する。

契約の構造に応じてそのうえ、病院によって MVZ の医師を持つ審議医契約[3] も契約に取り入れる。またこのため特別の規制を行うことが、特にこのような審議医契約からの所得消費に関して勧められる。

さらに、MVZ の設立の場合、MVZ の社員や雇用される医師に、MVZ が法律関係において商標を持つような契約特権が与えられることが重要である。会社契約におけるこの統一的な基準によって、将来の患者に言葉を掛ける限られた可能性の枠内において再認識の特徴を含ませる、いわゆるコーポレイトアイデンティティーがつくられるだろう。決定的であるのは、広告対策が—法的に許される限り—便箋や第三者に対する他の告知を待ち受けねばならない規則を契約が含むことである。

4. MVZ における共通の職業行使と細心義務

MVZ は法形式に従って、様々な法的要求を医師の協働者である社員の細心義務に向けることができる。だから、BGB 会社にとって適用される BGB 708 条は最も低い細心義務レベル一般を含んでいる。ある社員はそれに従って義務の実現を試みる場合、彼が自己の要件において規則的に適用する細心義務にのみ責任がある。もし MVZ がある BGB 会社の法形式において経営するなら、保証権の視点から BGB 708 条において規則が、本質的に

より高い細心義務レベルを取り決めるため、常に排除されることが顧慮される。ある社員は保証の場合、個人的物事において常に不熱心であることを指摘しうるなら、すべての社員は内部関係における調整なしに発生した損害をともに保証する。さらに MVZ の内部でも、医師相互の診察上の協議の援助給付を契約上の義務として宣言することは得策と思われる。

　MVZ における診療上の医師の交換のため、定期的な会合日の形で協議の期間の日取りを規則的な契約に決めることは意義があると思われる。社員にとって協議の期間の利点は、できるだけ早い時点で企業者の誤認進行を認識し、そしてこれを現実に即して止めることである。団体あるいは企業における難しさは、コミュニケーションの段階で企業や企業管理の内部において、また医師たちの内部においても、無言が漂う時には停滞がいつも増幅して現われることに示される。この無言は、特に進行している MVZ においてその理念にブレーキが掛かり企業者の停滞に進む。

5. 診療時間

　設立コンセンサスの枠組みにおいて、すべての社員と MVZ にとっての最小診察時間と代表する医師グループが定義されるだろう。特に MVZ の設立の際、MVZ が存立している扶養領域の内部で、患者が MVZ の知識を得ようと頼りにする時に診察時間の提供は意義がある。ここでは、魅力ある診察時間提供と合目的な診察時間マネージメントを、組織や統制で振り分けられた管轄によって契約的に描くことが重要である。その場合、地域の必要性と住民構造が特別に顧慮される。特に会社の目的によって取り囲まれた患者目標グループ、およびその通例の時間帯は会話時間の確定の際、明らかに焦点にあらねばならない。診療時間は社員にとって最小診療時間として行い、またすべての社員の生活のタイプにとって望ましいものでなければならない。契約に決められた社員の私的な周囲に統合されうる理念化した診療時間は反生産的である。MVZ のその時々の医師グループにおける診療時間について、契約締結前にやむを得ないコンセンサスが調整されねばならない。

　特に契約における規則には、折によって必要になる終末診療時間並びに契約に決められた最小診療時間の変更について含められねばならない。ここで

の場合、契約医の許可から明らかになる扶養の委託が、契約医が彼の契約医枠に個人的に少なくとも週に20時間（半分の扶養委託の場合10時間）の診療時間を提供するなら、それによって初めて満たされることが顧慮される。診療時間変更は社員の私的領域に達するので、できるだけ契約変更の際に、その一致があらかじめ備えられるべきだろう。

MVZ の契約医枠の外部で広く活動する契約医の事情に当てはまるのは、契約医枠の外部でのすべての活動は時間的に全体で重すぎるに違いないということである。ここでの場合、MVZ の扶養委託にとっての最小時間は、総じて従事している医師の数には左右されずに獲得される。

6. 労働力と労働時間

個々の社員は労働時間を考慮する際、彼の利益の分け前を正しく評価するために会社に借りがあるかとの問題を持っている。この場合特に、異なる専門領域は異なる時間消費を必然的に伴うことが顧慮される。さらに、鑑定人の活動並びにある医師実務の経営との関連において、就いている医師に活動は社員の労働時間の借りにおいて、会社に対して相応して加重されることが顧慮されるべきである。

7. 社員の副次活動

副次活動に対する契約上の規則も会社の利益捜査と密接な関係にある。MVZ に借りがある労働時間に算入される社員の副次活動の時間的範囲はどのくらいか、ないしは MVZ に借りがある労働時間と並んでどれくらいの範囲で受け入れられるか、を明記した規定が勧められる。双方の状況設計はひとつの規定を必要とする。そのうえ契約は、MVZ の社員が名誉職的な、職業政策的あるいは安定政策的諸活動によって、いかに MVZ に関する労働による自由裁量に任せるか、またこの活動から浪費の埋め合わせといかに関わり合うか、そのことについての規則を含むだろう。

副次活動について拒絶の場合、どの範囲で彼らは安定してあるいは職業政策的に積極的に自分が示しうるか、このような拒絶のための説得力ある取り上げ規準を契約は含むだろう。さらにこのような規定は、MVZ と並んでどんな追加収入で計算されるかをはっきりさせるためにも重要である。不一致

を予防するためにある社員による副次活動の拒否の際、一致した社員の終結案が契約に取り決められるべきである。このような規則が放棄されると、口論が会社の内部であらかめプログラムされて、会社の将来は最終的に社会法的な視点から著しく負担を掛けられる。

　社員の科学的な論文や講演活動といかに関わり合うかという規則も考えられるべきだろう。特にMVZのロジスティックスに煩わされる場合である。それは少なくとも契約成立前に可能な費用補償について討議されるだろう。その際、考慮されるのは、戦略的によく位置づけられた講演はまたMVZの外部表現に役立つということである。

　さらに契約締結の際、製薬産業あるいは医療機器生産者との関係の独立が定義されるだろう。このもとで例えば応用観察の費用補償、ないしは薬の供給への規則は他の方法に該当する。

8. 擁護と準備職務

　MVZの個々の社員の社会法的位置を定義するために、MVZ契約における社員の擁護は、この医師の給付を産出する限りいかに規制されるか、との規則を取り入れることを勧める。該当する医師ＺＶ32条の顧慮のもとでの擁護規定も、MVZ内部でのマネージメント任務も同様に、休暇、疾病および継続教育欠席時間の擁護規則は契約における規制を受ける。MVZが大きくなるに従って、この規則は些細な意義ではすまされなくなる。

9. MVZにおける業務指導と意思形成

　ある一定の規模から専門のマネージメントに業務の指導が─医師管理を除いて─委託されるだろう。特にMVZの規模によっての増大する価値が、適切な個人あるいは企業の探索が開始される際の契約に採用されることになる。MVZがあるマネージメント会社に業務指導を委託する限り、会社契約において、社員を契約の規則がマネージメント会社で、いかに覆われるかを義務づけて規定する相応の基準点が含まれるべきである。

　MVZが業務指導のためにマネージメント会社を使用しないならば、会社内部で任務を個々の社員に分割することが得策である。業務指導の場合、いわゆる4目原理が勧められる。これによって1人の社員の休暇、疾病、そし

て継続教育の欠席の時間において業務指導が継続的に行われることが保証される。

業務指導やそれと関連しているMVZの経済的な養護の規則と並んで、MVZにおける医師の管理者のもとで、任務の配分と責任領域の境界に特別の意義が与えられる。MVZ契約はこれに相応する規則を含む。

MVZの組織的核心は社員集会である。これは、目標あるいは契約解釈について異なる意見が成立するなら、会社にとって安らぎを与えている機能を持ちうる多数の任務を持つ。社員集会の場合、意見の不均衡はMVZの内部で口論に発展することが考えられる。社員集会における各々の社員は同じ意見のウェイトを持つことから出発するのが理想である。社員集会の招集、進行および結果の記録についての規則は、集会管理や意志決定発見を容易にする。MVZの長続きは契約の規則によって促進される広い要素が、重要な当該の意思決定の場合に社員集合において一致が見られることである。簡単な意見が過半数に選ばれると、これはすべての社員によって支持されず、またMVZにおける日々の体験においていかに合目的に必要であるか、必ずしも有益な意思決定に導くことにはならない。それでも異なる立場が展開されると、相応の統一の行動が社員契約においては含まれるだろう。特にMVZにおいて異なる専門領域が異なる利益によって擁護されるという事実の顧慮のもとで、一致の締結には大きな意義がある。社員に不足する統一能力は、会社の内部での程度測定器である。ゆえにすべての社員から特別の着眼点によってそれぞれの考えを受けることは当然である。

社員集会における重要な意思決定について何ら一致に至らない事情にとって、契約設計におけるある条項は、必要になる意思決定を欠き、MVZからまたすべての社員から経済的損害が守られうるために、業務指導する社員あるいは業務指導者によって成されうることによって、あらかじめ備えられるべきだろう。

10. 保険と契約締結

MVZにおける法律の力により異なる領域によって、その時々の医師の活動にとって様々に高い責任保険寄与が生じる。この背景を前に、MVZのた

めに最低保証額についての契約的規則を決定することが勧められる。ここでの場合、すでに MVZ の設立の際、社員でない給付産出者も MVZ において活動しうることが担われている。この背景から人的損害、物的損害および財産損害にとっての補償額が最低額として意図されるべきだろう。裁判や経済的な発展に従いこの保証額が変わりうるので、最低保証額の規則的な適用を優先的に扱う業務指導者への委託が定義されるだろう。保証契約の契約パートナーが会社としての MVZ ではなくいつも個々の社員であれば、証明義務は十分な補てんについて契約に取り決められるだろう。業務指導者は規則的な時期において、保証賠償金額のある水準を予定する社員締結の転換をも吟味すべきだろう。MVZ 設立が共同体実践あるいは個別実践の提出によって行われるなら、すべての契約が、MVZ が設立とともにいずれの状態に入るのかの契約的にある組立が、MVZ 契約のための基礎であるべきである。これをもとに、まず情報交換、賃貸、あるいはリース契約が行われる。

　MVZ によって雇われた医師たちによって設立され、あるいは将来の医師たちが MVZ において雇われるならば、それについて契約締結の際にコンセンサスを収めることは良い印象を与える。このコンセンサスは雇用契約における内容や条件の基礎に、またその月々の報酬要求に関係するだろう。これは連邦雇用医契約（BAT）ないし公共職務の賃金契約（TVöD）に依拠することによって、あるいは雇われた医師の枠に関係する報酬によって考えられる。この処置で契約締結の場合、社員のもとで同調されるだろう。というのは、雇われる医師の支払いは利益を減らしながら MVZ に影響を与えるからである。

　医師や医師でない雇用者と締結される雇用契約は広く重要な視点を形成する。MVZ の設立やこの設立活動のための個別あるいは共同体実践の法案の提出は、事情ごとに労働権で BGB 613 a 条により経営経過を表す。この背景を前にすべての労働契約は、収入なく休暇を与えられる協働者についても、MVZ 契約の構成要素あるいは契約への構想にならねばならない。

　MVZ の空間性について成立する賃貸契約へのすべてに社員の加入に特別の意義が与えられるのは、もし社員の内部で意見の相違になり、また MVZ

が最も悪い状態において1人の社員がMVZの経営の場に立ち入ることを除外したい場合が、その時である。

11. 参加状況と全体活動能力

MVZにおける基礎的な意義においって問題となるのは、どんな状況で個々の社員が会社の全体活動能力に参加するかである。ここで、一致によってのみ変更が受けられる契約的規則をつくることが推奨される。参加の状況が個々の社員の経営成果での利益や損失状況に相応するなら、このための特別規定が契約に取り決められる。特にこの関連において規則も、ある社員がMVZを去り、その会社能力が他の社員に受け継がれるという場合のためにあらかじめ備える。

MVZの清算の件についてもMVZの全体活動能力における特別の意義がある。社員が追加で特別経営能力を会社に持ち込む限りでは、この特別経営能力の維持費ないしその価値保存についての規則は契約に規定されねばならない。

12. 利潤調査と利潤分配

会社契約の規則の場合、特にMVZの場合のように様々な医師グループとともに医師の組合が扱われるならば、利潤調査とそれから生じる利益分配による問題に中心の意味が与えられる。異なる投資容積を持つ異なる医師グループは、収入の公平な分配を切に望む。ゆえにすべての社員によって等しく支えられた利潤分配は、MVZの将来に不可欠に影響する。利益分配は契約確定の前に、経営成果はいかに調査されるか、という契約における規則が企図される。税法に許される限り収入過剰計算の見通せる形を選ぶ可能性がある。ほかには市民権を有するものの団体も収支決算する可能性を請求することができる。

経営成果を調査するために、経営費用として経営成果を減らす内訳の編成を契約上につくることには基礎的な意味がある。その場合、例えば乗用車の私的な利用あるいはMVZの経営費用として医師室に特別調度が整えられ、あるいは度々の社員の経営的な特殊な能力を表すかに応えられる。個々の社員の経営的な特殊能力が扱われるならば、少なくとも絵画、彫像あるいは価

値のある他の美術品のように、追加して保険の契約において応えられる。

　各々の社員にとってはそのうえ、職能身分的な扶養の仕事における構成員貢献は経営支出を表すか、あるいはその時々の社員の所得税の枠組みにおいて清算されねばならないか、それが明確にされる。

　またMVZは私的に保証された患者や自己支払者の場合、給付をもたらす限り、会社契約の規則は、どの期間に自己支払者あるいは私的に保証されたものの勘定に入れられるか企図されるべきだろう。

　さらに、社員の家族や、場合によっては、MVZの雇われた医師の家族についての治療の問題に対する規定を契約に取り入れることが勧められる。

　社員の生活維持を保証するためさらに、MVZが期待される社員の利益持ち分への切り下げ支払いをいかに行うか、契約の規則が企図される。さらにこの関連においてMVZの適切な清算準備のことを考えに入れておく。というのは、そうしないと経済的に困難な時期に、きちんとした事業経営を保持するために、社員がMVZへのお金を追い払いしなければならないことにもなるからである。この追加義務はいずれの場合にも契約に規定されねばならない。特に、期待される利益持ち分によって追加の決済の問題への規則は大きな実務的な意義がある。社員の追加義務との関連におけるさらなる重要な問題は、いつ正確にお金が届かねばならないか、また遅延はいかに考えられるか（利子出費）、である。

　少なくとも比較の対象になりうる大きな重要性は、調査された経営成果をもとに社員がいつ追加義務になり、もしMVZの経営成果がある損失を追い出すならば、どれくらいの水準でかが問題になる。このため、すでに上で一般的な追加義務を助言したように、期間予定による明白な規則が勧められる。

### 13. 休暇と一層の教育

　MVZにおける休暇規則は、MVZの職務を代行する医師グループの差異性のため作成が難しい。それゆえいずれの場合でも、年の始めに年間カレンダーによる1年の休暇計画を作成することが勧められる。特に、MVZが夜勤や週末職務の参加のためにも引き寄せられるという背景を前に、休暇企画に特別の意義が与えられる。ゆえに社員の休暇範囲が契約に規制される。こ

こでの場合、医師の職業における加齢と負担によって、休暇段階が健康と労働力の維持にとっての意義を得ることが考慮される。他面、あるMVZを他の市場参加者に比較して遜色なく形成させることが、寛容な休暇供与に適している。

また社員が就学義務年齢にある子供を持つなら、年間休暇の休暇時期での配分に特別の配慮が与えられる。グローバルな考慮のための契約の規則は、個人と家庭の利害が互いに激突するなら、何らの感じ得る安堵をもたらさない。むしろ、休暇企画の場合、休暇期間に何らの一致が見られないなら、その時には休暇期間は社員のもとで分配されることが、契約締結の際、規定されるよう勧められる。全部の満足でない結果は争いを鎮める。さらに契約締結の際、年間カレンダーを越えて休暇頻度がMVZにおいて許されるべき範囲かどうかについて考えられるだろう。この考えに伴って、毎年の休暇が3週間ブロックを越えてもよいか、という問題も起こる。休暇規則の場合、まさに細目精確な契約の協定は、社員のもとでの争いが準備段階において基礎を取りあげてしまう。

しばしば会社契約において、社員は短期にも時間単位でも、個人的な事柄に従事するため実務経営を中止するよう強いられることは考慮に入れられない。このためにも常にこの短期の時間単位の不在が、休暇要求に算入されるか、あるいは社員によって許容されるかについての規則が勧められる。契約の規則なしに許容が決定されると、1人の社員がこの好意的規則を利用する場合に、追加で取り決めを契約に採用することは難しいだろう。このような契約変更のためのコンセンサスが社員たちに欠けることになる。

14. 疾病と職業不能

MVZの大規模で専門包括的構成に従って、医師の疾病の場合に患者扶養の問題が現れる。1人の社員の疾病は、利益配分の仕方に従ってすべての社員に負担を掛けながら影響する。それゆえ契約締結の場合、いずれの機関に同僚の代行がMVZの社員によって行われるか、そのための規則が勧められる。

同僚の代行がMVZにおける社員によって、MVZにおいて代行する領域

がこれを許さないので可能でないならば、少なくとも会社契約において、誰が外部の代行者の費用を引き受けるか、そのための規則が収められるべきだろう。1人の社員のより長い疾病で引き起こされた不在の場合、時間の間隔において利益持分が変わるのかどうか、または同じなのかどうか、についてある協定がなされるだろう。MVZにおいて1人の同僚の代行が可能であれば、長く持続している疾病の場合、利益持分の延期にならねばならない。病気になった社員、社会そして代行する社員の間での手段の流れが起こることになる。このために契約に明らかな規則が企図される。そうしないと始めから争いがプログラムされてしまうからである。

　長い疾病の場合、規則は特に懸念される職業不能あるいは収入減少の事情のため契約において想定される。こうした事態は、最悪の場合には社員として変わらざるを得ない生活を余儀なくされたり、さらには会社から除名ということもあるため、付加的でなく、誠実な契約の規則が必要である。

　社員は契約締結の際、この宿命的な可能性に対して心構えをしうるか、すべての社員の協働能力のための有意義な尺度である。

### 15. 解約告知と除名

　MVZの展開は、社員が生活企画をMVZの状態ともはや結びつけたがらないという。この背景を前に、1人の社員にMVZを去る可能性が与えられねばならない。またMVZにも、もし社員がそのような態度を続けてMVZと努力して得られる目標を失敗させあるいは妨害するなら、その社員と別れることが可能である。社員がMVZを去ることを願うなら、社員に対する正規の解約告知が、契約に規定された、MVZを現実的に去りうる可能性に関する期限で行われる。その際、MVZの継続経営での関心は、MVZを去りゆく社員の関心が適切な時に新しい職業的な見通しを保持するような、多くの顧慮を行うことが遵守される。期限が長すぎると、社員のさらなる話し合いによってMVZは害を被り、そして法律的にも難しく支配され得る人的に困難な状況になる。

　より重要な理由から、期限のない解約告知の理由も契約においてリストアップすることを勧められる。重要な理由からの解約告知は、法的に

BGB 723 条に規定される。ある解約告知にとって重要な理由は、例えばある社員が彼の医師としての免許を失った場合、あるいは彼の外来の契約による扶養への参加に対する認可が取り上げられた時に挙げられる。さらなる理由として、認可の停止が規則除外の決定によって考察される。

BGB 737 条に規定される社員の MVZ からの除名は、解約告知から分離される。法的規定に従って除名は、社員が MVZ に対して本質的な義務を故意に、あるいは重過失から違反し、または MVZ 契約から義務の実現が不可能になる時に可能である。したがって除名はある契約が、ある社員から分離するために契約的に与えうる最も厳しい手段である。除名が正当化されるかどうかの検査の際、常に MVZ における全体の社会権的関係および除名社員に対する経済的な影響の包括的な価値を認めることが必要であろう（2000 年 7 月 24 日 BGH 判決、Az. II ZR320 ／ 98、NJW2000, 3491）。ゆえに社員集会は 1 人の除名を MVZ の社員すべての事情とすべての対立する利害のウェイトづけによって言いわたす。

重要なのは、除名は契約義務に非常に重大な違反の場合、MVZ において可能だということである。ゆえに、除名の必然性の場合、義務違反の重さの証明もつけうるために、会社契約から義務違反の際には、警告手続への契約の規則を想定することが勧められる。この敏感な領域における規定を、MVZ の設立前に議論することが不愉快であるとはいえ、このような協定は深く抱えている意見多様性の事態に備えて非常に重要である。

16. 社員の脱退

1 人の社員が MVZ における会員に、あるいは MVZ が 1 人の社員に会員の解雇を通知するなら、脱退する社員にとっても MVZ にとっても同様に、社員の示談と契約医枠の活用のため会社契約がいずれの規則を収めているかについて決定的な意義がある。相互の生存脅威のため、規則は特別の感受性と法律的な安定性を必要とする。それゆえ、脱退する社員の実務価値と示談要求がいかに算定されるか、また彼の報酬はいかに支払いが行われねばならないか、契約締結の際に法範疇を確立することを勧める。

その際、契約医枠の利用は MVZ のために、もし脱退する社員が彼の認

可を放棄するならば、法的安全に規定されることも重要である。この場合、特に通用している契約権が企図される。というのは、ある契約医の認可はMVZの社員として何らMVZに対して原則上の依存には立っていないからだ。

ある社員が解約告知によってではなく、死によって会社から脱退するなら、死亡した社員の相続人が社員の経済的な業務分与の価値をいかに活用しうるか問題である。この状況のためMVZ契約は死亡した社員の家族にとっての生活援助を想定することになる。

17. 会社の清算

業務モデルMVZは、社員の共通の職業行使に期待を果たさない事情のため、契約においてMVZの閉鎖のための規則が含まれなければならない。会社の清算は何よりまず、いずれが解消され、また社員のもとで決済されるか、全体の負の資産に関係する。特にあるMVZの清算は、MVZに対してさらなる要求が存するならば、その時に問題として取り上げられる。原則的であるのは、清算によるMVZの閉鎖は、どんな場合にも契約の規則が必要である会社内部の要件である。清算は社員の1人がこれを要求すればその時いつも実施される。その時もし何らの規則に抵触しないなら、それは財産分割預金残高の捜査の際に争いになる。

MVZ契約における清算の規則の場合、契約に規定された業務指導や代表者全権はMVZにとって拡大されることが考えられるべきだろう。これが行われないと、民事法上の社員総会の閉鎖決定によってMVZは消滅する。そして同時に、社員の業務指導や代表者全権も消滅する。規則必然性はほとんど清算の手続きから生じる。差し当たり清算の枠組みにおいて、すべての負の資産において成立しない物品が所有者に返される。物品は個々の社員の所有で、また全体の負の所有でないなら、MVZから社員にわたされる。よその人の所有物品の返還は、それが清算の時点に存在する状態において行われる。物品が価値減少あるいはもはや機能しないなら、損害賠償請求権が清算にある会社に対して、あるいはMVZのすべての社員に対して断固たる処置が成立しうる。よその人の所有物で同時にMVZの所有にあるすべての物品

は清算の過程で返される。MVZの債権者の請求権は満たされる。したがって、この目的に全体の負の資産を販売することが必要になるかもしれない。すべての債権者が満たされる前にMVZの会社資産が使い尽くされるなら、社員にとって損失関与が生じる。それによって清算は、再度MVZのすべての社員に対して請求権を解消する。

**保護条項**

MVZの状態を社員の脱退の際にも維持するために、MVZの状態の保護のため条項も契約に取り入れることを勧める。最初の保護領域として立体的は保護が考察される。この立体的保護によって、ある社員はMVZを離れたり、またMVZの近くにMVZのライバルとして改めて契約医の活動に着手することが阻止されるだろう。いわゆる競争保護条項は通商代表権から導き出されるので、裁判は種々の特徴をその効果に関して見出した。それゆえ、相応の保護条項は専門的知識のある助言に従って契約に取り入れることが提示される。というのは、そうしないと効果のないこと、あるいは過度に義務づけられた負担をMVZを離れていく社員のために内容とするならば、まったく規定の公序良俗に反する危険を冒すからである。

立体的構成要素と並んでMVZの保護の患者志向の構成要素も考えられるだろう。例えばMVZの立体的な保護は、従業員引き抜きや職業権が許される限り、取扱い禁止と一緒に結合されるだろう。この状況においてMVZを離れる社員は、これまでMVZにおいて治療された患者を引き抜くことを放棄するよう契約に義務づけられるだろう。引き抜き禁止も競争保護禁止も、同様に違約罰を法律違反の場合のために課されるだろう。違約罰が契約の対象に競争保護や引き抜き禁止の契約的義務違反のためにあるべきならば、違約罰はそれが規則的な期間の間隔において新たに達しており、また契約パートナーが違約罰の継続関連の抗弁権を放棄することを以前に義務づけられたようにつくり出されるだろう。違約罰については、実務において形成されるのが非常に難しい。それでも引き抜きはMVZの非物質的な価値に影響を与えるので、違約罰は一面で、価値損失を埋め合わせることが必要である。他面では、見せしめでもあり、またそれによって確かな程度まで安らぎを与える

効果をも持つことができる。

　さらなる保護条項としていわゆる救世主条項には大きな実務的意義がある。契約の規定は全部でも一部でも法的に有効でなく、無効であったり、実施しえなかったり、裁判での法的変更あるいは修正によって成長する。MVZ契約の全体の効果に触れる前に保護を示すべきである。この成果は救世主条項によって前に提示されるべきである。

　救世主条項が契約に取り入れられれば、補足的に社員の契約忠誠に対する忠誠と義務を想起させ、有効でなかったり、実施できないMVZ契約の規定の代わりになる。MVZ契約における規則の隙間をふさぐために契約規定が創造され、遡及効によって義務づけられる権利要求がマニフェスト化されるべきだろう。

　さらに、契約は書式条項を内容とすることが顧慮される。この書式条項は、契約変更の際、すべての契約パートナーが変更について承知して受け取るためにこれを文章にするよう強いる。そのうえ、契約変更の場合、社員総会での一致をあらかじめ想定し、そして契約変更がすべての契約パートナーによってサインされることを勧める。

18. MVZ契約

　契約の編成は、個人の状況にとって形成されねばならない本質的に規制される内容を記述する。

前置き

前置きにおいて社員の目標とビジョンが再び明らかになる。それは規則の間隙や契約解釈の際、価値あるサポートを示すことができる。

1条　会社の法形式

　規則の内容は　許される組織形式、例えばBGB会社、パートナーシャフト会社、GmbH、企業者会社（有限責任）。

2条　会社の目的と保全

　会社の目的は外来の契約医による、私的医[4]による、職業協同組合の扶養並びにその他の費用担い手、例えば軍務に対してその代替としての病院や老人ホームなどでの民間勤務者の患者について処置の枠組みにおけるMVZ

の設立および経営である。会社目的の保全は、変化する構造のところで規則的にこれら（例えば権限ある社員の会社目的の審査や提案について適用のためつくり上げる規定）に適用することを意味する。

3条　会社の所在地

MVZ経営の場（契約医枠）の正しい標識、町や家屋番号並びに認可された副次経営の場や他に移されている診察室の契約医枠で提供される専門領域給付の名を出す申告のもととなる正確な表示。副次経営の場に関する経営の際にも契約医枠で特性は専門包括的にいつまでも保証されねばならない。

4条　会社／名称の表示

法的関係において導かれたMVZの完全な名称の確定は、例えば企業者会社の法形式(有限責任)の場合、MVZの名称において常に企業者会社(有限責任)あるいはその簡略UG（有限責任）の表示が導かれる。

5条　社員の正確な表示

社員の名前と住所並びに職業権による許可された専門領域、重点および追加表示の申告、そして許可委員会によって認可された表示。

6条　会社の期間

会社は期限付であるいは限られた期間に設立される。しかしどちらにしろ重要なのは会社の開始である。

7条　患者のカード資料

重要であるのは、個別患者あるいは職業行使共同体がMVZに融合する時の規定である。というのは、ここでは患者の資料保護利害が関係しているからである（本書の各論Ⅱ部3章参照）。あるMVZの閉鎖の事情においても患者カード資料の扱いが重要な意義を現す。それは連邦裁判所の判決により患者のカード資料の把握は患者の同意によって援護されねばならないからである。

8条　会社における時間的活動の枠組み

準備段階における争いを阻止するために、連邦マンテル契約において求められた最低面会時間並びに準備時間に関して出席時間を、したがって前後の作業時間を規制することが合目的である。

9条　休暇規則／代行

特に休暇期間において社員の休暇願いは何度でも期間的限界を現す。ここでは契約締結の際、準備段階において休暇、代行およびそれと結びついた費用の明白な規則を捉えることが重要である。休暇、継続教育および病気期間のための適切な代行の選択も準備段階において規定されるだろう。

10条　継続と一層の教育

継続と一層の教育の事情は、明白な規定が権利と義務に関して取り決められるだろう。重要なのは、契約の結果、法的な継続教育義務（SGB V 95d 条）の非履行が規制されることである。MVZ は社員の一層の教育を願うならば、経済的な枠組み条件がこのために契約において記述される。

11条　社員の病気

ここでは社会的な要素が顧慮される（例えば社員の重い疾病の場合、経済的に緩和をする。一時的な仕事不能の場合、社員の除名が可能）。

12条　社員の責任

ここでは外部関係ばかりでなく、社員間の内部関係における損害調整でもある（例えば、もし一社員が治療の経過に参加しなかったなら内部関係における責任の免除）。

13条　すでに成立している契約に入会

重要であるのは、MVZ の一社員がそこに入るべきすべての契約は、会社契約のための一装置を形成すること（例えば、労働契約、リース契約、サービス契約）。

14条　責任保険

個人、事物および財産損害は十分に保証される。さらに、MVZ へ私的に持ち込んだ絵画あるいは他の美術品はいかに保障されるか規定される。

15条　経営成果の財産と調査

MVZ の設立の際、財産関係（物質的／非物質的な価値、例えば営業の収納の場合）が調査され、そして契約において文書にされる。1人的会社の場合、行われなければならない最初の決定は問題の答えであり、MVZ は収入剰余金計算あるいは貸借対象法によって（そしていずれかの税理士によって）利潤を調査すべきである。

16条　利潤と損失調査そして分配

利潤分配基準（例えば頭数による、売上高による、事業持分による）は会社内部での中心の規則意義に関わる。

17条　特別経営資産の規則

MVZへ特別経営資産がある社員から持ち込まれるならば、特別経営資産の維持費や補償調達によって社会法的にいかに扱われるべきか（例えば一社員が、彼によってのみ使われる医療技術の器機をMVZに持ち込む）、そのために規定が与えられる。

18条　（有限会社社員）の追加出資の規則

経営成果に従って追加出資が社員のために生じる。その分配と時期は前もって規定されねばならない。

19条　活動の報酬

月ごとの、あるいは四半期による活動の報酬の高さとその業務展開の適応は規定される。

20条　社員の引き出し権

社員は活動の報酬と利益分与と並んでその他の引き出しを行ってよいなら、これが契約に規定され、あるいは除外される。というのは、そうしないと会社は一社員の貸し付けになってしまうからである。

21条　その他の収入

社員は医療あるいは他の副次活動（例えば鑑定、出版）からの収入を得ることができる。またその中から所得の利用は会社資産に流用、あるいは社員に個人的に与えられうる。もし副次活動の際、実務個人に還元されるなら、この調整のため規則は与えられる。

22条　会社の業務指導対医師による管理と代行

GmbHの法形式におけるMVZの場合、業務指導は唯一の行動する機関であり、また規定されねばならない（規則BGB181条受け入れ、すなわち業務指導に、業務はMVZ-GmbHの負担で決められることは禁止されるべきである）。

GbRの法形式におけるMVZの場合、すべての社員は共通に代表の権限が与えられている。ここで単純化の理由から会社を外部に代表する一業務指導

する社員が決定されるべきである（これはローテーションの手続きで交替できる）。

各々のMVZは1人の医師の管理者を持たねばならない。これは、しかしどうしても業務指導あるいは業務指導する社員として活動しなければならないのではない。

23条　会社総会と投票権

会社総会においてのみ本質的な決定が行われ、また会社は一層発展されうる。このため、いかに社員総会に招かれるか、方式を求める。

24条　社員の報知と統制権

秩序に相応する協力には透明さが求められる。すべての社員は、情報を得る統制権（例えば日常の収入や支出および経営成果への特別の洞察）を行使する可能性を持たねばならない。規制されるのは、わたされた必要書類がさらに誰かに回されることである。

25条　解約告知の可能性とその結果

秩序に相応する経営の維持のために、解約告知の期限を規制することが重要である。その場合、正常と異常（例えば契約医による扶養の参加に適性がなくなる）の間で解約告知は区別される。解約告知は証明保証の理由から書式が必要である。

それは、契約医がMVZからの脱退の際、彼の権利を一緒に与えられるか、あるいはMVZから後の配置の枠組みにおいて受け入れられるか、についての社員契約におけるひとつの規則が与えられる。

26条　会社構造においての変化

社員の脱退の際、社員資本に対する問題（出資金の弁済時点）が規定される。追加の社員が入る際、業務分与に重きを置かねばならないことが顧慮される。社員の支払い不能の際、支払い不能が除名につながるか、またいつ除名に導くことになるかが規定される。同時に社員の会社分与における強制執行の事情にとっても適用される。

27条　社員にとっての競争禁止

ここで会社は競争保護条項が受け入れられるか、また、いかようにあるべきかについての思考に取り掛かるべきだろう。これには顧慮される種々の裁

判がある。

28条　会社の決定と清算によっての会社の解散

会社の解散はたいてい一致して行われる。というのは、結論がすべての社員にとって決定的であるからだ。さらに、施設財産がどのように分けられるか規定される。

29条　認可の留保

MVZの許可は委員会の決定を前提とするので、契約は許可委員会の一致した決定のもとで成立しなければならない。

30条　設立前費用の分配

様々な業務分与の際、設立前費用（例えば税および法律相談の費用）の配分について規則を勧める。

31条　書式

証明理由から将来において成立する、社員が束ねる意思決定はもっぱら書面で行われるべきである。契約での口頭の約束は除外される。

32条　救世主条項

個々の規則の非有効性、無効また非実現性の場合も契約はその全体において状態を保持し、そして社員が、効果のない規則を推測による意思によって契約締結する際、有効な規則によって代える義務を持つことを言明する標準規則である。契約の経済的な目的はできるだけ維持されるべきである。

●注
1) 病院の治療。(1)[1] 病院の治療は全日入院、一部入院、前後入院（115a条）並びに外来で調達される。[2] 被保険者は認可された病院（108条）において全日入院による治療に対する請求権を持つ。
2) 占有医（Belegartzt）：外来の疾病扶養において活動する、ある病院において彼の患者（一部）が入院治療する権利を持つ開業している医師。
3) 審議医契約：ある患者の診察共通の診断や診察処置の確定のため、他の専門科の医師が代診による協議や、場合によっては診察を行う。
4) 契約医の扶養のために許可されていない外来で活動する医師は、私的医としてもっぱら私的患者、あるいは健康保険組合患者をその固有の勘定で処置することができる。

# 6章

## 業務モデル病院の MVZ

**概況**

　内部の形成活動領域、すなわち戦略的企業発展の行動オプションと並んで、医療扶養センター（MVZ）の設立は外部の展開可能性を提示する。2009年度第4四半期の時点で、ドイツにおける1474の（申告され、既に経営において存在する）MVZ全体で、7127人の活動する医師（そのうち従業員5793人との関係において）が存在する。MVZの50％は契約医の担い手の中にある。手段において1つのMVZの中に4.9人の医師たちが働いている。その際、家庭医、内科医および外科医が最も頻繁に登場する。分野の境界をこじ開けることが市場位置の改善のための関心の機会を提供するとはいえ、ドイツの診療所は、この新しい行動分野に関わり合うことをためらっている。MVZのため、あるいはそれに対しての意思決定を見出す多様な行動分野には次の領域が扱われる。

・状況操作を通しての基本状況価値適合化。
・多様性効果の目標を持つ給付特殊化。
・諸部門にとっての包括寄与計算の採用。
・非医療的な領域の構築。

## 1. 設立のための予備的考察

### 1）医療扶養センターの類型

　医療に統制に関して扶養センターの2つの純粋形式である診断と治療のMVZが存在する。診断の給付に対する統制は、専門傾向放射線医学／放射

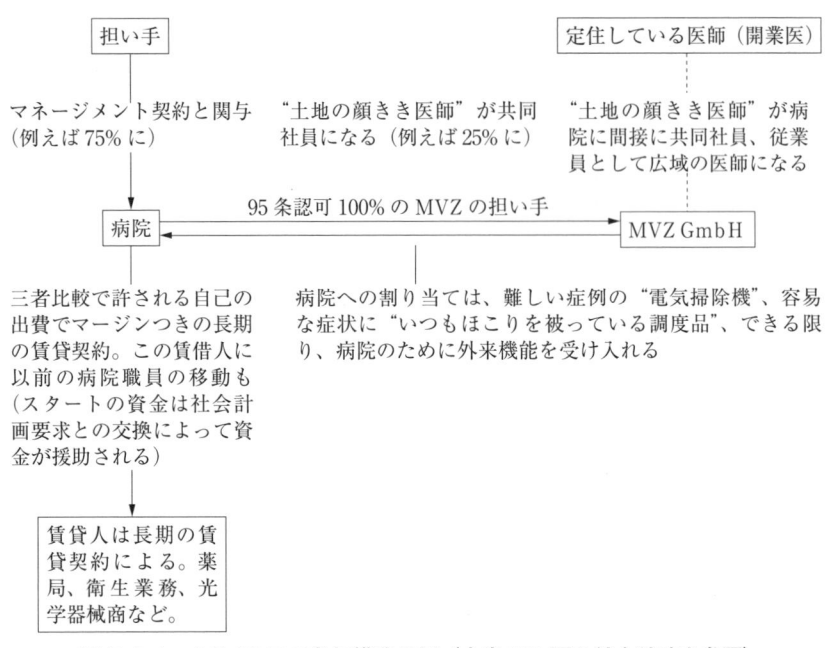

```
┌─────────────┐                          ┌──────────────────────┐
│  担い手     │                          │定住している医師（開業医）│
└─────┬───────┘                          └──────────┬───────────┘
      │                                             │
マネージメント契約と関与    "土地の顔きき医師"が共同    "土地の顔きき医師"が病
（例えば75％に）           社員になる（例えば25％に）   院に間接に共同社員、従業
                                                    員として広域の医師になる
      ↓                                             ↓
┌─────────┐     95条認可100％のMVZの担い手      ┌──────────┐
│  病院   │←──────────────────────────────────│ MVZ GmbH │
└────┬────┘                                    └──────────┘
     │                        ↑
三者比較で許される自己の    病院への割り当ては、難しい症例の"電気掃除機"、容易
出費でマージンつきの長期    な症状に"いつもほこりを被っている調度品"、できる限
の賃貸契約。この賃借人に    り、病院のために外来機能を受け入れる
以前の病院職員の移動も
（スタートの資金は社会計
画要求との交換によって資
金が援助される）
     │
     ↓
┌──────────────┐
│賃貸人は長期の賃│
│貸契約による。薬│
│局、衛生業務、光│
│学器械商など。  │
└──────────────┘
```

**図 II-6-1　ある MVZ の参加構造の例（本章 395 頁の結合戦略を参照）**

線療法、あるいは実験室や病理学に関わる。その際、後者の専門は定住している領域においてわずかしか支持されない。このような専門多様性を持つセンターの設立は多くの利点を持つ。報酬に反して入院の症例を検査するために所属させられて移住される放射線医学あるいは実験室実務を持つ病院は、専門的および技術的にこの定着している実務への依存を終わらせる。結果として（高価な）医療技術は自ら購入され、リースまたはローンで買わなければならない。しかし診療所は、検査技術への再投資について自ら決定し、そしてそのため一層の教育を自ら率先しうる利点を得る。共通の入院や外来の器械の投入を自己決定する調整によって、機械や関係する人事のフル作動を適切に操縦することができる。

　さらに診療所の治療の方法は、検査がほとんど入院前に行われることによってより経済的に形成される。それによって病院における患者の滞在期間は縮小する。検査は外来に精算され、同時に保険医協会の予算の負担になる。

したがって入院から外来の領域への費用移動が行われる。この費用の移動は自然に適した健康保険医協会（KVen）によって批判的に評価される。疾病保険金庫はこの処置に対してほとんど中立に向かい合っている。書面の一致の場合、処置方法の改善のために結んだ共通の患者資料はデジタルで送付され、また同時に所見は直接かつ迅速に病院へ到達しうることも評価される。

　治療上に調整されたMVZは、診断上の専門を除外してすべての医療上の専門領域を包含する。上に挙げた処置法の自己決定と改善の利点と並んで、治療上のMVZは特に移動診療車に対するその代替機能によって際立つ。診療所移動診療車はほとんど経済的に経営されていない。ゆえに、これまでの移動診療車を（1人の診療医に結びつけている人的な授権移動診療車を除外して）ある診療所につけ加える、あるいはうまくいった場合には取り換える機会が存在する。

　実務において混合形式の存在する両者のMVZ類型は、多種な利点が特殊に診療所のためにまとまっている。

　MVZ設立のための決定の場合、最も重要な議論はこれまでの配属からの独立および入院患者の将来の振り分け保証である。潜在的な患者は外来の扶養について準備段階において世話をされ、そして、段階における症例操縦の意味において、"適切な"患者が診療所に出入りするようになる。

　治療の継続性は、所見や治療成果の時間的に良い同調と迅速な伝達と並んで人事分割によっても発展する。2007年以来、契約医権変化法によって、ある診療所において、また同時にある実践において活動することが一般的に時間的に制限され、医師たちに許される。それによって、入院後（ともに）治療する間、一致した治療構想による患者にとってわずかの待ち時間と実験に起こる、唯一の医師による最適な症状における患者になる。MVZ医師の配置は、この代行職務が診療上の人事にとって受け入れられ、賃金と結びつかない労働時間規則を基礎にしながら付加的に獲得することに魅力がある。より大きな人事のプールは、さらに扶養提供の拡大を延長された面会時間（1日の余白時間や週末に）、あるいは特別診察時間によって許可する。専門的にMVZは、すでに成立している専門部門の場合、新しい治療分野（特殊化）が

病院に設立される。そしてそれによって給付提供が拡大し、また同時に競争能力が増すという利点が生まれる。

病院移動診療車と比較してMVZの場合、むしろ、(ほぼ) 調整された経営成果によって経営される可能性がある。なぜならそれは場所の規模に何らの規準がないから、その人事はより良くフル稼働される。そして、外来の決算は訓練された専門家あるいは外部の職務提供者によって行われる。したがって誤りのある決算は稀にしか起こらない。さらにMVZの場合、特別の決算戦略が考慮の対象になる。その場合、一点の容積に強い (専門) 医師と一点の容積に弱い (家庭) 医が連結される。この決算戦略 (価格ポジション) は次章で続いて詳細に説明される。

診療所を外来の分野に業務領域を広げることにはもちろん不利も生じる。診療所は開業している医師と直接の競争に入る。これに比べると (一部高い) 依存があるので、契約医のMVZ設立に対する反応は顧慮されるばかりか、むしろ前もってできるだけ正確に先取りされる。より広い、さらに重要な不利益はMVZの企業者的なリスクについての不確かさである。医療扶養センターによった見聞は2004年以来初めて存在するので、市場における発展チャンスに何らの包括的な比較価値はない。以前のDDRや他の諸州における外来診療部から、外来診療部での勤務医が比較し得る自営業者よりわずかに経済的活動をすることが導き出される。特別の挑戦は外来や入院によるプロセスの中に存在する。双方の領域は様々な必要性に、例えば治療の時間的経過において、求められる人材の場合等に基礎を置いている。相応に難しくまた事情によって手間の掛かる仕事で双方の領域を噛み合わせることになる。

高い初期投資 (特に診断による専門領域の場合) は、受け入れられる期間内に償却されうることについて何らの確かさは存在しない。他の高い初期投資は1人の契約医枠のための購買価格によって表現される。立場や専門医グループに依存して過ぎ去った時期における契約医枠の価格は高騰した。

MVZの病院における定住は公共的な投資金の可能な弁済に吟味が必要である。連邦諸州の投資による資金は計画病院に与えられる。これは目的に相応しく結合されて使われる。求められた場所があるMVZにさらに賃貸され

表Ⅱ-6-1　ある病院にとってのMVZ設立の利点と欠点

| 利点 | 欠点 |
| --- | --- |
| 治療方法の改善<br>　（削減、最適化した一致など） | 支持者とのコンフリクト。 |
| 　 | 外来と入院のプロセスは適切には一緒に導かれない。 |
| 入院によるまた外来によるまとまりとの間の知識の変換。 | 入院による経過を外来の必要なことに適用する際の難しさ。 |
| 入院による領域の割り振りの保全。 | 入院の施設は開業医とは異なる費用および治療構造に支配されている。 |
| 一病院の給付提供の拡大とそれによる競争相手に対する状況の改善。 | 入院のプロセスは1：1で外来の領域に委譲されない。 |
| 診療所やMVZにおける人事と技術に資源の共通の利用、同時に稼働の向上。 | 外来による給付産出の際の知識が診療所は欠ける。 |
| 投資負担の配分。 | 比較的新しい一部解明されていない法的地位や不明な市場受入れを持つ業務領域。 |
| 診断による専門領域の際技術選択の際の自己規定。 | 従業員－対自由業者動機づけ。 |
| 外来による領域へ一括して概算したDRGから費用の移動。 | 医師枠にとっての一部高い価格。 |
| わずかの金額の場合もっぱら高価に運営されうる診療所の移動診療所施設の代わり。 | MVZの設立の際の高い初期投資の償却はどうしても保証されない。 |

るならば、これは他人利用をもとに保持する資金の弁済は自分に掛かる。表表Ⅱ-6-1は、MVZの経営のいわゆる利点と欠点を対比させたものである。

**価格ポジション（決算戦略としての）**

　最初からMVZの場合、訓練された専門家の投入が契約枠の決算のために勧められる。代替案は控えめに成長の野心を持ってむしろ小規模にまとまったMVZのために外部の職務提供者の投入が決算のためには適している。より大きな施設においても時折、職務提供者に引きつけられる。その時には決算そのものと並んでリスクを和らげるとともに、ある代理業務が私的患者や自己支払者にとってきわめて重要である。

　GKV患者の治療のための報酬構造は、その状況によって2009年から、〈非常に簡単に〉描かれる。決算の法的基礎は2つの主要部分に詳細に記述される。

　重要：2007年におけるGKV競争強化法（GWVWSG）の議決によって（計画されて）2012年までに段階的に契約医の報酬構造が変わる。以降の申告は

これを留保しながら、また立場上の理由から非常に切りつめた尺度で行われる。そのうえ、KVen は個別の決算重要性を個人的に決めることが顧慮される。それは、いずれの規定を現実的に捉えるか個々の症例によって吟味される。

　法的に保証された患者にとって疾病保険金庫は保険医協会にある全体報酬を、それは再び資金を契約医にわたす。疾病保険金庫の全体報酬は EBM 2009 への切り替えによって全個体の疾病蓋然性（疾病率）の展開とつなぎ合わされ、3つの基礎から構成される。

・疾病率に条件づけられる全体報酬。
・自由給付のための報酬。
・疾病率に条件づけられる治療入用の予見し得ない上昇の報酬。

**個々の契約医にとっての報酬**

　各々の医師は四半期あたり1つの規制給付量（RLV）を保持し、それが四半期開始前に知らされ、四半期当たり個人的症例数の治療を満たすユーロに還元される。規制給付量は医師の個人的症例数並びに症例価値から、ユーロに表現されて構成される。症例価値は専門医グループに従って区別される。さらに個人的な RLV はある年齢要素によって加重される。

　この要素は数Ⅰ.の実務当たり、例えば6歳以下やあるいは60歳以上の平均水準以上高い分与を持つ要素＞1、それによって RLV を高める。さらに RLV の終局的精算にとって専門医グループ当たりの平均症例値が重要である。

　RLV 内部の報酬は四半期から四半期に容易に揺れ動く。というのは、症例数と症例値は前年の値を基礎に相応に適用されるからである。RLV 内部の給付は全体の症例値によって補償される。医師の給付が専門グループの平均症例値を超えるならば、症例値はおよそ25％（平均の症例数以上 150－170％)、50％（平均症例数以上 150－170％)、あるいはそれどころか75％（平均症例値以上＞200％）減らされる（比較 図Ⅱ-6-2)。

　個人的な報酬量はこのような給付にとっての個人的な症例数から、その時々の給付のユーロ金額に乗じて構成される。個人的な報酬量は限度を超え

```
GKV報酬および規制給付量（RLV）―契約医

    医師の症例数
    （前年四半期からの症例数を基礎に）
  × 医師の専門医グループの症例価値
    （ユーロでの治療症例の平均的価値）
  × 患者の加重の要素　年齢（<>1）
  ＝ユーロにおける医師当たり規制給付量

決算のための追加申告：専門医グループ平均症例数
RLV の内部で報酬は完全な症例値のために行われる。
RLV の上方で報酬は梯形づけて行われる。
・平均症例数を超えた個人的症例数 50％－70％：症例値の 75％
・平均症例数を超えた個人的症例数 70％－200％：症例値の 50％
・平均症例数を超えた個人的症例数 200％ 超：症例値の 25％
```

**図Ⅱ-6-2　医師ごとのGKV報酬／規定給付量**

ると、汲み尽くされない規定給付量によって計算される。逆の可能性は成り立たない。人は限度を超えた RLV を汲み尽くされない報酬量に広げることはできない。

　疾病率に規定された全体報酬の外部で疾病保険金庫は、いわゆる"自由給付"（疾病率に規定された全体報酬の内部で従来の自由な給付と混同されない）のためのさらなる支払いをする。これは無感覚症や後処置、登録医の給付、構造化した治療プログラム、予防検診、放射線療法、そして 2、3 の外来の手術を含む。

　1 人の医師の全体報酬に関しては、一括概算額の大まかの原則として示される。2/3 は RLV から成って、そして 1/3 は自由給付から生まれる。それでもここには例外がある。比較的低い症例価値を持つ、あるいは一般化する給付の高い関与によって専門グループは、もっぱら非常に低い RLV を達成することになる。同時に非常に低い症例数を持つ診療所も当てはまる。これらは自由と品質に結びついた給付の産出が当てにされる。報酬構造の 1 つの例外を、規制給付量を基礎にしないで、さらに症例数制限なしに支払われている病理学者、実験医、放射線療法および心理療法医が形成する。心理療法医の場合、確かに時間関連的な能力限界がある。ある医師の全体組み換えは 2010 年 7 月の状況から、

- 疾病率に結合された全体報酬。
    - 規制給付量（RLV）と品質に結合された追加量（QZV）。
    - RLV と QZV を越えていく給付にとっての段階的な報酬。
- 疾病率に結合された全体報酬の外部。
    - 数量制限のない疾病率に条件づけられた全体報酬の外部で給付にとっての固定する価格に対する謝礼。
    - 事情によっては"自由な給付"のための謝礼（取り決められる限り）。

　あるMVZの場合、精算は次のように実施される。法的な被保険者の場合、MVZはすべての医師のために共通の精算番号をもとに権限あるKVで精算する。MVZにおいて活動する医師の個別給付は精算において特徴づけられる。医師ごとの個別精算は許されない。MVZ精算は職業行使共同体のように同じ条件の基礎にある（従来：共同体実践）。

　MVZにおける精算は個別実践の精算にならって原理において展開する。もちろんMVZ医師のRLVは四半期ごとに加えられる。それはMVZにおける、あるいは職業行使共同体における助言を求める医師ごとに、完全な被保険者、基本および協議概算が精算されるだろう。2010年の状況によって、1人の患者にできるだけ多く参加される専門医グループを通して刺激が生まれる（比較 図Ⅱ-6-3）。

　新しい精算システム化によって、個々の規制給付量は互いに差引勘定され得るという利点も生成される。それによって非常に生産的な医師の量の多いことはわずかの生産的な医師の少ない量と調整（比較 図Ⅱ-6-4）することができる。もちろんこれも全体RLVの枠組みにおいて行われ、それを超えて

---

GKV 報酬および規定給付量（RLV）—MVZ
　　規定給付量　医師　1
　＋規定給付量　医師　2
　＋規定給付量　医師　3
　＋等
　＝MVZごとの全体－規定給付量
RLV 相互の差引勘定は、全体RLVの高さにまで可能である。それを超えて行われる給付は同様に段階に定められている。

図Ⅱ-6-3　MVZごとのGKV報酬／規定給付量

もたらされる給付は、同様に上で描かれる段階に定められている。

**2008 年から GKV 報酬において計画された謝礼の改正**

既述したように、今日の報酬システムは 2007 年 4 月での GKV 競争強化法の発効にもどり、そして 2008 年と 2012 年の間での様々な適応プロセスに基礎がある。この謝礼の改正は 3 つの目標を追求する。

1. 個別給付の報酬（2007 年の終わりまでの症例）から診断に関連する症例概算（2011 年 1 月から始まる）への漸進的移行。
2. 価格刺激による開業行動の操縦。
3. 認可制限の放棄の検査。

次の図は簡略化した展望での保険医の報酬における計画された変更を示す。

| 規定給付量 | 制限を上回る。 | 個人的な規定給付量（RLV） | |
|---|---|---|---|
| | 医師 1、彼の個人的規定給付量は超えている。 | | 制限を下回る。 |
| | | | 医師 2、彼の個人的規定給付量は超えていない。 |

1 つの MVZ において活動する医師

図 II-6-4　MVZ における規定給付量の調整（簡略化した叙述）

| 2007. 3.30 からの GKV－WSG による GKV 報酬の計画された変更。 | |
|---|---|
| 2008. 1.1 | 新しい EBM：点数評価による個別から概算給付への取り換え。 |
| 2008. 8.31 | 方向の点数評価、規定給付量の計算と適応に対する地域的な疾病率測定と手続きの確定。 |
| 2008. 11.15 | 保険医協会と疾病保険金庫との間の地域的な点数評価とユーロ報酬規程の最初の協定。 |
| 2008. 11.30 | 医師と診療所がその規定給付量を体験。 |
| 2009. 1.1 | 新しい EBM：点数評価からユーロ－価値に取り換え。 |
| 2010. 1.1 | 医師の開業行動を価格刺激によって操縦を開始。 |
| 2011. 1.1 | 新しい EBM：診断に関連する症例概括を専門医給付に対して発効。 |
| 2012. 6.30 | 認可制限の可能な放棄を BMG に報告。 |

図 II-6-5　計画された GKV 報酬改革

### 購入、投資および資金調達

MVZ は所有する病院のノウハウや交渉力によって利益を得る。MVZ の主要な購入位置は実務の需要、洗濯物および管理諸器材に関係し、診断の専門領域の場合は試薬あるいはレントゲン器材や造影剤が加えられる。最適な方法での購入は、最も有利な条件を用いるために相応の病院の部門と一緒に行われる大量購入である。

建物、機器技術の装備への投資、並びにその資金調達に関しての決定の際、新たな病院のノウハウが助けになる。診療所の構造や技術部門は、企てをその思い通りになることを分析する、また場合によっては診療所器材の共同利用の提案を作成する地位にある。資金調達部門は再度算定によって、あるいは銀行や貯蓄銀行への接触斡旋によって重要な支援を行う。

投資資金調達としては、MVZ にとってリース、年賦金貸付、償還貸付そして最終の貸付が考察される。特に MVZ は診断の専門領域とともに高い投資を経営開始に実現しなければならない。例えばコンピュータトモグラフィー調達費用の仕事の場合、およそ 400 － 500 純ユーロ、MRT の場合およそ 700 － 900 純ユーロが生じる。この表示は大まかな指向値として理解される。というのは、調達金額はこの器材の給付力の依存に非常に強く関わるからである。資金調達種として、リース、年賦金や償還貸付が最も早く考察される。これらの場合の減少する償還率が最初の年に認められ、そして同時に経営の進行段階における負担が減らされるからである。

### 市場参入

病院担い手の資金力、診療所の将来の企業者的目標方向、振り分け者の依存および診療所 MVZ の開業される競争状況に対する影響は、市場参入戦略の選択のための説得力に結びついた基準を形成する。多くの処置には1つの診療所の選択のため、対決戦略、隙間分野戦略、地域を越えた戦略並びに結合戦略を成立させる（図Ⅱ-6-6参照）。

指摘：2009 年 10 月をもって新しい政権連合の形成は、病院 MVZ の設立にも効果が見込まれる。CDU／CSU および FDP との連合契約により"保健衛生"の項目においての、MVZ は将来一定の前提のもとでのみ許可され

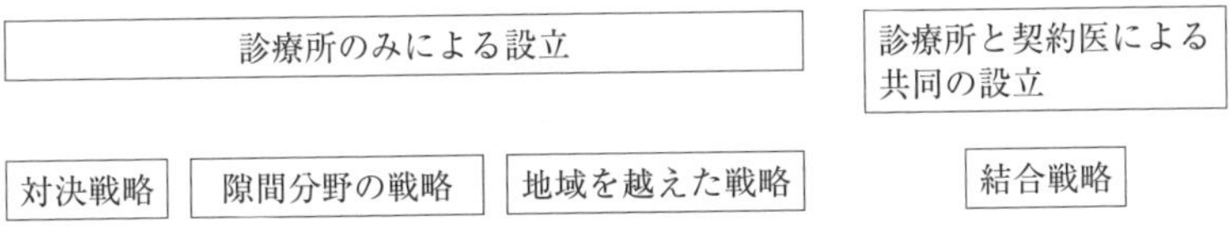

| 診療所のみによる設立 | 診療所と契約医による共同の設立 |

| 対決戦略 | 隙間分野の戦略 | 地域を越えた戦略 | 結合戦略 |

図Ⅱ-6-6　市場参入の方法の大要

るべきであるという言明が行われる。所有者はもっぱら許可された医師と病院になるだろう。決定的であるのはこの場合、業務関与の多数が医師のところに置くべきということである。病院はこの企画によって、業務関与の最大限 49.9％を指導しうるだろう。これに対する例外は人員不足の領域において予想される。この企てが転換される限り、本書刊行の時点でも見極めがつかない。

## 2）対決戦略

この戦略の場合、ある診療所は周辺の開業している環境や診療所固有の斡旋者構造にもかかわらず MVZ を設立する。その新しい（外来の）競争相手の反応を診療所は承知しながら他の利点を考える。この戦略は、患者数の侵入を資金的にこなすことができる施設をあからさまに立てている。これは何よりも，Askiepios、Alexianer、Helios、Sana、Rhön などのような私的な、あるいは宗派的なチェーンを頼りにする、例えば Rhön はマイニンゲンで知られる。この戦略は、広く分散された斡旋者を用立てる診療所にとっても成果を約束されると思われる（これは最大扶養者、大学診療所および超地域的な専門診療所に当てはまる）。そして同時にひとつの斡旋中止を、多くの地域に分散している契約医の側からの調整不足のためわずかしか感じない。さらに診療所は、診療所にとって開業している医者との直接の対決はそれほど重要ではないだろう。

・扶養している地方における診療所は、そこでは代替的な入院の施設は遠く離れている。

・特別の補完的な提供による診療所は、人智学の施設のように（なかんずく共同体病院 Havelhöhe、ベルリン）統一的な治療への着手は稀にしか提供

されない。
- 地域を越えた専門扶養者は、わずかしか競争にさらされない。
- 斡旋者のわずかしか依存しない診療所、すなわちトップ斡旋者は最大限患者委託の3%を保証し、そしてトップ30斡旋者は最大限患者委託の20%を保証する。

2、3の大学診療所の接続したMVZによる経験は、これらも、広く区切られた斡旋者にもかかわらず強い批判にさらされていることを示す。大きな市場活動者としての危険にさらされた立場をもとに、それらは他の市場参加者によって特別の観察をされながら立っている。そして、それぞれその活動は以前から疑問視されている。対決の道を進む診療所は、それらの症例構造の最適化において、2番手になって初めてより強く市場ポジションに注目を向ける。

斡旋者の高い依存と狭い競争範囲によって基礎および規定扶養の診療所にとってむしろ隙間の専門戦略、地域を越えた戦略あるいは結合戦略が提示される。

### 隙間専門戦略

この場合、そのMVZの契約枠によって診療所は、わずかの外来による競争相手の数を持つ医療の専門グループを占有する。設立に対する否定的な反作用は、それゆえむしろ結果がわずかだろう。前提にあるのは、攻撃的なコミュニケーション戦略であり、それによって全体の定住地の領域が包括される。そして、直接に影響を及ぼさない専門グループの場合には、起こりうる反作用を避けるために、前もって設立企画について告知される。隙間専門戦略は、例えば大学診療所エッペンドルフ、ハンブルクは狭義のMVZにおいて、古典的な診断による専門領域と一般医療と並んで感染病学、微生物学、病理学、実験医学および神経病学を提供の中に持っている。

### 地域を越えた戦略

設立変形の扶養センターは、これまで患者が押し寄せることのなかった所に設立される。(一時的な)割当中止はそれによってほとんど生じることはない。というのは、診療所は新しい競争周辺に赴くからである。もちろんこの

変形の場合、MVZは主に分権的な"患者掃除機"の機能を引き受ける。共通資源のフル稼働からの利益は、その場合1つの良い部分に削除される。より速くまたより良く一致した治療の方法は同じように可能だが、そこに方法の時間をうまく収める効力を失う。この戦略の場合にも、包括的な世間の仕事は設立と成長プロセスを伴うだろう。

**結合戦略**

さらなる道はコミュニケーションの強い診療所のために提供される。その中で共通のMVZ設立にとっての存続する、大きな共同体的個別実践が獲得される。開業している分野や共通に協力する利益を際立たせるには、競争思考を突き破るために積極的な歩み寄りを必要とする。契約医と診療所との同権的協力には、両者の側から高度の柔軟性、葛藤や抵抗、そして古い分野の行動様式をはぎ取る意思が求められる。開業医は外来による市場関係を最もよく知っており、それゆえ参加した（純粋に雇われたのではない）医師として共通のMVZを勧める。さらなる協力可能性はこの戦略形態において診療所MVZと多くの超地域的な契約医との間の超地域的な職業行使共同体でもある。分権的な立場は、その際、他の保険医協会−地域においても存在しうる。それぞれ契約医は彼の席に留まり、しかし主要経営の場が選ばれ、それについて精算が行われる。許可委員会の認可はこの形式のために協力の合意が得られる。

次の図は病院、MVZおよび開業医との可能な、結合戦略のための契約的な相互間の位置を描いている。

最初の3つの戦略方法の際、診療所はMVZの唯一の経営者を務める。それによって診療所は目標に向けてその固有利益を追求することができ、また2番目の投資者の必要を顧慮せずに新しい業務分野の構築を推進することができる。不利に作用するのは、雇用された医師がMVZにおいてもはや企業者的リスクに立たず、それによって職務準備や成果意欲を下げることになることである。MVZの成果はまさにそれにかかっている。成果に刺激としての可変の報酬は、ゆえに医師の場合、採用規程になくてはならない構成要素といえるだろう。

結合戦略の場合、上述の不利は最初から現れない。というのは、医師はともにMVZに参加しているからである。医師と病院との協力の変形はアメリカにおいて最も早く実証された。アメリカにあるAmbulatory Surgery Centers（外来のオペレーション施設）の経験上の報告によると、医師が本質的な社会分与を維持する時に最も輝いている。ドイツにおける参加関係に関して、参加分与の利払いは第三者比較に持ち越されることが顧慮されねばならない。

すべての戦略は何か月も負担が掛かるMVZ設立の綿密な前企画を引き起こす。変換段階の間、MVZの迅速な設立に到達するために、MVZに集中され得る能動的なマネージメントを必要とする。

診療所MVZは開業している競争において、いずれの変形でも同様に影響を及ぼしている。事情によってはある診療所MVZの誤った外来診療の放射は、私的医師の弁護依頼人の移動に導き、この移動の動きは定住している共同競争相手の狙っている対策によってさらに強化される。さらに雇用された診療所医師による契約医枠の占有は、扶養を越える条件のもとで専門開業医の経済状態を悪化に導くことになる。

### 3）活動医の選抜

MVZの設立に対する予備的考察は、種類や着手形式と並んで将来MVZで活動する医師の選択もともに含める。

MVZにとって適切な教育を受けた医師は労働条件として、高い治療責任と自由の少ない官僚的な要求に、適切な報酬並びに計画できる労働時間を望んでいる。多くの女医や老齢の医師は、それにパートタイム業務を求める。定住している領域において医師はその経営実務で増加する不確かな経済的計画性とともに仕事をする。個人的な生活企画と結びついた外来による活動での負担は、ある契約医枠の提出もしくはMVZにおける勤め口の魅力にとっての基礎を形成する。これは何より次の医師に呼び掛ける。

・1人の後継者を並びに計画しうる、リスクのない退職への移行を求めている退職直前の医師。

- 企業者的リスクを嫌がるリスクの表面あるいは純粋に治療に向けられた医師。
- 営業的に活動したくない、あるいは差し当たり費用中立に定住している領域において経験を集めようとする若い医師。
- パートタイム活動を求めている医師。

ある MVZ における活動の直接の利益として、またこれは担い手から独立に医師のために証明された。

- 十分にあるいは少なくともはっきりと治療の仕事に強められた集中。それは、MVZ の管理技術的指導や組織は（主として）営業上の人事に置かれているからである。
- MVZ はパート、また同時に柔軟な労働時間での採用を許す。
- 特に魅力的な費用低下負担をもとに皮膚科学、精神医学、精神科医あるいは全身内部のように、むしろ傾向的にわずかしか利益がなく営まれる専門方向にとっての提携がある。
- 固有の実務の経営に対して、診療 MVZ における医師は従業員として活動するので、何ら設立費用および経営費用は生じない。同様に企業者リスクの投資費用および受け入れに適用される。
- 診療所 MVZ において労働／社会および許可法は相互に衝突しない。脱退する医師は彼の許可をともに持っていくことはできない。これは MVZ の場合、職業共同体と異なって残っている。

**補説：ある契約医枠の購入の際の価格**

ある MVZ への納入のための健康保険枠を手に入れる際、挑戦項目となるのは購買価格の決定と同時に医師枠の評価にある。このための一般的には通用せずまた結合している方法は存在していないことが確かである。そのため多数の理論的な評価方法が様々な実務者用式によって補われる。その際、すべてが実務の実際の価値への接近を表している。最も普及している方法は収益価値手続（様々な変形における）を表す。同様にしばしば見出されることは、いわゆる連邦医師会方法であり、それはごく簡単でわかりやすい成果を探し当てる。しかしそれは実務の過去の価値に基礎を置くので推薦され得な

い。実務の将来の従事者はより多く将来の収益に関心を持つ。彼の評価方法はそこに基礎を置くだろう。支持しながら援助するのは評価の場合において、保険医協会、財政勤務者、営業仲立ち人あるいは税理士である。このような助言者の選択の場合、最も重要な基準は彼の専門性、客観性それに中立性であろう。実務価値の分析にとっての基礎は、特に次の下敷きを表現する。

・年度末決算書は少なくとも最近3年むしろ最近5年の投資一覧表を含めて。

・最も今日的な経営経済的な評価金額と残高リストを含めて。

・諸契約（賃貸、リース、買取特約権つき賃貸、機器整備、保険、労働、協働、社会契約等）。

具体的にある実務の全体評価の場合、2つの価値、物質的なまた理念的な価値が1つの役割を演じる。その際、なかんずく後者は収益価値方法について探し求められる（図Ⅱ-6-7参照）。

物質的な価値の探索の際、施設反映あるいは財産目録の援助で、ある実務の調達価値と調達時点によって大切な対象や装備（建物、医療技術、家具、EDV、器械一式など）が確認される。続いて、どんな対象物がどれくらいの期間これから先実務においてあり続けるか、また関係している対象物の代替投資はどのくらいになるかが熟慮される。この要素により実務の今日的な施設の期間価値と、それによって物質的な価値が捜し出される。たいていこれは古くなった施設をもとに総じてむしろ低い。

収益価値方法は理念的価値（あるいは友好価値も）の探索にとって、実務の過去や未来の経営成果を中心に置く。この場合、過ぎ去った3−5年の平均的な年間の成果は異常な、1回限りの出来事によって片づけられ、引き寄せられる。また、これが未来において同様に期待されるかが吟味される。一定の未来の期間で可能性ある年間成果が計画された後で、これは計算上の企業者賃金のため取り除かれる。中間成果は締めくくりとして相応の期間にわ

| 物質的価値＋理念的価値＝後に購入する価格の出発価値としての実務の全体価値 |

図Ⅱ-6-7　実務の全体価値

```
理念的価値の計算
  未来の年間成果の評価
    過ぎ去った（取り除かれた）年間成果を基礎に、症例数急落、未来予測の期間（例
    えば3-5年）を定めることによって包括的に売り上げ損失
  －計算上の企業者賃金
    同様に定められた未来予測の期間に関連して
  ＝未来に取り除かれる年間成果。
  ÷割引料率。
    未来の収益の今日的価値を探し出すため、定められた期間にわたって未来の取り除
    かれた年間成果の割引（利率は今日的な資本市場利子に向けられる）。
  ＝未来の年間成果の収益価値（理念的価値）。
```

図Ⅱ-6-8　理念的価値の計算

たって地代が支払われる（図Ⅱ-6-8参照）。

　結局、物質的および理念的価値は、ある購買価格にとっての出発点を表す実務の全体価値を結果として生み出す。実際の購買価格にとって交渉パートナーの交渉位置、許可制限、提出の種類（医師の売却や間もなくの引退あるいはMVZにおける長期の雇用）並びに医師枠の供給と需要のような、さらなる諸要素が1つの役割を演ずる。病院のこの枠への成長する関心をもとに、医師枠にとっての価格は傾向的に上がる。それでもこれは地域や専門医グループに強く依存する。

### 4）医療提供の選択

　ある病院のMVZのための専門結合に対する一括概算の助言は与えられない。問題になる契約医枠の選択は市場参加戦略に依存する。それは病院にある専門能力や諸目標に、これが構築されるべき将来像に、並びに開業している領域において自由に使う契約医に依拠する。

　重要：病院MVZも医師枠の場合、許可制限（SGB V 103条）の支配下にある。MVZの構成は許可の自由な実験室あるいは放射線医学、微生物学、物理学およびリハビリテーション医学のような専門医グループの選択について今日的に最も簡単に形成される。これらが理に適って診療所に統合される限り、最初の処置で一定の最低量を毎年収めなければならない胸部センターのように、診療所におけるすでに設立したあるいは企画にある専門センターを

捕捉する専門領域のため助言が述べられうる。また、適応条件つきにしばしば協力するような専門領域の選択が助言される。これは婦人科および秘尿医科医、整形外科医および放射線学者あるいは内科医および実験医にも適用される。

　この代わりに持続的な謝礼改革が、2007年4月からGKV競争強化法を基礎にしながら報酬モデルの一歩一歩の適用と、2012年から許可制限の廃止を計画している契約医の活動において指摘される。そうすると開業は、少なくとも形式的に、今日より非常に簡単に可能となり、また同時に診療所MVZの設立や拡大も可能である。

　特に最後の点は実務枠の取得に重要である。許可制限の廃止の際、少なくとも魅力的な立地状況の場合、ある実務の購買価格にも影響するだろう。続いて理に適った給付結合のための2、3の例を挙げる。

- 老人学の専門科とともにある病院プラス鎮痛治療法やパリアティヴ志向の内科医とともにあるMVZ。
- 腫瘍学の重点とともにある病院プラス開業している腫瘍の専門医、心療医および放射線療法とともにあるMVZ。
- 外来の手術センターとともにある病院プラス様々な専門科の麻酔科医、眼科医、耳鼻咽喉科医および外科医とともにあるMVZ。
- 精神医学の病院プラス精神科医や神経科医とともにあるMVZ。

MVZ全体の給付提供は、専門重点と並んで個人的な健康給付（IGeL）の創出のための可能性、認可義務の給付、その他の費用担い手にとっての給付、あるいは特定の治療プログラムの内部での給付にも依存する（疾病マネージメントプログラム）。さらなる熟慮は追加の非医療の給付に関わる。

　次の図は、外来の扶養GmbHにとっての、その同じ屋根の下でMVZ、手術センター、出産室および長期の非医療的世話人をまとめている例を示している。それは婦人科学、そして小児科学と重点的に併合される。この例の背景の理念は、MVZが診療の専門科婦人科学を補足する。外来で活動する婦人科医並びに泌尿器科医は診療所に指示を発生させ、MVZ外科は外来の産婦人科の手術介入の面倒を見る。手術センターは再びSGB V 115条bに従

| 外来扶養の GmbH ||| 入院による扶養 |
| --- | --- | --- | --- | --- |
| MVZ | 手術センター | 出産室 | 長期の賃貸契約の賃貸人 | 病院の科 |
| 3 雇用された婦人科医<br>1 雇用された泌尿器科医（尿道疾患の処置）<br>1 雇用された外科医<br>すべて雇用された医師は 50%まで変化する賃金 | 麻酔科医と第三者執刀医<br>1 手術と 1 介入余地 | 50%可変に棒給要素での雇用助産婦、2 チーム<br>4 助産婦<br>4 出産の余地 | 国外所有禁止症例のため購入権による薬剤衛生管理会社 | 婦人科医と出産援助<br>小児科学、出産の際緊急事態の扶養のため。 |

図 II-6-9　MVZ を含めて種々の業務領域とともに"外来扶養のための GmbH"の例

いその他の外科の症例の面倒を見る。その際、収益性を達成するために 1 年当たり少なくとも 1000 件の手術という重大な数が達成されるべきことが注意される。この場合、すでに確実にフル稼働できる産婦人科学の MVZ 外科医を援助する。

　出産室は病院の出産援助を補う。手元にある入院の小児科学装置によって、外来の出産の場合、緊急事態には迅速にそして包括的に情報が与えられる。医師や助産婦の雇用契約は，ある従業員のメンタリテート（例えば不足する配置準備）のネガティブな側面を避けるために、50% まで変形する報酬を含む。完全に揃えられるのは扶養 GmbH がある薬局や衛生会社のような長期の第三者賃貸契約者によってである。

　薬局の場合、2009 年 5 月にヨーロッパ裁判所の大法廷は、ドイツで君臨している外国所有禁止[1]がヨーロッパの規定に違反しないことを決定した。すなわち、薬局はさらに許可された薬剤師によってのみ経営されるべきである。これによって（少なくとも一時的に）診療所は、2009 年 5 月まで完全に熟慮の価値の処置が存在していた薬局に対する購買権が、もはや契約上保障されない。

## 2. MVZ の外部への接点

### 顧客接点：患者、医師、健康保険金庫、保険医協会、病院とその他
#### a. 患者目標グループ

市場参入戦略や専門領域提供の選択からある診療所 MVZ の場合、患者目標グループが結果として生じる。

対決戦略の内部で各々の専門領域結合は可能になる。この戦略によって以前線形に広がった疾病スペクトルとともに傾向的に高い患者の数を誘発する。それは重病をいわゆる薄める症状（軽くまた特別でない病気の人間）と同様に扶養を狙っている。程よい戦略の場合、診療所は総じてわずかの患者に合わせられる。しかし狙いをもって診療所の入院の扶養提供にはめ込むかような患者に合わせる。

原理的に MVZ の目標グループは病院の需要分析の上に構築している。だから例えばこれまでの患者統計並びに老人構造、保健衛生の行動、可動性等とともに、住民の資料、競争の提供や費用担い手の態度とまったく同じように収集される。この資料のプールからある診療所はその潜在的な患者の量とその提供多様性を MVZ のそれを含めて適合させる。

重要：目標グループとその大きさの定義は一括概算に決められず、これまでの入院の患者資料と可能な限り正確な調査、あるいは評価の検討によって、事情のある場合は患者アンケートによって調査されるだろう。

#### b. コミュニケーションと患者コンタクト

MVZ は包括的で医学的なそして非医学的な給付提供を要求する。眼鏡士や薬剤師のいる扶養施設は業務立地の魅力を高める。できるだけ包括的な給付の定住は高い吸引力と同時に高い効用頻度を創造する。

このため MVZ はある共通の外部表現の中で宣伝する。なぜなら多数の個別提供者によって MVZ は一貫した、統合した確かな扶養構造を提供する。これは重要な販売論拠として特に強調される。

多数関与する給付提供者の場合、大きな宣伝媒体の予算を自由に使い、ま

た包括的な空間の場合、特別の広告キャンペーンが実施される可能性がある。例えば、治療の際の試供時間、あるいは保健衛生をテーマとする規則的な講演など、無料の提供が関心のある人間に実施される。"オープンキャンパスの日"は様々な訪問者によって体験の日として設備が形成される。

　MVZも医師にとっての宣伝可能性の職業法的制限を顧慮しなければならない。非常に多くのマーケティング活動はそうこうするうちに許される。

c. 患者にとっての効用と給付体験

　MVZはある職務給付提供を差し出す。それはその同調された、摩擦のない経過によって患者の安全と良い世話への必要を叶えてやる。MVZは患者に様々な構成要素から包括的かつ迅速な世話を提示する。

**期限設定と診察時間**

　患者は診察時間提供から日々の周辺時間に、また週末にも大いに得をする。全体のMVZにおける中心の、調整された期限マネージメントによって一面わずかの期限しかなく、1日の内部で提供される。これは治療の方法や待ち時間を明らかに短縮する。さらに期限協定や処方箋注文（一部）はオンラインで進められ、それによって電話に費やす時間が職員から減っていく。これによって患者が待ち時間のないコンタクト可能性を自由に使うことができる。

**患者非公式のシステム**

　患者の書面による同意によって、すべての調査、所見、処方箋などとともに、唯一の非公開の患者行為、病院を含めてすべての給付創出間の回送、また同時により早い治療経過を支援する。

**革新的治療の道を構築**

　病院結合による診療所MVZは、自ら完全で継続的な保健衛生援助を将来への備え、初診時の既往症の確認、診断による検査、入院による滞在から事後の備えまでを一手に提供する。様々な提供者の照応はガイドラインの内部で薬剤の処方箋の際、検査結果の直接の交換により早い接続治療、二重検査の回避、あるいは病院の仲間による第三者の意見を急いで手に入れる、より良い調整を形づくる。成果として、MVZがそのよい経験をもとに受け入れられ、信頼して扶養される患者がいる。

規則に適った診断と並んで特別診察時間、自助グループ、予防コースなど、罹患した人の世話の必要を取り上げまた満たす、そして慢性の患者に健康人と同様の目標を担っている。医学者の側で同時に、専門化する深化能力を構成する同時に、その治療上の用具を拡大するというオプションが成立する。

**品質マネージメント**

SGB V 135条はMVZにも、早期にリスクを認識し、そしてまったく発生させないことを目標として品質マネージメントの採用を義務づけている。品質マネージメントのための出費やMVZの作業プロセスを証明することは、構造化している実践経過や欠陥回避によって費用が低く保持されうるという利益を持つ。

作業の動機づけは良いコミュニケーションと明白な責任性によって高まる。その透明性とバランスが取れた扶養品質はより高い患者信頼を創造し、また立証できる（高い）品質によって競争利益が発生する。構造化してある作業経過から内部の利益と並んで過小評価されない外部効果が生み出される。患者は新たな、協力するあるいは入ってくる医師とも同じく味方につけられる。最もよく知られた品質マネージメントシステムはDIN ISO 9000／9001であり、KTQ®（保健衛生制度における透明性と品質にとっての協力）あるいはQEP®（実践における品質と発展）はKVenとKBVによって展開された。

**非保健衛生の給付**

人が頻繁に訪れる大きなMVZはさらに子供保育提供、納品サービス、乗務等を設立し、またそれによって利用者にさらなる安寧を提供する。

d. 患者と割り当て者の結びつき

患者の結びつきは先に挙げた利益と給付構成要素に基づく。もちろんMVZの提供多様性はその大きさと専門提供に依存する。ある病院の目標はそれでも、名を挙げられた構成要素を漸次実現させ、そして個人的に最適に形成させることであろう。1つのMVZが信頼して仕事をすればするほど、またその提供が丁寧であればあるほど、ますます満ち足りた、そして同時に反復される患者の蓋然性はますます大きい。

MVZの設立後、直接に広く開業している医師との協力が行われる。一面

ではMVZを契約医枠とともにさらに構築する可能性が生じる。他面では共通の患者行為の形式において定住者との協力、専門サークルにおける交換、あるいはMVZの講演や協議などで共通の利用がスタートできる。両側面は単純化された管理作業、迅速な情報交換および良い診断や治療成果で大いに利益を得る。専門的に割当者は非常に良い放射線医や実験室診断によって結合される。というのは、これに高度の価値が置かれるからである

### e. 割り当て者と患者の場合の相互危険

病院のMVZを設立する場合、割り当て者と患者によっても同様な反作用を受け取らねばならない。相互の行動はその際、選択された市場参加戦略(対決、隙間専門、地域を越えた、あるいは結合戦略)に、他の病院との競争にさらされている（高い、低い）病院タイプに依存する。

表II-6-2は割り当て者と患者の相互可能性をある傾向において示してある。もちろん個人的に相違のある結果になりうる。割当者の場合は市場参加戦略、競争戦略および病院タイプが重要な役割をする。対決戦略においてそれは安全にある反作用に、また少なくとも（一時的な）指示の解体につながる。近接している多くの他の診療所との競争領域において割り当て者の場合、同様に素早く指示行動の変更に現れる。基礎や規則扶養者は多数のドイツの診療所を形成し、それによって高い交換可能性が存在するので、彼らは誰よりも医師の相互準備に見舞われる。

表II-6-2 相互危険

| 相互蓋然性 |  | 割り当て者 | 患者 |
|---|---|---|---|
| 戦略 | 対決 | … | ・ |
|  | 隙間専門 | ・ | ・ |
|  | 地域を越える | ・ | ・ |
|  | 結合 | ・ | ・ |
| 競争／立地 | 高い競争 | … | … |
|  | 低い競争 | ・ | ・ |
| 病院タイプ | 基礎規則扶養者 | ・・ | … |
|  | 専門扶養者 | ・ | ・・ |
|  | 極大扶養者 | ・ | ・・ |

注：相互危険　高い …、中間 ・・、低い ・

患者の場合特に、立地や病院タイプが相互行動、とりわけ主治医の助言態度の依存に影響する。基礎や規則扶養者の場合、それは患者にとって距離の例外で、どの病院に彼らが行くのかほとんど重要な役はない。さらなるこのタイプの診療所がいつでも連絡の取れる近場にあり、また信頼のできる医師がそこで仕事をする限り、彼らは直ちに診療所を替えるだろう。専門診療所や最大無毒性量の場合、彼らは知名度やわずかな変換意志の程度で表すだろう。

### f. 病院との協力

MVZと病院間の協力は、特に職員配置の場合、緊張して形成される。同じ専門施設の内部において、例えば4人の作業者が2つの全日職位で、同時採用でも作業し得る。人事の多様性や専門内部での異なる作業領域は、スペシャリストをつくり上げ、あるいは分野を越えて、患者の恒常的な世話をすることが可能である。この形式は明らかに専門領域で包括的に適用される。学際的な事例会議によってより狭い、またより直接的に担当する医師との間の交換が行われる。その結果、互いのその時々の問題分野が明らかにされ、また情報交換は個々の患者に関して最適化され得る。

特別に関心のある協力の1つの形式は、開業している医師によって短期の介護についての処方である。診療所の自由な空間の内部で未然に防ぎ、ないしは短期介護のための入院による介護施設の開設が生じる。契約医は介護入院の際、時間に期限をつけられて勧めることができる。これは一時的に介護の必用が生じた緊急の場合に行われるが、家庭によって補てんされ得ない。この症例の場合、診療所独自の施設に、適正に診療所の空間において、指示する可能性が存在する。保護は、場合によっては他の職位に補充しないで置かれ、そして同時に新しい任務が現れる診療人事を受け入れる。付加的に、短期の介護からより長期の病院の事情が創出されるという可能性が生じる。

## 3. 収益ロジック

この節ではMVZの営業上の指導のための手工道具—多段階の補てん負担

```
科／領域当たり多段階の補てん負担計算の構造

    科の売り上げ（受け入れ科、特別報酬、選択給付等によるDRG）
−   変化する費用（医療の需要）
＝   補てん負担Ⅰ
−   領域／科固定の費用（職員、減価償却機器等）
−   領域／科固定の、符号に替えられた費用（手術、集中治療等）
＝   補てん負担Ⅱ
−   月割り管理費企業の費用（管理、地所費用等）
＝   補てん負担Ⅲ
−   割当額特別の企業成果（利子、特別の収入等）
＝   補てん負担Ⅳ
```

図Ⅱ-6-10　補てん負担計算の構造

計算（利潤および損失にならって）、バランスシートやキャッシュ・フロー計算─および外来の給付のための価格形成を提示する（図Ⅱ-6-10）。

　表Ⅱ-6-3のように、その第一段階の形式において、補てん負担計算は─売り上げに属する変化する費用を向かい合わせに置く（価格−変動費＝補てん負担Ⅰ）。変動費は1人の患者の治療に依存している。補てん負担Ⅰはさらに多くの段階に発展する（固定の診察費の控除、固定の企業費用の控除等）。すべての費用の計算における補てん負担計算は利潤や損失計算（GuV）に対応し、そして─企業のその月々ないし年間成果（利潤あるいは損失）を示す。

　DB計算による業務経過の展開とこれまでの結果に関する差異は、個別の売上や費用位置の比較によって突き止められる。表Ⅱ-6-3はあるMVZのDB計算の可能な構造を示し、また最も重要な位置を注解している。示された構造は古典的な費用計算の意義においてはむしろ粗い。というのは、もともと各々の個別売り上げに相応する変動費はつけられねばならないからである。しかし表において売り上げは合計され、続いて変動費の額が控除される。変動費はその際、もっぱら消費資材を含む。もちろん人件費あるいは他の経営の費用も1人の患者の治療に依存し、それによって変動費ブロックに組み入れられるだろう。費用から売り上げへの正確な分類は実務においてしばしば難しい。本書で示した枠組みでは包括的に叙述されない。

表Ⅱ-6-3　あるMVZ GmbH／GbRの補てん負担計算の構造

| 売上／費用ブロック | 例　成果計算MVZ | 指摘 |
|---|---|---|
| 売上 | 売り上げ源泉：<br>ＫＶ患者<br>私的患者<br>その他の売上げ（IGel給付、鑑定者活動等） | 売上げ源泉ごと（＝時間売り上げ／医師）の医師の症例統計や時間給付の分類の可能性。<br>KV領域 EBM 数字における可能性を最適にないしは記号品質を高める可能性事情によっては私的患者の場合雇用医に対する自主的な清算権。 |
| － 変動費 | 消費素材（さらなる変動費が考えられる、例えば人事） | 中央の購入の素材の場合消費期限－統制によっても、病院と調整してないしはともに良い状態に。 |
| ＝ DB1 | 補てん負担Ⅰ | |
| － 固定費 | 人事費用：<br><br>俸給（固定）<br>俸給（変動する割増金）<br>社会的費用<br><br>控除 MVZ<br>控除 MVZ と診療所<br><br>その他の経営的費用：<br>賃貸実務<br>副次費用実務（エネルギー／水等） | 費用の側での個々の地位。<br><br>MVZ における一定の補てん負担目標の達成に割り増しの依存、病院においても共通の人事の場合（！）。<br><br>MVZ の直接の控除と、診療所によって分割される器機の分けられ配分比された控除に分離。<br><br>扶養センターにとって施設や給付の共通の利用によって費用が分割され、そして生じる。 |
| 売上げ／費用ブロック | 例　MVZ 成果計算 | 指示 |
| | 賃貸費用その他の課目<br>維持　場所／装備<br>租税、保障、負担金<br>自動車<br>広告や旅費<br>EDV<br>KV 控除<br>様々な費用 | そこから個別にとってより都合がよい。<br>様々な費用が含む：<br>洗い物、待合室入用、郵便料金、電話、事務入用、雑誌、継続教育、権利や協議会費用等。 |
| ＝ DB // | 補てん負担 //（＝経営成果） | |
| － 臨時の収益と費用 | 利子収入<br>利子費用<br>臨時の収入<br>臨時の費用<br>租税 | MVZ の財務の方法と選ばれた法的形式に依存。<br>MVZ の選ばれた法的形式と収益。 |
| ＝ DB /// | 補てん負担 ///（年間収益［剰余金／不足額］） | |

**バランスシート構造**

バランスシートは財産価値の完全な組み立てに際し、一企業を特定の施工日に義務を負わせることに使える。表Ⅱ-6-4 はある MVZ GmbH／GbR の貿易収支の基本構造を最も重要な位置を注解して示す。

**キャッシュ・フロー計算**

利潤と損失のための補足的なキャッシュ・フロー計算は、固有の資力から調達する一企業の潜在力への重要な指摘である。キャッシュ・フローあるい

表Ⅱ-6-4　ある MVZ のバランスシート構造

| ある MVZ GmbH／GbR のバランスシート構造 | |
|---|---|
| A．固定資産 | 全財産、場合により固定資産 |
| B．流動資産<br>　1．在庫：<br>　　原補助および経営材<br>　　出来上がった／未完の生産物<br>　　為された支払。 | |
| ある MVZ GmbH／GbR のバランスシート構造 | |
| Ⅱ．未収金：<br>納入や給付からの未収金<br>その他の資産題目<br>Ⅲ．金庫／預金　信用協会 | 健康保険や私的医の控除職位ないし KV および患者に対する主要未収金。<br>例えば実務枠についての租税前、借方に記載した買い入れ価格（理念的価値）。 |
| C．積極的な計算区分 | たいてい時間的な区分による給付未収金。 |
| トータルな借方 | |
| A．自己資本<br>　Ⅰ．資本金<br>　Ⅱ．資本積立金<br>　Ⅲ．他の社員の持ち分<br>　Ⅲ．年間剰余金<br>　Ⅳ．利潤／損失繰り越し | 資本金はほとんど議決権、投票権も反映する。<br>例えば追加金。<br><br>GuV から受け取りに<br>前年から利潤／損失。 |
| B．積立金分与による特別位置 | 運搬装置の場合、事情により必要。 |
| C．引当金 | たとえば租税、差し迫った損失。<br>休暇、年金―奢侈引当金。 |
| D．債務<br>　Ⅰ．信用協会に対する長期の債務<br>　Ⅱ．信用協会に対する短期の債務<br>　Ⅲ．納入と給付からの債務<br>　Ⅳ．その他の債務 | 資金調達による。<br><br>例えば販売。 |
| E．貸方の計算区分 | 時間的な区分による給付債務。 |
| トータルな貸方 | |

### 表II-6-5 ある MVZ にとってのキャッシュ・フロー計算の構造

| あるMVZ GmbH／GbRのキャッシュ・フロー構造 | |
|---|---|
| 年、四半期あるいは月ごと | |
| 設備資産の探索 | |
| 　　　帳簿価格（01.01.） | バランスシートから |
| ＋　投資 | 設備一覧表から：投資 |
| －　設備売れ行き（帳簿価格） | 設備一覧表から：設備売れ行き |
| ＝　中間合計 | ＝帳簿価格＋投資－設備売れ行き |
| －　控除設備資産 | 利益と損失から：控除 |
| －　特別の控除 | 利益と損失から特別の控除 |
| ＝　帳簿価格（31.12.） | ＝中間合計－控除設備資産－特別の控除 |
| 作業資本の探索 | |
| 　　流通資産（含む銀行＋金庫） | バランスシートから：流通資産今日－金庫今日 |
| －　LuL／支払からの債務 | バランスシートから：LuL今日の債務 |
| あるMVZGmbH／GbRのキャッシュ・フロー構造 | |
| －　その他の債務 | バランスシートから：その他の債務今日 |
| ＝　作業資本（独占的銀行＋金庫） | ＝流通資産－LuLからの債務－その他の債務 |
| キャッシュ・フローの探索 | |
| 　　　期間剰余金 | 利潤と損失から：期間剰余金今日 |
| ＋　減価償却 | 施設資産から：償却施設資産＋特別償却 |
| ＋Δ　　　引当金 | バランスシートから：引当金今日－引当金昨日 |
| －Δ　　　作業資本（独占的銀行＋金庫） | 作業資本から：作業資本今日—作業資本昨日 |
| －　投資 | 施設資産から：投資 |
| ＋　計算区分 | バランスシートから：計算区分今日－計算区分昨日 |
| －　積立金による特別地位 | バランスシートから：特別位置昨日－特別位置今日 |
| ＝　キャッシュ・フロー | ＝上記の位置の合計 |
| キャッシュ・フローの正しさを検査するための検算 | |
| ＋Δ　　　印をつけられた資本 | バランスシートから：印つきの資本今日－印つきの資本昨日 |
| ＋Δ　　　資本準備金 | バランスシートから：資本準備金今日－資本準備金昨日 |
| ＋Δ　　　利潤／損失繰り越し | バランスシートから：利潤／損失繰り越し今日－年間剰余金昨日－利潤／損失繰り越し昨日 |
| ＋Δ　　　EKによって補てんされない欠損 | バランスシートから：補てんされない欠損今日－補てんされない欠損昨日 |
| ＋Δ　　　債務信用協会 | バランスシートから：債務銀行今日－債務銀行昨日 |
| －Δ　　　銀行＋金庫 | バランスシートから：銀行／金庫今日－銀行／金庫昨日 |
| Δ　＝　変化　　LuL　＝納入と給付 | |

は資本の流れも、原理において利潤や損失の結果と、支払いの同じ価値が計算に流れ込む差異と一致する。売上げあるいは費用と、実際の支払いの流れの結合という意味において支払いは同じである。例えば設備材に対する減価償却はある価値損失そして同時に費用を表す。しかし何ら支払いは生じない。企業はこれによって償却の寄与は他の仕方で自由に使える。

キャッシュ・フロー計算はそれゆえ1年の支出を差し引いて収入からの結果を探し出す。収入の余剰金によって企業は自己の資力から資金を調達する。

表Ⅱ-6-5は、キャッシュ・フロー計算の構造と完全な計算の歩みを設備資産や作業資本の探索を含めて資料で裏づけている例である。

●注
1) 外国人所有禁止：公共の薬局はドイツ連邦共和国において、所有者によって個人的また自己責任において管理されねばならない。外国人所有は薬局法により許されない。なぜなら人と動物の健康にとって特別の危険が薬物と結びついているからである。

# 7章

# 組織と品質についてのマネージメント

　医療扶養センター（MVZ）の組織は企業資源の投入と関連する。これは場所や組織の所与性、資格秩序づけによる人事的資源、構造品質並びに品質マネージメント対策の計画と実行化によって規定される。

## 1. MVZの品質マネージメント

　品質マネージメント（QM）は、活動性が計画されるように行われる体系的な道が保証される。それには始めから問題を避けることが肝要である。一方、人は回避を可能にさせる行動と方法を立てる。

　QMは指導の用具であり、そしてMVZにおける組織の発展を支援する。不足する資源そして増大する競争の時代に包括的なQMは意味を増す。組織が大きくなればなるほど、給付は様々な協働者によってますます多く提供され、接点はますます多く顧慮されて機能し、それによって"生き生きしている"QMの効果と利益はますます大きくなる。包括的なQMにとって最も重要な基礎に属するものは、以下の通りである。

- 絶え間のない革新と医療における増えつつある科学的知識状況。
- 治療の意思決定に情報と取り込むことに変化した患者の期待。
- 医学上および基礎構造上の給付事象の増加する複雑性と新しい契約形態。
- 特定の資格を持った、参画した、問題を自覚したそして充足した協働者の競争。
- 多様な法的付帯条件と一層厳しくなった責任規定。
- 人事と物的資源の費用圧迫と最適化。

多くの契約医と契約心理療法参加者が品質安全、品質促進および品質表

413

現を特有の任務として理解しない時にも、立法者は2004年制度に、内部のQMの採用と一層の発展のための義務をSGB V 135条に取り入れた。そして原則的な要求は共通連邦委員会（GBA）による方針の中で定められた（137条）。これによってQMルールはすべての契約医、契約心理療法医およびMVZにおいて基本要素や用法の形式が記述され、導入や一層の発展にとっての時間の枠が定められた。

### 1）企画の段階

契約医の認可の受け入れ後、MVZは長くても2年間、制度内部のQMsの企画に役立つすべての対策を実施しなければならない。これに属するものは、

- 品質政策と具体的な品質目標を定めること。
- すべての協働者の情報提供と訓練。
- 書面による自己評価／現実分析。
- QM構造の組立。
  ―人事と資金調達の資源を説明する。
  ―責任あるQM医師を指名する。
  ―医師でないQM協働者（QM代理人あるいはQM調整者）を指名する。
  ―大きな制度の場合、学際的および階層包括的なQMチームの形成が推薦される。

MVZの品質政策は患者への"品質約束"である。しかし協働者および費用担当者も具体的に作成化した品質目標（当為状態）の中で継続的な品質や品質改善の苦労のための明確な信条を表明するべきだろう。遅くとも、現実状態を記述しそして改善対策のためのきっかけを指摘する最初の自己評価後に、MVZにおける意思決定担当者は、制度内部のQMシステムがいかに構築されるべきかを定めなければならないだろう。外国評価や他の（ベンチマーキング）との比較によりば、品質の説明は証明書によって行われるべきであり、今がQMシステムの選択のための正しい時点である。

**様々な QM システムがある**

　ビジネス産業財団卓越モデル"品質マネージメントヨーロッパ基盤（EFQM）"は、包括的な品質マネージメント（UQM）の評価を目標にする。そして"ヨーロッパ品質判定（EQA）"に自らを合わせる。EFQM モデルを利用しようとするものは、重要な判定綱目を利用しながら構造化した自己評価を引き受ける。それは能力者基準（指導、政策、戦略、協働者、パートナーシャフト、資源、およびプロセス）と成果判定（顧客関連、協働者関連、社会関連の成果およびキー給付の成果）の間で区別される。32 の部分判定が RADAR ロジックに従って評価される。

- Result（Ergebnisse）結果（成果）。
- Apploach（Vorgehen）アプローチ（進め方）。
- Deploymennt（Umsetzung）展開（変換）。
- Assessment（Einschätzung und Beurteirung）査定（評価と判定）。
- Review（Bewertung und Überprüfung）再調査（評価と吟味）。

　その都度、資格者や成果部分規準の吟味のため EFQM モデルは定められたロジックの順番を頼りにする。

　活動の開始において、企業の側で政策や戦略プロセスによって獲得されるだろう成果の決定が味方する。決められた目標の実現化のため具体的な企画や変換の歩みが導かれる。第 3 段階では計画された進め方が変換される。最終的には獲得される成果の評価や吟味が決められる。この最後の処置の基礎には、将来に顧慮される改善可能性が認められる。

　自己評価プロセスによって組織の強さや改善能力が明白に可視されるだろう。改善は現実化され、また進歩は監視される。EFQM は制度のすべての領域において常設の改善プロセス（"いつもより良いモデル"）に関係し、そして制度間のベンチマーキングを許す。

　一連の DIN（社団法人ドイツ規格協会）、EN（ヨーロッパ規格）、ISO（国際規格組織）9000 の QM 規格は世界に広げて、多数の組織にとって品質安全と QM の基礎を形成する。DIN、EN、ISO 9000 規格は分野に依存せず、また 4 つの主要問題において何が表されるか"学んでいる企業"の手掛かりを追求す

る。
　・指導の責任。
　・資源のマネージメント。
　・成果の実現化。
　・測定、分析および改善。

　ISO モデルは協働者にとって QM システムの構築を他人と共感しつつ構造化するのに適しており、また比較的早く進行組織の改善に導く。本質的用具は内部監査、顧客満足の規則的調査、協働者アンケート、広告／欠陥／リスクマネージメント並びに、給付量、症例数、予算保持、待ち時間、回避される病院指示、患者や協働者満足および追加資格の仕事を評価するいわゆるマネージメントレビューである。証明される項目について QM システムは規格の要求との安心感を吟味し、その中で証明書監査（外部評価）に対して内部の監査（自己評価）が行われる。

　KTQ® （保健衛生制度における透明性と品質の協力）は、病院にとって任意的な証明書を出す手続きを自由に用立てる。そして同時に内部の品質マネージメントの継続的な改善を促進するために基礎づけられた。2004 年以来、3 つの歩みから規準の目録をもとに PDCA サークルを基礎にする自己評価、視察員による外部評価、証明書授与および KTQ 品質報告の公表から成り立つ開業している領域にとっても手順がある。

　ヨーロッパ実務査定（EPA）に MVZ も参加できる。EPA は評価、視察および構造の同じ制度による匿名のベンチマーキングを可能にするオンライン・データバンクへの接続も行っている。自己査定、協働者、患者および紹介者インタビュー、検査や医師および営業担当の指導者によるインタビュー、またチームの話し合いによって指標や安全に重要な核となる基準が高められる。それらは証明書の申請を行う、設立診療所認証社団法人にて利用される。2008 年に展開した MVZ あるいは専門包括的な共同体診療所のような統合化した扶養提供者のための標識命題は、ある補足を叙述する。そして患者指導、治療規格、医師でない給付提供者、制度内部のコミュニケーション、代表、継続教育および協働者の結束などによって、自助グループ、協力による

共同作業における特別の観点を含む。

　健康保険医協会や健康保険医連邦協会によって開業している医師と共同で開業したQMシステムQEP®－診療所における品質と発展は、特別に外来の扶養のために構想されている。すべての国々および国際的なQMシステムを踏まえて、医師、心理学的心療医、医学的扶養センターおよび他の外来の制度に関して、ある分野特有の費用にとって有利なQMシステムの簡単な構築を可能にする4つの構成要素が開発された。

・QEP®－品質目標目録。
・QEP®－マニュアル。
・QEP®－導入ゼミナール、協議とサービス。
・QEP®－証明書を出すこと。

　QEP®の主要部分は2005年に最初の表現において現れた品質目標目録である。それはQMの導入と変換および領域における現実状態の分析に役立つ。

・患者扶養。
・患者権利と患者安全。
・協働者と継続教育。
・診療所導入と組織。
・品質展開。

　品質目標は証明／標識によって動かされる。解説は変換への背景報告と指示を与える。品質目標目録は自己評価のため、理念プールとして、また改善の変換の場合、方向づけのために仕える。それ以上に、重要な援助の地位をCD-ROMを含めた模範記録とともにQEP®マニュアルが与える。それは例えば内部の規則、チェックリスト、作業や手続きの指示を含んでいる。QEP®導入ゼミナールは健康保険医協会や多数の職業連合によって提供される。そしてQEP®コンセプトの解説、ほとんど目録やマニュアルによる具体的な作業、並びに参加する医師、心療医および医療上の専門従業員との共同作業におけるQMプロジェクト計画の実践的提供を含む。多くの健康保険医協会は、勤務医、契約心療医およびMVZを同伴して一層指導するゼミナールや協議提供によって証明書を出すことまで提案する。信任状を与えら

れる証明書を出す職位は次いで QEP® 視察員に委任する。彼らは現場で QM システムについて同僚との詳しい対話の中で QEP® 品質目標目録のための一致を検討する。

QEP® の詳細な情報は KBV のホームページで見られる（http://www.kbv.de/qep）。並びに QEP® 導入ゼミナール、品質目標目録とマニュアルはドイツ医師出版あるいは書店において取り寄せられる。

### 2）変換と検査段階

規格の段階後、長くて2年後の GBA 方針において、すべての要求される変換対策が把握される。その際、すべての挙げられた基本要素は挙げられた用具を使いながら挿入されなければならない。
- ・患者扶養を専門的標準やガイドラインに伝達。
- ・患者のガイダンス、患者安全、患者協力、患者報知および患者協議。
- ・治療経過の構造化。
- ・責任の規定。
- ・協働者ガイダンス。
- ・診療所マネージメント。
- ・コミュニケーションプロセスと情報マネージメント。
- ・扶養の継ぎ目職位の協力とマネージメント。
- ・存続する品質保証対策の統合。

さらに1年後の GBA 方針に従って、プロセスおよび成果の品質保障や測定の基礎で行いうる自己評価が実施される。それに属するのは患者アンケート並びに記録された苦情や把握された欠陥の評価でもある。品質指標の投入や展開によって（AQUIK® を見よ）、制度内部の QM の有効性が吟味されうる。

## 2. 人　　事

MVZ の内部で女性協働者や男性協働者の採用および指導の際、重要なテーマは以下に持ち出され、医師でない人事に関しては別の章に譲られる。

目標はどんな点が顧慮されるべきかという意識をつくることである。その都度必要に向けて深く掘り下げることが他の根源あるいは権限ある協議によっても切迫して勧められる。

MVZ はまったく異なる動機から基礎づけられた人が企業のように確かに指導するだろう。この関連における前提は、MVZ の生き長らえる（および同時に質的に高い価値ある患者扶養の安全を守ることも）能力が、この企業を経済的成功へ導くかに関わる。

女性協働者や男性協働者が企業の最も重要な資源である。彼らをできるだけ効率的な目標に向けて指導することが企業の課題の一部である。その際、決して費用のみが問題ではない。人事労働を費用で単に削減することは本来のテーマを逸する。企業目標の意味において、どうしたら彼らにできるだけよい配置をもたらしうるか、女性協働者や男性協働者にいかに動機づけるか、また各々の仕事に個々の指示がなくとも企業の意味においてできるだけ自立して働きうるか、などが肝要である。

産業活動をする企業において、企業者的視点を女性協働者や男性協働者に連結させること、この方法で企業者的成果の責任を彼らとともに受け入れること、それによってまた動機づけることが以前から立てられていた実践目標である。いずれの重要な要素が企業の成果にとって役割を演ずるかを知るならば、自己責任において、そして自動操縦の意味においてふさわしく振る舞うことができる。他面、女性協働者や男性協働者の貢献や給付は透明になり、目に見えるであろう。協働者指導の場合、一般にコントローリングないし QM に由来する指標を導入することが重要である。協働者は彼らの全体成果の寄与に対する価値創造を経験することによって動機づけが募るからである。この価値創造は再び給付が認識される時に初めて基礎のしっかりした基盤をつくる。

この指導問題は別にして、動機づけは協働者に積極的あるいは消極的に影響することになるという観点がある。それは MVZ が置かれる枠組み条件によって始まる。ますます女性が医師の職業を認めている。ここ数十年あらゆる社会的変化にもかかわらず、子供や家族による負担が本質的に女性に掛け

られている状況である。もちろん、その家族労働の一部を行うことに価値を置く男性は増えている。ゆえに家庭と職業を調和させることが常に重要な役割を持つ。過去においてもっぱら上昇傾向を認識していたキャリア型は、両親の時間、パートタイムの局面あるいは他の要素によってつくり出される模範によって解消される。

　利用者は、この欲求に応じて相応の解答を提示することによく尽くす。しばしばこれらの要素が、可能性ある女性協働者あるいは男性協働者を、MVZに替えるきっかけになる。というのは、多くの診療所において相応の規則が今なお非常に硬直しているからである。

### 1）指導の2、3の要素

　協働者指導の構成可能性は協働者と企業指導者との間のコミュニケーションから本質的に生じる。考えられるのは日々の労働におけるコミュニケーションばかりではなく、いわゆる習慣コミュニケーションである。それに属するのは例えば、

- ・部門協議。
- ・決まった1日。
- ・協働者対話。
- ・目標協定対話。
- ・バランスド・スコアカード。

　特に最後の3つは近接していて光が当てられるだろう。なぜならそれらは、女性協働者や男性協働者の思考や行動の中で戦略的な企業目標をしっかり固定し、また日々の労働にとって行動化することに適しているからである。バランスド・スコアカードは最も複雑な用具の中でずば抜けたものとして手短に触れられる。しかしながらそれはここで推挙されるべきである。というのは、それは特別の仕方でMVZの戦略を、そしてそこから生ずる課題を記述し、責任の範囲を確定するからである。それはゆえに戦略の変換のための優れた用具ばかりでなく、この戦略をすべての女性協働者や男性協働者に情報伝達するためでもある。

### a. 協働者対話

　指導者は常に彼らの協働者と話し合う。その限りで協働者対話の導入はごく普通に起こる形式として現れる。そのためにここで行われる協働者対話は出されている日々労働に関係せず、ほとんど毎年行われる中間バランスシートを一層の発展を見込んで結び合わせた。MVZにおける異なる平面で指導責任を有するすべての人々は、協働者対話をその時々の協働者とともに行うだろう。

　協働者対話において協働者の給付についても、またその発展の見込みについても同様に話される。純粋な給付の評価はほとんどお目に掛かれない。結局、協働者を彼の給付を評価することに直面させ、また彼をその後でその状態に立たせることはわずかしか意味はない。それだから、有意義な人事開発を変換するために上司の評価から何が生ずるかについて話されるだろう。

　協働者対話は標準化されて導入されるべきだろう。すなわち、かつて定義した基準に従って、次いで協働者のもとで比較の可能性を、そして年を越した発展の可視性についても配慮する。典型的基準はおよそ次の通りである。

- 専門知識。
- 経験知識。
- 情報調達。
- 学習。
- コンフリクト能力。
- チーム能力。
- 責任準備。
- 顧客志向。
- 成果志向。
- 協働者指導（この協働者が自ら指導の責任を持つ限りで）。

　この列挙は拡大される。各々の短いインターネットにおける調査により、協働者評価のための基準を発展させるさらなる可能性が生まれる。いずれの規準があなたのMVZにとって正しいかは、ほとんど一般に拘束力はなく、また締めくくりとして答えられない。あなたは、いずれの能力あるいは特質

がMVZの戦略的目標の達成のため中心にあり、あなたの見出す可能性からふさわしい選択を行うという簡単な問題を提起しなければならない。

協働者対話において協働者の給付は、当時の任務に関係して評価され、そして改善可能性が話されるべきだろう。そのうえこの対話には、いずれの任務が将来を見通して協働者によって引き受けられうるかの問題がある。この問題は協働者の開発能力に狙いを持つばかりか、組織内部で可能な変化をも自ら取り入れる。

特にドイツ語を話す地域において、協働者対話の不足に向けて始動することが相変わらず一般的である。すなわち、不足は明確にされ、またその克服のための対策が協定される。この手掛かりがこのように理解されれば、それは限定されて効果的で成功である。自明に不足のバランスシートはともに議論に入れられなければいけない。もし協働者の本物の弱さが問題であるならば、いかに弱さがこの機能において成果に危機的であるか厳密に計量されねばならない。しかし弱さを完全に均衡させようとすると必ず失敗する。その代わり強さが考察され、協働者がこの強さの中でいかに成長しうるかについての問題が解明されるべきである。これはすべての規定において弱さの均等に焦点を合わせることよりずっと高い給付に導く。ゆえに原則は、弱さが成果に危機的にならないということを知っている限り強いということである。

協定される発展対策の場合、多くの人々は直接にゼミナールを、また同時に継続および一層の教育を考える。しかしこれは人事開発がその中で行われうる多様性の小さな部分にすぎない。日々の労働に関して明らかにされる多くの重要な対策がある。開発は本質的に新しいそして難しい任務を引き受けて行われる。それゆえ人事開発のための協定が重点に置かれている対策を含むべきだろう。特殊なゼミナールはプロセスを支援することができる。

補遺として、協働者対話にとってのアーチを描く構成のための例を見出す場合を挙げる。この例はMVZ向けにアレンジした協働者アーチの刺激に役立つべきである。原則的に、協働者対話の指導は共同決定[1]の形式に基づいていることをしっかり把握しておかなければならない。それゆえ、あなたのMVZにおいて経営協議会[2]があれば、協働者対話を共同決定して行い、

また定着する際、ともに取り入れられる。相応の規定は最もよく経営協定の中でしっかり保持される。あなたは何ら経営協議会を持たないのであれば、それは自明である。同様に共同決定がなく、形式がなく導かれる協働者対話は、経営協議会があるかないかの問題から自由である。

### b. 目標協定

　指標、任務および協働者がその中に納まっている指導の用具は目標協定である。それはゆえに多くの企業において人事指導の標準の一部である。多くの協定の対話は通例年に1度、たいてい年の始めに企業にとっての企画の締結によって行われる。次いで目標達成のための指標が決められ、女性協働者や男性協働者に伝達される。目標協定は難しいが達成しうる目標を含むべきである。目標はさらに測りうるものであるべきである。ゆえに、本来の目標と並んで測定規模（測定パラメーター）を定めることが重要である。

　この測定パラメーターは指標によって表され、特定の任務あるいは特定の時点でのプロジェクトの終了が問題である。だから1つの測定パラメーターにとっての一般的模範はなく、可能なパラメーターの差異がある。

　たいてい、その意義に応じてウェイトづけられねばならない。およそ3つから6つの目標が協議され、その結果、比較して容易に達成しうる目標は特に難しい挑戦のように同じウェイトを受けない。高い数でない目標の限界はその際、一面、純粋に実効的な日々労働に対する必要な隔たり、および同時にある戦略的な水準をも保つことが役に立つ。他面、目標の最小数（ただ1つの代わりに、しかし次に大きすぎる）は不必要な圧迫を生むことになり、すべてかあるいは無の状況を妨げる。

　目標は企業における戦略的に重要な対策の変換を確保するために協定される。この理由から目標はたいてい、現実の事業展開に戦略的影響を持つその協働者とともに協定される。通常これは管理する従業員のグループ、折に触れて賃金以外の協働者のグループでもある。この両者のグループは一体ではない。管理する従業員は共同決定の支配下にはない。賃金以外の協働者はそれに対して支配下にある。この点は目標協定の導入の際にも役割を演ずる。"管理するもの"の輪を制限する目標協定を経営協議会は包含されない。

輪が大きく広げられるなら、目標協定の導入も共同決定の支配下に入る。

しばしば目標協定は変動する俸給構成要素と結合される。これはどうしてもそうせざるを得ない事情ではない。なぜなら、目標協定をこの要素なしにも成すことが考えられるからである。しかし通常企業は、もし変動する俸給構成要素がそれと結びつき、正しいならば協定のより大きな拘束性を約束する。ここで、年俸のどのくらいの率が変動的に置かれるべきかが解明される。典型的に変動的な分与はますます高くなる。ヒエラルヒーの段階によって、自己の行動によって経済的な成果に影響を与える可能性も向上するからである。業務管理の下部の階層にとってしばしば出会う大きな整理は、およそ10〜20%で持ち分に応じて変動的に表される。

あなたは目標協定にも補遺において1つの形を見るだろう。そして同様に、それが何らの一般拘束の標準を表すのでなく、刺激に使えることが適用される。この見本は、管理的浪費を最小にする試みである。ゆえに多くの複雑な目標協定があり、これが考えられる必要な最小限である。

c.　バランスド・スコアカード

協働者コミュニケーションとの関係でバランスド・スコアカード（BSC）を見出すことは何人をも驚かすかもしれない。しかしBSCは企業戦略にとって優れた変換の用具であるばかりか、それは優れた方法であり、この戦略と結果に生ずる課題を協働者に報知することに適している。

本来、BSCはあらゆる実行の始めに存在するに違いない。なぜなら年間サークルにおける変換において、それは目標協定および協働者対話を前に作成されるからである。もしここで逆の順序が選ばれたならば、両者の手元にある用具の拡張の程度が明白にBSCのそれより高いということになる。BSCはもはや新しくはなく、またマネージメントモードで研究を続ける中から、仕事にある程度の効果原則がないとは理解されず、理に適って用いられる。目標協定や協働者対話はそれに対して直接的に理解され、また非常の場合も、たとえ手元にある欠陥能力でも用いられる。

BSCは4つの平面あるいは見通しを互いに結びつけている。

・（経営）経済的平面。

- 顧客、この場合患者の平面。
- 組織や進行の平面。
- 協働者資格や開発の平面。

この平面の間の関係は因果的に考えられる。

- （経営）経済的平面で売上げあるいは収益性に向けられる大きさが再び明らかになる。その際、およ資本利回りが最上で、同時に最大の目標がはっきりするだろう。しかしMVZの継続存在を保証する最小限の意味においては、完全にオープンでまた業務管理において個人的な好みに従って行われる。重要なのは、この目標が以下の場合にのみ達成されうることである。

- 十分な患者がMVZに来て、医師と患者の接触が存在するならば、第2の歩みとして、彼らがMVZを魅力的と感じ、そして率直にどんな給付約束を患者がもらうべきか解明されねばならない。この段階では特に患者満足およびつながりなどへの発言が明らかになる。患者満足はしかし以下の場合にのみ得られる。

- MVZの内部で進行がよく構成され、また機能している場合である。効率や明白な進行は患者満足をつくるための基礎前提であり、また経済的経営においても明白である。進行は何ら抽象概念ではなく、人間を通して活動する。だから、結局、進行やプロセスが最適に機能することに配慮しなければならない協働者がいる。これは以下の場合にのみ可能である。

- 協働者が必要な資格を意のままに使い、そして人事開発の意味において再三再四実現し、改善する場合である。それゆえBSCは、MVZが組み立てる土台を表現する協働者の段階で終わる。

BSCのすべての段階にとって経営経済的指標と品質指標がある。その限りでBSCはMVZの企業者的指導の本質的観点を、すなわち経済的観点を、QMおよび保証、医師の扶養の患者志向および安全、内部の進行や最後に協働者開発と結びつける。

しかし本質的であるのは、すべての段階で、個別目標が実現されねばなら

ないプロジェクト、対策および任務が規定されることでもある。このプロジェクトや任務は協働者によって変換されねばならない。だからそれは具体的任務を個々の協働者あるいは部門に分類することも行われる。それによってBSCの終わりに目標についての展望ばかりでなく、それに必要である対策や責任のあることについても存在する。ここで規定した任務は続いて目標協定において再び明らかになり、そしてそれを越えて協働者対話においてテーマとすべきものである。

### 2) 経　　歴

　MVZはある規模から確かに、経歴の展望を協働者に対して開く可能性を提示する。これも、すべての協働者の任務および視点が結局は、開始によってどこに置かれるか、またほとんど変わらないか、本質的な個別実践のための相違がある。経歴の展望は医師にとっても医師でない協働者にとっても同様に示す。もし人がこのような展望を開こうとするなら、前もって、いずれの規準によって昇進が行われるかについてはっきりと理解するべきだろう。
　特に医師の協働者の段階で、発展をパートナーシャフトモデルにまで開くことは確かに考えられる。これは本源的に企業者的思考と行動を、医師の専門家としての能力の他に何があるのかを前提にする。目標協定について医師の協働者を案内するばかりか、その能力についても開発したことはこの場合ますます重要であろう。その限りで人事開発と企業発展は直接に関連する。

### 3) 非医師の人事

　医師に管理される外来の医学的扶養の制度において、およそ67万の社会保険加入の義務がある、女性被用者および男性被用者（出典：統計連邦局、年報2008）、主として女性、過半数の医療の専門従業員、ないしは女性の診療助手が働いている。医療の専門従業員は、テストの結果に応じてすべての医師の専門領域に投入される。外来の領域において浮かび上がる労働力不足そして、教育の場を卒業する生徒の減少を目の当たりにして、後継者獲得や保全はすべての経営主、医療扶養センターにとっても組織開発の重要な用具を

描いている。医療専門従業員の任務領域は診断に基づく治療上の処置、予防とリハビリの助手、緊急の予期せぬ出来事における行動、患者の世話や助言、品質マネージメントを含む経営組織、締めの計算書や管理並びに記録が含まれる。

　a.　労働権の枠組み条件

　女性診療助手あるいは医療専門従業員の活動の基礎は、職務契約に関する市民法規定に従う個人労働契約（BGB 611 条以下）と 1985 年 7 月 20 日の証明法であり、それによって労働権の規定をヨーロッパ共同体（EG）−権に適合させるため協定の文書文言が拘束力をもつと定められている。労働契約は後に労働関係の協定される開始後 1 か月以内に書面で締結され、これには証明法において規定された基準となる重要データを含めなければならない。

・契約当事者一方の名と宛名。
・労働関係の開始。
・なされる活動の名称。
・より広い要素を含めて報酬の組立と高さ。
・労働時間。
・休暇の時間。
・解約告知の期限。
・守られる賃金契約あるいは協定を指摘。

　連邦医師会と州医師会は、法的規定を考慮する様々な模範労働契約を用意している。それらは主に医療専門従業員／女性医療助手に対する賃金契約を基礎にしている。多くの労働法の枠内法が、例えば解約告知の保護、母子保護、青少年労働保護、労働時間、休暇、報酬継続支払、労働医療の予防検診並びに社会保険法の諸規定に対して適用されている。

　b.　労働協約

　外来の医療扶養にとって女性医療助手／医療専門従業員（MFA）の労働条件の規則に対する労働共同体と、ベルリン、一方で医師の使用者代表として医療専門職業との間で、ドルトムント、他方で実務人事の代表として締結される労働協約がある。賃金協定のもとに、医療専門従業員や女性医療助手、

従来のDDRの面会人（女性）、国家試験を通った看護師、児童看護師、保健衛生および疾病介護人（女性）、医療専門従業員、女性医療助手の活動を行う保健衛生および児童介護人（女性）などが該当する。MFA訓練生にも労働協約は適用される。

　直接的で拘束力があるのは、労働協約が医師の使用者および上記の労働協約当事者の成員でもある女性医療助手／医療専門従業員のためである。労働協定はゆえにこの場合、賃金締結に向けられねばならない。賃金に拘束されない協約のメンバーにとって労働協約は直接的で強制による拘束力はない。

　俸給労働協約によって報酬、超過時間、土曜日曜および祝日労働にとっての割り増し料金や俸給一覧が規制される。一覧は職業年、自立や知識並びにすませた継続対策に依存する。

　概則的労働協約は労働契約、試用期間、黙秘義務、労働時間、割増料金、労働怠慢、報酬継続支払、13か月俸給、経営の老齢扶養、パートタイム労働、休暇、労働救済、解約告知期間および証明書を含む。

　2002年以来、外来による医療扶養の制度のため実務職員にとって独立の扶養制度がある。それは医師や歯科医の賃金契約の当事者によって起こされた。老齢者扶養契約は医師の使用者によってその女性協働者のために締結されうる。

c. 医師の専門従業員についての継続教育

　恒常的な知識の現実化は医療専門従業員ないしは女性医療助手の基礎的職業義務にも属する。概念的に職業教育法は適応と向上教育とを区別する。

　適応継続教育の場合、異なる継続教育形態や対策期間ないし範囲によって様々な担い手の複雑な提供多様性がある。医師会は特定の医学的専門領域での特殊化のために40－160時間の継続教育、例えば患者調製、老齢の外来の扶養における腫瘍学、外来の手術、呼吸器学、透析、栄養医学のコースも提供する。

　医師会は継続教育の向上のために職業法に従う"常任の職位"である。2009年以来、様々な医師会が420時間の範囲において"外来の医学的な扶養のための女性主任"（従来の女性医療助手）のための新しい向上継続教育を

提供する。これは8つのモジュールから習得や作業方法、患者の世話やチーム指導、QM、教育の実施、経営経済的実務指導情報やコミュニケーションテクノロジー、作業安全や保健衛生保護それにリスク患者や緊急時マネージメントに300時間の義務部分を含み、試験ないしは一部試験によって終結する。少なくとも120時間の選択部分ごとに医療分野において（例えば連邦医師会の特別の模範継続教育に従って）補足されると、終わりに専門執事通知が与えられる。また、シュレスウィヒホルスタイン医師会の場合、800時間の継続教育が保健衛生制度におけるマネージメントの経営を修める人に提供される。終了時には特に広域のあるいはネット化した協力的な扶養開設のマネージメントにおける指導地位の資格が与えられる。

　継続教育の向上は特にMVZにとって高い関心がある。というのは、それによって医師は作業領域から負担を軽くされ、あるいはその最初の任務分野で数えない領域に支えられるからである。教育と研究のための連邦内閣職業教育育英事業プログラムによって、医学的専門従業員は少なくとも"良い"職業修了試験によって修了した継続教育を保つことができる。向上継続教育促進法によっても2009年以来、資金提供のための改善された可能性が与えられた。Eラーニングないしブレンデットラーニングの提供は、様々な医師会継続教育対策に特に効率的で、時間や空間に左右されない。

### d. 医学の専門従業員のための職業教育

　特殊な法的基礎は2006年4月26日の職業教育についての規定である。医療専門従業員は女性医療助手（1985年12月10日の規定）の現代化と一層の開発を表す。教育形成者は互いに同価値である。医療専門従業員は国家的に認められた教育職業についている。そのために連邦統一的な基準に従って教育される。本質的であるのは、教育を受けている医師が、例えばあるMVZの特殊性を経営特殊な教育計画へ転換されねばならない教育枠組み計画に仲介される内容である。教育を受ける医師が規則的に見通さねばならない書面による教育証書によって、教育は証明力があり、また統制される。MVZにおける教育の経営的部分は、職業学校に2週間通学すること（いわゆる職業教育の二重システム）によって完全にされる。教育は3年間継続する。2度目の教

育年の修了前に中間試験がある。そして最後に書面と口頭実務の修了試験が実施される。その内容は教育規定の中に詳細に書き下ろされている。

●注
1）共同決定、利用者の意思決定に段階をつけられた参加を内容とする社会的市場経済を支える1つの要素。経営と企業における共同決定は原理的な信念を基礎にしている。民主主義はあくまで国家に限定されてはならず、すべての社会的領域において適用されなければならない。それゆえすべての共同決定法が利用者および従業員ないしはその代表の実り多い、構成的な協働を目標にしている。
2）経営協議会、略称BR、選挙、職務期間および任務のその組立てを経営体制法が規定する被用者代表。経営協議会は、経営において5人の被用者が常に従事していなければならない被用者の要求で選ばれる。これらは18歳以上で、パート労働は持ち分に応じて算定されねばならない。常用の従業員のうち3人が選ばれ、また経営に少なくとも6か月従事しなければならない。職務期間は4年になる。経営協議会の構成員の数は経営従事者の数に依存する。

# 8章

## 顧客接触における労働の特殊な状況

### 1. 給付サービスの特殊性

　サービス給付は、準備(例えば保険給付)あるいは給付手腕(例えば美容師給付)の利用と結合した(潜在能力の志向化・自立化で、売りさばかれる給付と定義される)。内部(例えばオフィス、人事、設備)や外部の要素(サービス給付者の影響領域にないような)は作成の枠組みの中で組み合わされる(過程志向化)。サービス給付提供者の要素の組み合わせは、外部の要素に、人間(例えば顧客)に、およびその対象(例えば顧客の車)に利用できる状態をつくる結果(例えば車の場合検査)を売る目標によってはめ込まれる(成果志向化)。サービス給付は一連の特異性によって商品と区別する。最も頻繁に挙げられるのは、

- 無関係性ないし非物質性:サービス給付は抽象的で、物質的に入手できない財貨で、サービス給付組織の顧客接触協働者によって顧客のためにもたらされる給付から構成されている。
- 活動原理(Uno-actu-Prinzip):生産および消費過程は空間的および時間的に重なり、顧客は給付の作成に多少関与する。経営経済的熟慮にとってこの原理から給付提供の制限が生じる。給付は在庫や運搬ができず、そのうえサービス給付者の給付能力に時間的な(および肉体的な)限界があてがわれる。

　この特徴をもとに心理学的品質が、通用している経営経済的行動によって自制されるのは、難しいサービス給付の提供と市場に出すプロセスに行き着いてしまう。そのための原因はサービス給付の提供の枠組みにおいて、提供者の協働者と顧客との間の交互作用に与えられて当然である。本来の給付は

サービス給付者の行為の中で成立し、そして給付の提供は顧客のある関与を常に必要とするので、サービス給付の生産は産業の領域におけるように標準化され、統制されまた操縦されることはない。

交互作用の性格と傾注をもとに、第三部門の分野は支援的双方向性、問題志向的双方向性および個人的双方向性のサービス給付に分けられる。支援的双方向性の給付の場合、給付の対象はしばしば、顧客が持ってくる物的財である。例えば修理作業場あるいは自動車自動洗車装置がある。給付提供のプロセスは、この場合、顧客と提供者の接触従業者との交互作用が任務の受け取りと物的財の引きわたしに制限を与える。

問題志向的双方向性のサービス給付の場合、給付提供に必要な情報は様々なメディアについて、間接かつ直接の顧客の接触にも調停されない。そのための例は弁護士事務所あるいは広告代理店を形づくる。顧客はそのイメージや願いによってサービス給付の生産を強度に操る。それゆえ交互作用は成果にとっての決定的意義を持つ。終わりに個人的双方向性のサービス給付の場合、顧客の個人は給付提供の対象である。例えば医学的なそして精神療法の処置あるいは一層の教育施設がある。サービス給付は顧客の知的な、情緒的なあるいは生理的な領域への影響の中で成り立つ。相応してサービス提供者と顧客との交互作用が給付である。

## 2. サービス給付コントローリングの出発点としてのサービス給付成果の鎖

サービス給付マネージメントの機能能力および効率性を把握するために、また課題領域の構造化のために"サービス給付マネージメントの成果の鎖"を基礎に置くことが考慮の対象になる。それは、企業の経済的成果にとっての原因である様々な前経済的規模を包括する。成果鎖が同様の形で"サービスプロフィットチェーン"とも呼ばれ、それは外部や内部の顧客納入業者関係に同様に適用される。

サービス給付の場合、高い人件強度や外部要素の統合の特異性は、企業な

```
外部の成果の鎖
      サービス給付      顧客満足      顧客の結びつき
                                                    経済的成果
      内部のサービス品質  内部の顧客満足   連帯
内部の成果の鎖
```

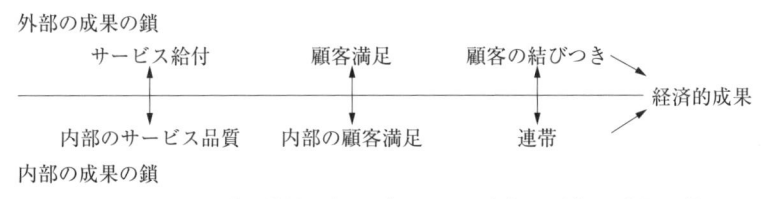

**図Ⅱ-8-1　サービス給付マネージメントの内部や外部の成果の鎖**

いしは協働者関連的および顧客関連的な決定の間に強い交互依存があることを結果として伴う。図Ⅱ-8-1は、内部や外部の成果の鎖の関連を明らかにする。

　サービス品質、満足および連帯の構成概念においてまとめられ、経済的成果に導く協働者関連および顧客関連の指標間のつながりは、コントローリングの課題にスペクタルな効果を持っている。

　価値を認めるのは、まず内部の顧客満足、すなわち内部の顧客－納入業者－関係のサービスによる協働者の満足である。コントローリングの対象は、より多くの肯定的な効果を招きよせる内部の顧客志向である。満足の原因として、より良い内部のコミュニケーションを、そして満足の結果として、"より良い経営気風とより高い給付の準備"を包括する。より高い給付準備と並んで満足する協働者はより強い企業と一体化する。これはより集中した職場と、そして同時により長い企業との結びつきに導く。サービス給付の場合、これは際立たせる役割をする。

　個人に集約されるサービス給付にとって特に長期間の協働者－顧客関係が、その高い交互関係の程度や知覚された不確実な事柄によって購買決定プロセスが引き起こされ、原則的に物給付の場合より大きな立場に立つ。それゆえわずかの顧客接触従業員の動揺がより大きな意味を持つ。相応して、協働者結びつきの指標を高め、そしてその操縦への含意を替えることがコントローリングの課題である。

## 3. サービス給付にとってのコントローリングの重点とその領域

　1つのコントローリングの作成・実行によって、その課題の実行に際して企業指導を支援する目標が達成されるよう努める一方、コントローリングは指導システムを調整し、そして企業プロセスの成果目標志向の企画、操縦および統制を確実なものとする。その調整がコントローリングの責務である指導システムに数えられるものは、クッパー（Kupper, 2000）によれば、企画システム、統制システム、情報システム、人事指導システムおよび組織の領域である。

　サービス給付企業の指導ないしマネージメントは、よく改造されたコントローリングによって効果が大きく支援される。コントローリングによって特別に需要が満たされる領域は、企画、統制および操縦活動の焦点がサービス給付企業の構造を反映し、そして成果にとって本質的であるというそれらの諸要因に向けられるために入念に選び出されねばならない。それには提示されたサービス給付の種類や品質についての意思決定と並んで、プロセス組織、顧客の言葉、人事の選択と動機づけ並びに費用と売上金構造も数えられる。サービス給付企業にとってのコントローリング領域は次のごとくである。

・戦略的コントローリング。
・成果コントローリング。
・人事コントローリング。
・品質コントローリング。
・プロセスコントローリング。

　多くの立場を持つ、例えば提携に中にある病院のサービス給付企業にとって、このコントローリング領域は開業のコントローリングによって捕捉される。個々のコントローリング領域は相応のコントローリング用具によって構成され、そしてそうした活動が満たされる。

　その際、多くのコントローリング領域にとって同時に有益となって成立し、プロセス改善のための可能性を指摘することによって、より高い顧客満足と

```
                            ┌─ ・費用と給付計算
         ┌─ 成果コントローリング ─┤
         │                  └─ ・財務企画と操縦
         │                     ┌─ ・人事配置企画
         │  人事コントローリング ─┤  ・協働者訓練と開発
サ  戦         │              プ   └─ ・報酬システム
ー  略         │              ロ
ビ  的  │              セ   ┌─ ・顧客プロセスの品質
ス  コ  ├─ 品質コントローリング ─┤  ・内部プロセスの品質
    ン          │              コ   └─ ・コントローリングプロセスの品質
給  ト         │              ン
付  ロ  │              ト   ┌─ ・一般的顧客マネージメント
    ー  ├─ 顧客コントローリング ─┤
    リ          │              リ   └─ ・顧客満足の調査
    ン          │              ン
    グ          │              グ   ┌─ ・開業の実効ある操縦
         └─ 開業コントローリング ─┤
                            └─ ・財務と人事企画
```

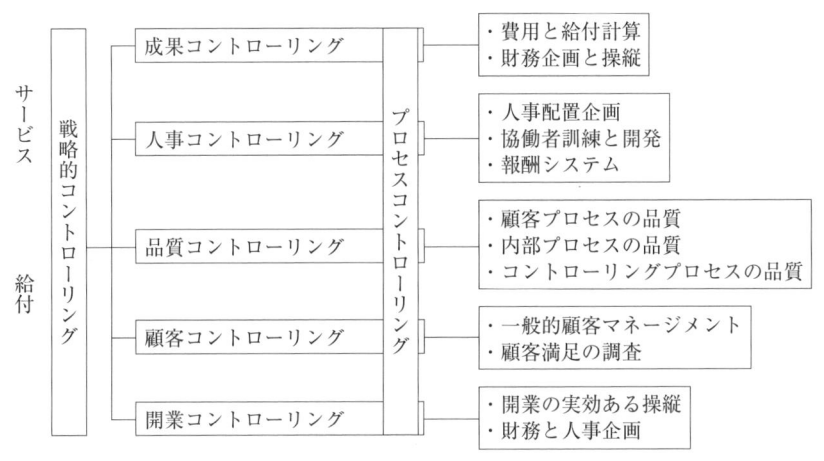

**図Ⅱ-8-2　サービス給付企業のコントローリング領域**

協働者動機づけに寄与するかような用具が評価される。協働者の資格や動機づけがサービス給付企業にとって特別に重要な成果要素であり、またそれゆえに、すべてのより広い領域がそれから影響を受けるのでサービス給付コントローリングの中心に据えるだろう。

　サービス給付にとって人事コントローリングの構成は非常に難しい。特に個人の双方向性のサービス給付の場合、いわゆる顧客接触職員の労働は、それが通常顧客とともに面と向かって果たされ、協働者と顧客間の協力という計測できないことに基づいているので、体系的企画、操縦および統制から免れる。事物との関連で果たされる（例えば機械の修繕）ようなサービス給付にとって、履行測定はこの事物のためにもたらされた給付に結びつけることができる（例えば修繕後の器械は再び機能することを確認する）。一方で物に関する関連なしにもたらされるようなサービス給付にとっての履行測定は、—例えば保健衛生制度における介護給付—特に込み入ってくる。この問題の解決のための可能性は、生産領域における協働者の動機づけを発展させたが、そうこうするうちにサービス給付への適用においても実証された。

## 4. 協働者履行の測定と操縦のための手掛かり

### 1）PPM（Partizipatives Produktivitätsmanagement）の基礎

　参画的生産性マネジメント（PPM）はナイロー／プリチャード／イルゲン（1980）の動機づけ論を基礎にしている。この理論は、動機づけが、努力と努力の行動関連的結果との間に明白な結合があり、この評価と報酬を受ける結果との一義的な結合が成立する時に最高であるという仮定から出発する。この条件に当てはまると、個人の目標に向けられた達成しようとする努力と、同じ努力がより高い生産性に導く。しかし、動機づけはそれを越えて、人間によっても関係する個人の環境において影響され、給付を評価し、また報酬を統制する。それはたいてい上司であり、また仲間であり、トップマネージメントであり、とりわけ個人そのものがこのような効果を呼び起こす。名を挙げられた人のグループは、彼らの本質的特徴の理解の中で労働とその評価をできるだけ一致させようとしており、その時、個人はより高い目標に向けて労働し、そして同じ努力の場合、より高い生産性が展開されるとしている。

　この熟慮を基礎に、プリチャード（1990）は、組織単位の生産性を測定し、改善する方式（オリジナルにおいて"生産性測定と高揚システム"、省略してProMESという）を開発した。その際、中心には協働者の手に道具を与える。それは彼らがその労働をよりよく行うためであり、また同時に操縦を基礎にして動機づけている関与の感情を仲介するという理念がある。この目的のため彼らは、労働を測定するため用具の開発に参加される。その間、多数の研究が証明するように、この基準は協働者の動機づけを高め、その後の生産性を高揚する。PPMの発展は次の6つの歩みを含む。

（1）"設計チーム"を測定および応答申告システムの開発のために形成。
（2）組織単位の全体目標を決定。
（3）目標達成の標識を探し出すこと。
（4）有効機能を確定すること。それによって利用される標識の異なる重要性、期待される成果数量や情報は優先性の確定のために描かれる。

(5) 組織単位の協働者と参加するマネージャーにとっての応答申告システムの開発。
　(6) 改善可能性の応答申告報告と調査の配分。

### a. 設計チームの形成

　設計チームの場合、まず初めに測定とフィードバックシステムの展開に責任を持つ個人グループが問題である。チームは当該の組織単位、指導階層並びに外部の仲裁者の代表から構成される。後者はシステムによって委託され、そして全プロセスを操作しなければならない。小さな組織単位の場合、可能な限りすべての関係者が参加すべきであろう。8人までの場合、これはよく処理される。これより大きい場合、それに対して代表者が派遣されねばならない。

### b. 目標の決定

　第2の処置において、このチームは組織単位の全体目標を定め、そして調整しなければならない。合意志向のグループ議論のこの段階において、単位が何を達成すべきなのかはできるだけ正確に、包括的に決められるべきである。そのように定められた目標は、すべての組織目標を完全に満たし、またそれに対する首尾一貫した状況である。仲裁者は重要な、しかし難しい行動化しうる目標は、移行されないことに注意しなければならない。さもないと不完全な、わずかしか信頼の置けない測定システムが成立してしまうからである。

### c. 目標達成の標識と一体であることの確認

　続いてチームは、目標達成の度合いの把握のため、量的な基準、いわゆる指標を開発した。このような指標はすべての目標を完全に満たさねばならない。それらは組織の協働者にとって有効で、数量化可能な、わかりやすい、そして意義深いものでなければならない。結局それらは費用効率的でもある。そして可能な限り組織単位の協働者の統制のもとにあるだろう。もし後者の状況が悪いなら、協働者がシステムを受け入れないので容易に動機を失う事態に導くことになる。

d. 効用機能を確定すること

　割り当て数とも呼ばれる効用機能は、指標の揺れを組織的な効率性における揺れと関係づける。この機能によって、組織にとってその時々の指標の様々な程度への寄与がいかに大きいかが強調される。それによって期待は指標に関して規定される。まさに期待に相応する規模—すなわち称賛も、叱責も起きない—の実現は価値0に入れられる。この価値以上の特徴は、それが期待に勝るというどんな意味があるのか、肯定的な効率性の点数による価値を保持する。この価値以下の特徴は、したがって否定的な点数価値を持つ。指数の変動に伴い、効率性の点数価値も異なってくる。

　このプロセスには著しい意義が与えられて当然である。同時にそれは参加者への最高の要求と結びついている。合意発見に関する一連のグループ議論において、個々の機能の部分は、人は異なる特徴に意思が一致し、そしてそれを最終的には組み合わせて全体機能をつくる。成果は本質的に3つの機能を充実させる。

・期待される給付を、協働者が保証を獲得し、彼の行動をよりよく操縦しうる指標に関して規定する。

・指標の重要性を明らかにさせる。機能が著しく進行すればするほど、その際に示される指標が重要になる。

・指標と有効性との間の関連の非直線性を現しうる。

　割り当て数はマネージメントによって議論され、意見の相違は残らず取り出される。その同意の後、測定システムは閉じられる。

e. 応答申告システムの開発

　第5の歩みにおいて応答申告システムが開発され履行される。協働者は規則的な書面による報告の形で応答申告を保持している。この目的のためまず一定の労働期間にとって—通常1週間から4週間の長さで—各々の指標のための価値が収集されねばならない。次いで指標価値当たりの有効性点数価値は割り当て数機能の助力で計算される。応答申告報告において、期間のための指数価値、組織単位の生産性のための相応の有効性点数価値、全体インデックス並びに各々の指数の変化は前月に対して示される。

### f. 応答申告と改善

　フィードバック報告は労働期間の終わりにできるだけ早く作成される。そして協働者の上司との会合において議論される。改善に関して原因の分析がされ、この改善がいかに維持されるか話し合われる。状態の悪化の場合、これを取り除く可能性が求められる。このような話し合いは各々の測定期間に従って行われる。

　PPM の個々の歩みは、このシステムが生産領域のために開発されたということを明らかにする。その間、手掛かりは他の分野においても、例えば管理する指導者の場合、あるいは市場調査の枠組みにおいて複雑なサービス給付の場合のように、実り豊かに投入されたことを示す 2、3 の研究論文がある。個人的双方向性のサービスの場合、保健衛生制度における PPM プロジェクトの実施の例では、サービス給付のコントローリングの用具として、PPM の投入の可能性と問題がわかりやすく説明される。

## 5. 保健衛生領域における個人的双方向性のサービス給付の例での PPM

　個人的双方向性のサービス給付をもたらす保健衛生領域における協働者に関する給付の品質の把握は、一連の特別の問題を用意する。物理的財貨の製造に対して、あるいは支援的双方向性の――一部、問題志向的双方向性にも――サービス給付にこれを一律に規制するのは難しい。その品質の本質的特徴は、それらが介護を必要とするものの個人的状況に適合されることである。双方向性の性格を基礎に、感情の高まりにとって有意義な時点はほとんど固定できないので、給付の品質を後から把握することはまた非常に難しい。このようなサービス給付の影響が生じた時、時の流れの中で起こるより広い出来事によって覆い隠される。結局、給付の品質の指標として引き合いに出される顧客満足も、顧客は選択された処置が測定されるか稀にしか判断できないので、この場合では解釈するのが難しい。このプロジェクトにおいては、PPM がそのために開発された精神医学上のサービス給付の場合、極端な方

法において現れる。

　PPMは精神医学の病院の2つの部署で設計チームによって作成された。そのチームには介護領域から多くの協働者と少なくとも他の部署に存在している職業グループのそれぞれ代表の1人が所属していた（医師、心理学者、社会福祉活動、特別の療法士）。システムの開発はおよそ60分で28の会議（ないしはおよそ60分で18の会議）を必要とした。それは生産領域におけるより明らかに費用が掛かる。それらによって作業が1つの部署で代表的に写し出される次の6つの課題領域を調査することができた。

（1）患者に接して給付：処置を計画し、そして実施、治療目標を達成する。
（2）全体記録を作成する。
（3）良い作業環境を配慮する。
（4）部署の資金調達の保全を確保する。
（5）病院の他の領域との結束を築く。
（6）社会との協力：家族ないし周壁の外にある施設や開業医。

　活動のある意味での枠組み目標を形成する、この任務領域に対して総じて12の指標が開発された。図Ⅱ-8-3は最も重要な"患者に接しての給付"目標を示す。

| 任務領域 | 指標 | 指標の幅 | | | 品質の点数 | | |
|---|---|---|---|---|---|---|---|
| | | 最小 | 規準 | 最大 | 最小 | 規準 | 最大 |
| 患者に接しての給付：処置の計画と実施 | (a) 治療に参加した患者パーセンテージ | 50% | 65% | 80% | −70 | 0 | +65 |
| | (b) 疾病の改善のある患者パーセンテージ | 30% | 45% | 60% | −80 | 0 | +70 |
| 患者に接しての給付：治療目標達成 | (c) 患者の将来の社会的状況の判断 | 2.5 | 4.0 | 5.5 | −65 | 0 | +80 |
| | (d) 自己責任による疾病とのつき合いの判断 | 3.0 | 4.0 | 5.5 | −90 | 0 | +100 |
| | (e) 患者の症状の改善の判断 | 3.0 | 4.5 | 6.0 | −100 | 0 | +100 |
| 合計 | | | | | 450 | 0 | 415 |

図Ⅱ-8-3　"患者に接しての給付"任務領域の指数と標示値

任務領域"患者に接しての給付"は2つの下部任務"処置の計画と実施"および"治療目標の達成"に区分される。最初の部分領域は2つの指標に把握される。(a)はいわゆる治療カルテの週間ごとの支払によって測定される。それらでその都度の入院外部での治療が―例えば研究あるいは(作業)治療―患者に参加を証明する。第2の指標は(b)週間ごとの小グループ会議の枠組みにおいて、その快癒の評価が質問される患者から獲得される。患者の評価は、分類された2、3人の関係看護人の評価と、同様に週に一度情報交換のために行われる関連治療と比較される。患者、看護および治療が病状の改善を突き止める時にのみ、測定規模の意味における肯定的な数を調べることが結果として生じる。

　この両者の指標は成果目標の達成のための方法で部分処置を映し出す。それは治療目標の達成として社会的状況、患者の疾病との自己責任のつき合いに関し、また症状の後退に関して規定される。(c)から(e)までの相応する指標の評価は、その場に関係看護人と療法士が居合わせる患者との退院時の会話において行われる。詳細に区別される段階で、1(完全に不満)から7(完全に満足)まで少しずつ変化するここでの満足値が探し出される。測定規模は次いですべての判断の平均から探し出され、その際、患者および協働者判断はいつも同じ部分に合計値として残る。図Ⅱ-8-4はそれによって探し出されたもので、直線にはならない効用機能の進行を明らかにする。それは一定の点からのさらなる努力も治療法の品質をもはや改善させないことを指摘

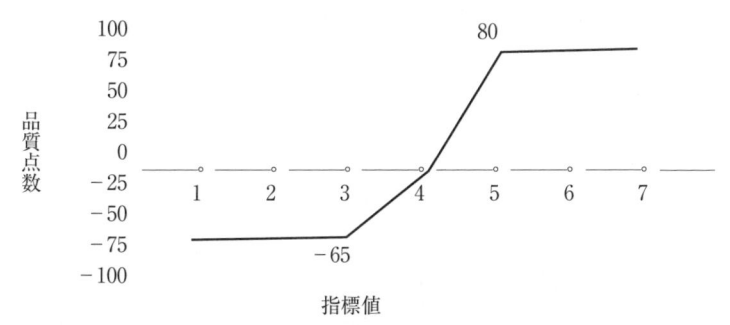

**図Ⅱ-8-4　患者の将来の社会的状況判断"指標の効用機能"**

している。

　処置の成果に関係する指標—(d) と (e)—によって何が読み取れるかは、高い肯定的な（最大値）品質と否定的な（最小値）品質の点数で判定される（図Ⅱ-8-4参照）。この品質の点数を指標値に分類することから、部分領域 (d) と (c) にとって最も険しくなる効用機能が生み出される。それに対して処置の企画と実施が把握される両者の指標はそれほど重要でない。それらは特に、成果の指標における問題原因の情報を手に入れるために受け入れられる。残りの任務領域には比較できる方法で指標と効用機能が分類された。その場合、後者は成果の目標と同程度に重要ではないことを示している。

　資料は14日間ないし2、3の指標にとっては月々において特に開発した用紙に集計され、エクセルデータを分析・評価し、そして応答申告報告にまとめられる。提出されている応答申告段階についての成果は、PPMシステムがプロセスや成果品質の測定のために個人的双方向性のサービス給付の場合にも利用されることを指し示す。協働者によって開発された任務領域や測定指標の上司との同調には、システムがどれくらい手続の信頼性において評価されるのかについて、全体クリニックの目標と品質規準に高い程度で調和していることを示した。資料の協働者への応答申告は、成果を最大限に高める目標とともに、彼らの作業の操縦の際に役立っている。

## 6. サービス給付にとっての結論

### 1) コントローリング用具としてのPPM

　コントローリング用具のもとに、その具体的構成においてコントローリング課題の行使に役立つすべての経営経済的およびデータ処理の技術的用具が加えられる。個人的双方向性のサービス給付にとって、コントローリング用具としてのPPMの判断の結果、コントローリングの課題がそれによって満たされ、ないしはよりよく成し遂げられうるか、またいずれの課題がそうなされうるか、そして費用効果関係はいかに現れるかが吟味される。

　PPMシステムは個人的双方向性のサービス給付によって、企業の企画、

統制および情報システムに適する能力を付与するために寄与することができ、そしてその限りで複雑な調整システムとして等級づけられる。

　サービス給付の個々の部分領域にとっての標準の、最小の、および最大の特徴を確定するために、PPMチームにおいては差し当たり、いずれの品質において給付がもたらされるかについて合意が得られなければならない。これは給付の媒介変数のための計画基準の理解を促進し、全体のコントローリングプロセスにおいて実効的な企画を容易にする。それに基づいて費用と資源消費の企画、および期待される売上金とともに対比が行われて給付の提供が始まる。保健衛生制度において精神医学の例で表現されるように、個人的双方向性のサービス給付の場合、疾病保険金庫の費用弁済あるいはすべて込みの金額（症例一括概算額）における金額である。給付媒介変数にとっての計画値が定められるならば、統制が可能である。ここでもPPMは本質的貢献を行う。というのは、給付が把握され、評価され、そしてその展開においてつくり出されるからである。これは他のものに優先して、作業グループにもたらされる給付のための応答申告を与えるフィードバック申告によって行われる。この給付が金銭の大きさとして表現されないで、質的な性格であるとはいえ、高い品質値の場合、企業にとっての肯定的資金調達の影響が生じることから出発する。生産企業におけるPPMの投入にとってこれを立証することができた。効用機能の非直線的進行は、それを越えて資源との経済的扱い方に有利に働く。というのは、最大値を超える品質の改善はより高い品質の点数によって報われないからである。

　PPMシステムにおいて見込んでいるフィードバック報告や作業グループの内部での共通の対話は重要な情報システムをつくり出す。これは一面、規則的にもたらされる給付についての応答申告を受け取り、すべての参加者と一緒に必要な変化とさらなる改善について議論する作業グループの構成員に作用を及ぼす。他面、フィードバック報告は全体の企業のコントローリングプロセスにとっても肯定的影響を展開する。というのは、時の進行によって変化が可視的となり、またPPMの企業に広く投入の場合、他の部門あるいは開業権との比較も可能となるからである。この比較は、特に成功した

部門あるいは開業権に頼んだり、他の部門に一定のプロセスあるいは全体のPPMとの扱い方を助けることに利用され得る。この仕方で内部経営的な学習が促進され、また改善するプロセス組織への寄与が行われる。コントローリングは部門あるいは開業権との間の仲介者として、全体の企業のため品質や成果改善を達成する目標によって機能する。

## 2）参画的生産性マネージメントによる医療給付サービスの制約

　参画的生産性マネージメント（PPM）の導入および進行するプロセスは、経営的資源の著しい努力と消費とに結びついている。PPM導入の決定はその限りで費用－効果－条件のもとで比較考量される。それは特別のサイズで個人的双方向性のサービス給付に適用する。PPMはそれによってコントローリング対象になる。というのは、その導入と進行する経営は経営経済的観点のもとで計画され、そして操縦されねばならないからである。

　PPMの導入は、内容に関する変換を目標に向けて支援する包括的なプロジェクトコントローリングを必要とする。コントローリングの本質的課題としては以下のことが挙げられる。

・プロジェクト目標の公式化とプロジェクトの画期的事業を定める際の支援。
・プロジェクト期間とプロジェクト費用の企画。
・プロジェクト給付の画期的事業への監視。
・プロジェクト期間、プロジェクト費用、プロジェクト進捗における当為－現実－相違の調査。
・プロジェクト目標、プロジェクト期間およびプロジェク費用を守るための方策を作成すること。

　PPMの導入は企業の種類や作業グループの給付作成プロセスの種類に従って、数か月にわたって手間取るプロセスがある。精神科の病院の例において、様々な部門や病状のグループの病院協働者は、PPMプロジェクトや進行するPPM経営において共同作業をすることが要求される。特に介護者、医者、心理学者および臨床医間のステータスの相違は初めに著しい問題を

伴った。この種の問題が明らかにならないと、彼らは処置を遅らせたり、より高い費用になったり、そしてプロジェクト目標が成就できない結果になる。PPMの導入の際、部分的に外部の助言者を煩わすだろう。外部の助言者に対する費用と並んで、外部の助言者の拒否はその他のプロジェクトチームにおいて同様にプロジェクト成功に対する否定的影響を持つことが顧慮される。言及しないままにすべきではない。PPMの導入に際して参加された協働者にとって著しい時間の浪費である。それはコントローリングの助力による企業において、プロジェクトにもかかわらず日々の業務がいかにして守られ、またいずれの財務的影響を持っているのかが考量される。

フィードバック申告の発展の段階におけるコントローリングは、"真の経営"において申告の作成が迅速にそして効率的に行われ得ることを確実にするために取り入れられる。精神病院の例におけるように、申告の有効利用や作成にエクセル分析が履行されるべきならば、これは移行解決として確かに受け入れられる。コントローリングの責任のもとで、手元にある企業のソフトウェアの履行化は二重の作業を避け、そしてPPMの資料を他の経営的目的のためにも用立てることを促進するよう努められるべきであろう

さらにPPMプロジェクトの枠組みにおいて、指標値の標準的な経営的推移への把握がいかに組み入れられるか熟慮される。そこでは重要なデータは生産操縦システムから生じ、その限りで電子応用の形式において存在する産業生産に対して、個人的双方向的なサービス給付の場合、指標値の把握はグループ対話によって絶対必要である。指標値の把握は規則的なフィードバックサークルと同様に、ほとんど日々の業務に組み入れられるプロセス変化に絶対必要と思われる。コントローリングの責務は、経営的プロセスの変化を量的に評価し、そして様々な選択肢をPPMチームと議論することにある。協働者動機づけ、給付の品質および企業の成果規模にとってのPPMシステムの導入や、進行する費用のための使い捨て消費が対比される。その場合、改善された品質や高められた協働者満足は、時間の遅れによって初めて改善の成果の中に現れることが顧慮される。しかし導入や変換の費用は直ちに効果的となる。その限りでPPM導入の視覚を付与された経営経済的な判

断にとって、少なくとも3年の時間視野における費用と利益の評価がコントローリングによって調査される。

### 3) 他のコントローリング用具との連携によるPPM

　考えられるのは、例えばPPMの導入が戦略的目標を達成するための1つの対策として"プロセスにおける高い品質"を予定されており、あるいはまた同時に戦略的目標の場合、"高い協働者満足"であることだ。したがって戦略的観点のもとでサービス給付として通用することは、導入の時点に生じる費用と可視的な経営経済的な成果との間のタイムラグ（時間の遅れ）が、産業の生産におけるよりさらに大きくなるのである。PPMの導入を戦略的コントローリングの用具においても顧慮することはそれゆえ意味がある。それに適しているのはバランスド・スコアカードである。

　PPMの導入の場合、捜し出されたデータからバランスド・スコアカードの一定の戦略的目標にとっての指標と可能な目標特徴が導き出され、そして実効ある企画に移行させる。それは財務経済的指数と並んで企業の将来の成果のための非金銭的大きさも重要であるという認識に基づいて、戦略的な潜在能力や目標達成のため意義深いとして評価されるその指数が、順応する様々な将来の見通しとして生まれる。"プロセスの高い品質"という目標は探し出される品質点について測られ、そして目標基準"1月につき平均100点"によって定義される。この"高い協働者満足"という目標は、指標についてのフィードバックサークルの規則的正しさを測定し、これは例えば90％になる。

　PPMの他のコントローリングの用具を、例えばバランスド・スコアカードのように固定することによって、様々な方法および用具の孤立した共存がコントローリング過程を雑然として構成し、そしてコントローリングやサービス給付作成の効率性を麻痺させることを阻止している。

　PPMシステムのコントローリングへの関係は、図Ⅱ-8-5で説明されるように多様な形態がある。

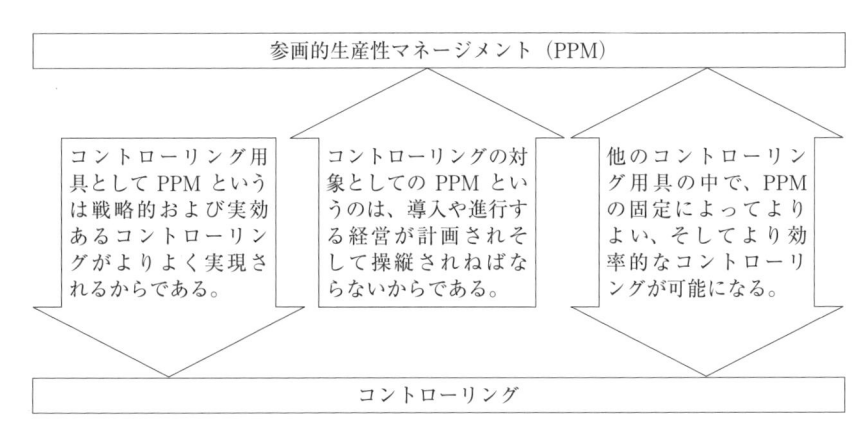

```
                参画的生産性マネージメント（PPM）
       ╱╲              ╱╲              ╱╲
コントローリング用   コントローリングの対   他のコントローリン
具として PPM という  象としての PPM とい   グ用具の中で，PPM
は戦略的および実効  うのは，導入や進行す   の固定によってより
あるコントローリン  る経営が計画されそ    よい，そしてより効
グがよりよく実現さ  して操縦されねばな    率的なコントローリ
れるからである。    らないからである。    ングが可能になる。
       ╲╱              ╲╱              ╲╱
                    コントローリング
```

図Ⅱ-8-5　PPMとコントローリング

## 7. 結　　論

　協働者履行の測定は企業にとって個人的双方向性のサービス給付においては特に難しい。非物質性やUno-actu-Prinzipは結果として、サービス給付の作成プロセスがシステマチックな企画や操縦に送り込まれるのは難しい。これはまた、協働者履行の評価に適用される。同時に、目指された用具によって協働者の給付を測りそして促進することは給付企業にとって卓越した意義がある。こうしてよく構成された給付作成によって顧客満足を高め、企業成果に肯定的な影響を与えることになる。

# 9章

# 保健衛生システムのパートナーシャフト

## 1. 成果モデルシステムパートナーシャフト

### 1）患者主権は重要性を獲得する

　最近の20年、保健衛生システムに関する一般的議論は確かに資金問題に偏っていた。政策は今日もなおこのテーマを支配している。保健衛生給付への高まる需要を、ますます老齢化する人口において、また大きな革新によって振る舞っている保健衛生経済において、満たすという。しかしその際、社会疾病保険に過大な負担を掛けないという努力の中で費用への圧力は絶えず高まった。ほとんど誰にも気づかれずに患者が事実、保健衛生分野の中心点に移動していたのである。まだわずか数年前、市場において、情報という面では専門家が圧倒的に優位な立場にあったが、徐々に消費者の自律性が高まりつつあった。インターネットの利用の極端な拡大が、その自律性を高めることに大きく寄与したのである。患者のおよそ40%がある医師を訪問した後、そこで詳細に診断の情報を受け、そしてさらなる治療のための別の医師の助言を探っている。この傾向は次の年にはさらに増えるだろう。今日種々雑多な局面に進む場合、たくさんの情報可能性がある。その傍ら、伝統的なコミュニケーションの形態、パンフレットやメディア報道、並びに個人的相談がある。

　人間はまた、保健衛生および社会給付にとっての私的な財務手段を増して支出する用意ができている。これまで市民の私的な関与がその保健衛生にとってむしろ問題化したので、われわれはダイナミックな発展の開始にまず向き合っている。しかし保健衛生システムは次の年に、20世紀の最後の10

年の年金政策によってあらかじめ指示された同じ道を行くだろう。法的な保証は将来、保健衛生による必要な基本給付について経済上の責任を負うだろう。また追加提供は私的に、相応の保証についても資金が提供されるだろう。ここ数年、政策はこの道を追加割増しによって着手してきた。計画された、より強く区別された疾病保険金庫の保険料率は発展を一貫してさらに進めるだろう。

　需要の側面を深く見積もる変化は、保健衛生経済の提供者にとって、積極的に新しい挑戦に対して心構えをする義務をもたらす。部門で活動する人にとってこれまで"彼らの"制度が中心に存立する。利用者にとって、つまり患者にとって、それに対しての解決は、しばしば職務サービス－生産物－組み合わせが興味を引く。彼らは問題を、彼らの望みを最善に満たす提供者によって解決されると見る。治療の解決としての医学は保健衛生市場のセンターに移り、そしてその中期に核心へとさらに発展する。

## 2）医学の計数型の産業化

　中核の医学は治療の解決に関して調達する組織の場合、構造的プロセスを前提にする。それゆえ様々な方法論的および技術的手掛かりが手に入る。医学の再組織の場合、革新的な産業のコンセプトの時間に関する基礎原理を受け入れることが日々の構造に向いている。現代のサービスや技術コンセプトの利用によってのみ品質や生産性は向上される。

　保健衛生経済における企業者的創造性の促進のため、国家による操縦を基本的に調整替えすることが提供される。というのは、保健衛生分野は、これまでの30年、一般的変化から広く産業社会の国民経済において無視されていたからだ。成長する準備とともに独自の保健衛生にとっての私的な財務手段を取り入れること、および人口学の統計記述や医学進歩のため疾病保険者への圧力によって保健衛生市場は"正常化"する。増加する透明性は現代の技術や進歩的なマネージメントの導入を要求する。引き継いだ医学の組織は正当な品質の高い生産性の要求をもはや保証されない。保健衛生市場に生じている競争は、保健衛生解決を最も効率的に集中化することを強いられ

る。医学マネージメントの現代化はゆえに関心の中心に移る。その際、潜在能力は差し当たり非医学的なプロセスおよび、購入やロジスティックにおける事業領域、食事扶養あるいは清掃の効率化において突き止めることができた。しかし、この活動はマネージメント能力を診療所において強く、そして不必要なほど結びつける。それらは、本来の核となる業務、医学を一層発展するためにより切実に用いられる。それで1つの診療所の成果が測定される。というのは、患者やより批判的になっている保健衛生の消費者は、彼らの意思決定の中でこれを基準にするからである。この成果から品質領域や診療所指導者は与えられる。医師やマネージャーは、相応する本物の品質を共感しつつ差し出して、競争において事実をもたらすよう挑まれる。

　21世紀の初めに、情報技術の革新は医学の計量型の産業化を遂行するのを許している。現代のテクノロジーは個人的標準化によって患者を中心に据えた治療プロジェクトの現実化を可能にする。ゆえにわれわれは目下、これまでの産業や将来のネットワーク社会の原理を患者の利益において統一する医学の組織の規準を今まさに経験しつつある。現代の経営コンセプトの他の領域からの順応は、保健衛生経済の活動している人をシステムパートナーシャフトに協力することも要求する。産業やサービス企業はその場合、患者の福祉のために保健衛生提供者に密接に協力する。

　それは新しい組織の解決の場合、もはや古典的なインあるいはアウトソーシングが問題ではない。目標は価値創造チェーンの処分ではなく、能力ある産業や職務サービスと一緒にパートナーシャフトに従事しなければならないことである。診療所はその場合、自らスペシャリストの専門家のサービスや幅広い経営経済的および組織的経験によって利益を得るばかりでなく、それらは直接に事業成果に関与する。より大きな給付単位が問題であるなら、より大きな診療所が、システムパートナーと一緒に、地域における他の保健衛生提供者も競争しうる価値での相応の扶養を申し出ることができる。2、3の障害がこのモデルにまだ存在する。特に目下一致しない課税率がブレーキとして作用する。

　下請け業者産業やサービス企業は変化した状況に対して心構えしなければ

ならない。成果を約束する手段がある一連の会社がある。もちろん事業モデルを切り替えることはまず初めにある。保健衛生経済の多くの産業やサービス経営は、薬剤事業の危険を分けるイメージによってきわめて重く生じる。将来的な戦略的パートナーシャフトのモデルの代表者となる。プロセスの効率化と医学の構造は、保健衛生経済における変化にとっての中心の弱点である。

### 3）政策は転換しなければならない

部門の正常化は革新の障害を除去することで政策によって促進されなければならない。病院の資金調達における一元論を導入し、並びに税金控除能力を可能にすることである。もちろん保健衛生は何らの商品ではない。しかし医学は1つの巨大な事業である。ゆえに保健衛生経済においても一般的な経営経済の法が作用する。付加価値税免除や国家による投資の促進のような特別規則は、かつてよく思われ、また硬直した社会国家のシステムに組み立てられたが、今日ではそれによる欠陥が目立ち、大きく影響する。ゆえに政策は転換しなければならない。

多くの伝統的で法的な規制は保健衛生システムにおける近代性をブロックしている。それは刑罰、市民、責任、保証および情報保護法、そして多くの広域の法律や規定とまったく同様に職業法に通用している。こうして例えば迅速な遠隔画像診断の採用は遠隔治療や広い官僚主義的制限の禁止規定によって阻止される。不十分に緩められる薬剤の多数所有禁止は顕著な例である。保健衛生システムにおける特定の職業グループの、そしてもはや時流に即していない規定された留保課題は、現代のそして将来に向けられた、保健衛生経済で活動する人々の協力する形態を妨げている。

もちろん未来にも包括的な、拘束的な社会疾病保険の給付カタログは政策的に正当であらねばならない。それは社会的な責任がすべてに行使するよう適用される。保健衛生は重要な善で、そして安定性にとって中心の意味がある。それゆえ国家は制度の政策的枠組みの構成の際に問題とされる。

産業社会における責任経営の視点から画定すれば[1]、①経営活動の存続性、

規則性、②経営活動の革新性、促進性、流動性に分けることができる。

## 2. 様々な病院戦略の手掛かり

　もし病院やその戦略展開の個別経済的展望に目を向けるならば、出発点の諸々の媒介要素の中での著しい相違が病院の場合には存在する、とすぐさま明白になる。原則的な枠組み条件がその時々の担い手（公共的、公共外の利益に役立つ、私的）、価値や理想、存在する公益であるための義務ないし投下資本の利回り目標、地方公共団体の政策の側での影響、領域の超過ないし不足扶養範囲におけるあるいは調査や実習にとっての付加的委託の程度、範囲における競争のダイナミズムから明白に規定される。

　原則的に2つの戦略の手掛かり、しかも構造規定された、そして市場鋳造的な手掛かりが区別される。構造規定された手掛かりは病院において（そればかりでなく）支配的および最も幅広く拡大される。まず市場の領域が分析され、続いて競争者の強さと弱さが大学病院の内部的特徴と等化される。そこから固有の戦略的な位置づけが導き出され、いずれの範囲で比較的利益がともに競争するものに対して利益を得ること、および"処置の提供"によってこれが実行に移されるかが熟慮される。この優勢的な見通しは、構造が企業を鋳造し、外部の範囲諸要素がまず企業の戦略に影響を与えることから出発する。

　それに対して、それから出発する市場鋳造的手掛かりは、環境が必然的に企業の戦略を規定せず、ある行動するものの戦略がこの境界越しにセットされ、そして自ら市場を形成する。このいわゆる"ブルー・オーシャン戦略"の手掛かりは病院実務において強い規制のもとにめったに支持されないが、しかし完全に傾向（例えば成果品質パラメーターの1回限りの公表、新しい主任制の認可、大学の私立病院、任意追加保険の提供）が個別のプレイヤーの側で認められる。それらは市場や範囲をその戦略によって自ら規定し、また変化することを試みる。

　この両者の手掛かりは各々の戦略展開の中核問題の解答の場合、ある競争

の範囲において本質的な役割、"いかに競争するか？ いかにわれわれは競争しようとするか、そのことについてのわれわれのイメージは何か？"、病院の実務においては、これに関してしばしば理想が方向づけられるとして関連づけられている。しかし、それでも社会的な公表をもとに自然に適った競争に対する具体的な解答と態度が欠ける。

病院戦略は政策的に扱いにくいテーマである。というのは、それは競争に関して外部に向かって敏感な内容を与え、また内部のずれや、場合によっては存在する権力関係が著しく影響を及ぼし合い、また変化する重点設定も同様に確定するからだ。多数の参加者をもとにそれによって、ある戦略の一部が外部にも迫りうることを考慮しなければならない。この緊張領域は形式化の場合、相応して顧慮される。

### 1）3つの上位の戦略

人は1つのあるいは他の戦略手掛かりを好むかに関わりなく、戦略の成果は大抵、成功するかどうかに依存する。

1. 患者にとっての説得力のある"価値-／利益約束"を展開すること。
2. 経済的目標を患者に対する"価値約束"と一致させること。
3. 戦略の転換の場合、結局決定的である協働者に対する"約束"ないし魅力的な条件を立てる。

確かに近年、多くの病院の経営的実務において効率目標が前面に立った。それでも、注意や優先はこれから先、協働者、指示者および患者（並びにその従事者）に向けて変わるだろう。

### 2）重要な戦略領域と投入されるツール

実務において重要なのはある戦略ツールに向けられるだけではない、重要な要素を様々な手掛かりから選び出す、そして狙いを持って利用することである。この場所ですべてのツール並びにその利点および欠点が詳細にマッチされ得ない。

良い導きや的確な成果の叙述は、SWOT分析（強さ、弱さ、機会、脅威）を

可能にし、それらは確かにひとつの大学病院の内部の強さや弱さ、および外部のリスクや機会を、激しくそして四方八方から攻めたてる市場範囲において際立たせる。PEST 分析は政治的、経済的、社会分化的および技術的範囲のパラメーターから出発して戦略を展開する。特に外部から内部に追求され構造決定される手掛かりを伴って起こる戦略ツールは、ポーターによって開発された競争によるフォース分析である。

それに属するのは、

1. 競争相手の市場参入。
2. 代用品を通しての脅し。
3. 顧客の交渉の強さ。
4. 供給者の交渉の強さ。
5. 存在しているプレイヤーの基での競り合い。

第6の要素としては、しばしば競争力としての政治が統合される。病院領域において市場参入は（強く規制され）、また供給者の交渉の強さ（多数の提供者）は何ら大きな役割を果たせない。これに対して顧客の交渉力は費用担い手の共同体の形においてほとんど独占の形にある―たとえ付加的な選択の契約が給付調達者や費用の担い手との間で採用されるとはいえ―。一部存在している過剰容量に直面しての抑圧競争や、患者や指示者の勧誘が特に際立たされる。また法的な枠は激しい保健衛生政策の干渉に支配される。したがって事業主や投資家は規則に従って任意的な"区切り"あるいは"善意"によって行われる。ポーターの手掛かりの利点は強力な競争や市場志向の中にある。戦略的な調整並びに再編成のための意思決定や対策は特に領域で説明がつく。

さらに臨床実務において挿入されるツールは、バランスド・スコアカード手掛かり（BSC）のそれである。それは同様に方法的基礎として発展と変換にとって病院の戦略に役立つことができる。活動と処置は4つの容量資金、顧客、内部のプロセスおよび修得／革新に分類される。病院実務において特にBSC手掛かりの資料や処置焦点化することが重要である。もしそれを測定できないのであれば、それをマネージすることはできない。これは諸目標にとっても変換のための戦略的処置にも同様に適用される。その際個別処置

の因果関係と作用の仕方は、しばしば互いに難しく一線を画される。

人は多数の戦略ツールと方法によって混乱させられるべきではない。本質的に、そのところ、その時の競争構造および重要な内部の視点の考察が、共通に、すなわち主体性なく方法に従うことを勧めるのではなく、これを場合によっては組み合わせ、そして問題を重要な視点に柔軟に利用することを勧める。

いずれの戦略領域が病院において重要か？ 確かにそれには何らの締めくくり、あるいは包括的なリストアップは存在しない。というのは、相違は構造、担い手および行動領域において非常に異なっているからだ。同時にたいていの戦略領域は分離が厳しく互いに一線を画されることなく、重なり合いそして相互に（戦略分野の相互依存）関連することがしっかり把握される。戦略的領域のある選択は図Ⅱ-9-1に描かれ、そしてBSCロジックの戦略ディ

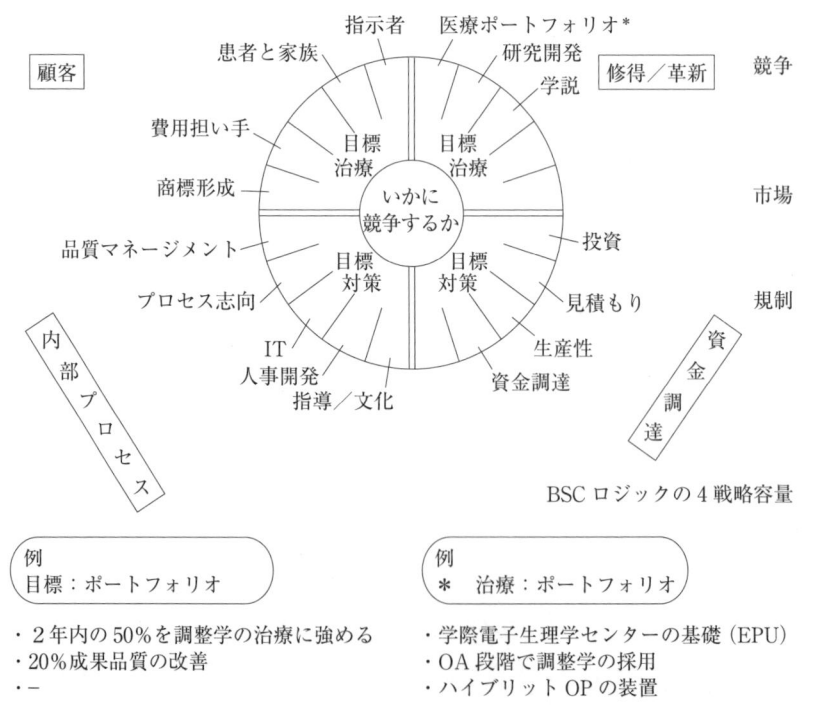

図Ⅱ-9-1　病院特殊な戦略領域は高い内部独立が認められる（戦略領域の選択）

メンションに分類される。本質的であるのは結局、中心領域からの状況例によって描かれる具体的な処置方針である。その際、領域と規模の高い相互依存が明白となる。というのは、示される例でポートフォリオ熟慮の枠における成長領域が規定されるからである。それは、人事もインフラ構造投資も同様に招き寄せるが、調査と内部のプロセスを持つことになる指示者構造への影響も招き寄せる。

BSC手掛かり（多数規模の、バランスされた、データ志向、処置焦準等）ないし5フォースモデル（置き換え、排除競争の程度）からの重要な要素を完全な利用（消耗のITツールとともに）の意味において、すべての包括的な手掛かり（80:20ルール）の要求を臨床で追求することなしに引き受けることを勧める。物凄く大きな"スコアカード用紙"やあまりに抽象的な方法は医長が条件つきで利用し、そしてしばしばその効率を失う。

### 3）病院における戦略プロセス

戦略領域に対して実効化する目標を持つ戦略展開の成果、かつてのセンターおよび専門科の処置並びに変換の里程標は中心的重要であり、それでも診療マネージメントは処置の方法を作成する際、特に視線を置いた。すなわち、驚かされた指導チームの急場の予期せぬ救いの神として言明される、孤独に作成されたコンセプトあるいは外部の戦略判定は、しばしばわずかの市場への受け入れを経験し、そしてわずかの信頼しか創造しない、役に立たない手掛かりである。基礎づけられた分析的そして資料に打ち込まれた準備が重要な戦略領域に取り入れられながら推薦される。

戦略的な状況は、医長、研究所管理者および看護師幹部とともに職場の枠において検証される。この段階において、外部のベンチマーキングが戦略領域への強さや弱さを、例えばポートフォリオ、プロセス、品質、生産性等を客観化しうるようにする。また内部の専門家の評価が支配しないことが顧慮される。より幅広くその中から―場合によっては診療所の日常やゲレンデの外部でも―基準コンセプトは個々の戦略領域に対する目標や処置によって展開される。この行動の仕方において構造化された形式で診療所マネージメ

ト、医療および看護の指導人事、並びに最善の実務の実例を提出し、あるいは楽観的な評価も批判的に熟考する外部の専門家との間の常設の等化が行われる。

医長は医療上の指導人事および戦略コンセプトやビジネス計画の展開においてわずかの経験しか持っていない。2、3の診療所マネージャーは彼らの専門部門から新しい方法や治療の形式に対する損益分岐点分析や市場予測を要求する。しかし分析の成果は実務において非常に異種的である。これに関して活用できる成果を受け取るために、医長の方法的コーチング、明瞭な目標基準および構造を持つ規格サイズを勧める。戦略プロセスはその結果、集権的に計画され、そして操縦され、分権的投入は、指導者を議論に活発に参加させ、また成果をオープンにするように強く求めることを構造化される。特別に重要であるのは、変換企画とともに"ロードマップ"の展開と共通の議決である。"どこに行くのか"について、実務ではしばしば"われわれはそこにどのようにして行くのか"というよりはっきりしたコンサンセスが存在する。

幅広い体験は複雑性削減のために必要である。戦略展開は何らの科学的労働ではなく、不確かな中で企業者の意思決定に導く戦略的目標と処置についての将来の企画である。これは規則的に検査され、また適応されうるし、ないしは検査されまた適応されねばならない。すなわち診療マネージメントの日々の労働に流れ込む常設の再検査プロセスが行われる。これに関連する従業員へのコミュニケーションはほとんど機能しない。したがって多くの協働者や指導者は見通しや赤い糸を失う。すなわち戦略的意思決定や内容的な本質的戦略コンセプトに対する接続への体系的なコミュニケーション（月々の、四半期に関連した）を勧める。このコミュニケーションにおいて忘れられないのは、まったく際立たされるだろう成功の出来事である。戦略構想は指導者に取り入れられながら、システマティックな最善の再検査が毎年行われるだろう。

戦略プロセスにおける処置の仕方の例が、図Ⅱ-9-2において描かれる。

すでにスケッチしたように、病院を戦略的に最善の状態にするためには多

| ① プロジェクト発議 | ② 分析 | ③ 戦略目標と処置 | ④ ロードマップ／再検査 |
|---|---|---|---|
| プロジェクト企画<br>・処置の仕方、方法<br>・戦略領域の選択<br>　（例えばBSC）<br>・目標計画<br><br>参加者や、外部の助言者を決める<br><br>資料要請、必要な分析、優良会社資料<br>キックオフミーティング実施 | 戦略的発進状況の確定（ビジョン、使命、競争の仕方）<br><br>競争範囲（例えば5F）<br>・市場／傾向<br>・競争相手<br>・法的枠組み<br><br>非常な弱さ／機会リスク分析（SWOT） | 戦略分野ごとの戦略目標の確定（例BSC）<br><br>原因結果関係の解明、指標、相互依存<br><br>潜在能力の処置開発と品質化<br><br>実施費用効用計算 | 処置の変換企画<br><br>責任範囲の確定<br><br>道のり企画<br>コミュニケーション企画<br><br>"指導の対話"<br><br>手続き再検査プロセス（四半期、年ごと） |

指導者との共同作成
最も重要な診療所従業員との成果のコミュニケーション

**図Ⅱ-9-2　戦略プロセスは、資料志向的に準備され、共同で作成されそして目標に向けてコミュニケーションされる中心の操作である**

くの戦略領域が重要である。それはこの箇所では詳細に述べられない。次にさらなる実行は病院における全体戦略の場合、重要な役割を演ずる以下の3つの戦略的なテーマ領域に制限する。

1. 医学上のポートフォリオ戦略。
2. 医学上の第一領域におけるプロセス最善化。
3. 商標医学の（広い）方法。

## 3. 実務例としての3つの戦略領域

### 1）医学上のポートフォリオ戦略

　副次的市場における大学病院の将来の市場および需要見通しでの仕事に関わることは、戦略的な意思決定にとって必要な基礎情報である。しばしば病院においては市場に対して主体的な評価がなされる。狙いを持ったポートフォリオ戦略（扶養契約の顧慮のもとでわかりきった）、個々の専門科の内部での重点設定、協力の手掛かり、システマティックな指示者マネージメント、な

いし合理的な投資決定にとって量的な市場分析は利益がある。資料基礎は今日、意のままにできて相応に導き出される。古典的手掛かりの場合、医学的ポートフォリオにとっての見通しは、競争相手の戦略的位置づけ、人口の統計的記述の変化を顧慮しながら様々な地域的な利用者居住圏、医学的な変化パラメーター並びに自己の強さや弱さの中で医学的な専門科ごとに分析される。

次の内容による作業の歩みはポートフォリオ分析の枠の中で実施されるべきであろう。

- 戦略的強さおよび弱さのプロフィール：医学的な給付の重点、革新的な処置、"ユニークな提供発案"、指示者および利用者居住圏分析、州ごとの地域的市場需要充足度。
- 地域的な競争分析：戦略的な成果要素に関して最も重要な地域的な競争相手との病院の比較、医療上の給付重点、症例数、プロセスおよび患者志向、統合された扶養の形式、協力、交通インフラ構造の基礎にある患者の流れ、あるいは政策的並びに歴史的に基礎づけられた影響要素。
- 地域的な中核市場における将来の症例数変化：地域における人口のうえから統計記述の発展は指標の領域における入院の症例優勢を変える。特殊の指標変位は郵便番号および州段階での需要分析によって導かれる。
- テクノロジーの変化を顧慮する：革新的な処置の際の発展の見通し（例えば心臓外科：最小限侵入のバイパス扶養、心不全治療、介入の弁等）、心臓学との学際的協力（例えばハイブリッド手術等）。

市場分析の枠において将来の成長ポテンシャル（診断、手順、部位）および後退しつつある範囲は確認される。病院はある排除競争の枠において互いに競争しているので、市場シェアを高める適切である対策や活動（例えば協業の形において、体系的な指示者関係や獲得プログラム等）が展開される。成功した病院は、それらが一般的な市場傾向の枠においてばかり成長するのではなく様々なので、この傾向を上回っていることが認識される。ある病院が、沈下している市場傾向にもかかわらず、うまく成長しているのは明白である。

ポートフォリオ分析からの心臓外科の力点による成果を、図Ⅱ-9-3に示す。

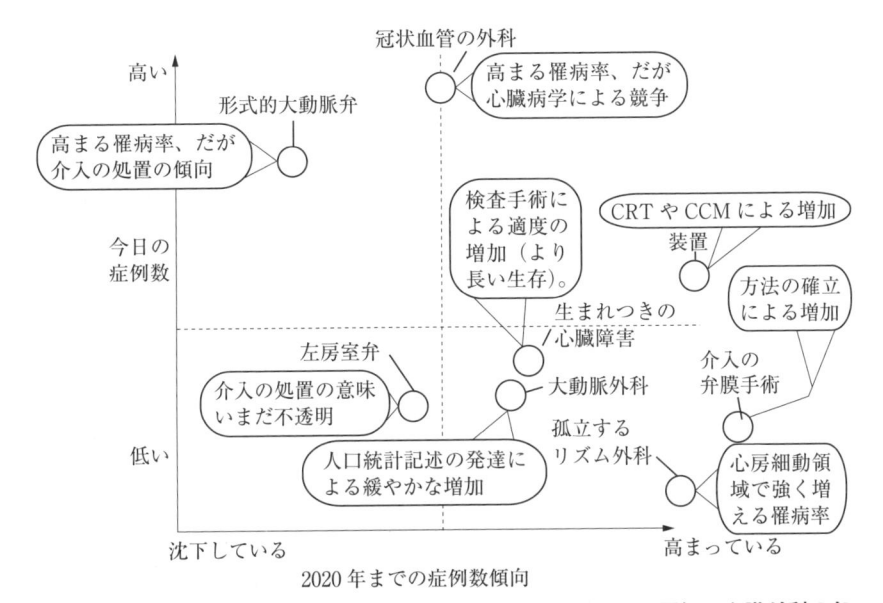

図Ⅱ-9-3 最近10年間に心臓外科の例においての市場需要の評価。心臓外科の処置について展開の評価：人口統計的叙述の展開は傾向的に高まりながら入院の治療数に導く。心臓病学への競り合いと医学的な発展によって度々の手術（冠状血管外科、"形式的"弁）は傾向的にうっ血するだろう
（出典：プロジェクト経験　BLUE、連邦統計局）

## 2）プロセス志向と成長─1つのメダルの2つの側面

　成長戦略の変換は実務において、"引きわたし"が病院組織において機能し、そして操縦される進行によって患者、従業員および指示者のところで高い満足が得られるならば、その時にのみ機能する。患者や治療に沿って第一領域におけるプロセスの最も良い状態は、各々の病院にとっての基本的な戦略的挑戦である。指示者との相互関係、顧客を訪ねる、入院前の調査、入院の受け入れ、診断と既往歴、手術企画と手術組織、場合によっては集中滞在、仲介ケアに移動、ないし退院までのノーマル施設ないしは周辺の診療所への移動がある。また接続回復治療のための周辺のクリニックへの敷設が病院における中心のプロセスであり、それに多数の職業グループが参加している。互いに行動して、異なる部屋や器具が使われ、最も大きな資源が意味深く投

入され、場合によっては消耗される。第一のプロセスは高い複合性によって特徴づけられる。そしてドイツの病院によって組織的にしばしばなおざりにされた。

　第一のプロセスを包括的に最も良い状態にするために、多数の処置や用具が開発される。それらはチェックリストや治療の道のごとき単純なツールから統合化したIT数値資源企画ツール、中心のマネージメント機能（治療のマネージメント、手術マネージャー等）並びに職業グループの特殊の労働時間を同じに合わせることまで達する。原則となるのはプロセス分析の枠において集中的に消費、待ち時間や調査時間、不安定な手術計画等の原因が調査される。実務においてしばしば能力以下あるいは能力以上（ベッド、人事、器具など）ないし"欠けている企画"が長蛇の列効果や非効率プロセスにとって本質的原因である。これらは優先的に取り除かれる。しばしば人事指導、人事開発や企業文化が、間接に様々な職業グループのプロセスの協力やコミュニケーションを促進するプロセスに影響を与える梃子になる。

　しかし、重要なより高い生産性水準が成長をつくり、また症例を高めるために成功する時に達成される。産業的製造に相違して浪費を除去することによって、病院における費用は限られて最適化される。というのは、最低の配置や24時間の（緊急）扶養はそれぞれの費用マネージメントの柔軟性を制限するからだ。その限りでプロセス最高の状態は基本的に成長戦略と統合して結合される。

　"悪いプロセス"は高価な資源の浪費に導くばかりか、協働者、患者や指示者の満足に否定的に影響する。人は患者マネージャーあるいは治療の道やリーンマネージメントあるいはリーン生産のようなスローガンのような個々の用具を当てにはできない。組織上の問題の原因を根源でつかみ、そして進行と組織を病院において恒常的に一層発展する、特殊な積み木の箱をプロセス志向のために展開すべきであろう（マネージメントを変える）。

### 3）商標医学への（広い）道？

　排除志向の病院の周辺状況において、自己の給付能力を外に表現し、そし

て職務給付の包みを専門的に商品化することが重要である。医学者は最初に助けと治すことによって特徴が与えられるので、"追い出される志向は"慎重に病院に導入される。それぞれの商標形成プロセスにとっての基礎前提は医療上の品質である。人は不足する品質の場合、出費のマーケティング道具が何ら効果を示さないことを細々と適切な言葉で表すだろう。この関連において病院には基本的問題が横たわる。というのは、品質は高い動揺の幅の実施の中で裏打ちされ、診療所の個別の専門科を不均質に市場において位置づけされるからだ。その限りでいずれの段階で、いずれの商標形成者と顧客価値約束によって仕事をされるか、詳細に考量される。様々な段階や商標形成者は密接にかみ合わされ、また互いに同調されねばならない。次の諸段階がその際、顧慮される。

・担い手商標。
・病院商標。
・センター商標。
・療養所／科商標。
・診断および手続商標。

実務においてしばしば言葉やイメージ商標がすべての段階で見出される。しかし、患者や顧客に最善の場合、指示者にも評判である価値や観念ととも

| 商標形成の段階 ||||
|---|---|---|---|
| 所有者商標 | 病院商標 | センター／診療所／科の商標 | 手続き／治療商標 |
| 完全無欠 | 装備 | 専門的資格 | 最高の品質 |
| 責任 | 部屋の装備 | 診療上の装備 | 最善の治療 |
| サービス志向 | サービスの提供 | 処置のよくわかること | 最適な世話 |
| | 快適性 | 患者のための時間 | 患者安全 |

図Ⅱ-9-4 明確に定着した内容と商標段階の関連を勧める。明確な価値を積み上げた例 (出典：http://www.klinikbewertungen.de ; BLUE-Analyse)

に具体的な"商標の積み込み"に欠ける。病院は差し当たり否定的な観念で解きうるので、必要性は活動的な形成者とともに顧客に対する信頼を再建し、そして同時に商標の核を確立するのに存在する。ある診療評価の入り口（図Ⅱ-9-4）の評価は、いずれの好みそして観念が患者を診療所に結びつけるかを示している。そのことから商標形成プロセスにおいて肯定的なイメージがこの商標段階にとって導き出されることになる。

商標形成プロセスは診療上および看護上の給付担い手の場合、意識変化を前提とする。これが達成されるならば、初めてマーケティング専門家や部門はその完全な作用を展開することができる。商標形成は内部で"活動され"ない限り、それは場合によっては矛盾を生み、そして信頼性を減らす。

**結論**

それぞれの企業におけるように、成果と要素は互いに影響し合っている。専門科の治療上の品質は、商標形成プロセスによって表され、そして商品化される新しい手続きを提供し、成長範囲を展開する可能性をつくる。向上する症例数は最も良い状態のプロセスの助けで別の方向に誘導して与えられ、また重要な生産性進歩を可能にさせる。これは"要素人間"が否定されず、また協働者を包むことに成功する時に機能することができる。成長、プロセス志向、商標形成などのために全体戦略を部分戦略との効果ある変換が、狙いを定めた指導、肯定的な企業文化や有効な協働者結束のプロセスによって医療上および看護上の給付担い手を引き留め、そして新たに補充して展開することに成功するかどうかが強く依存することを意味する。

高まる需要は統計学上の人口によって与えられる。特別の挑戦は若い世代にとって十分に魅力的である労働や教育条件を創造することの中にある。これが成功しないなら、人は将来を見通して"2つの割り当て"に関わり合う。"健康保険は給付に金を払うことはない、またこれを行う医師も看護師も見つからない"。この光景を避けるためには、重要なプレイヤーがあらゆる段階で病院マネージメントから保健衛生政策まで取り組まれる本源的な未来の課題がある。

## 4. 保健衛生センターはシステムパートナーシャフトを可能にする

　医学は今日学際的、インタープロフェッショナル、ITおよび総じて様々な技術を基礎に、資本に依存している。しかし医学の組織は相変わらず19世紀末葉に原理の基礎を置いている。自然科学的に形成された療法士は、彼の患者とともに受け継がれた指導動機を表現する。それゆえ我々の保健衛生システムにおいて、相変わらず主として個別実務、専門科を持つ個別病院、リハビリテーション施設および介護経営が存在する。この領域化は現在、重要な革新的な医学にとって非常に大きな障害である。新しい医学は将来を指し示したり、新しい労働形態を必要とする。それゆえ医学提供の構造は集中によって、プロセスは患者および制度によって形成されねばならない。その場合、医学を"正面入り口"の向かいのフロアーにおいて、首都における権限の中心と結合することが重要である。現代のテクノロジーの成果を、遠隔画像診断のように、分権的な診断を中心の高性能施設と引き合わせるために利用することが肝要である。現代医学の高性能な診断学は、それによってひとつのチャンスを大都会の外部にも得ることになる。

　制度志向からプロセス志向への変化は、提供する構造を保健衛生市場に関係度を詰め合うよう要求する。給付提供者の多様性はこれまで提供の労力を分散させることに導いていた。もちろん病院は、最近ますます包括的なあらゆる種類の保健衛生の提供の場に展開する。そこで活動する企業は大学附属病院の参加社会として、あるいは企業者的に自律的に活動する。それらは様々に構成された賃貸借関係を基礎に、その大きな建物の部屋を利用する。発展は年の経つうちに迅速に促進される。それに対する見出し語は、患者ホテル、専門病院、医師家屋、医療扶養センター、診断センター、特殊診療所、ウェルネスセンター、会議センター、保健衛生モールである。

　地理的状況に従って、様々な提供ポートフォリオによって装備された保健衛生センターが成立する。それは将来、システマティックに投資者や開発者

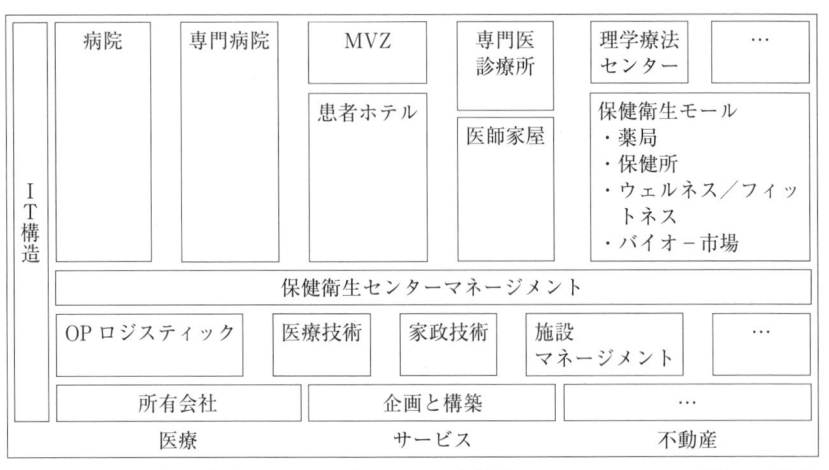

|  | 病院 | 専門病院 | MVZ | 専門医診療所 | 理学療法センター | … |
|IT構造|||患者ホテル|医師家屋|保健衛生モール<br>・薬局<br>・保健所<br>・ウェルネス／フィットネス<br>・バイオー市場||
||保健衛生センターマネージメント|||||
||OPロジスティック|医療技術|家政技術|施設マネージメント|…||
||所有会社|企画と構築|…||||
||医療|サービス|不動産||||

**図Ⅱ-9-5　ある保健衛生センター（MVZ＝医療扶養センター、OP＝手術）の構造**

によってプロジェクト化され、計画され、建設され、そして経営されるだろう。病院がさらに不動産賃貸借の事業、企画や建設任務並びに多様なマネージメント諸職能をその中枢事業に捉えるなら、それはいつも失敗する。重要なのは、この能動性の専門化に到達し、相応の戦略的なパートナーシャフトを保健衛生センターマネージメントのために取り上げることである。ここでも他の経済領域において広がっている保健衛生分野の成果モデルに共感しつつ理解する。それはいうまでもなく、発展の作業が他の領域において、しばらく前に起こったように必要である。結局体系的に計画された保健衛生センター（図Ⅱ-9-5）が存在する。経営社会のセンターマネージメントは隣り合って経営を安全にし、そして借り手を様々なサービスによってシステムパートナーとして配慮する。保健衛生提供者は支社企業として医学的な完全扶養者から現れる。そして自らこれらの中で新しい構造にふさわしいフロアーを彼らの入用のために受け入れる。

　これまでに分類している分野の境界が医学の構造化によって克服される。それに対する基礎をまた保健医療センターが供給する。活動者相互の接近によって体系的な共同作業が初めて可能になる。そのうえ需要者は様々な標識の医学を提供者間で選択する。

補足しながら給付提供へあるいは診療所提携および協力の関連で起こる構造適合への幅広いスペクトルによって、病院から保健衛生センターへの部門包括的な拡張は構築に関する技術的な柔軟性への特別の挑戦を内部に持つ。
　給付提供の構成にとって疾病保険の企業と保健衛生提供者は、患者ないし消費者にとって保健衛生市場に対する最善の解決を達成するために最大の企業者的自由を持たねばならない。システムパートナーシャフトはその際、成果の中心的要素となるものである。

●注
1) 拙著『新版　経営管理と環境管理』八千代出版「11章　戦略管理」、2001年、193頁。

# 参 考 文 献

Andreas J. W. Goldschmidt, Josef Hilbert (Hrsg.) (2011): *Krankenhausmanagement mit Zukunft*, Thieme Verlag, Stuttgart.

*ArbG Arbeitsgesetze* (2009): 74. Auflage, Deutscher Taschenbuch Verlage, München.

DEUTSCHE KRANKENHAUSGESELLSCHAFT (2010): *ZAHLEN DATEN FAKTEN*, DEUTSCHE KRANKENHAUS VERLAGSGESELLSCHAFT, DÜSSELDORF.

DIN-Taschenbuch 223 (2009): *Qualitätmanagement und Statistik*, 5. Auflage, DIN Deutsches Institut für Normung e. V., Berlin.

*Duden Wirtschaft von A bis Z* (2010): 4. Auflage, Duden Verlag Mannheim · Leipzig · Wien · Zürich.

Eberhard Knopp, Jan Knopp (2010): *Qualitätsmanagement in der Arztpraxis*, Georg Thieme Verlag, Stuttgart · New York.

G-DRG Fallpauschalenkatalog (2011): *KU Sonderheft*, 11. Jahrgang 2011, MEDIENGRUPPE OBERFRANKEN BUCH-UND FACHVERLAGE.

Hilmar Vollmuth, Robert Zwettler (2010): *Kennzahlen*, Haufe.

J. F. Debatin, A. Ekkernkamp, B. Schulte (Hrsg.) (2010): *Krankenhausmanagement*, Medizinisch Wissenschaftliche Verlaggesellschaft GmbH u Co. KG, Berlin.

Jürgen Bickhardt (2010): *Der Patientenwille: Was tun, wenn der Patient nicht mehr selbst entscheiden kann?*, Verlag C. H. Beck, München.

Karl W. Lauterbach, Markus Lüngen, Matthias Schrappe (Hrsg.) (2010): *Gesundheitsökonomie, Management und Evidence - based Medicine*, 3. Auflage, Schattauer.

KBV (Kassenärztliche Bundesvereinigung) (2006): *Medizinische Versorgungszentren, Ein Leitfadenn für Grunder*, 2., überarbeitete Auflage, Berlin.

Manfred Bruhn, Bernd Stauss (Hrsg.) (2006): *Dienstleistungscontrolling*. 1. Auflage, Gabler Verlag.

Manfred Haubrock, Walter Schär (Hrsg.) (2009): *Betriebswirtschaft und Management in der Gesundheitswirtschaft*, 5. Auflage., Verlag Hans Huber.

Maxim Zetkin, Herbert Schaldach (1999): *LEXIKON DER MEDIZIN*, 16., neu bearbeitete Auflage, Köln.

Michael Simon (2010): *Das Gesundheitssystem in Deutschland*, 3. überarbeitete und aktualisierte Auflage, Verlag Hans Huber.

Mike Papenhoff, Frank Schmitz (2009): *BWL für Mediziner im Krankenhaus*, Springer Medizin Verlag, Heidelberg.

Peter Wigge, Gunter von Leopreching (Hrsg.) (2011): *Handbuch Medizinische Versorgungszentren*, Kohlhammer, Stuttgart.

Reinhard Busse, Jonas Schreyögg, Oliver Tiemann (2010): *Management im Gesundheitswesen*, 2. Auflage, Springer-Verlag, Berlin・Heidelberg.

SGB Ⅲ : Arbeitsförderung (2008): 12. Auflage, Deutscher Taschenbuch Verlage, München.

SGB V: Recht des öffentlichen Gesundheitswesens (2010): 16. Auflage, Deutscher Taschenbuch Verlag, München.

*STATISTISCHES JAHRBUCH 2011* (2011): Für die Bundesrepublik Deutschland Statistisches Bundesamt, Wiesbaden.

*STEDMAN'S ENGLISH - JAPANESE Medical Dictionary* (2002): 5th ed., Tokyo.

U. Klinger-Schindler (2011): *Der Krankenhaus - EBM*, Medizinisch Wissenschaftliche Verlagsgesellschaft, Berlin.

Uwe K. Preusker (2008): *Das deutsche Gesundheitssystem verstehen*, Economica Medizin Recht. de Verlag, Heidelberg.

Uwe K. Preusker (Hrsg.) (2010): *Lexikon des deutschen Gesundheitssystems*, 3., neu bearbeitete Auflage, medhochzwei Verlag GmbH, Heidelberg.

Wolfgang Hellmann, Holger Baumann, Michael Leonhard Bienert, Daniel P. Wichelhaus (Hrsg.) (2009): *Betriebswirtschaftslehre für Leitende Ärzte*: Economica, Heidelberg, München, Landsberg, Frechen, Hamburg und Medizin Recht. de Verlag, Heidelberg.

郁文堂（1987）：独和辞典　第2版

上武健造（2000）：新版　経営管理と環境管理　八千代出版

河野邦雄・伊藤隆造・堺章緒：（1991）：解剖学　医歯薬出版

三修社（1987）：独和広辞典

三修社（1991）：新アクセス独和辞典

大修館書店（1996）：ハンディマイスター独和辞典

社団法人東洋療法学校協会編　佐藤優子・佐藤昭夫他著（2003）：生理学　第2版　医歯薬出版

社団法人東洋療法学校協会編　椎名晋一著（1991）：臨床医学各論　医歯薬出版

社団法人東洋療法学校協会編　奈良信雄著：臨床医学総論（1991）：臨床医学総論　医歯薬出版

中川米造監修（1991）：医療概論　医歯薬出版

畠山茂（1991）：病理学概論　医歯薬出版

著者略歴

**上武健造**（うえたけ・けんぞう）

1934年　栃木県足利市生まれ。
1956年　中央大学経済学部卒業
1971年　中央大学大学院商学研究科商学専攻博士課程単位取得
1971年　創価大学経済学部講師
1983年　創価大学経営学部教授
1989年　北海道情報大学経営情報学部教授
1993年　嘉悦女子短期大学経営情報学科教授
1996年　国士舘大学政経学部教授
2004年　国士舘大学退職

---

ドイツ病院のマネージメント

2014年6月30日　第1版1刷発行

著　者───上　武　健　造
発行者───森　口　恵美子
印刷所───新　灯　印　刷
製本所───渡　邉　製　本㈱
発行所───八千代出版株式会社
　　　　　〒101-0061
　　　　　東京都千代田区三崎町2-2-13
　　　　　TEL　03-3262-0420
　　　　　FAX　03-3237-0723
　　　　　振替　00190-4-168060
　　　　　＊定価はカバーに表示してあります。
　　　　　＊落丁・乱丁はお取り替え致します。

ISBN978-4-8429-1631-6　　Ⓒ 2014 Printed in Japan